Krankheit schreiben

Krankheit schreiben

Aufzeichnungsverfahren in Medizin und Literatur

Herausgegeben von
Yvonne Wübben und
Carsten Zelle

WALLSTEIN VERLAG

Gefördert mit Mitteln der Mercator-Stiftung

Bibliografische Information der Deutschen Nationalbibliothek
Die Deutsche Nationalbibliothek verzeichnet
diese Publikation in der Deutschen Nationalbibliografie;
detaillierte bibliografische Daten sind im Internet
über http://dnb.d-nb.de abrufbar.

www.wallstein-verlag.de
Vom Verlag gesetzt aus der Adobe Garamond
Umschlaggestaltung: Susanne Gerhards, Düsseldorf,
unter Verwendung einer Akte aus dem Heidelberger Universitätsarchiv (s. S. 14 f.)
Druck und Verarbeitung: Hubert & Co, Göttingen
ISBN 978-3-8353-1289-0

Inhalt

II.
Medizinische und literarische Schreibweisen

Vorbemerkung

Der vorliegende Band geht auf eine von 2011 bis 2012 an der Ruhr-Universität Bochum durchgeführte, dreisemestrige Ringvorlesungsfolge zurück, die sich mit Schreibverfahren in Medizin und Literatur befasst hat und von der Herausgeberin und dem Herausgeber organisiert wurde. Er nimmt von der Beobachtung seinen Ausgang, dass sich das Aufzeichnen von Krankheit wesentlich im Operationsraum der Schrift vollzieht und von den Verfahren des Aufschreibens mitkonstituiert wird. Wenn Schreiben als Verfahren der Pathologie bezeichnet wird, dann geht es hier vor allem um drei Aspekte – praktisch-instrumentelle, rhetorische und poetologische bzw. genologische: Der erste Aspekt betrifft den instrumentellen Charakter des Schreibens, d. h. einzelne regelgeleitete Schreibhandlungen bzw. -tätigkeiten wie das Notieren, Durchstreichen und Exzerpieren, die in der Klinik anzutreffen sind und dort mit Praktiken des Beobachtens zusammenfallen. Zweitens meint Schreiben ein rhetorisches Verfahren, das bestimmte Effekte erzielt und z.B. mit Evidenz oder – wie das Sektionsprotokoll – mit dem epistemischen Ideal der Objektivität verknüpft sein kann. Drittens ist Schreiben auf die Organisationsform von Texten bezogen, die als epistemische Genres – etwa als *observationes* oder *casus* – in Medizin und Literatur Verbreitung erfahren und mit wissenschaftlichen Argumentationsstilen assoziiert sind. In allen drei genannten Aspekten (regelgeleitete Handlung/Tätigkeit, Rhetorik, Textorganisation) wird Schreiben relevant für die Erfassung von Pathologien und kann selbst zum Gegenstand der Krankheitslehre werden, wie das Bild auf dem Buchcover verdeutlicht. Es zeigt eine psychiatrische Akte, welche die Lied-Handschrift eines Patienten zu diagnostischen und nosographischen Zwecken aufnimmt, um an ihr – schreibend – Abweichungen des Schreibens zu markieren und zu fixieren.

Ausgehend von der These, dass sich medizinisches Schreiben als klinische Praktik etabliert, gehen die Beiträge unseres Bandes solchen Zusammenhängen in literatur- und wissenschaftsgeschichtlicher Perspektive nach. Um die vielfältigen Ansätze und Verfahren angemessen darstellen zu können, ohne dabei eine synthetische Vermittlung leisten zu können, gliedert er sich in zwei Teile. Der erste widmet sich unterschiedlichen Schreibverfahren in Klinik und Literatur, ihrer Relevanz für die Diagnostik sowie ihrer Rezeption und Transformation in der Literatur. Der zweite untersucht das gattungsgeleitete Schreiben und geht der Verbreitung, dem epistemischen Darstellungspotential sowie den Bezügen medizinischer Genres zur Literatur nach. Für beide Teile gilt: Wie die Medizin am literarischen partizipiert auch die Literatur am medizinischen Schreiben, das sie aufnimmt und verändert, um seine epistemischen Konsequenzen zu erforschen.

* * *

Unser besonderer Dank gilt der Mercator-Stiftung für die großzügige Unterstützung, die es uns nicht nur ermöglicht hat, interdisziplinär zu forschen und Kolleginnen und Kollegen über die Fach- und Landesgrenzen hinaus nach Bochum einzuladen. Der Stiftung ist es auch zu verdanken, dass wir die ersten Ergebnisse unserer Arbeit im vorliegenden Sammelband dokumentieren können. Frau Nicole Bischoff hat die Korrektur und Herstellung der Satzvorlage, Herr Felix Hüttemann und Herr Ali Zein haben die Anfertigung des Registers übernommen, ihnen allen sei herzlich gedankt.

Yvonne Wübben / Carsten Zelle
Bochum im Juli 2013

I.
Aufzeichnen in Pathologie, Psychiatrie und Literatur

Yvonne Wübben

Einleitung

Der erste Teil des Bandes versammelt Beiträge, die sich mit dem (Auf-) Schreiben von Pathologien in Medizin, Wissenschaft und Literatur sowie der Pathologie des Schreibens befassen. Er umfasst einen Zeitraum von der Frühen Neuzeit bis zu aktuellen computergeleiteten Aufschreibeverfahren und geht sowohl auf die Konstituierung bestimmter Pathologien – etwa von Gangstörungen – als auch auf die literarische Reflexion und Transformation von Aufzeichnungs- und Schreibverfahren ein. Zum einen werden medizinische Gebrauchstexte – wie Akten oder Protokolle – als komplexe Gefüge betrachtet, in denen sich unterschiedliche Schreibprozesse bereits verfestigt haben. Diese Sichtweise und Funktion des Schreibens entspricht seiner transitiven Bedeutung im Sinn von ›ein Buch oder etwas schreiben‹. Zum anderen ist Schreiben als operativer Vorgang zu begreifen, der sich zunächst in Schrift konkretisiert. Damit wird der Blick nicht mehr auf das Geschriebene, sondern auf den Schreibprozess gerichtet, der sich als instrumentelle Praktik oder operationalisiertes Verfahren realisiert.

Diese Aspekte des Schreibens behandelt der erste Teil in drei thematischen Schwerpunkten: erstens geht es um die Praxis der Beobachtung, wie sie sich im frühneuzeitlichen Genre der *observationes* nachweisen lässt, zweitens um aktenspezifische Aufzeichnungsformen der Klinik des 19. und 20. Jahrhunderts sowie drittens um das Aufzeichnen von psychophysischen Relationen in literarischen und wissenschaftlichen Texten im selben Zeitraum.

Der Beitrag von Gianna Pomata (Baltimore) untersucht die Entstehung eines epistemischen Genres, der *observationes*, und damit eine neue Form medizinischen Schreibens, die sich im 18. Jahrhundert als eine der Hauptformen etabliert.[1] Die beispiellose Betonung der Praxis als Wissensquelle bleibt ein Hauptmerkmal der *observationes* in ihren späteren Ausprägungen. Im Laufe der Entwicklung des Genres spielte zunehmend das deskriptive Wissen über die Krankheit, das durch ihre ausführliche Beobachtung gewonnen wurde, eine Rolle. Mit dem Genre etablierte sich das Bild eines gelehrten und erfahrenen Beobachters, der entschlos-

1 Gianna Pomata: »Sharing Cases: The *Observation* in Early Modern Medicine«. In: *Early Science and Medicine* 15 (2010), 193-236.

sen seine Aufzeichnungen verglich und seine Fälle mit dem Kollegenkreis der *res publica medica* teilte. Davon ausgehend stellen sich eine Reihe von weitreichenden Fragen, die in den folgenden Beiträgen aufgegriffen werden. Unter anderem geht es um die Kontinuität, den Gebrauch sowie um die soziale und wissenskonstitutive Bedeutung medizinischer Genres. Kliniker wie Richard von Krafft-Ebing oder Heinrich Schüle betiteln ihre Fälle mit Beobachtungen, wenn über individuelle Kranke aus der eigenen Praxis berichtet wird. Die Beobachtungen stehen zudem in einem konkreten Verhältnis zu Doktrinen, denen sie untergeordnet sind oder die sie belegen sollen. Welche der in diesem Genre abgebildeten Ideale der Beobachtung und Aufzeichnung lassen sich also in der Klinik des 19. Jahrhunderts wiederfinden und mit welcher Praxis des Aufschreibens gehen sie einher?

In verschiedenen Feldern der Medizin kommt dem angemessenen Schreiben, dem richtigen Aufzeichnen von Beobachtungen und pathologischen Phänomenen eine besondere Aufmerksamkeit zu. Oft definieren sich medizinische Kliniker als Forscher und Experimentalwissenschaftler. Das Aufzeichnungen von Krankheit findet sowohl im Labor als auch im Sektionssaal und auf der Station statt. Während die Schreibverfahren des Experimentallabors und ihre Bedeutung für die Wissensbildung bereits eingehender untersucht wurden[2], gilt dies nicht in gleichem Maße für die klinischen Aufzeichnungen. Besonders in der Pathologie des 19. Jahrhunderts etablieren sich mit dem deutschen Arzt Rudolf Virchow neue Anforderungen, die auf eine möglichst genaue Erfassung des Befundes zielen. Im Beitrag von Christoph Hoffmann (Luzern) zu einem Autopsiebericht geht es um die Praxis der Beobachtung und eine epistemologische Besonderheit des Pathologie-Formulars, konkret um die Trennung von Befund und Diagnose, um deren Zusammenführung im Genre Bericht sowie um die Ausbildung eines Protokoll-Regimes, das Tatsachen hervorbringt, indem es amodale Schreibweisen ausbildet und eine Kohärenz des Aufzeichnens schafft, die individuelle Abweichung tilgt.

Klinische Instrumente des Aufzeichnens sind, wie der Beitrag zeigt, häufig nicht Apparaturen, sondern Formulare und Stift. Eine der wichtigsten Notationsformen der Klinik ist neben dem Sektionsprotokoll die Krankenakte. Auf dem Buchcover ist eine typische Psychiatrie-Akte aus dem Bestand der Heidelberger Psychiatrischen Universitätsklinik abge-

2 Zur Untersuchung von Schreibprozessen in der Wissenschaftsforschung siehe Karin Knorr-Cetina: *Die Fabrikation von Erkenntnis. Zur Anthropologie der Naturwissenschaft.* Erw. Aufl. Frankfurt a. M. 2002, 214; Bruno Latour, Steve Woolgar: *Laboratory Life. The Construction of Scientific Facts* [1979]. Princeton 1986, 21.

bildet.[3] Sie visualisiert die Vorgänge des Schreibens und liefert damit einen Einblick in die Vielfältigkeit der Schreibhandlungen und -prozesse, um die es in den weiteren Beiträgen zur Psychiatrie geht: Die Akte umfasst neben der Postkarte Aufzeichnungen aus der Station, Protokolle der klinischen Demonstration, stenographische Mitschriften, Patientenbriefe und polizeiliche oder gerichtliche Aktenabschriften. Die Blätter sind meist nur lose zusammengebunden, so dass sie leicht aus dem Konvolut herausgelöst, neu arrangiert, für die Publikation überarbeitet oder zu anderen Zwecken weiter verwendet werden können.[4] In ihrer Mobilität gleichen klinische Daten durchaus denen des experimentellen Labors.[5] Wie Objekte des Labors, die durch das Zentrifugieren ihre Struktur und Materialität verändern, werden auch einmal aufgezeichnete Daten in der Klinik durch Schreibakte – wie das Unterstreichen – transformiert und für nachfolgende Deutungen bzw. Forschungen verfügbar gemacht.

Das mobile Papierkonvolut zeigt die Genres (Protokoll, Brief, Aufnahmebericht) und Formulare (Aktenformular), auf denen die klinische Daten-Aufzeichnung erfolgte. Wie der Sektionsbericht der Pathologie war das Aufzeichnen von klinischen Daten an Anweisungen für das Notieren und Arrangieren gebunden, die die Pathologien mitkonstituieren.[6] Mit ihren Rubriken geben Aktenformulare vor, welche Daten erfasst werden sollen. Veränderungen – etwa die Streichung der Rubrik Heridität – können mitunter epistemische Veränderung innerhalb einer Disziplin reflektieren und indizieren, dass diese Kategorie für die Ätiologie an Bedeutung verloren hat.

In den Akten werden darüber hinaus regelgeleitete Schreibverfahren greifbar, die nicht durch ein Formular determiniert sind. So erfolgen Untersuchung und Anamnese entlang einer zuvor festgelegten Check-Liste. Die Fragen und Antworten werden in der Akte notiert und meist untereinander arrangiert. Das Erstellen einer solchen Liste stellt ein regelgeleitetes Schreibverfahren dar, das Gewichtungen vornimmt und die weitere Verwendung der Daten steuert. Bei einer Frage-Liste im Rahmen

3 Heidelberger Universitätsarchiv, männlich, L-III-91-135.

4 Bruno Latour: »Drawing things together«. In: *Representation in Scientific Practice.* Ed. Michael Lynch, Steve Woolgar. Cambridge, London 1990, 19-68.

5 Hans-Jörg Rheinberger: »Kritzel und Schnipsel«. In: *»fülle der* combination«. *Literaturforschung und Wissenschaftsgeschichte.* Hg. Bernhard Dotzler, Sigrid Weigel. München 2005, 343-356.

6 Christoph Hoffmann: »Schneiden und Schreiben. Das Sektionsprotokoll in der Pathologie um 1900«. In: Ders. (Hg.): *Daten sichern. Schreiben und Zeichen als Verfahren der Aufzeichnung.* Zürich, Berlin 2008, 153-196.

der Anamnese spielt z. B. die Position, die einem Eintrag zugewiesen ist, eine entscheidende Rolle. Im 19. Jahrhundert stehen familiäre Krankheiten vielfach in der ersten Position, was ihre Bedeutung für die Ätiologie und das Erstellen von Diagnosen anzeigt. Die Anamnese-Listen korrespondieren mit einer bestimmten Krankheitsauffassung und sind somit ein Instrument, das weitere Daten generiert und der Stabilisierung von Ätiologien zuspielen kann. Wenn ein Psychiater dagegen Fälle von Hysterie untereinander auflistet, dann hat diese Liste eine ganz andere Funktion, insofern die Position der einzelnen Elemente nicht zwingend eine Wertigkeit ausdrücken muss. Vielmehr dient das Anlegen einer solchen Liste der Bildung von Gruppen.

In den vorliegenden Aufsätzen zur Psychiatrie geht es nicht um die bloße Rekonstruktion dieser klinischen Schreibverfahren, wie das Buchcover suggerieren könnte. Die Aufsätze analysieren die Schreibregeln stets im Bezug auf epistemische Besonderheiten, die sich etwa in Formularen zeigen. Dabei geraten die instrumentellen Leistungen von Schreibverfahren, ihr Bezug zur Praxis der Beobachtung sowie zu epistemischen Idealen der Wissenschaft und den Gegenständen der Pathologie in den Blick. In einigen Beiträgen werden darüber hinaus die konkreten Folgen der Verschriftung für die Diagnostik und Nosographie behandelt.

Der Beitrag von Sophie Ledebur (Berlin) untersucht am Beispiel von drei Vertretern der Klinischen Psychiatrie – Karl Ludwig Kahlbaum, Emil Kraepelin und Theodor Ziehen – die Praxis der klinischen Aufzeichnung psychischer Phänomene. Er fragt, ob und wie sich die Beobachtung in klinischen Krankenakten materialisiert und wie beobachtbare Symptome und Zeichen im Zuge des Aufschreibens zu einer Diagnose verbunden wurden. Der Fokus liegt auf Theodor Ziehen, einem der wenigen Psychiater, der um 1900 über die Krankenakte als Ort der Verschriftlichung von Beobachtung nachdenkt und explizite Anforderungen an die Fixierung von Beobachtungen formuliert. Nach Ziehen konkretisiert sich die Beobachtung nämlich im Akt des Schreibens, besonders im Aufschreiben von direkter Krankenrede, die, anders als andere psychische Phänomene, für Ziehen wahrnehmbar und beobachtbar ist. Die Aufzeichnung findet nicht im Blick auf eine schon bekannte Klassifikation statt, sondern soll möglichst wertfrei erfolgen. Darin unterscheidet sich Ziehen von weiteren Vertretern der Klinischen Psychiatrie wie Emil Kraepelin, dessen Aufzeichnungen von dem bereits bestehenden Klassifikationssystem gesteuert werden.

Die Bedeutung der Aktenführung für die Diagnosestellung behandelt der Aufsatz von Maike Rotzoll (Heidelberg), die den Aktenbestand der so genannten »T-4«-Aktion analysiert. Sie untersucht damit u. a. einen Zeitraum, der mit dem Beginn der Verschlüsselung von Diagnosen zusammenfällt. Als ›Würzburger Schlüssel‹ entsteht 1933 ein medizinisches Notationssystem, das der weiteren statistischen Erhebung und Standardisierung klinischer Daten zuspielen soll, für das Abfassen von Akten aber nicht immer bindend wird. Über die bereits ermittelten Diagnosen herrschte nämlich oft Uneinigkeit. Zuweilen stimmten gerade Anstaltspsychiater den in der Universitätsklinik aufgestellten Diagnosen nicht zu, sondern bildeten sich ihr eigenes Urteil. Der Inhalt der Aktenführung, das bereits Aufgezeichnete schien für die Diagnosestellung nicht immer maßgeblich. Daher stellt der Beitrag die Frage, welche Daten für die Diagnose etwa einer Schizophrenie überhaupt relevant waren, wie Aufzeichnung und Diagnostik ineinandergreifen und nach welchen Kriterien die Diagnosestellung erfolgte.

Hubert Thüring (Basel) geht es in seinem Aufsatz um einen anderen Aspekt der Akte. Er begreift sie als Schreibregime, das eine eigene Logik aufweist. Personalakten und juristische Akten entfalten eine performative Kraft, insofern sie Krankheit und Gesundheit realisieren. Das Aktenschreiben ist demnach eine Handlung, die einerseits nachzeitig zum Ereignis stattfindet und die Funktion von Fixierung und Bewahrung hat. Sie bedeutet eine Selektion und Verkürzung, ermöglicht andererseits weitere Vernetzungen und Verwendungen. Die aktenkundige Literatur reflektiert über diese Logik, wie Hubert Thüring am Beispiel Stauders, der Hauptfigur in Friedrich Glausers Roman *Schlumpf Erwin Mord* und anhand von Adolf Wölflis Schrift *Von der Wiege bis zum Graab* darlegt. Dass Wölfli sein Leben im Rekurs auf Akten und damit zusammengehörende Diskurspraktiken schreibt und diese überbietet, zeige nicht zuletzt die seit dem 18. Jahrhundert konstitutive Verschränkung von Leben und Dokument an.

Yvonne Wübben (Bochum) analysiert den Aufstieg des Lehrbuches in der deutschsprachigen Psychiatrie und die damit verbundenen textuellen Strategien und kognitiven Praktiken, die sie besonders im Blick auf Lehrbuch-Kasuistiken erörtert. Nicht zufällig fällt der Aufstieg des Lehrbuches mit dem Bedeutungsgewinn der Klinischen Psychiatrie zusammen. Zwischen ihren Vertretern entsteht allerdings – wie auch der Beitrag von Sophie Ledebur zeigt – eine Diskussion um die richtige Praxis der Beobachtung und die angemessene Darstellung von Lehrbuch-Fällen. Während Heinrich Schüle als Darstellungsmodus allgemeine Krankheitsbilder bevorzugt, setzt Kraepelin diesem Verfahren die Bildung von Krankheitstypen entgegen. Dabei geht es nicht nur um die didaktische Funktion des Lehrbuch-Falles, sondern auch darum, den Fall als Vehikel für die Durchsetzung von Klassifikationssystemen zu nutzen.

Georg Juckel (Bochum) untersucht aktuelle Aufschreibesysteme in Psychiatrie und Psychotherapie und stellt eine Verknappung gegenüber den Krankengeschichten des 19. Jahrhunderts fest, die besonders dem hohen Zeitdruck und einer Ökonomisierung geschuldet ist und sich auch in anderen Bereichen der Gesellschaft findet. Die Skalen und heutigen Datenverwaltungssysteme beschränken den Umfang dessen, was aufgezeichnet werden kann. Sie verpflichten die Akteure einerseits auf einen gewissen Standard – und dienen damit der Qualitätssicherung. Andererseits zwingen sie sie zur Konsistenzerzeugung und haben zur Folge, dass individuelle Abweichungen und Verlaufsvarianten innerhalb des Systems nicht mehr aufgezeichnet werden können.

Die drei letzten Beiträge behandeln die Aufzeichnung von psychophysischen Relationen im 19. und 20. Jahrhundert. Andreas Mayer (Bremen) widmet sich der Erforschung und Registrierung von Gangstörungen als einem Bestandteil der Wissenschaft vom Gehen. Er zeigt, dass bei der Erforschung des Gehens im 19. Jahrhundert semiotische, physiognomische, physiologische und mechanische Register ineinandergreifen, und macht dieses komplexe Wissensfeld als einen entscheidenden Kontext für Honoré de Balzacs Schrift *Théorie de la démarche* (1833) aus. Dabei wird deutlich, dass sich die literarische Verarbeitung medizinischen und wissenschaftlichen Wissens nicht auf eine satirische Form reduzieren lässt, sondern der Text in seiner vielstimmigen Komposition die psychophysiologischen Relationen von Gehen, Denken und Schreiben als sich wechselseitig bedingende neu artikuliert. Diese Verschränkung irritiert die Aufzeichnung, Beobachtung und Theoriebildung der Gangarten in einer Weise, die den Beobachter an der Existenz seines Gegenstandes zweifeln lässt.

Stephan Kammers (München) Aufsatz befasst sich mit der Autographie, d.h. der zwischen 1870 und 1930 an Geltung gewinnenden Vorstellung, dass Krankheit beim Schreiben mitschreibt. Dabei geht es um die Freilegung der Kontexte und historischen Indices, die dazu führten, dass sich ein Symptom auf das Zeugnis einer menschlichen Kulturleistung ausrichtete. Dieser Ausgriff war an Verfahren der Verdoppelung und Selektion gebunden. Neben der Definition der Schrift als graphische Fixierung von gesprochener Sprache bedurfte es der Schrift als Effekt einer Körperbewegung und schließlich der Redefinition der Handschrift als physiologischer Spur. Bei dem Physiologen und Pathologen Albrecht Erlenmeyer deutet sich die konzeptionelle Verschiebung an, die für die psychiatrische Diagnostik bedeutsam wurde und sich auf die Verfahren der Experimentalphysiologie, etwa auf Etienne-Jules Mareys graphische Methode, beziehen lässt. Stephan Kammer untersucht damit einen Zusammenhang zwischen neurophysiologischen Krankheitskonzepten in der Schriftforschung und den Aufzeichnungsverfahren der Physiologie und zeigt so, wie die Pathologie von den Verfahren der Aufzeichnung mitbestimmt wird.

Cornelia Ortliebs (München) Beitrag knüpft an die Pathologisierung des Schreibens an und befasst sich mit der Hypergraphie, d. h. der pathologischen Vielschreiberei als Gegenstand von autobiographischen Krankheitsgeschichten. Er untersucht eine in der Literatur offenkundig werdende Aporie zwischen der Lokalisierung des Schreibens im Gehirn, den Phantasmen des Schreibvollzugs sowie dem Schreiben selbst. Wenn die Autorin und Neurologin Alice W. Flaherty den Rausch als Aktualisierung der antiken *mania* darstellt, geht es um eine Verbindung von Literaturgeschichte und Diagnostik sowie um die Fiktion des Schreibens im Kopf, das vom konkreten Vollzug ablösbar ist. Die Krankengeschichte greift dabei Topoi auf, die bereits in De Quincey Rauschvisionen nachweisbar sind. Die dort heraufbeschworenen poetischen Bilder sollen Effekte einer drogenindizierten Erinnerungssteigerung sein, stellen sich letztlich aber als Resultate rhetorischer Operationen dar. In ihren Metaphern bringen die Texte den in Schreibfiktionen oft ausgeblendeten Schreibvollzug wieder zur Geltung. Der letzte Beitrag zeigt nochmals, dass die verschiedenen Ebenen des Schreibens miteinander verschränkt sind: das Schreiben als rhetorische Operation, als neurologischer Vorgang, der im Gehirn lokalisierbar wird, als konkreter Vollzug auf dem Papier und als Gegenstand der Pathologie. Damit gerät eine weitere Dimension des Transfers zwischen Literatur und Medizin in den Blick, die nicht nur die Gegenstände der Pathologie – z. B. einzelne Krankheitsbilder – und Schreibweisen umfasst, sondern auch Schreibpraktiken und Aufzeichnungsverfahren.

Gianna Pomata

Fälle mitteilen

Die *Observationes* in der Medizin der Frühen Neuzeit*

Zusammenfassung: Die vorliegende Arbeit untersucht die Entstehung eines epistemischen Genres, den *observationes*, einer neuen Form medizinischen Schreibens, die in der humanistischen Medizin der Renaissance hervortrat. Die *observationes* (Sammlungen von Krankengeschichten) entstanden in der zweiten Hälfte des 16. Jahrhunderts, breiteten sich im Laufe des 17. Jahrhunderts mit hoher Geschwindigkeit aus und hatten sich bis zum 18. Jahrhundert als eine der Hauptformen des medizinischen Schreibens etabliert. Zunächst entwickelte sich das Genre als ein Mittel der Eigenwerbung von Hofärzten und Stadtärzten, die dadurch die erfolgreiche Ausübung ihres Berufs gegen die akademische Theorie als das Kernelement ihrer beruflichen Identität betonten. Diese beispiellose Betonung der Praxis als Wissensquelle blieb ein Hauptmerkmal der *observationes* in ihren späteren Ausprägungen. Im Laufe der Entwicklung des Genres wich jedoch die ursprüngliche Betonung des therapeutischen Erfolgs einer Neufokussierung auf das deskriptive Wissen über die Krankheit durch ihre ausführliche Beobachtung. Die Autor-Identität, die durch den Verfasser der *observationes* projiziert wurde, schuf zunehmend das Bild eines gelehrten und erfahrenen Beobachters, der entschlossen seine Aufzeichnungen verglich und seine Fälle mit dem Kollegenkreis der *res publica medica* teilte. Diese Arbeit geht der Entwicklung dieses Genres nach und untersucht, wie seine Ausbreitung zum neuen epistemologischen Wert der Beobachtung im Zeitalter der Wissenschaftlichen Revolution beitrug.

1. Epistemische Genres

Ein bemerkenswerter Aspekt medizinischer (Fach-)Literatur der Frühen Neuzeit ist die Vielfalt von Genres, auf die bereits die Titel ihrer Publikationen hinweisen.[1] Stellt man einer medizinischen Bibliographie des spä-

* Der vorliegende Beitrag erschien zuerst u. d.T. »Sharing Cases: The Observationes in Early Modern Medicine«. In: *Early Science and Medicine* 15 (2010), 193-236, und wurde von Sarah Wollin für diesen Band übersetzt. Wir danken Gianna Pomata (Institute of the History of Medicine, School of Medicine, Johns Hopkins University) für Durchsicht und Autorisierung der Übersetzung.

ten 16. Jahrhunderts wie Lecoqs *Bibliotheca medica* spätere Repertorien gegenüber, so macht sich eine neue Schwerpunktsetzung in der Gruppierung medizinischer Texte bemerkbar, die nun nicht mehr ausschließlich nach Inhalt (z. B. *de peste*) oder nach medizinischer Unterkategorie (*de re anatomica, chirurgica* usw.), sondern außerdem nach einer Vielfalt von Genres sortiert sind.[2] Neben den traditionellen *commentarii*, *consilia* und *tractatus* stößt man auf neue und ungewöhnliche Texte: Titel wie *satyrae medicae* und *epigrammata medica*, die uns zunächst verwunderlich erscheinen mögen, sind in einem Zeitalter, in dem die Beschäftigung mit Medizin und Naturgeschichte philologische Fertigkeiten voraussetzt und eng mit literarischen Praktiken verbunden ist, vollkommen angemessen.[3] Es gibt Titel, die juristischen Genres nachgebildet sind, wie *decisiones medicae* und *pandectae medicae*.[4] Titel, die vor allem die Aufmerksamkeit

1 Für eine konzise Übersicht der Genres im medizinischen Schreiben der Frühen Neuzeit vgl. Ian Maclean: *Logic, Signs and Nature in the Renaissance: The Case of Learned Medicine*. Cambridge 2002, 55-58.

2 Ich vergleiche Paschalis Gallus (Pascal Lecoq): *Bibliotheka medica*. Basel 1590 mit den folgenden Texten: Johannes Antonides van der Linden: *De scriptis medicis*. Amsterdam 1662, 3. Aufl., mit Zusätzen überarbeitet als *Lindenius renovatus* [...] *a Georgio Mercklino*. Nürnberg 1686; Martin Lipen: *Bibliotheca realis medica*. Frankfurt a. M. 1679. Ich beziehe mich ebenfalls auf Albrecht von Haller: *Bibliotheca medicinae practicae*. 4 Bde. Bern 1776-1788, die jedoch chronologisch, nicht thematisch angeordnet ist. Zu frühneuzeitlichen Bibliographien vgl. John F. Fulton: *The Great Medical Bibliographers: A Study in Humanism*. Philadelphia 1951; John Symons: »Medical Bibliographies and Bibliographers«. In: *Thornton's Medical Books, Libraries & Collectors: A Study of Bibliography and the Book Trade in Relation to the Medical Sciences*. Hg. Alain Besson. 3., überarb. Aufl. Aldershot 1990, 239-266.

3 Zum frühneuzeitlichen Verhältnis von Medizin und Philologie vgl. Herbert Jaumann: »*Iatrophilologia. Medicus philologus* und analoge Konzepte in der frühen Neuzeit«. In: *Philologie und Erkenntnis. Beiträge zu Begriff und Problem frühneuzeitlicher »Philologie«*. Hg. Ralph Häfner. Tübingen 2001, 151-176. Für eine allgemeinere Übersicht vgl. Verf.in, Nancy G. Siraisi: »Introduction«. In: Dies. (Hg.): *Historia: Empiricism and Erudition in Early Modern Europe*. Cambridge MA 2005, 17-28.

4 Im frühneuzeitlichen juristischen Fachjargon bezeichnet *decisiones* die Urteilsberichte der Gerichte, die eine Darstellung der Argumente enthielten, welche die Richter in den jeweiligen Fällen angewandt hatten. Zu *decisiones*-Sammlungen als juristischem Genre vgl. Mario Ascheri: »Rechtssprechungssammlungen – Italien«. In: *Handbuch der Quellen und Literatur der neueren europäischen Privatrechtsgeschichte*. Hg. Helmut Coing. München 1976, Bd. II.2, 1113-1194, bes. 1161-1165. Zur engen Beziehung zwischen den juristischen und medizinischen konzeptionellen Bezugsrahmen in der Frühen Neuzeit vgl. Maximilian Herberger: *Dogmatik. Zur Geschichte von Begriff und Methode in Medizin und Jurisprudenz*. Frankfurt a. M. 1981.

auf ein bedeutendes Charakteristikum der intellektuellen Landschaft frühneuzeitlicher Medizin lenken:

a) Erstens die Koexistenz mehrerer Theorien oder Paradigmen, auf die das Vorhandensein von Genres wie *contradicentia medica, controversiae* oder *disputationes medicae, doctrinarum differentiae* usw. hinweist.[5] Neben Titeln wie *dogmata medica*, die auf den Versuch hindeuten, eine doktrinale Gewissheit zu bekräftigen und zusammen mit *institutiones* aufgelistet werden, finden wir *paradoxa medica*, jenes Genre, das im 16. und 17. Jahrhundert oftmals eine Anfechtung der geläufigen Meinung enthält.[6]
b) Zweitens die neugewachsene Bedeutung der medizinischen Praxis. Neben den alten Genres, deren Ursprünge im Mittelalter liegen, wie die *practica*-Lehrbücher und die *experimenta*- und *consilia*-Sammlungen, blühen neue Genres auf, die sich an der Praxis orientieren: *curationes, observationes, casus, historiae*.[7] Im Bereich der Anatomie treffen wir

5 Für eine ausführliche Analyse des Genres *contradicentia medica*, beruhend auf Girolamo Cardanos *Contradictiones* (1545, 1548), vgl. Nancy G. Siraisi: *The Clock and the Mirror. Girolamo Cardano and Renaissance Medicine*. Princeton 1997, 43-69. Das Interesse an den Widersprüchen innerhalb des Textes eines Autors oder an den gegensätzlichen Ansichten zwischen Autoritäten wie Aristoteles und Galen lässt sich mindestens zu Pietro d'Abanos *Conciliator differentiarum philosophorum et medicorum* (frühes 14. Jahrhundert) zurückverfolgen. Jedoch liegt in der Renaissance das Interesse nicht mehr primär auf der Versöhnung gegensätzlicher Aussagen, wie es in der scholastischen Medizin der Fall gewesen war; vielmehr richtet sich der Fokus auf die problematischen oder kontroversen Fragen des Galenismus, die in Bezug auf eine sorgfältige Lektüre der ursprünglichen griechischen Texte angegangen werden. Dies ist etwa in einem der einflussreichsten Beispiele des Genres der Fall, Francisco Valles' *Controversiae medicarum et philosophicarum libri X* (Alcalá 1556), ein viel gelesenes Werk, das zwischen 1556 und 1626 zehn Mal neu aufgelegt wurde. Vgl. José María López Piñero: »Las *Controversiae medicae et philosophicae* (1556) de Francisco Valles y el Galenismo del siglo XVI«. In: José María López Piñero, Francisco Calero: *Los temas polémicos de la medicina renacentista: las Controversias (1556) de Francisco Valles*. Madrid 1988, 3-62.

6 Zum Genre der *paradoxa medica* trugen u. a. Leonhart Fuchs, Paracelsus, Laurent Joubert und Felix Platter bei.

7 Für einen Überblick dieser neuen Genres und den intellektuellen Hintergrund ihrer Entwicklung vgl. Gianna Pomata: »*Praxis historialis*: the uses of *historia* in early modern medicine«. In: *Historia: Empiricism and Erudition* (wie Anm. 3), 105-146, bes. 122-137; Michael Stohlberg: »Formen und Funktionen medizinischer Fallberichte in der Frühen Neuzeit (1500-1800)«. In: *Fallstudien: Theorie – Geschichte – Methode*. Hg. Johannes Süssmann, Susanne Scholz, Gisela Engel. Berlin 2007, 81-95. An einem Projekt zu »Practical medicine and its literary genres in France in the early modern period« wird zur Zeit unter der Leitung von Joël Coste

einen neuen Titel an, der Forschung als gewissenhafte und gründliche Praxis hervorhebt: *exercitiationes*, ein Titel, der nicht zufällig von William Harvey gewählt wurde. Jedes dieser neuen Genres lässt die große Bedeutung erkennen, die der Beobachtung in dieser Zeit zuwächst, sowohl in der medizinischen Praxis als auch im medizinischen Diskurs.

c) Drittens die neue Bedeutsamkeit des Briefwechsels, dem Bestreben Korrespondenz-Netzwerke zu etablieren, innerhalb derer Informationen und vor allem die Beschreibung seltener Fälle mitgeteilt werden konnten, die durch Genres wie die *epistolae medicae*[8] und auch, wie wir sehen werden, die *observationes* angedeutet wird.

Diese vielfältigen medizinischen Schriften sollten nicht einfach als literarische Genres, sondern passender, wie ich vorschlage, als ›epistemische Genres‹[9] bezeichnet werden. Wie literarische Genres sind epistemische

an der BIUM (Bibliothèque interuniversitaire de Médicine, Paris) gearbeitet <http://www.bium.univ-paris5.fr/histmed/medica/medpratique_eng.htm> [31.07.2013].

8 Zum Genre der *epistolae medicae* oder *medicinales* vgl. Ian Maclean: »The Medical Republic of Letters before the Thirty Years War«. In: *Intellectual History Review* 18 (2008), 15-30; Nancy G. Siraisi: *New Communities of Learned Experience. Epistolary Medicine in the Renaissance.* Baltimore 2012.

9 Die Idee der ›epistemischen Genres‹ mag dem ersten Anschein nach den Konzepten ›Denkstile‹ oder ›Argumentationsstile‹ ähneln, die von den Wissenschaftshistorikern Alistair Crombie und Ian Hacking entwickelt wurden, um »Methoden der wissenschaftlichen Untersuchung und Demonstration« zu bezeichnen, »die wir in der europäischen Tradition identifizieren können«, wie zum Beispiel das Experiment, analoge Modelle usw. Vgl. Alistair C. Crombie: *Styles of Scientific Thinking in the European Tradition.* 3 Bde. London 1994; Ian Hacking: »Language, Truth, and Reason« und »Style for Historians and Philosophers«, beide Aufsätze in: Ders.: *Historical Ontology.* Cambridge 2002, 159-177 und 178-199. Für einige Beispiele vgl. Hacking: »Language, Truth, and Reason«, ebd., 161. Vgl. auch Arnold Davidson: »Styles of Reasoning: From the History of Art to the Epistemology of Science«. In: Ders.: *The Emergence of Sexuality: Historical Epistemology and the Formation of Concepts.* Cambridge MA 2001, 125-141. Jedoch gibt es ersichtliche heuristische Unterschiede zwischen ›epistemischen Genres‹ und ›Denkstilen‹. Während ein Stil üblicherweise eine *etische* Kategorie ist, die für die Analyse durch außenstehende Beobachter etabliert und benutzt wird, ist Genre *per definitionem* eine *emische* Kategorie, die von einheimischen Mitgliedern einer Kultur anerkannt und angewandt wird. Zudem erscheint das Konzept ›Genre‹ besser als das visuelle Konzept ›Stil‹, das der Kunstgeschichte entstammt, dazu geeignet, die starke textuelle Komponente von Kulturgeschichte in den Blick zu nehmen. Dies kann von allgemeinem Nutzen sein, besonders aber für die Beschäftigung mit der frühneuzeitlichen Wissenschaftskultur, die tiefgreifend vom Kult und der Praxis des Schreibens geprägt war.

Genres, kulturelle Werkzeuge, ein Bestandteil dessen, was Lucien Febvre die *outillage mental* einer Kultur genannt hat, jedoch gewiss nicht im Sinne eines aus einer nebulösen *mentalité* entsprungenen schwachen Fantasieprodukts. Genres haben nichts Nebulöses an sich. Sie sind hochstrukturierte und deutlich erkennbare Textkonventionen – wir können sie textuelle Instrumente nennen –, die uns die Tradition für den Ausdruck und die Kommunikation eines bestimmten Inhalts überliefert haben, im Falle epistemischer Genres eines im Wesentlichen kognitiven Inhalts. Epistemische Genres verleihen der intellektuellen Anstrengung eine literarische Form und geben damit der kognitiven Praxis der Aufmerksamkeit Gestalt und Richtung. So schaffen einige zum Beispiel die Rahmenbedingungen für das Sammeln, Beschreiben und Anordnen von unverarbeitetem Erfahrungsmaterial (was, wie wir sehen werden, in den frühneuzeitlichen *observationes* der Fall ist) oder eröffnen die Möglichkeit, unkonventionelle Gedankenwege zu beschreiten (wie im Falle der frühneuzeitlichen *paradoxa*).[10] Indem epistemische Genres in den Mittelpunkt dieser Arbeit gestellt werden, richten wir unser Augenmerk auf die Bildungsformen, in die sich kognitive Praktiken einschreiben.

Als gemeinsam genutzte Textkonventionen sind Genres intrinsisch soziale Formen. Zu einem Genre beizutragen heißt, sich bewusst in eine Gemeinschaft einzuschreiben; tatsächlich sind Genres in hohem Maße Mittel zur ›Gemeinschaftsbildung‹, Instrumente für die Begründung eines Kreises, in dem die wissenschaftliche Arbeit einen gemeinsamen sozialen und intellektuellen Raum schafft. Es wird deutlich werden, dass dies in hohem Maße für die frühneuzeitlichen *observationes* zutrifft, deren Aufstieg und Geschick im direkten Zusammenhang mit der Entwicklung horizontaler Netzwerke des Austauschs zwischen europäischen Wissenschaftlern stand. Die außerordentlich rasche Ausbreitung wissenschaftlicher Kommunikation in der Frühen Neuzeit ist für den Bereich der Naturgeschichte[11] ausführlich dokumentiert worden, aber auch die

10 Zum Gebrauch des Paradoxons als Vehikel intellektueller Innovation in der Renaissance vgl. Rosalie Colie: *The Resources of Kind: Genre-Theory in the Renaissance*. Hg. Barbara K. Lewalski. Berkeley 1973, 308 ff. Vgl. auch Letizia Panizza: »The Semantic Field of ›Paradox‹ in 16th and 17th Century Italy: From Truth in Appearance False to Falsehood in Appearance True. A Preliminary Investigation«. In: *Il vocabolario della République des lettres*. Hg. Marta Fattori. Florenz 1997, 197-220.

11 Vgl. Giuseppe Olmi: »Molti amici in vari luoghi: studio della natura e rapporti epistolari nel XVI secolo«. In: *Nuncius* 6 (1991), 3-31; Candice Delise: »The Letter: Private Text or Public Place? The Mattioli-Gesner Controversy about the aconitum primum«. In: *Gesnerus* 61 (2004), 161-176; Florike Egmond: »Clusius

Medizin leistete einen wichtigen Beitrag zu diesem Prozess, wie es das Aufkommen neuer Schreibformen wie der *epistolae medicae* und der *observationes medicae* anzeigt, jenem Genre, das ich in dieser Arbeit untersuchen werde.

Das Verschwinden, Hervortreten und die Transformation epistemischer Genres offenbart tiefgreifende Transformationen kollektiver und individueller Denkprozesse. Epistemische Genres reflektieren Denkmuster, ziehen jene Wege nach, die der Geist zu folgen trainiert ist, aber sie verweisen auch auf so etwas wie intellektuelle Neigungen, Geschmäcker oder Vorlieben. Es gibt einen vierten und merkwürdigen Aspekt frühneuzeitlicher Medizinkultur, den ein Überblick ihrer Genres verdeutlicht: Eine neue Toleranz und fast sogar eine Präferenz für das Begrenzte, das Vorläufige, das sich Verändernde, gegenüber dem Endgültigen, dem Schlüssigen, dem Systematischen im Bereich des Wissens.[12] Doch verschwinden Genres wie der Kommentar oder die Abhandlung, die zum Langwierig-Mühsamen tendieren, damit ganz und gar nicht. Aber in ihrer Nachbarschaft ist das Aufkommen von Werken zu beobachten, die schon in ihren Titeln eine offene Akzeptanz des Unfertigen, Ungeschliffenen, sich in der Ausführung befindenden Charakters jenes Produkts bekannt geben, das sie ankündigen: Werke wie – einmal mehr – die *observationes*, die *adversaria* (schnell hingeschriebene Notizen oder Memoranden) und die selbstironischen *schediasmata*[13], vom griechischen

and Friends: Cultures of Exchange in the Circles of European Naturalists«. In: *Carolus Clusius: Towards a Cultural History of Renaissance Naturalists*. Hg. Florike Egmond, Paul G. Hoftijzer, Robert Visser. Amsterdam 2007, 9-48; Brian Ogilvie: *The Science of Describing. Natural History in Renaissance Europe*. Chicago 2006, 51-53 und 63-86.

12 Die Präferenz für eine nach Belieben gewählte und vermischte Ab- und Behandlung ist ein bekanntes Phänomen der frühneuzeitlichen Humanismuskultur, für die der Essay, Montaignes bevorzugte Schreibform, das Beispiel *par excellence* ist; vgl. Donald Frame: *Montaigne's Essais: A Study*. Englewood Cliffs NJ 1969, 72-85.

13 Der Begründer dieses Genres scheint der große Wissenschaftler und Drucker Henri Estienne gewesen zu sein, der sechs Monate seiner philologischen/philosophischen Notizen unter dem Titel *Schediasmata* veröffentlichte und erklärte, dass er eine solche neumodische Bezeichnung ihrer »Bescheidenheit« (»a fastu absit«) wegen gewählt habe, und weil zudem die fragmentarische Beschaffenheit des Textes seine Aufteilung in Kapitel, wie es in einem Buch üblich ist, ausgeschlossen habe (Vgl. »An den Leser«. In: Henri Estienne: *Schediasmatum variorum, i. e., Observationum, Expositionum, Disquisitionum libri tres*. Genf 1578, unpag.). Für ein medizinisches Beispiel vgl. z. B. Honorius Hering: *Schediasma iatrikon: sive consilium medicinale extemporaneum febrium erraticarum per oras hasce septentrionales longe lateque disseminatarum et plane domesticarum theorian et*

σχεδίασμα, der ›Caprice‹ – etwas Improvisiertes, Unvorbereitetes, hastig Geschriebenes, ein Caprice der Geisteskraft, sozusagen. Diese Neigung zur informellen und leichten Präsentation von Wissen steht im klaren Zusammenhang mit den anderen drei Merkmalen frühneuzeitlicher Medizin, die ich oben bereits genannt habe: das Interesse am Informationsaustausch oder, anders formuliert, an Wissen, das sich weiter- und fortbewegen kann, das daher das Selektive und Schmale gegenüber dem Allumfassenden und Sperrigen bevorzugte; die Bedeutung der Praxis, mit ihrer unvermeidlichen Verwickeltheit in das fragmentarische Wesen der Erfahrung; und der Mangel an Konsens, der den Verdacht gegenüber vorgefassten Hypothesen nährte, wie ihn ausdrücklich ein Arzt wie Thomas Sydenham und, berühmter noch, Isaac Newton formulierte.

Der Aufstieg und das Geschick der *observationes* als Genre steht in Zusammenhang mit diesen vier Aspekten frühneuzeitlicher Medizin: dem Paradigmenmangel, der neuen Bedeutsamkeit der Praxis, der Entwicklung des (brieflichen) Austauschs und der Bevorzugung eines leichteren (Schreib-)Formats. Sie sind auch ein wichtiger Hinweis auf die neue Bedeutung, die der Beobachtung in der medizinischen Kultur zukam. In diesem Essay werde ich zunächst die Geschichte der *observationes* umreißen, von ihren Anfängen in der zweiten Hälfte des 16. Jahrhunderts bis ins späte 17. Jahrhundert, als das Genre ein grundlegendes Instrument fachlicher Beschreibung und Kommunikation innerhalb der medizinischen Gemeinschaft geworden war. Ich werde dann kurz die Soziologie und Geographie der *observationes* betrachten und dazu das gesellschaftliche Profil ihrer Autoren und ihre Verortung auf der intellektuellen Karte Europas beleuchten. Zuletzt werde ich sehr tentativ eine allgemeinere Frage angehen: Was sagen uns die medizinischen *observationes* über die allgemeine Geschichte der Beobachtung?

2. Wissen, das die Praxis legimitiert: von *curationes* zu *observationes*

Im Gegensatz zu anderen Formen des medizinischen Schreibens waren die *observationes* ein vergleichsweise neues Genre, ein Spätling unter den verschiedenen Formen medizinischer Literatur, von denen einige, wie der Traktat, der Kommentar und der Aphorismus, eine distinguierte Tra-

therapeian exhibens. Bremen 1638. Obwohl ein Schediasma gewöhlich kurz war, konnten Schediasmata-Kollektionen sehr voluminös sein: Andreas Libavius' *Schediasmata medica et philosopica.* Frankfurt a. M. 1596, umfassten mehr als siebenhundert Seiten.

dition vorweisen konnten, die bis auf die Antike oder, im Falle der *consilia*, ins späte Mittelalter zurückging. Dagegen waren die *observationes* eindeutig ein Genre aus der Spätrenaissance, ein spezifisches Produkt humanistischer Medizin. Tatsächlich taucht der Titel *observationes* interessanterweise zuerst in den Werken der klassischen Philologie auf. Humanisten des frühen 16. Jahrhunderts verwenden den Begriff, wenn sie von Sammlungen philologischer Notizen zu *loci* sprechen, zu Passagen in antiken Texten also, deren Interpretation zweifelhaft war (in diesem Sinne wurde der Titel von Altphilologen bis ins 19. Jahrhundert benutzt).[14] Innerhalb der Philologie waren *observationes* also Werke, deren Fokus auf verschiedenen Textabschnitten oder -passagen, oder sogar auf einzelnen Worten lag – und dieser Verweis auf einzelne Details findet sich in anderen Benutzungen des Begriffs wieder, wie sich später zeigen wird. Zudem vermittelte *observatio* im Sprachgebrauch der Humanisten eine Bedeutungsdimension aus dem klassischen Latein, ›Befolgung‹, eine Handlung, die in Übereinstimmung mit einem vorgeschriebenen Brauch und deshalb mit aufmerksamer, sogar quasi-religiöser Sorgfalt durchgeführt wurde.[15] Diese Bedeutung von *observatio* als Befolgung einer ritualisier-

14 Unter den frühen Beispielen sind Domizio Calderinis *Observationes quaedam*, der Anhang seiner Ausgabe von Statius' *Sylvae*. Rom 1475, und Marino Becichemos *Variae Observationes* in seinen *Aurea Praelectio in C. Plinium Secundum*. Brescia 1504. Vgl. auch Mario Nizolio: *Observationum in M. T. Ciceronem prima-secunda pars*. Brescia 1535; Fernando Núñez de Guzmán: *Observationes in loca obscura aut depravata historiae naturalis C. Plinii*. Antwerpen 1547. Einige frühe Beispiele für den Titel *observationes* in seinem Gebrauch durch Ärzte verweisen tatsächlich auf philologische Werke zu medizinischen Autoren der Antike: Vgl. zum Beispiel Johann Winters Übersetzung des Alexander von Tralles: *Alexandri Tralliani libri XII, Joanne Guinterio interprete* [...] *adiectae sunt per eundem variae exemplarium lectionis observationes*. Basel 1556; und die *Observationes in novem Oribasii libros* des Arztes und Philologen Giovanni Battista Rasario, die als Anhang seiner Übersetzung von Oribasius: *Oribasii Sardiani ad Eunapium libi quatuor*. Venedig 1558, erschien.

15 Im klassischen Latein trug *observatio* sowohl die Bedeutung ›Anmerkung‹ als auch ›Regel‹ oder ›Vorschrift‹ (vgl. *Thesaurus Linguae Latinae*, s. v.). In der ersten Bedeutung des Wortes konnte es auch auf einzelne Wissenselemente verweisen, wie in Plinius' *Naturalis Historia* 1. 12. 113: »res et historiae et observationes.« In seiner zweiten Bedeutung konnte es auch ›Befolgung‹ heißen, einer Regel folgen, und im weiteren Sinne: eine reglementierte Praxis. Diese zweite Bedeutung wurde während des Mittelalters vorherrschend (vgl. *Novum Glossarium Mediae Latinitatis*, s. v.). Bereits in der Antike verbreitete sich *observatio* als Regel oder als Handlung, die gemäß eines vorgeschriebenen Gebrauchs ausgeführt wird, in den spezialisierten Sprachen der Grammatik, Medizin und Jurisprudenz (verschiedene Beispiele in *Thesaurus Linguae Latinae*, s. v.). Die Doppeldeutigkeit von Beobach-

ten Praxis wurde in der Antike mit einer Benutzung des Wortes für dasjenige assoziiert, was wir heute ›empirische Beobachtung‹ nennen, d. h. der Tätigkeit des Beobachtens und Beschreibens von Naturphänomenen, einer Tätigkeit, die ein ausdauerndes Aufmerksamkeitsvermögen und die genaue Befolgung von Regeln voraussetzte.[16]

Die empirische Bedeutung von *observatio*, die während des Mittelalters nahezu verschwunden war, tauchte in der frühen Renaissance zuerst im Bereich der Sternenwissenschaften wieder auf – Astronomie, Astrologie, Astrometeorologie –, wo sich *observatio* und das Verb *observare* wenigstens seit dem späten 15. Jahrhundert auf die Tätigkeit der Himmelsbeobachtung bezogen.[17] Im 16. Jahrhundert tritt der Titel *observationes* in zwei neuen Bereichen auf: im Recht und in der Medizin, wo er sich in beiden Fällen auf Werke bezog, die Notizen und Kommentare zu spezifischen Fällen enthielten.[18] Die Zusammenstellungen von *observationes legales* oder *forenses*, die in den 1530er und 1540er Jahren zu erscheinen begannen, wiesen eine starke Verbindung zur Rechtspraxis auf. Anfänglich waren sie Kompendien hypothetischer (nicht realer) Rechtsfälle, die auf der *opinio communis* der Juristen beruhten.[19] Doch schon bald, um die

tung/Befolgung übertrug sich vom Lateinischen in die Umgangssprache. Siehe zum Beispiel das *Oxford English Dictionary* für einige Beispiele im Englischen des 15. und 16. Jahrhunderts. Für Beispiele von *observatio* als ›Befolgung‹ in der medizinischen Literatur der Frühen Neuzeit vgl. Anm. 22.

16 Vgl. Verf.in: »Observation Rising: Birth of an Epistemic Genre, ca. 1500-1650«. In: *Histories of Scientific Observation*. Hg. Lorraine Daston, Elizabeth Lunbeck. Chicago 2011, 45-80.

17 Die Begriffe ›*observationes cometarum*‹, ›*observationes motuum solis*‹ tauchen zum Beispiel in den Werken des Johannes Regiomontanus (1436-1476) auf, die 1544 von Johannes Schröder veröffentlicht wurden: *De torqueto, astrolabio armillari, regula magna Ptolemaica baculoque astronomico et observationibus cometarum, aucta necessariis Ioannis Schoneri Carolostadii. Item Observationes motuum solis, ac stellarum tam fixarum* […]. Nürnberg 1554. Zur Ausblendung der empirischen Bedeutung von *observatio* im Mittelalter vgl. Katharine Park: »Observation in the Margins: 500-1500«. In: *Histories of Scientific Observation* (wie Anm. 16), 15-44.

18 Der Titel findet sich auch in der Reiseliteratur des 16. Jahrhunderts wieder. Vgl. zum Beispiel Pierre Belon: *Les observations de plusieurs singularitez et choses memorables, trouuées en Grece, Asie* […]. Paris 1553.

19 Zu den frühesten Beispielen des Genres zählen Goffredo Lanfranco Balbi: *Observationes nonnullarum in iure decisionum*. Lyon 1538; Marco Mantova Benavides: *Observationum legalium libri x*. Lyon 1546. Vgl. auch Berhard Wurmser und Hartmann Hartmann: *Observationes practicae*. Basel 1570; Alessandro Stiatici: *Praxis iuridicalis, hoc est observationes et animadversiones quaedam*. Venedig 1580. Balbis und Stiaticis Arbeiten waren explizit als Hilfe für die Rechtspraxis entworfen: Auf hypothetischen Fällen basierend, boten sie Richtern prägnante Lösungen zu

Wende zum 17. Jahrhundert, entwickelten sie sich zu Berichten echter Fälle, wie sie in den Gerichten debattiert und ›entschieden‹ wurden, und standen damit im unmittelbaren Zusammenhang mit der Entwicklung des Fallrechts und der Veröffentlichung von *decisiones*, d.h. von Berichten über Gerichtssprüche.[20] Wie auch im Fall der medizinischen *observationes* wuchs das Schreiben juristischer *observationes* im Laufe des 17. Jahrhunderts mit großer Geschwindigkeit an und stellte zum Ende des 18. Jahrhunderts einen sehr großen Teil der Rechtsliteratur dar.[21]

Auch in der Medizin wurde der Titel *observationes* für Fallsammlungen benutzt, die der beruflichen Praxis entnommen waren. Interessanterweise scheint der Begriff sowohl in der juristischen als auch in der medi-

fragwürdigen und kontroversen Bereichen des Rechts. Stiatici vermerkt (im Vorwort »An den Leser«), dass sich die Literatur zur Rechtspraxis zu dieser Zeit hauptsächlich dem Nutzen der Anwälte, nicht aber jenem der Richter dient: »Advocatos et Procuratores instruunt omnes, et Iudicem nemo« [...]. Sedet (ut summatim dicam) inter Advocatos et Procuratores Iudex, tamquam asinus inter simias«: »Alle schreiben, um die Juristen und Anwälte zu unterweisen, niemand schreibt für die Richter [...]. Um es kurz zu fassen: Der Richter sitzt zwischen den Juristen wie ein von Affen umgebener Esel.« Die praktische Expertise der Autoren wird in den Werktiteln hervorgehoben, wo Balbi als »insignis practicus« (»praktizierender Jurist ohnegleichen«) und Stiatici als »inter practicos celeberrimus« (»der berühmteste unter den praktizierenden Juristen«) bezeichnet werden.

20 Vgl. zum Beispiel Andreas von Gail: *Practicarum observationum tam ad processum judiciarium praesertim Imperialis Camerae, quam causarum decisiones pertinentium libri duo*. Köln 1578; Polidoro Ripa: *Singulares Observationes in foro responsae*. Venedig 1605; Jorge de Cabedo: *Practicae observationes sive decisiones supremi senatus regni Lusitani*. Offenbach, Ysenburg 1610; Hartmann Pistoris: *Observationes singulares, quibus CCXXX memorabiles casus sive quaestiones explicantur*. Leipzig 1621. Diese Sammlungen wurden, wie die medizinischen *observationes*, oft nach *centuriae* geordnet (bei den oben genannten Texten trifft dies für Gail und Ripa zu). Sowohl Gail als auch Ripa begannen mit einem hypothetischen Fall (z.B. »ob eine Tochter, die gegen den Willen ihres Vaters heiratet, einen Anspruch auf ihre Mitgift hat«, Gail: *observatio* 95, 475-78), fuhren in ihrem Argument jedoch dann am Beispiel echter Fälle fort. Ripa pflegte jede *observatio* mit der Entscheidung, die er für jeden Fall getroffen hatte, zu schließen und identifizierte den Prozess durch die Namen des Klägers und Angeklagten. Hier wird ersichtlich, warum sich die Sammlungen von *observationes* oft mit den Sammlungen von *decisiones* verbanden, die über tatsächliche Urteile spezifischer Gerichte berichteten und sie kommentierten (vgl. oben Anm. 4).

21 Vgl. die zahlreichen Auflistungen unter dem Stichwort *observationes juris* bei Martin Lipen: *Bibliotheca Realis Juridica*, mit Ergänzungen von Friedrich Gottlieb Struve und Gottlieb August Jenichen. Leipzig 1757, Bd. 2, 92-95; *Supplementa*. Leipzig 1775, 352-53; *Supplementa*. Leipzig 1789, Sp. 295-97.

zinischen Literatur auf Wissen zu verweisen, das eher auf der Praxis beruht als auf der Doktrin – oder, genauer gesagt, auf der Anwendung der Doktrin auf die Lösung bestimmter Fälle. Die frühesten Beispiele von *observationes*, die in diesem Sinne als medizinische Titel benutzt werden, stammen aus den 1560er Jahren. Jedoch weist der Begriff in den Titelbildern der allerersten Beispiele die Bedeutung ›Befolgung‹, nicht ›Beobachtung‹ auf: So bezeichnet der Terminus in Alessandro Benedettis *De observatione in pestilentia* (1493) und Heinrich Stromer von Auerbachs *Saluberrimae adversus pestilentiam observationes* (1516) »Vorschriften, die es zum Schutz vor der Pest zu befolgen gilt«.[22] Um die 1560er Jahre beginnen medizinische Werke mit dem Titel *observationes* in einem eindeutig deskriptiven, beobachtenden Sinn zu erscheinen. Ein bedeutendes Beispiel sind Gabriele Falloppios *Observationes anatomicae* (1561), die das wichtige Sub-Genre der anatomischen *observationes* eröffnen, das im Laufe des 17. Jahrhunderts aufblühen wird.[23] Falloppios Text zeigt bereits jene Merkmale, die das Genre kennzeichnen werden: den Bericht eines Beobachters aus erster Hand, ein informelles und bewegliches Format, ein beschränktes und doch ehrgeiziges Ziel – die Mitteilung anatomischer Entdeckungen. Jedoch war die Anatomie keineswegs der einzige Bereich, in dem sich die *observationes* entwickelten. Tatsächlich wird das Genre hauptsächlich durch eine neue Schreibform exemplifiziert, die sich der Beobachtung von Fällen widmet. Die *Medicinales observationes* von Jodocus Lommius (1560), der – soweit mir bekannt ist – erste medizinische Text, der unter dem Namen *observationes* in der neuen Bedeutungsdimension des Begriffs publiziert wurde, sind das Werk eines Stadtarztes und sind der Gemeinschaft gewidmet, der er diente, Brüssel.[24] Im

22 Alessandro Benedetti: *De observatione in pestilentia*. Venedig 1493; Heinrich Stromer von Auerbach: *Saluberrimae adversus pestilentiam observationes*. Leipzig 1516. Dies war auch die Bedeutung, in der der medizinische Autor Celsus das Wort in der Antike benutzt hatte, und Benedetti, ein hervorragender humanistischer Arzt, könnte es ihm nachgetan haben. Celsus war eine der Quellen, die Benedetti am Anfang seiner *Anatomice* angab. Vgl. Giovanna Ferrari: *L'esperienza del passato. Alessandro Benedetti filologo e medico umanista*. Florenz 1996, 109. Stromer von Auerbachs *Saluberrimae observationes* wurde 1519 zusammen mit einem Auszug aus Celsus: *Observatio in pestilentia*, erneut veröffentlicht. Ein späteres Beispiel bietet Raymund Minderer: *De pestilentia liber unus, veterum et neotericorum observatione constans*. Augsburg 1608.

23 Gabriele Falloppio: *Observationes anatomicae ad Petrum Mannam medicum Cremonensem*. Paris 1562.

24 Jodocus Lommius: *Medicinalium observationum libri tres*. Antwerpen 1560. Zu Lommius (Josse Lommen, oder Van Lom) vgl. Gerrit Arie Lindeboom: *Dutch*

Kontrast zu späteren *observationes* sind jene von Lommius allgemeine Beschreibungen der Symptome und Grundregeln für die Prognose verschiedener Krankheiten und nicht Aufzeichnungen individueller Fälle. Dies gilt genauso für ein weiteres Beispiel aus dem Jahr 1567, dem *Medicarum observationum rararum Liber I* von Johann Wier (*der* Johann Wier, den wir alle für seine aufgeklärte Kritik an den Hexenverfolgungen kennen).[25] Wier war außerdem Stadtarzt mit einem großen Interesse an der Praxis. Die Strukturierung seiner *observationes* richtet sich ebenfalls nach Krankheiten, nicht Fällen, und damit nach der Tradition der mittelalterlichen *practica*-Lehrbücher. In diesen frühen Beispielen des Genres liegt noch nicht die Betonung der Beschreibung individueller Fälle vor, wie sie das Kennzeichen der ausgereiften *observationes* sein wird, die in den 1570er und 1580er Jahren zu erscheinen beginnen: François Valleriolas *Observationes medicinales* (1573), Rembert Dodoens' *Medicinalium observationum exempla rara* (1581) und van Foreests *Observationes et curationes medicinales* (1584) – alle drei sind als eine Serie von Krankengeschichten aufgebaut.[26]

Medical Biography: A Biographical Dictionary of Dutch Physicians and Surgeons 1475-1975. Amsterdam 1984, Sp. 1219-20. Lommius' kleiner Band wurde über Jahrhunderte als Prognosehandbuch benutzt, vgl. Jacalyn Duffin: »Jodocus Lommius's Little Golden Book and the History of Diagnostic Semeiology«. In: *Journal of the History of Medicine and Allied Sciences* 61 (2006), 249-287.

25 Johann Wier: *Liber medicarum observationum rararum*. Basel 1567. Wier (1515-1588), ein niederländischer Arzt und Schüler Heinrich Cornelius Agrippas, war 1545-1550 Stadtarzt in Arnhem. Für seine intellektuelle Biographie vgl. Michaela Valente: *Johann Wier agli albori della critica razionale dell'occulto e del demoniaco nell'Europa del Cinquecento*. Florenz 2003.

26 François Valleriola: *Observationum medicinalium libri sex*. Lyon 1573; Rembert Dodoens: *Medicinalium observationum exempla rara*. Köln 1581 – zum Teil bereits erschienen in: Ders.: *Historia vitis vinique* [...] *Item Medicinalium observationum exempla*. Köln 1580; Pieter van Foreest (Forestus): *Observationum et curationum medicinalium de febribus ephemeris et continuis libri duo*. Antwerpen 1584. Marsilio Cagnatis *Observationes variae*, das im selben Jahr veröffentlicht wurde (Rom 1581), ist keine Sammlung medizinischer *observationes* diesen Typs. Es ist ein humanistisch-philologischer Sammelband, wenngleich dieser sich hauptsächlich mit medizinischen Themen befasst. Die meisten Einträge bestehen aus Emendationen oder Interpretationen von *loci* in den Werken medizinischer und naturwissenschaftlicher Autoren der Antike. Damit scheint er den Titel im konventionellen Sinne humanistischer Gelehrsamkeit anstatt in seiner neuen medizinischen Bedeutungsdimension benutzt zu haben. Vgl. Nancy G. Siraisi: »Historiae, Natural History, Roman Antiquity, and Some Roman Physicians«. In: *Historia: Empiricism and Erudition* (wie Anm. 4), 330. Marcello Donati: *De medica historia mirabili libri sex*. Mantua 1586, sollte ebenfalls für die frühe *observationes*-Literatur

In der Medizin wie in der Jurisprudenz wurde der Begriff *observationes* also für die serielle Schilderung von Besonder- oder Einzelheiten genutzt, die weniger auf allgemeine Regeln, als auf die kompetente Handhabung spezifischer Fälle abzielte. In der Medizin war die Aufmerksamkeit für individuelle Fälle und die Schaffung einer literarischen Form für ihre Beschreibung eine intellektuelle Neuheit des 16. Jahrhunderts. In den mittelalterlichen Lehrbüchern von Archimatthaeus im 12. Jahrhundert bis Michele Savonarola im 15. Jahrhundert wurden narrative Darlegungen der Behandlungen einzelner Patienten als *exempla* oder *casus* eingefügt.[27] Jedoch befanden sich in der mittelalterlichen Medizin die Krankengeschichten in den Textfalten, sozusagen *ad marginem*; sie bildeten kein eigenes Genre. Selbst im *consilium*, jenem Genre, das sich vermeintlich der Untersuchung individueller Fälle widmete, war das Ziel nicht die Beschreibung individueller Fälle *per se*, sondern ihre Neudefinition gemäß der Doktrin.[28] Obwohl das mittelalterliche *consilium* von einem *casus* ausging, setzte es sich im Allgemeinen mit der Krankheit, nicht aber mit der kranken Person auseinander. Manchmal wurden biographische De-

aufgeführt werden. Donatis Buch wurde 1613 mit der Ergänzung eines siebten Buches von *observationes* neu aufgelegt (Hg. Gregor Horst. Frankfurt a. M., 1613). Zur *historia* als Synonym für *observatio* in der frühneuzeitlichen Medizin vgl. Verf.in: »*Praxis historialis*« (wie Anm. 7).

27 Jole Agrimi, Chiara Crisciani: *Edocere medicos: medicina scolastica nei secoli XII-XV*. Mailand 1988, 216-217. Zur *practica* in der mittelalterlichen Medizin vgl. Luke Demaitre: »Theory and Practice in Medical Education at the University of Montpellier in the 13th and 14th Centuries«. In: *Journal of the History of Medicine and Allied Sciences* 30 (1975), 103-123, und ders.: »Scholasticism in Compendia of Practical Medicine 1250-1450«. In: *Manuscripta* 20 (1976), 81-95; Andrew Wear: »Explorations in Renaissance Writings on the Practice of Medicine«. In: Ders., Roger K. French, Iain M. Lonie (Hg.): *The Medical Renaissance of the 16th Century*. Cambridge 1985, 118-145.

28 In der mir einzig bekannten Monographie zur Historie der Krankengeschichte betont Pedro Laín Entralgo die Wichtigkeit des *consilium* dafür, dass der individuelle Patient in den Vordergrund medizinischer Aufmerksamkeit gerückt wurde. Nach seiner Einschätzung zeigen die vielen *consilia*-Sammlungen des 14. und 15. Jahrhunderts, dass der Fokus der medizinischen Literatur sich zunehmend auf individuelle Fälle richtet: Pedro Laín Entralgo: *La historia clínica: historia y teoría del relato patográfico*. Madrid 1950, 68-104. Jedoch zeigten Agrimi und Crisciani in ihrer ausführlichen Studie zu mittelalterlichen *consilia*, dass sich das *consilium* normalerweise mit der Krankheit und nicht mit der kranken Person beschäftigte: Jole Agrimi, Chiara Crisciani: *Les ›consilia‹ medicaux*. Turnhout 1994. Vgl. auch Chiara Crisciani: »L'individuale nella medicina tra Medioevo e Umanesimo: i *Consilia*«. In: *Umanesimo e medicina. Il problema dell'individuale*. Hg. Robert Cardini, Mariangela Regoliosi. Rom 1996, 1-20.

tails des Patienten angegeben, manchmal nicht, und nicht immer wurde die zeitliche Abfolge der Symptome aufgezeichnet. Das narrative Format wurde nur sporadisch genutzt und die Symptombeschreibungen waren von zahlreichen Verweisen auf die Autoritäten durchsetzt.[29]

Einen entscheidenden Bruch mit dieser traditionellen Herangehensweise signalisieren die *curationes*-Sammlungen, die in der Mitte des 16. Jahrhunderts zu erscheinen begannen. Zum ersten Mal wurden Berichte über erfolgreiche Heilungen nicht mehr, wie noch in den *practica*-Lehrbüchern oder den *consilia* des 15. Jahrhunderts, innerhalb eines doktrinären Rahmens versteckt, sondern wurden im Text deutlich sichtbar: als lose in nummerischer Reihenfolge angeordnete unabhängige Berichte, oftmals in Gruppen von hundert Fällen, wie in den sieben *Centuriae Curationum*, die der bedeutende jüdische Arzt Amatus Lusitanus zwischen 1551 und 1566 in Fortsetzung erscheinen ließ.[30] Wenngleich sie zweifellos ein neues Genre darstellten, teilten die *curationes* dennoch einige Merkmale mit dem alten Genre der mittelalterlichen *experimenta* und scheinen auf verschiedene Weisen auf sie zurückführbar zu sein. Mittelalterliche Sammlungen von *experimenta* zeichneten Heilmittel auf, die sich als erfolgreich erwiesen hatten, deren Wirksamkeit jedoch nicht durch die Prinzipien der Doktrin begründet werden konnte. Tatsächlich war dies die ursprüngliche Bedeutung von *experimentum*: empirisches Wissen, das keine Rechtfertigung durch die Doktrin besitzt, sondern nur

29 Die *consilia* Taddeo Alderottis aus dem 13. Jahrhundert enthalten beispielsweise hauptsächtlich Rezepte für bestimmte Krankheiten, nicht für bestimmte Patienten, und die Beschreibungen von Fällen sind selten. Taddeos *consilia* blieben als Manuskript erhalten und wurden im 20. Jahrhundert veröffentlicht: Vgl. Taddeo Alderotti: *I Consilia*. Hg. Giuseppe Michele Hardi. Turin 1937; und Taddeo Alderotti: *Consilia*. Hg. Piero P. Giorgi, Gian Franco Pasini. Bologna 1997, einer Auswahl der *consilia* mit italienischer Übersetzung. Vgl. auch Nancy G. Siraisi: *Taddeo Alderotti and His Pupils: Two Generations of Italian Medical Learning*. Princeton NJ 1981, 270-302, bes. 270-273.

30 Amatus Lusitanus: *Curationum medicinalium centuria prima*. Florenz 1551. Amatus erklärte, dass er die erste *centuria* 1549 in Florenz fertigstellte. Die zweite *centuria* wurde 1552 in Venedig veröffentlicht; die dritte und vierte in Lyon 1556; die fünfte und sechste in Lyon 1564; die siebte 1566 in Venedig (vgl. *Index aureliensis: Catalogus librorum sedecimo saeculo impressorum*. 15 Bde. Baden-Baden 1965-2005, Bd. 1, s.v.). Eine fast vollständige Auflistung der *Centuriae*-Ausgaben leistet Maximiano Lemos: *Amato Lusitano. A sua vida e a sua obra*. Porto 1907, 200-203. Zu Amatus (1511-1568), ein Naturforscher und Arzt und einer der berühmtesten jüdischen Gelehrten der Spätrenaissance, vgl. Lemos: *Amato Lusitano*; Harry Friedenwald: *The Jews and Medicine*. Baltimore 1944, Bd. 1, 332-380; George H. Tucker: *Homo Viator. Itineraries of Exile, Displacement and Writing in Renaissance Europe*. Genf 2003, 195-238.

in der Praxis, wenn wir wissen, dass ein Heilmittel effektiv ist, wir aber nicht wissen, warum.[31] Das Format zur Speicherung und Überlieferung dieses empirischen Wissens war das Rezept (eine Liste von Zutaten mit mehr oder weniger ausführlichen Anleitungen), dem im Allgemeinen lediglich der Name der Krankheit vorangestellt wurde, für die es eingesetzt werden sollte, das manchmal aber stattdessen mit einer kurze Einleitung der Krankengeschichte eingeleitet wurde, in der es gute Ergebnisse erzielt hatte.[32]

Wie schon die mittelalterlichen *experimenta* werden die *curationes* der Renaissance als Therapien dargestellt, die sich eher durch ihre Wirksamkeit, als durch eine Doktrin legitimieren. Wie die *experimenta* und *consilia* beinhalten sie zudem Rezepte, dies allerdings mit einer wichtigen Änderung: Der Krankengeschichte kommt mehr Bedeutung zu, auf sie richtet sich sogar der Hauptfokus der Aufmerksamkeit.[33] In Amatus' *curationes* ist diese Verschiebung deutlich zu erkennen: In jeder von ihnen ist das Rezept in die ausführliche Darstellung der jeweiligen Krankengeschichte eingefügt. Die Fülle von historischen Details ist bemerkenswert, vor allem wenn man deren Mangel im traditionellen *consilium* bedenkt. Amatus notiert oft den Ort und das Datum des Heilerfolgs, den Namen des Patienten mitsamt verschiedener Details zu seinem oder ihrem gesellschaftlichen Status und der Lebensführung, manchmal sogar die Höhe des Arzthonorars, das er für die erfolgreiche Behandlung erhalten hat. Die umständlichen Verweise auf die Doktrin, die im *consilium* dazu neigte, faktische Details des Falls zu überschatten, werden durch ihre Positionierung in einer getrennten Rubrik am Seitenrand diszipliniert, nämlich dem Scholion (d. h. dem gelehrten Kommentar), das jeder *curatio* angefügt war – die *curatio* in einfachem Satz und das Scholion kursiv, um dem Leser ihre unmittelbare Unterscheidung zu erleichtern. Diese

31 Zum Konzept des *experimentum* in der mittelalterlichen Medizin vgl. Jole Agrimi, Chiara Crisciani: »Per una ricerca su *experimentum-experimenta*: riflessione epistemologica e tradizione medica (secc. XIII–XV)«. In: *Presenza del lessico greco e latino nelle lingue contemporanee*. Hg. Pietro Janni, Innocenzo Mazzini. Macerata 1990, 9-49, bes. 39-47.

32 Arnald von Villanovas *experimenta* aus dem 14. Jahrhundert bedienen sich beispielsweise beider Formate: das einfache Rezept und das Rezept mitsamt der Krankengeschichte. Vgl. die Texte im Anhang von Michael McVaugh: »The Experimenta of Arnald of Villanova«. In: *Journal of Medieval and Renaissance Studies* 1 (1971), 107-118.

33 Zu diesem Wechsel vom Rezept zur Krankengeschichte vgl. Verf.in: »Observatio ovvero Historia. Note su empirismo e storia in età moderna«. In. *Quaderni storici* 91 (1996), 173-198.

Kombination von Beschreibung plus Kommentar, der man sich für einzelne Krankheitsfälle bediente, ist der Form sehr ähnlich, die Amatus in seinem früheren Werk zu Dioscorides genutzt hatte, das 1536 mit dem Titel *Index Dioscoridis* oder *Historiales Dioscoridis campi* erschienen war. In diesem Buch hatte Amatus eine Struktur benutzt, die vermutlich aus einem Band mit einem ähnlichen Titel übernommen war, *Galeni historiales campi*, der 1532 von Symphorien Champier veröffentlicht worden war. Champier hatte Fallbeschreibungen (*historiae*) von Galen exzerpiert und seine eigenen Kommentare zu jeder *historia* hinzugefügt. Ganz ähnlich zitierte Amatus für jede Pflanze ihre Beschreibung bei Dioscorides (»Dioscoridis Historia«) und ergänzte sie mit seinem eigenen Kommentar (»iuditium nostrum«).[34] In den *curationes* wendete Amatus diese Kombination von Beschreibung und Kommentar auf seine eigenen Heilverfahren an: Allerdings stammte in diesem Fall die Beschreibung nicht von einer anerkannten Autorität (Dioscorides, oder Galen wie bei Champier), sondern aus seiner eigenen Erfahrung.

Soweit ich weiß, ist Amatus' erste *centuria* von *curationes* (1551) das früheste medizinische Buch, das mit diesem Titel publiziert wurde. Jedoch war er zu dieser Zeit nicht der einzige Arzt, der von seinen Heilverfahren Aufzeichnungen machte. Amatus' *Centuriae* lassen sich mit einem unveröffentlichten Manuskript von *curationes* vergleichen, die in Ferrara in den 1540er Jahren geschrieben wurden, im selben Zeitraum also, in dem Amatus selbst in der Stadt als Arzt tätig war (er lebte zwischen 1540 und 1547 in Ferrara).[35] Das Manuskript ist mit der Aufschrift »*Curationes*

34 Amatus Lusitanus: *Index Dioscoridis. En, candide lector, Historiales Dioscoridis campi*. Antwerpen 1536. Zu Champiers *Galeni Historiales Campi* und dessen Bedeutung als frühes Beispiel des Exzerpierens medizinischer *historiae* von Galen vgl. Verf.in: »*Praxis historialis*« (wie Anm. 7), 123 f. Der Titel *Historiales Campi* war recht ungewöhnlich. Champier selbst hatte ihn mit dem Verweis auf die lateinische Version seines eigenen Nachnamens (Campegius) erdacht, der mit demjenigen des Widmungsträgers koinzidierte, dem Italiener Tommaso Campeggi (Thomas Campegius): »quae sanè Galeni Historiales, a Campegiorum cognomine Campos, appellandas duximus«: vgl. Symphorien Champier: *Claudi Galeni Pergameni Historiales Campi*. Basel 1532, Widmung für Thomas Campegius, unpag.

35 Biblioteca Comunale Ariostea, Ferrara: MS Antonelli 531, *Curationes Antonij Musae Brasavoli* (im Folgenden zit.: BCA, MS Antonelli 131). Für eine Beschreibung des Manuskripts vgl. *Le figure principali della medicina ferrarese del Quattro e Cinquecento nella Biblioteca Comunale Ariostea. Catalogo della mostra preparata dalla Biblioteca per il XXII Convegno Nazionale della Società Italiana di Anatomia*. Ferrara 1962, Nr. 134. Das Manuskript ist in der Handschrift des 16. Jahrhunderts verfasst und eines seiner Heilmittel ist auf das Jahr 1547 datiert (c. 143r). Amatus erklärte (Centuria I, curatio 9), dass er am 4. September 1546 damit begann, seine

Antonij Musae Brasavoli« versehen und wurde von einem unbekannten Schüler (oder vielleicht Schülern)[36] Antonio Musa Brasavolas geschrieben, dem bedeutenden Humanistenarzt, der in der Tat ein enger Freund von Amatus war, wie dieser selbst bezeugt.[37] Wer immer das Manuskript schrieb, scheint Brasavola regelmäßig auf seinen Krankenbesuchen begleitet zu haben. Für jeden Fall notierte er sorgfältig den gesellschaftlichen Status des Kranken, die zeitliche Abfolge von dessen Symptomen, die Aussagen seines Lehrers über die Krankheit, sowie die Therapie und jeweils verschriebene Medikation und ihre Auswirkungen auf den Krankheitsverlauf. Zu jedem Heilmittel vermerkte er das Rezept mit sämtlichen Einzelheiten und listete dessen Zutaten und Dosierung auf. Schließlich zeichnete er den Ausgang des Falls auf, die Genesung oder den Tod des Patienten.[38]

curationes niederzuschreiben, so dass man sagen kann, dass die beiden Texte fast zeitgleich entstanden. Das Manuskript von Brasavolas *curationes* wurde bereits aus einer anderen Perspektive untersucht von Cesare Menini: »*Curationes A. M. Brasavoli*: contributo alla conoscenza delle opere di Antonio Musa Brasavola come medico pratico«. In: *Rivista della storia delle scienze mediche e naturali* 43 (1952), 255-261.

36 Es besteht die Möglichkeit, dass mehr als eine Person das Manuskript verfasst hat, da die Handschrift einige Unterschiede aufweist. Brasavola wird *preceptor meus* (mein Lehrer) genannt, doch so werden auch andere Ärzte benannt (Luca Riccardo, Antonio Maria Canani, Domenico Bondi). Einige der *curationes* im letzten Teil des Manuskripts sind tatsächlich Fälle Riccardos, Cananis oder Bondis, nicht Brasavolas.

37 Antonio Musa Brasavola (1550-1555), eine herausragende Gestalt des medizinischen Humanismus der Renaissance, lehrte seit 1541 praktische Medizin im Studio Ferraras. Vgl. den Eintrag im *Dizionario Biografico degli Italiani*. Rom 1960ff., Bd. 14, 51f., aber die beste Darstellung seines Lebens ist noch immer Luigi Francesco Castellani: *De vita A. Musae Brasavolae*. Mantua 1767. Für eine kurze, aber kompetente Übersicht seiner Werke vgl. Vivian Nutton: »The rise of medical humanism: Ferrara, 1464-1555«. In: *Renaissance Studies* 11 (1997), 11-16. Amatus verweist in seinen Werken wiederholt auf seine Freundschaft mit Brasavola: vgl. z. B. Amatus Lusitanus: *Curationum medicinalium centuriae duo, prima et secunda*. Paris 1554, cent. II, curatio 20, 40v, und ders.: *In Dioscoridis Anazarbei de medica materia libros enarrationes eruditissimae*. Venedig, 1557, 14.

38 Vgl. z. B. den Anfang des ersten Falls mit dem Titel »Doloris intestinalis curatio«: »Vir quidam fuit qui patiebat dolorem intestinalem ex flatu nec non etiam ex aliqua portione materiae flegmatice. Hic 4° die post morbi principium vocavit Excell. um Antonium Musam Brasavolam preceptorem meum qui in primis iussit ut clisterem ex oleo comuni alvo ipsius infunderent ut excrementa in intestinis crasioribus contenta educerentur: dolor in uno loco firmus non erat, sed huc illus movebat adeo ut nunc in umbilico, nunc in pube, nunc in aliis locis egrum vexa-

Form und Inhalt dieser unveröffentlichten *curationes* gleichen auffallend jenen von Amatus. In beiden Texten sind die Berichte der Heilverfahren nacheinander aufgelistet, jeder bezieht sich auf den spezifischen Krankheits-*casus* einer einzelnen Person und jeder wird als eigenständiger Fall präsentiert, nicht als ein Anhang oder die Veranschaulichung eines dogmatischen Standpunkts oder eines theoretischen Arguments. Beide bestehen aus einer ausführlichen Schilderung des Falls, mit derselben Hervorhebung der Einzelheiten der Symptome und der Heilung, bis hin zu den Bestandteilen und der Dosierung der Heilmittel. Jedoch gibt es zwei wichtige Unterschiede. Erstens schließen Amatus' *curationes* meistens (wenngleich nicht ausnahmslos) mit der Genesung des Patienten.[39] Diese wurden offenbar aus seiner Praxis ausgewählt, um sich einen Namen als erfolgreicher Arzt zu machen. Unter jenen Fällen, die Brasavolas Schüler aufzeichnet, enden im Kontrast dazu einige mit dem Tod des Patienten und mit einem Erklärungsversuch.[40] Am wichtigsten ist aber zweitens, dass die *curationes* des Manuskripts, anders als jene von Amatus, keine Scholia enthalten, also keinen gelehrten Kommentar zu jedem Fall. Gelegentlich vermerkt Brasavolas Schüler an den Rändern des Manuskripts einige Verweise auf zeitgenössische medizinische Autoren, die etwas für den vorliegenden Fall Relevantes geschrieben haben,[41] doch ar-

ret« (c. 1r). Es folgt ein ausführliches Rezept für einen Einlauf, den Brasavola verschreibt, weitere Symptome, weitere Heilmittel (jedes mit ausführlichem Rezept) bis zur Genesung des Patienten. Der Akzent liegt auf den täglich verabreichten Medikamenten und ihren Rezepten. In wenigen Fällen fehlt die Beschreibung des Falls (mit der Ausnahme einer weniger Worte im Titel, wie zum Beispiel »Secundinae extrahendae curatio«, c. 29v; vgl. auch c. 40r), und es wird nur das Rezept aufgeführt.

39 Wenn er einen tödlich endenden Fall aufnimmt, betont Amatus gewöhnlich, dass seine Diagnose und Prognose korrekt waren, wenngleich die Behandlung erfolglos blieb. Vgl. *Curationum medicinalium centuriae duo* (wie Anm. 37), cent. I, curatio 9, 54v–57v, wo Amatus seine eigene Diagnose gegen diejenige von Brasavola verteidigt. Vgl. auch curatio 36, 132v–133r: Der Fall eines Mädchens, das an einem Gehirnschlag starb »aliis comissa medicis« (»während sie sich in der Behandlung anderer Ärzte befand«) und nicht mehr von Amatus behandelt wurde, so dass er die Verantwortung für das tödliche Ende ablehnen kann.

40 BCA, MS Antonelli 131: z.B. cc. 10v–15v (»Sanguinis mictionis curatio«); 20r–21r (»Vulneris curatio«); 33r/v (»Pleuritidis curatio«), allesamt tödlich endende Fälle.

41 BCA, MS Antonelli 131, Marginalien zu c. 157r (»Sanguinis sputi curatio«): Die Verweise beziehen sich auf Manardis *Epistolae medicinales* (1528), Nicolò Massas *Epistolae medicinales* (1550) und Giovan Battista Da Montes zweite *centuria* seiner *Consultationes* (1558). Mit Hinblick auf die Publikationsdaten einiger dieser Werke müssen diese Anmerkungen spätere Ergänzungen des Manuskripts sein. Jedoch sind sie in derselben Handschrift verfasst.

beitet er diese Notizen nie zu einer ausführlichen doktrinären Diskussion aus, wie Amatus es in den Scholia getan hatte, die seinen *curationes* angehängt sind.

Diese Unterschiede hängen wahrscheinlich mit den divergierenden Zielen der beiden Texte zusammen. Amatus' *curationes* wurden für die Veröffentlichung geschrieben und um den Bekanntheitsgrad des Autors als praktizierender Arzt und Gelehrter zu erhöhen. Zweifellos sollten sie seine *felicitas in curando*, seine erfolgreiche Praxis (daher das Vorherrschen glücklicher Ausgänge) und seine medizinische Gelehrsamkeit (deshalb die sachkundigen Scholia) bewerben. Dagegen waren Brasavolas *curationes* von einem Schüler für seinen Privatgebrauch verfasst, oder höchstens für eine begrenzte Zirkulation des Manuskripts. Der Hauptfokus des Autors lag auf der Niederschrift dessen, was er von seinem Lehrer im Laufe der täglichen Praxis gelernt hatte. Aus dieser Perspektive war es lohnend, einen tödlichen Fall aufzunehmen, denn dieser könnte nützliche Lektionen enthalten – wenn auch nicht für Heilmittel, so doch für Diagnosen und Prognosen. Das Manuskript ist in dieser Hinsicht interessant, denn es legt nahe, dass sich das Schreiben der *curationes* aus den neuen Methoden des Notizenmachens entwickelt haben kann, welche die Studenten im Kontext der humanistischen Reform der medizinischen Ausbildung anwendeten. Es zeigt, dass im Ferrara der 1540er Jahre Brasavola seine Schüler dazu motivierte, in einer neuen Art und Weise Fälle aufzuzeichnen – einer Art und Weise, die – neben dem traditionellen Akzent auf der Überlieferung von Rezepten vom Lehrer zum Schüler – eine noch nie dagewesene Aufmerksamkeit auf die Krankengeschichte richtete. Wir wissen, dass zur selben Zeit Giovanni Battista Da Monte eine ähnliche Arbeitsweise mit seinen eigenen Schülern in Padua pflegte, indem er sie lehrte, wie eine »einfache *historia*« aus den Einzelheiten eines Falls zu erarbeiten sei.[42] So haben wir Belege dafür, dass in

42 Einige von Da Montes *curationes*, wie sie von seinen Schülern aufgeschrieben wurden, wurden nach seinem Tod von Johann Crato von Crafftheim in der zweiten *centuria* von Da Montes *Consultationes* veröffentlicht: Giovanni Battista Da Monte: *Consultationum medicinalium centuria secunda,* [...] *studio Io. Cratonis* [...] *edita. His accesserunt Curationes febrium Montani.* Venedig 1558, 511-605. Da Montes *curationes febrium* umfassen zweiundzwanzig Fälle, von denen die meisten, wenngleich nicht alle, echte Patienten betreffen. Ihre Struktur ähnelt nur teilweise jenen von Brasavolas unveröffentlichten *curationes*. Anders als Brasavolas *curationes* geben sie beispielsweise die Worte des Lehrers in der ersten Person wieder, wie etwa in diesen Richtlinien zum Aufbau einer Krankengeschichte: »Sie sollten entweder den Kranken oder die ihn pflegenden Personen fragen, ob es irgendetwas besonderes an seiner Konstitution gibt, wie das Vermeiden von Wein

der medizinischen Ausbildung in Ferrara und Padua in den 1540er und 1550er Jahren neue Konventionen für das Notieren von Krankengeschichten entwickelt wurden – mehrere Jahrzehnte vor den Krankenakten der ›Pariser Hippokratiker‹ der 1570er Jahre, die als bahnbrechende Leistungen betrachtet werden.[43]

Jedoch veröffentlichten weder Brasavola, Da Monte oder die Pariser Hippokratiker ihre eigenen *curationes*.[44] Vermutlich erachteten sie sie als praktisches Wissen von geringer Bedeutung, das nur für die mündliche Überlieferung gedacht war – in sich nützlich, der (Anstrengung der) Publikation jedoch unwürdig. Amatus aber veröffentlichte seine *curationes* und schuf so ein neues Genre. In einem gewagten Schritt kombinierte er die »einfache *historia*« der Fälle mit dem gelehrten Kommentar (dem Scholion), das traditionsgemäß hoch angesehenen antiken Texten vorbehalten war. Er präsentierte mit anderen Worten seine Fälle als wichtig genug, um die Aufmerksamkeit der Gelehrten zu verdienen.[45] Im tradi-

oder Käse, etc. […]. Wenn Sie das herausgefunden haben, zählen Sie sie auf, der Reihenfolge nach. Zuerst erwähnen Sie all die Dinge die offensichtlich äußerlich sind, und so werden Sie eine einfache *historia* ausarbeiten« (542 f.). Zu Da Montes innovativer klinischer Lehre vgl. die einschlägigen Essays von Jerome J. Bylebyl: »Teaching ›Methodus Medendi‹ in the Renaissance«. In: *Galen's Method of Healing*. Hg. Fridolf Kudlien, Richard J. Durling. Leiden 1991, 157-189; ders.: »The Manifest and the Hidden in the Renaissance Clinic«. In: *Medicine and the Five Senses*. Hg. William F. Bynum, Roy Porter. Cambridge 1993, 40-68. Vgl. ebenfalls Guiseppe Ongaro: »L'insegnamento clinico di Giovan Battista da Monte (1489-1551): una revisione critica«. In: *Physis* 31 (1994), 357-369, der bestreitet, dass Da Monte im San-Francesco-Krankenhaus die klinische Lehre am Krankenbett einführte, und argumentiert, dass diese Auffassung auf einer Fehllektüre der Quellen beruhe.

43 Vgl. Iain M. Lonie: »The Paris Hippocratics«. In: *The Medical Renaissance* (wie Anm. 28), 169-174, mit einem besonderen Verweis auf Guillaume de Baillous Werk, das in den 1570er Jahren geschrieben, aber erst viel später – nach dem Tod des Autors – veröffentlicht wurde: Guillaume de Baillou [Ballonius]: *Epidemiorum et ephemeridum libri duo*. Hg. Jacques Thevart. Paris 1640.

44 Wie oben in Anm. 42 bereits angemerkt, wurden einige von Da Montes *curationes* nach seinem Tod als Vorlesungsmitschriften eines seiner Studenten veröffentlicht. Guillaume de Baillous Fälle wurden ebenfalls posthum veröffentlicht (siehe Anm. 43); ebenso die *observationes* des bedeutenden Philosophen und Arzt Francisco Sanches (1550-1623): *Observationes in praxi*. In: Ders.: *Opera medica*. Hg. Ders., Guillermo Sanchez. Toulouse 1636.

45 Brian Nance (»Wondrous experience as text: Valleriola and the *Observationes Medicinales*«. In: *Textual Healing. Essay on Medieval and Early Modern Medicine*. Hg. Elizabeth Lane Furdell. Leiden 2005, 101-118, hier: 115) hat scharfsinnig festgestellt, dass die Autoren der *observationes* (die Amatus' Beispiel folgten und Kran-

tionellen *consilium* wurde dem Fall als Fußnote oder Glosse einer Lehrabhandlung nur eine zweitrangige Bedeutung zugeschrieben. In Amatus' *curationes* wird der kognitive Fokus umgekehrt: Nun ist es die Doktrin, die eine untergeordnete Stellung als Fußnote einnimmt, während dem aus der Praxis entnommenen Fall die größte Aufmerksamkeit zukommt. Die kognitive Hierarchie, die zuvor die Doktrin über die Praxis gestellt hatte, wird subtil zugunsten Letzterer verschoben.

Amatus' Durchbruch lässt sich besser verstehen, wenn wir sein Werk mit einem anderen Beispiel von *curationes* vergleichen, das ebenfalls in diesen Jahren veröffentlicht wurde, nämlich mit Girolamo Cardanos *Curationes et praedictiones admirandae*. Es umfasst nur eine Handvoll Fälle, unterscheidet sich im Format also deutlich von Amatus' ehrgeiziger Sammlung von siebenhundert Fällen. Cardano veröffentlichte diese *curationes* niemals als ein eigenständiges Werk. Ursprünglich schrieb er sie als Teil seines Buchs *De libris propriis* (1557), als fortlaufende autobiographische Erzählung über eine Reihe von Patienten, die er erfolgreich geheilt hatte. Alsdann überarbeitete er sie und fügte sie anderen Publikationen bei, schlussendlich auch dem Teil III seiner *De methodo medendi* (1565), wo sie als nummerierte Serie von dreißig *curationes* und sieben *praedictiones* erscheinen.[46] Cardanos *curationes* unterscheiden sich auffällig von denjenigen Amatus'. Er liefert wenige ausführliche Berichte über die Symptome und ihren Verlauf, keine Rezepte der angewandten Heilverfahren, keine gelehrten Anmerkungen zu den Fällen. Stattdessen macht er lange Ausführungen zum gesellschaftlichen Status seiner Patienten und zu seinem eigenen staunenswerten prognostischen und therapeutischen Erfolg. Der Grundton der Eigenwerbung tritt hier viel flagranter in den Vordergrund als bei Amatus. Für Cardano waren seine Fälle offensichtlich etwas, mit dem er angeben konnte, aber keine Wissensquelle, die zum Nachdenken angeregt hätte. Obwohl er einer der

kengeschichte und gelehrten Kommentar zusammenfügten) »ihre eigene Praxis ernst genug nahmen, um die schriftlichen Berichte ihrer Fälle, und nicht einen klassischen Text, zum Hauptthema ihrer eigenen gelehrten Kommentare zu machen«. Ich danke Prof. Nance für die freundliche Zusendung seines Artikels.

46 *Opera Omnia*. 10 Bde. Lyon 1663, Bd. 7, 253-264. Vgl. Ian Maclean: »A Chronology of the Composition of Cardano's Works«. In: Girolamo Cardano: *De Libris Propriis*. Hg. Ian Maclean. Mailand 2004, 97-98, 103 und 109. Dieselben *curationes* erscheinen auch in Girolamo Cardano: *Somniorum synesiorum* […] *libri III*. Basel 1562, 118-137. Er nimmt sie außerdem in seine Autobiographie auf, die erst 1643 viele Jahre nach seinem Tod veröffentlicht und als *De vita propria liber* (In: *Opera omnia*. Bd. 1, 1-54) nachgedruckt wird.

Meister der medizinischen Erzählung in der Renaissance ist,[47] scheint er die kognitive Bedeutung der Krankengeschichte und das Potenzial der Fallsammlungen als neues medizinisches Genre übersehen zu haben, die Amatus so brillant erkannt hatte.

In ihren Unterschieden reflektieren Cardanos und Amatus' *curationes* jedoch die zunehmende Wichtigkeit des Ruhms als *felix practicus* (erfolgreicher Praktiker) für den Aufbau einer Reputation auf dem medizinischen Markt des 16. Jahrhunderts. Weit davon entfernt ein Einzelfall zu sein, erinnern Cardanos *curationes* stark an die ›Heilungszeugnisse‹, die sich zwischen den Aufzeichnungen medizinischer Autoritäten des 16. Jahrhunderts wie den italienischen *protomedicati* finden lassen. Heilkundige aus dem Volk legten diese Zeugnisse vor, wenn sie eine ärztliche Praxiserlaubnis beantragten. Die Zeugnisse, die oftmals von Patienten unterzeichnet worden waren, listeten erfolgreiche Heilmittel und die Zusammenstellung der angewandten Präparate auf.[48] Wenngleich sie für die Heilkundigen unabdingbar waren, verließen nicht nur sie sich auf Patientenzeugnisse. Auch gelehrte Ärzte mussten sich mit ihrer täglichen Praxis auf einem Markt behaupten, in dem Wirksamkeit den Schlüssel zum Erfolg darstellte (umso mehr, wenn – wie bei Amatus – das Stigma der jüdischen Identität einen Schatten auf die Gelehrtheit warf). So finden wir Patientenzeugnisse einem kleinen Buch des lizenzlosen Heilers Costantino Saccardino ebenso beigefügt, wie der Autobiographie eines gelehrten Arztes wie Girolamo Cardano.[49] In beiden Fällen dienten die Zeugnisse als Werbung für den guten Ruf des Praktikers und dafür, seine Praxis mit den Charisma der Wirksamkeit zu salben.

Legimitation durch Wirksamkeit war für niederrangige Praktiker wie Chirurgen selbstredend (überlebens-)wichtiger – und so überrascht es wenig, dass wir viele Beispiele für Renaissance-*curationes* in ihren Bü-

47 Zu Cardanos medizinischen Berichten, die in galenischer Manier über sein Werk verstreut sind, vgl. Siraisi: *The Clock and the Mirror* (wie Anm. 5), 197-213.

48 Vgl. Verf.in: *Contracting a Cure. Patients, Healers and the Law in Early Modern Bologna*. Baltimore 1998, 50-52, wo ich argumentiere, dass diese Quellen auf die Koexistenz zweier Legitimationsquellen der medizinischen Praxis hinweisen: eine durch Autorität, von oben (die Lizenz, die von ärztlichen Kollegen erteilt wird), und die andere durch Wirksamkeit, von unten (die Zeugnisse der Patienten).

49 Costantino Saccardino: *Libro nomato la verità di diverse cose, quale minutamente tratta di molte salutifere operationi spagiriche, et chimiche*. Bologna 1621; Cardano: *De vita propria* (wie Anm. 46). Zu Saccardino, einem paracelsischen Heiler, der 1622 in Bologna wegen Ketzerei hingerichtet wurde, vgl. Carlo Ginzburg, Marco Ferrari: »La colombara ha aperto gli occhi«. In: *Quaderni storici* 38 (1978), 631-639.

chern auffinden.[50] Besonders notwendig waren sie für jene Praktiker, die neue Behandlungsmethoden einführten, die nicht durch einen Verweis auf die Autoritäten zu rechtfertigen war. Ein typisches Beispiel ist der paracelsische Arzt Martin Ruland der Ältere, dessen treffend betitelte *Curationes empiricae et historicae in certis locis et notis hominibus optime riteque probatae et expertae* ganz wie Amatus' *curationes* im Verlauf mehrerer Jahre (1578-1595) in *centuriae*-Fortsetzungen veröffentlicht wurden.[51] In Rulands *Curationes* sind Name und Ort jedes Patienten nicht nur sorgfältig im Text vermerkt, sondern zudem im Index – ein damals beispielloser Vorgang, doch einer, der sich zuweilen in späteren *curationes*-Sammlungen wiederholen sollte.[52] Nie zuvor war in einem medizinischen Text der Individualität des Kranken so viel Raum gegeben worden! Eine solche Genauigkeit war natürlich auf die Tatsache zurückzuführen, dass Ruland der Auffassung war, seine Patienten müssten erkennbar sein, wenn sie glaubwürdige Zeugen der Wirksamkeit seiner Heilmittel sein sollten. Ein wettbewerbsorientierter medizinischer Markt zwang die

50 In ihrem unveröffentlichten Beitrag »Case Histories in the Early Renaissance« (vorgetragen auf der Konferenz »The History of the Case History« des Robert Bosch Instituts für die Geschichte der Medizin, Stuttgart, 1991) gab Vivian Nutton Beispiele von Ambroise Paré und William Clowes. Wilhelm Fabry von Hilden (Fabricius Hildanus), ein Chirurg, veröffentlichte eine der wichtigsten Sammlungen von *observationes et curationes* des frühen 17. Jahrhunderts. Zu Hildanus, siehe unten, Anm. 73.

51 Martin Ruland der Ältere: *Curationum empiricarum et historicarum in certis locis et notis hominibus optimè, riteque probatarum & expertarum centuriae.* Basel 1578-1595. Die zehn *centuriae* wurden erstmals zusammen 1628 in Basel veröffentlicht. Ruland der Ältere (1532-1602) war der Hofarzt Rudolf II. in Wien: Für biographische Auskünfte vgl. den Eintrag in *Biographisches Lexicon der hervorragenden Ärzte aller Zeiten und Völker.* Hg. August Hirsch. Wien, Leipzig 1962. Rulands *Curationes* wurden noch im 17. Jahrhundert gelesen und genutzt; sie wurden von Théophile Bonet in seinen *Observations et histoires chirurgiques tirées des œuvres de quatre excellens médicins* (Genf 1679) exzerpiert. 1694 wurden sie zudem in Lyon erneut veröffentlicht.

52 Ruland erwähnt im Vorwort seiner ersten *centuria* demonstrativ die legitimierende Rolle, die er seinen Patienten zuschreibt. »Während der vielen Jahre, in denen ich die ärztliche Tätigkeit ausführe und Kranke im In- und Ausland heile, habe ich täglich Aufzeichnungen über die bemerkenswertesten und zuverlässigsten Heilungen gemacht, […] die die Kranken, nun genesen, mich persönlich aufzuschreiben drängen.« (*Curationum* […] *centuria*, 1580, »Praefatio«, α7r/v). Patientennamen wurden zum Beispiel auch im Index von Petrus Matthaeus Rossius: *Consultationes et observationes selectae.* Hg. Victorius Rossius. Frankfurt a. M. 1608, angegeben; und auch in jenem von Pierre de la Poterie: *Insignes curationes et singulares observationes centum.* Köln 1616.

Praktiker, die Legitimität ihrer Heilungsweise durch ihre Wirksamkeit, und nicht nur durch ein auf Bildung basierendes Prestige geltend zu machen.

Wenn sich die *curationes* zunächst aus neuen Notierungstechniken innerhalb der humanistischen Medizinausbildung entwickelt haben könnten, war der Hauptimpuls für ihre Publikation eine selbstbewusstere Haltung der Eigenwerbung seitens Medizinern wie Hof- oder Stadtärzten, die den Praxiserfolg gegenüber und jenseits der akademischen Bildung als neue Legitimationsquelle medizinischen Wissens herausstellten. Im vollkommenen Gegensatz zur scholastischen Medizin, in der die Doktrin die Quelle der Legitimität war, markieren die Renaissance-*curationes* das Hervortreten der Praxis als Bestätigungsquelle des medizinischen Wissens. Amatus greift diese Veränderung meisterhaft auf, indem er die *curationes* als neue Form des medizinischen Schreibens schuf, eine Form, die die Betonung der Praxis mit gelehrten Referenzen kombinierte und zugleich der Sachkenntnis der Praktiker eine neue Sichtbarkeit, Bedeutung und Verbreitung verlieh. Dieser beispiellose Fokus auf der Praxis als Wissensquelle blieb ein Hauptmerkmal des Genres in seiner spätern Entwicklung, d. h. in den *observationes*, die typischerweise Amatus' neue Form übernahmen, wenngleich sie diese für neue Zwecke nutzten.[53]

3. Die *Observationes*: Eine Vorlage für wissenschaftliche Kommunikation

Es scheint, dass die *observationes* aus den *curationes* hervorgegangen sind, mit denen sie oft in Titeln wie van Foreests *Observationes et curationes*, oder Paul de Reneaulmes *Ex curationibus observationes* (1606) verbunden waren. Doch sie schlagen eine andere Richtung ein, die in hohem Maße vom Vorbild der hippokratischen Krankengeschichten in *Epidemien I und III* beeinflusst ist. Die Bedeutung der hippokratischen Krankengeschichten für die Neuausrichtung der medizinischen Observation und die Neufokussierung auf individuelle Fällen kann nicht überschätzt werden. (Wir sollten uns nebenbei ins Gedächtnis rufen, dass sowohl Brasavola als auch Da Monte, wie viele andere Protagonisten der medizi-

53 In den *observationes*-Sammlungen von Valleriola, Dodoens und van Foreest ist jede *observatio* nach dem Muster von Amatus' *curatio* strukturiert, d. h. dem Fallbericht folgt ein Scholion (Valleriola nennt es *explicatio*).

nischen Renaissance, ausführlich zu den *Epidemien* dozierten).[54] Im Unterschied zu den *curationes* der Renaissance waren die hippokratischen Krankengeschichten nicht Berichte erfolgreicher Heilungen.[55] Ihr Fokus lag auf den Beobachtungen und Beschreibungen von Symptomen, nicht auf Behandlungen, und sie schlossen in den meisten Fällen mit dem Tod des Patienten. Sie betonten die Funktion des Arztes als aufmerksamer Beobachter des natürlichen Krankheitsverlaufs in jedem einzelnen Fall.[56]

Der Wechsel von *curationes* zu *observationes* entspricht dem Übergang von Galenismus zum Hippokratismus in der Ausrichtung der Medizin des späten 16. und frühen 17. Jahrhunderts. Ein neues Charakteristikum der *observationes* ist tatsächlich eine strengere Befolgung des hippokratischen Modells. Ein bewusstes Bestreben, seine Krankenbeschreibungen »ad regulas Hippocratis« zu modellieren, ist im Werk François Valleriolas zu erkennen, einem erfolgreichen Praktiker, der 1572 auf den medizinischen Lehrstuhl in Turin berufen wurde. Als er nach vierzig Jahren Praxis im Jahre 1573 seine *Observationes medicales* veröffentlichte, vermerkte Valleriola den Unterschied zwischen der hippokratischen Methode und dem Genre der *curationes*: »Wir wissen, dass Hippokrates die *curatio* in den *Epidemien* ausklammerte und sich mit der Erzählung dessen zufrie-

54 Im Alter hielt Da Monte Vorlesungen über das erste Buch der *Epidemien*. Anhand von zwei hippokratischen Fällen (jene von Philiscus und Silenus, den ersten zwei Patienten der *Epidemien I*) besprach er jedes Symptom ausführlich in der chronologischen Reihenfolge des Originals. Er scheint die Absicht gehabt zu haben, seinen Schülern eine Methode akribischer Beobachtung individueller Fälle an die Hand zu geben, und er betont den theoretischen und praktischen Nutzen einer solchen Herangehensweise: »Habebitis in singulo casu et theoreticam et practicam« (»Sie werden in einem einzelnen Fall sowohl die theoretische, als auch die praktische [Seite der Medizin] haben«). Vgl. Giovan Battista Da Monte: *In tertiam primi Epidemiorum sectionem explanationes*. Venedig 1554, f. 40v. Dieser Band enthält Aufzeichnungen aus Da Montes Vorlesungen, die zwei Jahre nach seinem Tod von einem seiner Schüler, dem Polen Valentinus Lublinus, gesammelt und veröffentlicht wurden. Brasavola hielt zwei Vorlesungen über die *Epidemien* (1544-45, 1550). Seine eigenen Vorlesungsnotizen existieren in handschriftlicher Form (BCA, Ferrara, MS I, 112, Nr. 46: »Commentaria in libros Hippocratis de morbis popularibus«).

55 Vgl. Verf.in: »*Praxis historialis*« (wie Anm. 7), 124-127, zu den Differenzen zwischen hippokratischen und galenischen Modellen von Krankengeschichten und ihrem Einfluss in der Renaissance.

56 Die Literatur zur Struktur der Krankengeschichte in den *Epidemien* ist riesig. Für eine ausgezeichnete Darstellung vgl. Cristina Álvarez Millán: »Graeco-Roman Case Histories and their Influence on Medieval Islamic Clinical Accounts«. In: *Social History of Medicine* 12 (1999), 19-43.

den gab, wie die Sache verlief. Tatsächlich war sein Ziel, nur das mitzuteilen, was passiert war, ohne die Heilungen zu erläutern oder sie auch nur zu erwähnen. Wir jedoch fügten auch die große Anzahl von Heilmitteln, derer wir uns bedienten, hinzu, damit nichts in unserer Arbeit ausgelassen wird.«[57] Trotz seiner Absicht überwiegt in Valleriolas Text das Paradigma der Eigenwerbung gegenüber dem Hippokratischen Modell. Bereits der Titel einer jeden Observation leitet die Aufmerksamkeit häufig auf die ›wundersame‹ Heilung, die sie enthält; noch aufschlussreicher für die Nähe von Valleriolas *observatio* zur konventionellen *curatio* sind die Rezepte der angewandten Heilmittel, die jeder Fallbericht enthält.

Eine stärkere Bedeutung kommt der Observation in den zwei wichtigsten *observationes*-Sammlungen zu, die in den 1580er Jahren veröffentlicht wurden: den *Medicinalium observationum exempla rara* (1581) von Rembert Dodoens und van Foreests *Observationes et curationes medicinales* (1584). Im Falle van Foreests war dies der erste Teil eines Projekts, das schließlich 32 Bände umfassen würde, die zwischen 1584 und 1609 erschienen. Dodoens, ein berühmter Botaniker, war zuvor Stadtarzt gewesen, dann der Hofarzt Maximilian II. in Wien (1574-1580), bevor er 1582 von der neuen Universität Leiden einen Ruf erhielt, praktische Medizin zu lehren.[58] Als Praktiker *par excellence* widmete van Foreest den ersten

57 Vgl. François Valleriola: *Observationes medicinales*. Lyon 1573, die ich in einer späteren Ausgabe (Lyon 1606) konsultiert habe: »[Hippokrates] notierte alles, was er bei einer kranken Person auftreten sah, auf Schreibtafeln und gab die vollständige *historia* der Krankheit wieder, und was mit dem Kranken an jedem Tag, in jeder Stunde, jedem Augenblick geschehen ist, wie es in den Büchern der *Epidemien* dargestellt ist. In derselben Weise, der Gepflogenheit des Hippokrates folgend, arbeite ich die Dinge, die ich niedergeschrieben habe, für den allgemeinen Nutzen auf, und ziehe nur jene Krankheiten in Betracht, die mir als die gefährlichsten vorkamen und jene, deren Behandlung zweifelhaft war. Ich habe zuerst die Geschichte der Krankheit wiedergegeben (*historia morbi*) und nenne jeden Patienten einzeln, wie es bei Hippokrates getan wird. Hiernach folgt eine ausführliche *explicatio* jeder Observation, [...] in der ich detailgenau nacherzähle, wie und weshalb der Patient diese oder jene Krankheit bekam« (»Praefatio«). Valleriola (1504-1580) verfasste auch eine Zusammenstellung von *Loci medicinae communes* (Lyon 1562) aus galenischen und hippokratischen Texten sowie mehrere Kommentare zu Galen. Vgl. *Biographie Médicale*. Hg. Antoine Jacques Louis Jourdan. 7 Bde. Paris 1820-1825, Bd. I, 391. Zu seinen *Observationes* vgl. die ausführliche Analyse von Nance: »Wondrous Experience as Text« (wie Anm. 45).

58 Rembert Dodoens: *Medicinalium observationum exempla rara*. Köln 1581, teilweise bereits veröffentlicht in ders.: *Historia vitis vinique* [...] *Item Medicinalium observationum exempla*. Köln 1580. Zu Dodoens (1516-1585) vgl. den Eintrag im *Dictionary of Scientific Biography*. Hg. Charles G. Gillispie. New York 1970-1980, s. v.

Band seiner *Observationes* der Gemeinde Delft, der er siebenundzwanzig Jahre lang hingebungsvoll als Stadtarzt gedient hatte.[59] Die Betonung der beobachtenden Rolle des Arztes ist besonders stark im Falle van Foreests, der im Vorwort seines Werks berichtet, wie er in seiner Jugend aus gesundheitlichen Gründen von der astronomischen zur medizinischen Observation wechselte.[60] Der Wechsel von der *curatio* zum *observatio-*

59 Pieter van Foreest (Forestus): *Observationum et curationum medicinalium de febribus ephemeris et continuis libri duo.* Antwerpen 1584. Er erklärt, dass er mit der detaillierten Aufzeichnung seiner Fälle dem Vorbild Hippokrates, aber auch dem des Amatus Lusitanus gefolgt war. Wie bei Amatus geben seine *Observationes* die Namen jedes Patienten an, den Ort und manchmal das Datum der Heilung sowie das Rezept der angewandten Heilmittel. Der Titel jeder *observatio* markiert deutlich die Krankheit (z. B. »De febre ephemera«), gelegentlich aber auch den einzelnen Patienten und die außergewöhnlichsten Besonderheiten des Falls (»De puella a febre putrida per fluxum sanguinis narium curata«). Ebenfalls wie bei Amatus folgt der narrativen Darstellung des Falls ein gelehrtes Scholion. Van Foreest ordnet seine *observationes* nach Krankheitstypen (die ersten sieben Büchern befassen sich mit Fiebern) und Körperteilen (Bücher 8 bis 28). Bücher 29-32 setzen sich mit bestimmten Krankheiten und Leiden auseinander (arthritische Krankheiten, Vergiftungen, Geschlechtskrankheiten). Die Bücher wurden 1584-1609 in Antwerpen veröffentlicht (die Bücher 26-32 nach seinem Tod). Neun Bücher von van Foreests *Observationes et curationes chirurgicae* wurden ebenfalls posthum 1610 in Leiden und Frankfurt veröffentlicht. Zu van Foreest (1521-1597) vgl. Vivian Nutton: »Pieter van Foreest and the Plagues of Europe: Some Observations on the *Observationes*«. In: *Pieter van Foreest: Een Hollands medicus in de zestiende eew.* Hg. Hendrik Leonard Houtzager. Amsterdam 1989, 25-39; Ingo Wilhelm Müller: *Iatromechanische Theorie und ärztliche Praxis im Vergleich zur galenistischen Medizin.* Stuttgart 1991, 49-52; *Petrus Forestus Medicus.* Hg. Henriette A. Bosman-Jelgersma. Amsterdam 1996.

60 Foreest: *Observationum et curationum* (wie Anm. 59), »Praefatio ad lectorem«, 15 f.: »Cum enim aliquando cum Ophusio mathematico insigni praeceptore meo observationes Harlemi in coelo perscrutarem, de quibus Johannes Regiomontanus scripsit, quas et Johannes Schonerus Carolostadius additionibus quoque auxit, atque Ophusius gloriaretur, se aliquot Mercurij planetae inconstantis observationes habere: ab eo quidem tempore cum debilis essem, nec iniurias äeris ferre possem, ut noctu stellas ita observarem, professionis meae, nempe medicinae memor [...] potius in microcosmo [...] observationes postea instituere decrevi, quam in ipso coelo.« (»Gemeinsam mit meinem Lehrer Ophusius, dem eminenten Mathematiker, war ich einst damit befasst, am Harleemer Himmel jene Art von Observation durchzuführen, über die Johannes Regiomontanus schrieb, und der Johannes Schöner von Karlstadt Ergänzungen hinzufügte. Bei dieser Gelegenheit prahlte Ophusius, dass er eine Beobachtung zur Unregelmäßigkeit des Planeten Merkur gemacht hatte. Seitdem, da meine Gesundheit schwach war und ich mich während der nächtlichen Sternenbeobachtung nicht

Modell ist ebenfalls in Dodoens' *Observationes* offensichtlich. Einige seiner Fälle enden mit dem Tod und der Sektion des Patienten.[61] Sein Kriterium dafür, einen Fall aufzunehmen, war nicht Erfolg, sondern Seltenheit und Neuartigkeit: Er erklärte, dass er davon absehen würde, das zu beobachten, was bereits von anderen beobachtet worden war.[62] Interessanterweise veröffentlichte Dodoens zusammen mit seinen eigenen *observationes* Auszüge vorheriger Autoren, die wie er seltene Fälle dokumentiert hatten.[63]

der schädlichen Luft aussetzen konnte, erinnerte ich mich meines Berufs, der Medizin, und entschloss mich, […] dass ich Beobachtungen des Mikrokosmos, und nicht des Himmels anstellen würde.«)

61 Zum Beispiel berichtet Dodoens in einer *observatio* mit dem Titel »De latente ac difficili angina«, in der er eine Epidemie akuter Halsschmerzen im Sommer 1565 beschreibt, über den Fall eines Metzgers, der nach dem Ausbruch der Symptome innerhalb eines Tages an der Krankheit starb, und schildert, was er nach der Öffnung des Leichnams in dessen Lungen sah (*Medicinalium observationum*, Kap. XVIII). Zuweilen hatte Amatus auch post-mortem-Anatomiebefunde in seine *Curationes* eingefügt.

62 Dodoens: *Medicinalium observationum* (wie Anm. 58), »Praefatio«. Vielleicht ist es der Anspruch auf Neuartigkeit, die ihn dazu bewegten, immer das Datum seiner Beobachtungen anzugeben – eine neue Eigenschaft im Vergleich zu Amatus' *curationes*, wo im Allgemeinen der Ort, aber nicht das Datum angegeben ist. Das Interesse an außergewöhnlichen Fällen wird auch in zwei späteren Sammlungen offensichtlich, und zwar bei Marcello Donati: *De medica historia mirabili.* Mantua 1586, und Diomedes Cornarius: *Historiae admirandae rarae.* Leipzig 1599. Während Donatis *historiae* Berichte seiner eigenen Fälle sind (mit ähnlichen Fällen zusammengestellt, die von anderen Autoren beschrieben werden), handelt es sich bei Cornarius' *historiae* um eine Anthologie seltener und tatsächlich halbwundertätiger Fälle, die er aus der medizinischen Literatur und aus früheren handschriftlichen Aufzeichnungen der Medizinischen Fakultät Wien auswählte, der er angehörte. In einem anderen Werk mit dem Titel *Observationes medicinales* beschreibt Cornarius die seltenen Fälle, die er im Laufe seiner eigenen Praxis beobachtet hatte, und stellt jedem Fall ähnliche Beobachtungen anderer Autoren in ihrer chronologischen Reihenfolge voran (als ob er eine Chronologie der Observationen für jedes seltene Leiden erstellen wollte). Cornarius' *Historiae* und *Observationes* wurden in Diomedes Cornarius: *Tractatus consiliorum medicinalium.* Leipzig 1599, veröffentlicht. Zur epistemologischen Bedeutung der Observation seltener Fakten in der frühneuzeitlichen Naturphilosophie vgl. Lorraine Daston, Katharine Park: *Wonders and the Order of Nature, 1150-1750.* New York 1998, Kap. 6.

63 Neben den Exzerpten medizinischer *mirabilia* aus Velasco de Tarentas *Practica* aus dem frühen 15. Jahrhundert und aus Alessando Benedettis Arbeiten aus dem frühen 16. Jahrhundert veröffentlichte er erneut die vollständige Ausgabe von Antonio Benivienis *De abditis ac mirandis morborum et sanationum causis* (1507). Be-

Der Gebrauch der *ars excerpendi* in den Texten der medizinischen Tradition, um jene Observationsfragmente gleichsam wiederzufinden, die in der großen Masse von Doktrinen verstreut waren, ist die Methode, die in der wichtigsten Sammlung von *observationes* des späten 16. Jahrhunderts angewandt wird, nämlich in Johannes Schencks *Observationes medicae, rarae, novae, admirabiles et monstrosae* (1584-97), einem Text, der anzeigt, dass die *observationes* als wichtigste Form medizinischen Schreibens zu voller Blüte gelangt waren. Schenck, der wie van Foreest ebenfalls Stadtarzt war, verkündete, dass es sein Ziel war, »in einem Band jene neuen und wundersamen Dinge, die die berühmtesten Ärzte beobachtet haben, zu sammeln, nicht so sehr durch die Doktrin, sondern eher durch die Erfahrung (*experimentum*), und die uns stückchenweise in einer unsystematischen, willkürlichen und wuchernden Manier überliefert wurden«.[64] Schencks Opus ist ein Meisterwerk medizinischen Exzerpierens und Umordnens: Die *observationes* der anatomischen und medizinischen Fälle, aus hunderten antiker und moderner Autoren ausgewählt, sind gemäß der gebräuchlichen Kopf-bis-Fuß-Ordnung der Lehrbücher der praktischen Medizin systematisch angeordnet.[65]

nivienis Text, eine posthum veröffentlichte Sammlung medizinischer *mirabilia*, die auf Beobachtungen erster Hand beruhen, kann in mancher Hinsicht als Vorreiter der *observationes* betrachtet werden, wenngleich er bezüglich der Begründung eines neuen Genres nicht so einflussreich war wie Amatus' Werk. Zu Benivieni vgl. Nancy G. Siraisi: »Remarkable Diseases, Remarkable Cures, and Personal Experience in Renaissance Medical Texts«. In: Dies.: *Medicine and the Italian Universities, 1250-1600*. Leiden 2001, 226-252.

64 Johannes Schenck von Grafenberg: *Παρατηρησεων, sive observationum medicarum, rararum, novarum, admirabilium et monstrosarum, volumen in tomis septem*. Frankfurt 1609, »Praefatio ad lectorem«. Dieses Werk, das in sieben Bücher unterteilt ist, wurde 1584-1597 in mehreren Teilen in Basel und Frankfurt veröffentlicht: Der erste Band trug den Titel *Observationes medicae de capite humano* (Basel 1584); weitere Bände hießen *Observationes medicae, rarae, novae, admirabiles et monstrosae. Παρατηρησεων* (aus dem griechischen *παρατήρησις*, Observation) wurde dem Titel in der oben zitierten Ausgabe von 1609 hinzugefügt. Das Werk wurde im Laufe des 17. Jahrhunderts mehrmals wieder veröffentlicht: Frankfurt 1600, Freiburg 1604, Frankfurt a. M. 1609, Lyon 1644, Frankfurt a. M. 1665; die letzte Ausgabe wurde von Charles Spon und Lorens Strauss herausgegeben (vgl. Martinus Lipenius: *Bibliotheca Realis Medica* Frankfurt a. M. 1679, 309). Zu Schenck von Grafenberg (1530-1598), einem Stadtarzt in Freiburg, vgl. *Biographisches Lexicon* (wie Anm. 51), s. v., und Rudolf Robert Maier: *Johannes Schenck von Grafenberg*. Freiburg i. Br. 1878).

65 Wie Theodor Zwinger in einem einleitenden Brief zu Schencks Band schreibt, präsentiert das Werk »historiarum et curationum microcosmi exempla, per locos communes digesta.« Damit kann es als Beispiel der »Methode der Gemeinplätze«

Schenck betonte, dass sein Projekt durch ein weites epistolares Netzwerk von Korrespondenten ermöglicht wurde (er nannte einundsiebzig), die entweder halfen, indem sie ihm die Verweise auf seltene Fälle, auf die sie bei ihrer Lektüre gestoßen waren, zukommen ließen, oder indem sie ihm gestatteten, ihre eigenen nicht veröffentlichten *observationes* zu lesen und zu exzerpieren. So schickte ihm zum Beispiel Joachim Camerarius seine »*sylva* von Beobachtungen, die über fünfzig *historiae* enthalten«; Jean Bauhin ließ ihm seine privaten Tagebücher zukommen, mit *observationes* und *curationes*, die »für meinen Privatgebrauch geschrieben« wurden.[66] Schenck begriff und präsentierte seine Sammlung als ein wahres Gemeinschaftsprojekt.

Schencks Band liefert starke Beweise dafür, dass sich die Gewohnheit des akribischen Aufzeichnens von Fällen aus der täglichen Praxis (vor allem der ungewöhnlichsten) unter europäischen Ärzten ausbreitete. Wahrscheinlich sollten wir davon ausgehen, dass die veröffentlichten Sammlungen von *curationes* und *observationes* nur die Spitze des Eisbergs sind. Valleriola zum Beispiel veröffentlichte 1573 nur sechzig *observationes*, behauptete jedoch, in seiner täglichen Praxis sechshundert gesammelt zu haben, die er eines Tages zu veröffentlichen hoffte.[67] Die Veröffentlichungen von *observationes*-Handschriften wurden mit Spannung erwartet. Schenck berichtet, dass er von einem Briefpartner erfuhr, dass der römische Arzt Alessandro Petroni »in wenigen Jahren die *historiae* der Krankheiten veröffentlichen wird, die er geheilt hat«. Sein Werk scheint vielversprechend zu sein – vermerkt Schenck –, denn »er passt die Heilmethode den individuellen Umständen an, und führt auf, was Tag für Tag diesem oder jenem Patienten geschah, welche Heilmittel er ver-

betrachtet werden, auf deren Bedeutung für die frühneuzeitliche Naturphilosophie Ann Blair: *The Theater of Nature. Jean Bodin and Renaissance Science*. Princeton 1997, 65-77, hingewiesen hat in. Im Vorwort zählt Schenck die Autoren auf, die für sein Unternehmen am nützlichsten waren, und deutet damit die weitreichende Genealogie der Observation seltener Fälle an. Unter den modernen Autoren nennt er Benivieni, Cardano, Fernel, Amatus Lusitanus, Valleriola, Dodoens, Marcello Donato, van Foreest und Ruland.

66 Schenck: *Παϱατηϱησεων* (wie Anm. 64), »Praefatio ad lectorem«.

67 Valleriola: *Observationes* (wie Anm. 57), 397. Einige Sammlungen von *curationes* und *observationes* sind als Manuskripte erhalten, wie beispielsweise die Fallbücher der Ärzte bzw. Astrologen Simon Forman und Richard Napier, die inzwischen dank des *The Casebook Project: Simon Forman and Richard Napier's Medical Records 1596-1634*, online <http://www.magicandmedicine.hps.cam.ac.uk> [31.07.2013] zugänglich sind, das von Lauren Kassell an der Universität Cambridge geleitet wird.

abreichte, ob die Behandlung günstig gewesen war, welchen Effekt er selbst voraussagte und was tatsächlich mit seinen Patienten geschah, und er erwähnte alle Römer in seiner ärztlichen Obhut beim Namen«.[68]

Schencks Werk verdeutlicht die Ausdehnung, die medizinische Briefnetzwerke zu dieser Zeit erreicht hatten.[69] Die Entwicklung des medizinischen Korrespondierens in der Frühen Neuzeit war eng mit den Kommunikationsnetzwerken der europäischen Naturalisten verbunden. Tatsächlich überschneiden sich die Netzwerke der medizinischen *observationes* oft mit jenen der Naturgeschichte. Zwischen dem 16. und 17. Jahrhundert scheinen Aufzeichnungen seltener Fälle ebenso geschätzte Sammlerobjekte gewesen zu sein, wie Exemplare seltener Pflanzen und Tiere; und ihre Verbreitung folgte oft den gleichen Wegen durch den gleichen Briefaustausch.[70] Amatus selbst war ein Naturforscher, wie auch Dodoens und ebenso einige andere ärztliche Autoren von *observationes*-Sammlungen: so Paul de Reneaulme, Autor des *Specimen historiae plantarum* (1611), Arnold Boot, der zur *Natural History of Ireland* seines Bruders Gerard beitrug, Domenico Panaroli, der Botanik an der

68 Petronis *observationes* wurden niemals veröffentlicht (er starb im Jahre 1585, ein Jahr nach Schencks Publikation). Es ist jedoch bekannt, dass er ein Buch mit dem Titel *Tractatus magnus de Historia medica* zu veröffentlichen plante, was aus der Drucklizenz (datiert 1573) ersichtlich wird, die seinen *De victu Romanorum* (Rom 1581) angeheftet war. Die Lizenz zählt Werke auf, für die Petroni die Druckerlaubnis erfragt hatte und die er demnach zu veröffentlichen plante: »[...] exhibita nobis nuper pro parte tua petitio continebat Commentarios in Aphorismos Hippocratis, & unum Tractatum magnum nuncupatum de historia medica, ac aliud de victus ratione Romarorum, necnon aliud de alvo mollienda, & reliquum opera de Diebus decretorijs inscripta.« Ich danke Elisa Andretta für ihren freundlichen Hinweis auf diese Quelle. Dieser *Tractatus magnus de Historia medica* ist, mit aller Wahrscheinlichkeit, das von Schenck erwähnte Werk. Die vorbereitenden Notizen für diese Arbeit scheinen leider verloren gegangen zu sein, aber Elisa Andretta hat in den Salviati-Archiven in Rom ein Manuskript von Petroni ausfindig gemacht, das einen langen und detaillierten Bericht über die letzte Krankheit des Kardinal Salviati enthält und vielleicht als Probe des verlorenen Werkes erachtet werden kann (persönliche Mitteilung an die Autorin, G. P.). Zu Petroni vgl. Siraisi: »Historiae, Natural History« (wie Anm. 26), 328 f.

69 Der Großteil seiner Beiträger kam aus deutschen und schweizerischen Städten, doch er nennt auch Briefkorrespondenten aus Padua und Florenz, die ihm die *observationes* der »italienischen Freunde« schickten. Sein Briefpartner aus Florenz war Neretus Neretius, den ich nicht identifizieren konnte. Sein Briefpartner aus Padua war der berühmte *praticus* und Universitätsdozent Ercole Sassonia (1551-1607).

70 Zum Austausch von Exemplaren durch die medizinische Korrespondenz dieser Epoche vgl. Olmi: »Molti amici in vari luoghi« (wie Anm. 11).

Universität Rom lehrte, und Hendrik Smet, der den botanischen Garten in Heidelberg anlegte, um nur einige Beispiele zu nennen.[71]

Das Mitteilen von *observationes* brachte einen intensiven Briefaustausch in Gang, dem eine ausgesprochene Tendenz zum kollektiven Empirismus[72] und sogar einige frühe Formen der gemeinsamen Autorschaft innewohnten. Für einen medizinischen Autor war es nicht unüblich, neben seinen eigenen Observationen jene drucken zu lassen, die ihm durch einen anderen Arzt mitgeteilt worden waren. Der reisende Arzt Fabry von Hilden (Fabricius Hildanus), Autor von fünf *centuriae* von *Observationes et curationes chirurgicae* (1606-1627), zitierte dreihundertachtund-

71 Tatsächlich war Amatus' erstes wichtiges Werk ein Kommentar zu Dioscorides mit seinen eigenen botanischen Beobachtungen: *Index Dioscoridis. En, candide lector, historiales Dioscoridis Campi*. Antwerpen 1536. Dodoens' *Observationes* erschienen zuerst zusammen mit seinem botanischen Werk *Historia vitis* (wie Anm. 26). Paul de Reneaulme: *Ex curationibus obervationes quibus videre etsi morbus tuto cito et jucunde posse debellari si praecipue Galenicis praeceptis Chymica remedia veniant subsidio*. Paris 1606. Arnold Boot: *Observationes medicae de affectibus omissis*. London 1646. Arnold Boot (oder Boate), niederländischen Ursprungs, praktizierte in England und ging im Gefolge seines Mäzens, dem Earl of Leicester, nach Irland. Das Buch *Ireland's Natural History* seines Bruders Gerard Boot wurde 1652 in London veröffentlicht (vgl. *Biographie Médicinale*, wie Anm. 57, s. v.). Domenico Panaroli (1587-1657) veröffentlichte den ersten Teil von fünfzig *Iatrologismi sive medicae Observationes* 1643 in Rom. Sie wurden in einer späteren Ausgabe (Rom 1652) auf zweihundertfünfzig *Observationes* erweitert, die neben klinischen Fällen auch anatomische Observationen enthielt. Panaroli, ein Schüler des Arztes und Botanikers Pietro Castelli, identifizierte und listete die Pflanzen auf, die im Römischen Kolosseum wuchsen (*Plantarum Amphitheatrum Catalogus*, veröffentlicht mit den *Iatrologismi*, 1643: vgl. *Bibliografia Romana*. Rom 1880, Bd. I, 201). Hendrik Smet (Smetius) (1537-1614) veröffentlichte seine *obervationes* mit dem Titel *Miscellanea medica* (Frankfurt a. M. 1611). Neben den seltenen Fällen, denen er in seiner Praxis begegnet war, bezieht er auch außergewöhnliche anatomische Zustände mit ein, die er beim Sezieren beobachtete. Für biographische Informationen zu Smet vgl. *Biographisches Lexikon* (wie Anm. 51), s. v.

72 Die Tendenz zur kollektiven medizinischen Forschung wird von Paracelsus' Vorhaben exemplifiziert, einen Atlas der verschiedenen Arten von Tartarus und Tartarus-verwandten Krankheiten zu erstellen, der auf den Beschreibungen der Tartarus-Ausprägung jeder Region basiert, die von örtlichen Ärzten geliefert werden sollten. Vgl. Paracelsus: *Das Buch von den tartarischen Krankheiten* (1537/38). In: Ders.: *Sämtliche Werke*. Hg. Karl Sudhoff, Wilhelm Matthiessen. 14 Bde. München, Berlin 1921-1931, Ndr. Hildesheim 1996, Bd. 11, 26 f. (zit. nach Massimo Luigi Bianchi: »Il tema dell'esperienza in Paracelso«. In: *Experientia*. X. Colloquio Internazionale del ›Lessico Intellettuale Europeo‹. Hg. Marco Veneziani. Florenz 2002, 199-216, hier: 202, Anm. 13). Dieses Projekt wurde nie durchgeführt.

vierzig Kollegen, die ihm seine Beobachtungen in Briefen oder persönlich mitgeteilt hatten.[73] Lazare Rivière, Praktiker und Professor der Medizin in Montpelier, veröffentlichte in seinen *Observationes medicae et curationes insignes* (1646) die Beobachtungen von neun Ärzten, mit denen er im Briefwechsel stand.[74] Es gibt mehr als einen Hinweis auf die gemeinsame Autorschaft der *observationes*-Sammlungen. Das Wesensmerkmal des neuen Genres war eine Betonung der Zirkulation von empirischem Wissen, das als ein gemeinsames Vorhaben betrachtet wurde, das vergangene, gegenwärtige und zukünftige Mitglieder einer idealen medizinischen Gemeinschaft verband – einer *res publica medica*, wie Theodor Zwinger sie in seinem einleitenden Brief zu Schencks Buch nannte. Das Mitteilen von Fällen – der Versuch, einen gemeinsamen Thesaurus medizinischer Erfahrung zu erstellen – trug wesentlich zur Entwicklung der frühneuzeitlichen *res publica medica* bei. Im Grunde ist die Geschichte der *observationes* also die Geschichte des gelungenen Versuchs, die virtuelle *res publica medica* eine echte Gemeinschaft werden zu lassen, die durch Formen einer gemeinsamen Identität und Autorenschaft verbunden war.

73 Vgl. Ellis Jones: »The Life and Works of Fabricius Hildanus«. In: *Medical History* 4 (1960), H. 2, 112-134 (Part I); 4 (1960), H. 3, 196-209 (Part II), hier: Part I, 121.

74 Lazare Rivière: *Observationes medicae et curationes insignes quibus accesserunt observationes ab aliis communicate* . London, Paris 1646. Ich beziehe mich auf die Delphis-Ausgabe von 1656. Pierre Borel: *Historiarum et observationum medicinalum centuriae 4*. Paris 1656, schloss neben seinen eigenen Beobachtungen jene von vier anderen Ärzten ein: Isaac Cattier, Johan Rhode, Arnold Boot und Petrus Matthaeus Rossius. Zu Pierre Borel vgl. *Dictionary of Scientific Biography* (wie Anm. 58), Bd. 2, 305 f. Rivière versah die »*Observationes ab aliis communicatae*« mit einer Anrede an den Leser, in der er bedauerte, dass die *observationes*, die Ärzte für ihren Privatgebrauch nutzten, im Allgemeinen dazu bestimmt waren, unterzugehen. Um diesem Verlust entgegenzuwirken, sammelte er so viele *observationes* wie möglich, um sie zusammen mit seinen eigenen zu veröffentlichen (285 f.). Die *observationes*, die er von Kollegen erhalten hatte, nehmen die Seiten 287-394 ein. Einige von ihnen sind echte Fälle, andere sind lediglich Rezepte der erprobten Heilmittel, mit einer kurzen Erwähnung des Patienten und der Symptome. Einer der Beiträger, Simeon Jacoz, war ein früherer Schüler Rivières gewesen, und er erkannte in seinem Begleitschreiben würdevoll seine Dankesschuld gegenüber dem Lehrer an, der ihn das Observieren gelehrt hatte: »Redeunt igitur ad te tamquam ad originem suam observatiunculae nostrae« (»Meine vorliegenden unbedeutenden Observationen kehren zu dir als ihrem eigenen Grund und ihre Quelle zurück« 341-343). Rivières Vorwort betont seinen Glauben an die Wichtigkeit »dieser Art des Schreibens«, d. h. den *observationes*, für den Fortschritt der Medizin.

Es gibt viele Beweise für den Erfolg der *observationes* in der ersten Hälfte des 17. Jahrhunderts.[75] Mindestens zwanzig wichtige Sammlungen wurden im Laufe dieser Periode veröffentlicht[76], von denen einige in der zweiten Hälfte des Jahrhunderts und sogar im 18. Jahrhundert nachgedruckt, übersetzt und exzerpiert wurden. Bis zur zweiten Hälfte des 17. Jahrhunderts hatten sich die *observationes* als das zentrale Medium der Informationszirkulation in der *res publica medica* etabliert. Als die Mitglieder der neu gegründeten Academia Naturae Curiosorum, der zukünftigen Academia Leopoldina, die von einer Gruppe süddeutscher Stadtärzte gegründet wurde, sich 1670 dafür entschieden, nach dem Vorbild der anderen wissenschaftlichen Gesellschaften Europas ihre eigene Zeitschrift herauszugeben, übernahmen sie das Format einer vermischten Liste von *observationes*.[77] Der Aufruf der Curiosi zum Einreichen von Artikeln, die *Epistola invitatoria*, die sich an alle europäischen Ärzte mit der Anfrage nach Beiträgen wandte, enthielt ein überschwängliches Lob der *observationes* als ein hoch geschätztes intellektuelles Werkzeug, als wertvoller Wegweiser für alle Ärzte, die von den ›Komplexitäten der Praxis‹ verwirrt waren. Er enthält zudem eine Liste verdienstvoller Autoren, die zum großen Nutzen der *res publica medica* zum Genre beigetragen hatten.[78] Die Sammlungen von *observationes* waren also ein offensicht-

75 Vgl. die zahlreichen Aufzählungen unter den Titeln »*observationes*« und »*historia medica*« in Lipenius: *Bibliotheca Realis Medica* (wie Anm. 64), und Johann Antonides van der Linden, Georg A. Mercklin: *Lindenius Renovatus*. Nürnberg 1686. Die Popularität des Genres wird klar durch einen seiner Autoren, Philipp Hechstetter, formuliert, der 1624 seine *observationes* »*ad regulas Hippocratis*« veröffentlichte: *Rararum observationum medicinalium decades tres, contiens historias medicas* [...]. Augsburg 1624. Im »Praefatio ad Aequum Lectorem« (unpag.) heißt es: »Quod studium adeo mihi ad praxim accedenti placuit, ut illos meos autores esse iusserim, qui aut consilia aut historias scripsere medicas« (»Als ich meine medizinische Praxis begann, erfreute mich das Studium [von Fällen] so sehr, dass ich beschloss, dass meine Lieblingsautoren jene seinen würde, die entweder *consilia* oder medizinische *historiae* geschrieben hatten«).

76 Vgl. die Liste im Anhang.

77 »Succinta Narratio Ortus et Progressus [...] cum Legibus Societatis et Nominibus Collegarum«, in: *Miscellanea curiosa, sive Ephemerides medico-physicae Germanicae Academiae Naturae Curiosorum*. Frankfurt a. M., Leipzig 1671. Zur Rolle der *observationes* im Publikationsprogramm der frühen Leopoldina vgl. Lorraine Daston: »Die Akademien und die Neuerfindung der Erfahrung im 17. Jahrhundert«. In: *Nova Acta Leopoldina* N. F. 87, Nr. 325 (2003), 15-33.

78 »Epistola invitatoria«. In: *Miscellanea curiosa* (wie Anm. 77), 1-6. Die »Epistola invitatoria« führte fünfzehn wichtige *observationes*-Sammlungen aus dieser Epoche auf. Neben den Pionieren des 16. Jahrhunderts (Amatus, Dodoens, Valle-

liches Vorbild für das Unternehmen der Curiosi. Und in der Tat lobte der gefeierte Anatom und unermüdliche medizinische Netzwerker Thomas Bartholin in seiner Rezension die erste Ausgabe der Zeitschrift der Curiosi, indem er feststellte, dass sie mit aller Wahrscheinlichkeit Schencks *Observationes* den Ruf des besten Werks dieses Genres streitig machen würde.[79] Bartholin selbst wählte das Format der *observationes* für die medizinische Zeitschrift, die er 1671 in Kopenhagen gründete, die *Acta Medica Hafniensia*.

Zwei grundlegende Entwicklungen sind in der Geschichte der *observationes* in der zweiten Hälfte des 17. Jahrhunderts auszumachen. Erstens das *mainstreaming* des Genres, angezeigt durch seine Aufnahme in die medizinischen Fachzeitschriften; zweitens eine Veränderung der intellektuellen Ziele – vom Bericht seltener Fälle zur Krankheitsbeschreibung und -klassifikation. Dieser Übergang wird in einem Text evident, der eine entscheidende Transformation des Genres markiert, Thomas Sydenhams *Observationes medicae circa morborum acutorum historiam et curationem* (1676), in dem das Hauptanliegen nicht mehr die Schilderung von Fällen war, sondern das Bestreben, ›species morbosa‹ in der gleichen Weise zu bestimmen, in der Botaniker Pflanzengattungen identifizierten.[80] Der Fokus auf meteorologischer und epidemiologischer Observation – eine Tradition der hippokratischen Medizin, die hier aber mit einem neuen Interesse an der Klassifikation von Krankheiten verbunden wird[81] – war ebenfalls ein bedeutender Bestandteil von Sydenhams *Observationes*. So-

riola) enthielt die Liste Boot, Borel, Chifflet, Fonteyn, de Heer, Hildanus, Horst, Panaroli, Platter, Reneaulme, Smet, Rivière, Rhode, Tulp und Thomas Bartholin.

79 »Voluminibus Schenckianis palmam dubiam videntur facturae« (Brief von Thomas Bartholin an J. Sachs; abgedr, in: *Miscellanea curiosa* (wie Anm. 77), unpag.

80 Thomas Sydenham: *Observationes medicae circa morborum actorum historiam et curationem.* London 1676; ders.: *Observationes Medicae (London 1676) and his Medical Observations (Manuscript 572 of the Royal College of Physicians of London).* Hg. Geoffrey G. Meynell. Glokestone 1991. Zu Sydenhams *Observationes* vgl. das noch immer hilfreiche Kapitel in Entralgo: *La historia clínica* (wie Anm. 28). Zu den *observationes* im 18. Jahrhundert finden sich einige vorläufige Bemerkungen (begrenzt auf die Werke Georg Ernst Stahls und Friedrich Hoffmanns) bei Johanna Geyer-Kordesch: »Medizinische Fallbeschreibungen und ihre Bedeutung in der Wissensreform des 17. und 18. Jahrhunderts«. In: *Medizin, Gesellschaft und Geschichte* 9 (1990), 7-19.

81 Sydenhams *Observationes* sind keine Sammlungen von Fällen; sie bieten stattdessen eine Beschreibung von Krankheiten, die im Zusammenhang mit der »*constitutio epidemica*« eines bestimmten Jahres oder bestimmter Jahre stehen. In dieser Hinsicht lässt sich argumentieren, dass sie eher dem hippokratischen Genre der *historia epidemica* als dem Genre der *observationes* angehören.

wohl der klassifizierende, als auch der epidemiologische Fokus sollten eine zentrale Eigenschaft der medizinischen Observation in der Aufklärung werden.

4. Die Soziologie und Geographie der *observationes*

Eine vorläufige Untersuchung des gesellschaftlichen Profils der Autoren von *observationes* in der Frühphase des Genres vom späten 16. bis zur ersten Hälfte des 17. Jahrhunderts legt nahe, dass diese im Allgemeinen Praktiker waren – eher Stadt- und Hofärzte als Universitätsmediziner. Ein umherziehender jüdischer Arzt wie Amatus Lustinaus, Hofärzte wie Martin Ruland der Ältere und Dodoens, und vor allem Stadtärzte wie van Foreest und Schenck sind Beispiele hierfür. Dies gilt ebenfalls für die meisten Autoren der *observationes*-Sammlungen, die in der ersten Hälfte des 17. Jahrhunderts veröffentlicht wurden. Ein Wanderchirurg wie Fabry von Hilden; ein berühmter Praktiker wie Felix Platter, der an der Universität Basel lehrte, zeitlebens aber auch der Oberarzt der Stadt war; der *practicus celeberrimus* Gregor Horst, Stadtarzt in Ulm (und Dozent an der neuen Universität Gießen); Nicolaes Tulp, der Protagonist in Rembrandts »Anatomie des Dr. Tulp« und erfolgreicher Praktiker in Amsterdam – um nur einige wenige repräsentative Beispiele zu nennen.[82]

Wenn das gesellschaftliche Profil der Autoren jenes des *practicus* war[83], dann weist ihr intellektuelles Profil mehr als nur eine Spur medizinischer Heterodoxie auf. Einige der Sammlungen von *curationes et observationes*

82 Für biographische Informationen zu Amatus, Dodoens, van Foreest und Fabry von Hilden vgl. die Angaben in Anm. 30, 58, 59 und 73. Für Ruland, Valleriola, Schenck und Horst beziehe ich mich auf *Biographisches Lexikon* (wie Anm. 51) und *Biographie Médicale* (wie Anm. 57). Zu Platter vgl. Katharina Huber: *Felix Platters »Observationes«. Studien zum frühneuzeitlichen Gesundheitswesen in Basel.* Basel 2003, 11-15. Zu Tulp vgl. Izak Cornelis Eric Wesdorp: »The Physician Dr. Nicolaes Tulp«. In: *Nicolaes Tulp. The Life and Work of an Amsterdam physician and magistrate in the 17th century.* Hg. Sebastian A. C. Dudok van Heel et al. Amsterdam 1998, 117-148.

83 Die Begründer und viele frühe Mitglieder der *Academia Naturae Curiosorum* waren ebenfalls Praktiker, die oft in kleinen Städten außerhalb der Zentren des akademischen Lebens situiert waren. *Practicus* wurde in den Mitgliederlisten und unter den Briefschreibern der Akademie als Ehrentitel neben den offensichtlicheren beruflichen Qualifikationen wie *archiater* (für Hofärzte) und *assessor* (für Universitätsärzte) aufgeführt. Vgl. die Liste der Mitglieder, die miteinander im Briefwechsel standen, die dem ersten Band der *Miscellanea curiosa* von 1671 (wie Anm. 77) vorangestellt ist.

werben für neue Arzneien, die der chemischen und paracelsischen *pharmacopoeia* entnommen sind, wie zum Beispiel im Werk Martin Rulands des Älteren.[84] Dies trifft auch für die *Ex curationibus observationes* von Paul de Renaulme (1606) und die *Observationes et curationes insignes* (1615) von Pierre de la Poterie zu, die beide in der Absicht verfasst wurden, für den Gebrauch chemischer Heilmittel zu werben. Lazare Rivière, Autor einer Sammlung aus dem Jahr 1646, führte chemische Heilmittel an der Universität Montpellier ein.[85]

Es ist daher wenig überraschend, dass die Geographie der frühen *observationes* darauf hindeutet, dass sie abseits der Zentren der akademischen medizinischen Bildung, wie der alten medizinischen Fakultäten in Paris oder Bologna, publiziert wurden. In jenen Fällen, in denen Autoren von *observationes* mit einer Universität in Verbindung stehen, ist es üblicherweise eine neue Institution: Leiden, die 1575 gegründet wurde, im Falle Dodoens; Turin, ursprünglich 1404 gegründet, aber 1556 wieder eröffnet, im Falle Valleriolas; die neuen Universitäten der deutschen Staaten, wie Gießen, 1607 gegründet, wo Gregor Horst einen Ruf zur Lehre erhielt; oder in den katholischen Ländern das lothringische Pont-à-

84 Siehe oben, Anm. 51. Eine Sammlung von einhundertfünfzehn *curationes*, die fälschlicherweise Paracelsus selbst zugeschrieben wurden, wurde 1582 vom paracelsischen Arzt und Alchemisten Bernard Gilles Penot veröffentlicht: *Philippi Aureolo Theophrasti Paracelsi* [...] *centum quindecim curationes experimentaque, a Germanico idiomate in Latinum versa.* Hg. Bernard Gilles Penot. o. O. [Genf] 1582. Zum zweifelhaften Charakter dieses Werks vgl. Karl Sudoff: *Versuch einer Kritik der Echtheit der Paracelsischen Schriften.* Bd. I: *Bibliographia Paracelsica. Besprechung der unter Theophrast von Hohenheims Namen 1527-1893 erschienenen Druckschriften.* Berlin 1894, 328-331. Zu Penot vgl. Eugène Olivier: »Bernard G[illes] Penot [du Port], médicin et alchimiste (1519-1617). Hg. Didier Kahn«. In: *Crysopoeia* 5 (1992-1996), 571-668 (darin 580-584 und 645-647 zu den *curationes*); Didier Kahn: *Alchimie et paracelsisme en France, 1567-1625.* Genf 2007, 108-110, 340-348.

85 Paul de Reneaulme: *Ex curationibus observationes, quibus videre etsi morbus tuto cito et jucunde posse debellari si praecipue Galenicis praeceptis Chymica remedia veniant subsidio.* Paris 1606). Pierre de la Poterie (oder Potier bzw. Poterius): *Insignes curationes et singulares obsevationes centum.* Venedig 1615 (erneut in Bologna 1622 mit einer zweiten *centuria* veröffentlicht). Zu Rivière vgl. die Angaben in Anm. 74 sowie Albrecht von Haller: *Bibliotheca medicinae practicae.* 4 Bde. Basel 1776-1788, Bd. 2, 461: »primus in hac schola Montpeliensi chemica medicamenta dedit.« Der Glaube an die chemische Medizin erscheint deutlich auch im Profil von Theodore Turquet de Mayerne (1573-1665), einem Hofarzt, der eine bemerkenswerte Sammlung handschriftlicher Fallbücher hinterließ, die von Brian Nance (*Turquet de Mayerne as Baroque Physician: The Art of Medical Portraiture.* Amsterdam, New York 2001) untersucht wurden.

Mousson, wo 1572 eine neue Jesuitenuniversität gegründet wurde, deren Dekan Charles Lepois war, der Autor einer innovativen *observationes*-Sammlung (1618), die im Laufe des 17. und 18. Jahrhunderts mehrere Male neu aufgelegt werden sollte.[86] In den sehr seltenen Fällen, in denen Sammlungen von *observationes* in Bologna oder Paris erschienen, waren diese heterodoxe Arbeiten, so wie jene von Reneaulme, 1606 in Paris veröffentlicht, oder von Pierre de la Poterie, 1622 in Bologna erschienen. Im Falle Reneaulmes geriet der Autor durch die Publikation in große Schwierigkeiten. Im Jahr 1607, ein Jahr nachdem seine *observationes* erschienen waren, zwang die Medizinische Fakultät Paris Reneaulme dazu, sein Werk öffentlich zu verwerfen und zu versprechen, dass er die darin beschriebenen Heilverfahren niemals wieder anwenden würde.[87]

Es verortete sich der Bereich der frühen *observationes* also hauptsächlich an den Rändern und nicht in den Zentren der medizinischen Bildung.[88] Es stimmt zwar, dass die meisten Autoren der *observationes* als Studenten weit gereist waren und ihre Bildungsjahre an den großen italienischen Universitäten wie Bologna und Padua verbracht hatten. Jedoch schrieben und veröffentlichten sie ihre *observationes* erst, nachdem sie ein Leben lang in kleinen Städten praktiziert hatten.[89] Im frappanten

86 Charles LePois (Piso): *Selectionum observationum et consiliorum de praeter visis hactenus morbis affectibusque praeter naturam ab aqua, seu serosa colluvie et diluvie ortis liber singularis.* Pont-à-Mousson 1618; 1639 in Leiden neu aufgelegt mit dem Titel *Piso Enucleatus sive Observationes medicae*; weitere Ausgaben 1650, 1714 und 1733 (Letztere enthält ein Vorwort des bedeutenden Klinikers Boerhaave).

87 *Biographie Médicale* (wie Anm. 57), s. v. »Reneaulme«.

88 H. Erik Midelfort (*A History of Madness in Sixteenth-Century Germany.* Stanford CA 1999, 165 f.) hat darauf hingewiesen, dass die meisten *observationes*-Sammlungen in Deutschland erschienen, nicht in Italien oder Frankreich, den Schauplätzen der prestigeträchtigsten und lang bestehenden medizinischen Fakultäten.

89 Ein Paradebeispiel ist Pieter van Foreest, der in Bologna, Padua und Rom studierte, und der im Vorwort zu seinem Werk würdevoll seine Dankesschuld gegenüber seinen Lehrern anerkannte, unter ihnen Elideo Padovani, »practicus insignis«, der ihn in den frühen 1540 Jahren im Ospedale della Vita in Bologna ausgebildet hatte (Foreest: *Observationum et curationum*, wie Anm. 59, Widmung). Interessanterweise wurden die *curationes*, die Elideo seinen Studenten lehrte, nicht in Italien, sondern viele Jahre nach seinem Tod – er war 1576 gestorben – 1607 in Deutschland vom Sohn einer seiner früheren deutschen Studenten veröffentlicht, der sie zwischen den medizinischen Manuskripten seines Vaters auffand. Vgl. Elideo Padovani: *Processus, curationes [et] consilia in curandis particularibus morbis quae prosperos habuerunt eventus* […] *nunc primum edita a Johanne Wittichio.* Leipzig 1607. Diese *curationes* sind dem oben erwähnten Manuskript von Brasavolas Schüler sehr ähnlich. Tatsächlich enthalten Elideos *cura-*

Kontrast zu den frühen *curationes* der Renaissance, die hauptsächlich auf dem fruchtbaren Boden Italiens gediehen, legt die Karte der *observationes* des frühen 17. Jahrhunderts nahe, dass die neuen dynamischen Strömungen medizinischer Observation sich von Italien und seinen alten Universitäten entfernten. Die erste bedeutende italienische Sammlung von *observationes* wurde 1621 von Epifanio Ferdinando veröffentlicht, einem Arzt aus Mesagne, einer kleinen Stadt im Süden des Landes – eine bemerkenswerte Arbeit, die eine der ersten klinischen Beschreibungen des Tarantismus enthält.[90] Ferdinando hatte in Rom unter den Mitgliedern der Farnese-Familie mächtige Mäzene und reiste viel durch Italien, hatte aber niemals einen akademischen Lehrstuhl inne und verbrachte den größten Teil seines Lebens als Mesagnes hauseigener Stadtarzt und Stadthistoriker.[91] Auch Thomas Sydenham hatte nie einen akademischen Posten inne. Prestige, das auf der Praxis und nicht auf einer akademischen Position beruhte, war die Hauptquelle der Autor-Identität der Verfasser von *observationes.*

5. *Observationes* und die Geschichte der Observation

Zum Schluss: Was sagen die *observationes* über die Geschichte der Observation aus? Die Wissenschaftsphilosophie des 20. Jahrhunderts hat viel über Besonderheiten der Observation im Gegensatz zur Theorie und vor

tiones auch einige Heilmittel, die Brasavola selbst zugeschrieben werden (3-24, 282-284), wie auch Trincavella (17 f., 22 f., 36 und 58) und Benedetto Vittori (49-51). Zu Elideo vgl. Giovanni Fantuzzi: *Notizie degli scrittori bolognesi.* 9 Bde. Bologna 1781-1794, Bd. 5, 215-218, s. v. »Padovani Elideo Seniore«.

90 Epifanio Ferdinando: *Centum historiae seu observationes et casus medici.* Venedig 1621.

91 Domenico De Angelis (*Vite de' letterati salentini.* Florenz 1710, 217-230), Ferdinandos Biograph im 18. Jahrhundert, behauptete, dass der venezianische Botschafter in Rom Ferdinando 1616 einen Lehrstuhl für Medizin an der Universität Padua anbot. Es gibt jedoch keine dokumentarischen Beweise in Paduas Universitätsarchiven, die diese Behauptung stützen würden, obwohl der Lehrstuhl für praktische Medizin in diesem Jahr tatsächlich nicht besetzt war. Vgl. Rafaele Colonna: »Epifanio Ferdinando e lo studio di Padova agli inizi del Seicento«. In: *Epifano Ferdinando, medico e storico del Seicento.* Hg. Mario Monti, Domenico D. Urgesi. Nardo 2001, 66-73. Zu Ferdinandos Beziehungen zu führenden italienischen Philosophen und Ärzten wie Cesare Cremonini und Marco Aurelio Severino vgl. Enzo Poci: »Epifanio Ferdinando: la vita, le opere e altre notizie storiche e di costume«, ebd., 219-250. Ferdinandos historisches Werk über seine Heimatstadt, *De Antiqua Messapographia seu Historia Messapiae,* wurde nie veröffentlicht.

allem über ihre Beziehung zueinander diskutiert. Doch dieses Problem kann auch aus einer historischen Perspektive betrachtet werden.[92] Wir wissen, dass der reziproke Status von Theorie und Observation sich mit der Zeit wesentlich verändert hat. Es gab Kontexte, wie beispielsweise jenen der scholastischen Medizin des Mittelalters, in dem die Epistemologie der Theorie den deutlichen Vorrang gewährte. Es gab Epochen, wie jene der frühneuzeitlichen Medizin, in der dahingegen das Pendel klar in die andere Richtung ausschlug, nämlich zu dem Primat der Observation.[93] Wie kam dies zustande? Wie erhielt die Observation Legitimität und Prestige *per se*, ungeachtet ihrer theoretischen Relevanz?

Wie wir gesehen haben, entwickelten sich die *observationes* ursprünglich aus den *curationes*, in enger Verbindung mit der medizinischen Praxis. Im Laufe seiner Weiterentwicklung wich jedoch der ursprüngliche Akzent des Genres auf dem therapeutischen Erfolg einem neuen Fokus, dem deskriptiven Wissen von der Krankheit durch kollektive Beobachtung. Die Autoren-Identität, die die Verfasser der *observationes* entwarfen, war zunehmend die des gelehrten und erfahrenen Beobachters, der entschlossen war, mit den Kollegen der *res publica medica* seine Aufzeichnungen zu vergleichen und seine Fälle zu teilen. Der gegenseitige Austausch und die Mitteilung von Fällen war, unter anderem, eine Weise der Grenzziehung zwischen dem gelehrten medizinischen Beobachter, der sein Wissen öffentlich teilte, und dem niedriggestellten Heiler, der mit seinen medizinischen ›Geheimnissen‹ Handel trieb. Die Persona des Beobachters war für die neue Legitimation des medizinischen Berufsstands ausschlaggebend.

Umgekehrt deutet die Geschichte der medizinischen *observationes* darauf hin, dass die berufliche Praxis dazu beitrug, den Glauben in den Wert der Observation *per se* zu nähren, auch ohne einen direkten Bezug zur Verallgemeinerung und Erklärung. Die medizinische Praxis war gewiss nur einer von vielen gesellschaftlichen und intellektuellen Bereichen, in denen sich dieser Glaube entwickelte und ausbreitete; gewiss gab es andere – die Jurisprudenz war vermutlich unter ihnen führend. Bereits Juristen des 14. Jahrhunderts wie Bartolus da Sassoferato hatten den epistemischen Wert der Praxis als Quelle der Besonnenheit (*prudentia*) nachdrücklich bekräftigt. Durch die »wiederholten Handlungen« (*frequentati actus*) der professionellen Praxis, schrieb Bartolus, erwirbt sowohl der Jurist als auch der Arzt *prudentia*, die er definierte als »die durch

92 Vgl. Lorraine Daston: »On Scientific Observation«. In: *Isis* 99 (2008), 97-110, und *Histories of Scientific Observation* (wie Anm. 16).

93 Zu dieser Verschiebung vgl. Verf.in: »*Praxis historialis*« (wie Anm. 7).

vorhergehende Praxis erworbene Gewohnheit der korrekten Anwendung allgemein gültiger Universalien auf die sich ereignenden Partikularien«.[94] In den Jahrhunderten nach Bartolus würde der durch die Praxis erworbene *habitus* ein immer mächtigeres Werkzeug werden. Er würde eine neue Einstellung fördern, deren Bestandteil es war, das Wissen vom Partikularien auf die Meinung allgemein akzeptierter Universalien anzuwenden, damit diese Meinung einer kritischen Überprüfung unterworfen werden könnte. Im Europa der Frühen Neuzeit war der feste Glaube an die berufliche Praxis als Quelle der *prudentia* vermutlich eine der Ursachen, die die traditionelle Vorherrschaft der Theorie über die empirische Observation untergruben.

Anhang: Auflistung der *Curationes* und *Observationes* in ihrer Publikationsreihenfolge, 1551-1676

Diese Liste stellt ein *work in progress* dar und hat nicht den Anspruch der Vollständigkeit. Ich habe die Publikationsdaten von Amatus' erster *centuria* von *curationes* (1551) und Sydenhams *Observationes* (1676) als günstigen *terminus a quo* und *ad quem* für die frühe Geschichte des Genres gebraucht. Ich habe die anatomischen *observationes*, die ein separates Sub-Genre bilden, das im Allgemeinen nicht nach Fällen sortiert ist, ebenso ausgelassen wie auch die Sammlungen von *consilia*, *consultationes* und *responsiones*, die als eigenständiges Genre betrachtet werden sollten, wenngleich sie oft nach Fällen angeordnet sind. Ich haben ebenfalls Werke ausgelassen, die trotz ihres Titels dem Genre nicht entsprechen, wie zum Beispiel Marcello Cagnati, *Observationes va-*

94 »[...] prudentia consistit circa particularia et ea, quae contingenter eveniunt, ut intra se consiliari et disputare et recta ratione universalia particularibus occurrentibus applicare [...]. Est enim prudentia habitus et sic patet, quod requiruntur frequentati actus; unde licet constat aliquem esse magnum iuristam vel medicum, non tamen sequitur ergo est prudens iurista vel medicus. Ad hoc enim requiritur quod per practicam precedentem habitum fecerit ad adaptandum universalia particularibus et hoc recta ratione«. Bartolus: *Tractatus Testimoniorum*, Sektion 73; zit. nach der kürzlich erschienenen Ausgabe von Susanne Lepsius: *Der Richter und die Zeugen. Eine Untersuchung anhand des Tractatus testimoniorum des Bartolus von Sassoferrato*. Frankfurt a. M. 2003, 282 f. Zur epistemischen Bedeutung der *practica* in der juristischen Tradition vgl. Danilo Segoloni: »*Practica, practicus, practicare in Bartolo e in Baldo*«. In: *L'educazione guiridica II: Profili storici*. Perugia 1979, 52-103, zu Bartolus, 70 f. und 98, Anm. 62. Zur Renaissance vgl. Maximilian Herberger: *Dogmatik. Zur Geschichte von Begriff und Methode in Medizin und Jurisprudenz*. Frankfurt a. M. 1981, 210-231, 257 f., der ausführlich die Gemeinsamkeiten der juristischen und medizinischen Sichtweise auf *practica* als Wissensquelle dokumentiert.

riae (Rom 1581), im Wesentlichen ein philologischer Sammelband, und Prospero Alpini, *Medicinalium observationum historico-criticarum libri septem* (Frankfurt a. M. 1621), das unter dem Titel *observationes* eine Neuauflage der zweiten Ausgabe seiner Abhandlung zur Prognose, *De praesagienda vita et morte aegrotantium* (1601), ist. Um der Kürze willen habe ich, wo ein Buch in mehreren Teilen herausgegeben wurde, nur das Datum des ersten und letzten Teils angegeben.

Amatus Lusitanus: Curationum medicinalium centuriae septem. Florenz, Venedig, Lyon, Paris 1551-1566.

Da Monte, Giovanni Battista: Curationes febrium. In: Ders.: *Consultationum medicinalium centuria secunda.* Hg. Johann Crato von Crafftheim. Venedig 1558, 511-605.

Lommius, Jodocus: Medicinalium observationum libri tres. Antwerpen 1560.

Cardano, Girolamo: De curationibus et praedictionibus admirandis. In: Ders.: *Somniorum synesiorum* [...] *libri III.* Basel 1562, 118-37 (zweite Paginations-Serie).

Wier, Johann: Liber medicarum observationum rararum. Basel 1567.

Valleriola, François: Observationum medicinalium libri sex. Lyon 1573.

Ruland, Martin der Ältere: Curationum empiricarum et historicarum in certis locis et notis hominibus optimè, riteque probatarum & expertarum centuriae. Basel 1578-1595.

Dodoens, Rembert: Medicinalium observationum exempla rara. Köln 1581 (teilweise bereits veröffentlicht in: Ders.: *Historia vitis vinique* [...] *Item Medicinalium observationum exempla.* Köln 1580).

Paracelsus [Ps.-]: Philippi Aureoli Theophrasti Paracelsi [...] *centum quindecim curationes experimentaque, a Germanico idiomate in Latinum versa.* Hg. Bernard Gilles Penot. o. O. [Genf] 1582.

van Foreest (Forestus), Pieter: Observationum et curationum medicinalium libri XXXII. Antwerpen Frankfurt a. M. 1584-1609.

Schenck von Grafenberg, Johannes: Observationum medicae, rarae, novae, admirabiles et monstrosae. Freiburg i. Br., Basel 1584-97.

Donati, Marcello: De medica historia mirabili libri sex. Mantua 1586.

Fabry von Hilden, Wilhelm (Fabricius Hildanus): Observationes chirurgicae quinque et viginti. Genf 1598.

Cornarius, Diomedes: Historiae admirandae rarae, und *Observationes medicinales.* In: Ders.: *Tractatus consiliorum medicinalium.* Leipzig 1599.

Nobilissimorum ac doctrissimorum Germaniae medicorum consilia, observationes et epistolae medicae. Hg. Johannes Wittich. Leipzig 1604.

Fabry von Hilden, Wilhelm (Fabricius Hildanus): Observationem et curationum chirurgicarum centuriae. Basel, Genf, Oppenheim, Frankfurt a. M. 1606-1641.

Kober (Coberus), Tobias: Observationum Castrensium et Ungaricarum Decas prima, Austriaca, Decas secunda, Silesiaca. Frankfurt a. M. 1606.

Reneaulme, Paul de: Ex curationibus observationes, quibus videre etsi morbus tuto cito et jucunde posse debellari si praecipue Galenicis praeceptis Chymica remedia veniant subsidio. Paris 1606.

Padovani, Elideo (gest. 1576). *Processus, curationes [et] consilia in curandis particularibus morbis quae prosperos habuerunt eventus* [...] *nunc primum edita a Johanne Wittichio*: Leipzig 1607.

Schenck, Johann Georg. Exoticorum experimentorum ad varios morbos centuriae septem. Frankfurt a. M. 1607.

Rossius, Petrus Matthaeus: Observationes medico-chirurgicae et practicae. Hg. Victorius Rossius. Frankfurt a. M. 1608.

Smet (Smetius), Hendrik: Miscellanea medica. Frankfurt a. M. 1611.

Chifflet, Jean: Singulares tam ex curationibus, quam ex cadaverum sectionibus observationes. Hg. Jean Jacques Chifflet. Paris 1612.

Platter, Felix: Observationum in hominis affectibus plerisque libri tres [...], *in quibus eo ordine diversorum affectuum progressus, eventus, curationes* [...] *historice describuntur*. Basel 1614.

Poterie (oder Potier=Poterius), Pierre de la: Insignes curationes et singulares observationes centum. Venedig 1615 (eine zweite *centuria* wurde 1622 in Bologna veröffentlicht).

LePois (Piso), Charles: Selectionum observationum et consiliorum de praeter visis hactenus morbis affectibusque praeter naturam ab aqua, seu serosa colluvie et diluvie ortis liber singularis. Pont-à-Mousson 1618 (Neuaufl.: Leiden 1639 u. d.T. *Piso Enucleatus sive Observationes medicae*).

Ferdinando, Epifanio: Centum historiae seu observationes et casus medici. Venedig 1612.

Alsario dalla Croce, Vincenzo: De quaesitis per epistolam in arte medica centuriae quatuor, ubi varii casus, observationes, consilia, responsa, disputationes atque curationes non sine promiscua describuntur. Venedig 1622.

Eugalenus, Severinus: De scorbuto morbo liber, [...] *cui ajunctae quaedam observationes, sunt cum brevi et succincta cujusque curationis indicatione*. Jena, Leipzig 1623.

Hechstetter, Philipp: Rararum observationum medicinalium decades tres, continens historias medicas. Augsburg 1624-1627.

Horst, Gregor: Observationum medicinalium singularium libri quatuor priores. Ulm 1625.

Gaebelkhover, Wolfgang: Curationum et observationum medicinalium centuriae sex, quarum IV priores edidit Tubingae Joannis Bernerus 1611-12, reliquas Ehil. Brumius. Tübingen 1627.

Horst, Gregor: Observationum medicinalium singularium libri quatuor posteriores: his accedunt Epistolarum et consultationum medicinalium a Germaniae medicis potissimum et aliis communicatarum libri duo. Ulm 1628-31.

Fabre, Pierre Jean: Insignes curationes variorum morborum. In: Ders.: *Myrothecium spagyricum, sive pharmacopoea chymica*. Toulouse 1628.

Remmelin, Johann Ludwig: Observationes ferinarum Welzheimensium effectus. Augsburg 1628.

Zacutus Lusitanus, Abraham: De medicorum principum historia libri sex. Köln, Amsterdam 1629-1642.

Heer, Henri de: Observationes medicae oppido rarae, in Spa et Leodii animadversae cum medicamentis aliquot selectis et ut volunt secretis. Liège 1630.

Sanches, Francisco: Observationes in praxi. In: Ders.: *Opera medica*. Hg. Dionisio Sanches, Guillermo Sanches. Toulouse 1636.

Zacutus Lusitanus, Abraham: Praxis historiarum [...] *in qua proponitur curatio omniun internorum morborum*. Köln 1636-1643 (zusammen mit *De medicorum principum historia* veröffentlicht in: Ders.: *Opera omnia*. 2 Bde. Lyon 1642/43).

Baillou (Ballonius), Guillaume de: Epidemiorum et ephemeridum libri duo. Hg. Jacques Thevart. Paris 1640.

Fonteyn, Nicolas: Observationum rariorum analecta. Amsterdam 1641.

Tulp, Nicolaes: Observationum medicarum libri tres. Amsterdam 1641.

Panaroli, Domenico: Iatrologismi sive medicae Observationes. Rom 1643 (erweiterte Ausgabe: *Iatrologismorum seu medicinalium observationum pentecostae quinque*. Rom 1652).

Lotichius, Johann Peter: Consiliorum et observationum medicinalium libri VI, in quibus plerorumque humani affectuum curationes praesertim remedia euporista ab ipsomet autore partim inventa partim ab aliis ante experta et mutuata, luculenter et historice tamquam in diario proponuntur. Ulm 1644.

Boot (oder Boate), Arnold: Observationes medicae de affectibus omissis. London 1646.

Rivière, Lazare: *Observationes medicae et curationes insignes: quibus accesserunt, observationes ab aliis communicatae*. Paris, London 1646.

Salmuth, Philipp: Observationum medicarum centuriae tres postumae. Vorwort: Herman Conring. Braunschweig 1648.

Linden, Johannes Antonides van der: Historiae aegrotorum viginti quinque. o. O. 1651.

Thoner, Augustin: *Observationum medicinalium haud trivialium libri quatuor*. Ulm 1651.

Borel, Pierre: Historiarum et observationum medicinalium centuriae quatuor. Paris 1656.

Rhode (Rhodius), Johan: Observationum medicinalium centuriae tres. Padua 1657.

Menjot, Antoine: Febrium malignarum historia et curatio. Paris 1662.

Timaeus von Güldenklee, Balthazar: *Casus medicinales praxi XXXVI annorum observati*. Leipzig 1662.

Giseler, Lorenz: Observationes medicace de peste Brunsvicensi anni MDCLVII. Braunschweig 1663.

Lyser, Michael: Observationes medicae. Kopenhagen 1665

Meara, Edmund: Examen diatribae Thomae Willisii [...] *de febribus, cui accesserunt Historiae aliquot medicae rariores*. London 1665.

Welsch, Georg Hieronymus: Sylloge curationum et observationum medicinalium centurias sex complectens. Augsburg 1667.

Grüling, Philipp: Observationum et curationum medicinalium dogmatico-hermeticarum, in certis locis et notis personis optime expertarum et probatarum, centuriae VII. Leipzig 1668.

Welsch, Georg Hieronymus: Observationum medicinalium episagmata centum. Augsburg 1668.

Cattier, Isaac: Observationes medicinales Petro Borello medico communicatae. Frankfurt a. M. 1670.

Clermont, Charles: Observationes medicae cambro-britannicae. London 1672.

Welsch, Georg Hieronymus: Hecatosteae II observationum physico-medicarum ad Illustrem Societatem Naturae Curiosorum in Germania. Augsburg 1675.

Welsch, Georg Hieronymus: Curationum exoticarum chiliades II [...] *nunc primum ex MSS editae*. Ulm 1676.

Sydenham, Thomas: Observationes medicae circa morborum acutorum historiam et curationem. London 1676.

Christoph Hoffmann

Eine Papierleiche: Autopsiebericht 838/83

Am Vormittag des 23. Juli 1983 verläßt der Rentner Arnold H. seine Wohnung am Mehringdamm, am Rande von Kreuzberg. Mit seinen 76 Jahren wird ihm der Weg zu seinen Verwandten nach Ost-Berlin jedesmal beschwerlicher. Bluthochdruck und Atemnot machen das Treppensteigen und längere Fußwege zur Qual. H. fährt zum Zoologischen Garten und nimmt dort die S-Bahn über die Sektorengrenze zum Bahnhof Friedrichstraße. Dieser Samstag ist ein heißer Sommertag, schon die ganze Woche steigen die Temperaturen über dreißig Grad. Gegen halb zwölf läßt H. die Einreisekontrollen hinter sich. Auf dem Weg hinüber zur Linie nach Marzahn wird ihm übel. Vor dem Aufgang zum Bahnsteig hält er an, Schwindel überkommt ihn. Nicht zum ersten Mal verspürt er rasende Herzschmerzen. Schwer atmend setzt sich H. auf die Stufen am Fuß der Treppe. Die Schmerzen kriechen hinunter in die Arme, es zerreißt ihm die Brust. Als einige Minuten später Sanitäter und Arzt eintreffen, ist er nicht mehr ansprechbar. Der Weg hinüber in die Rettungsstelle der Charité ist kurz, dort wird um 12:30 Uhr der Tod von Arnold H. festgestellt.

Dies ist eine alltägliche Geschichte aus der Zeit der deutschen Teilung. Man kann sich gut vorstellen, wie die Westberliner Presse diesen Vorfall, wäre er bekannt geworden, in den Sonntags- und Montagsausgaben aufgegriffen hätte: ›Barbarisches Grenzregime: Kreuzberger Rentner bricht im Bahnhof Friedrichstraße zusammen!‹ oder ›Tod hinter der Mauer: Trauriges Ende eines Verwandtenbesuchs!‹, so etwa würden die Überschriften gelautet haben. Das wäre dann allerdings eine andere Version der Geschehnisse, die mit der vorhergehenden nur gemein hätte, daß auch sie weitgehend aus der Vorstellung entstanden sein müßte. Denn in der Tat, die kurze Geschichte des Sterbens, mit der dieser Aufsatz begonnen hat, beruht auf nicht mehr als einigen dürren Angaben und schnell angestellten Recherchen, aus denen ein einigermaßen plausibler Gang der Geschehnisse zusammengesetzt worden ist. Um es deutlich zu sagen: Diese Geschichte ist weitgehend erfunden, so, wie geschildert, haben die Vorgänge niemals stattgefunden.

Wenn diese Überlegungen mit einer Fiktion beginnen, dann deshalb, um im weiteren über die Tatsachen zu sprechen. Wie sehen diese Tatsachen aus, wie sind sie beschaffen, was wird durch sie überliefert? Welche Geschichte erzählen diese Tatsachen, erzählen sie überhaupt eine

Geschichte? Und läßt sich schließlich zwischen Tatsachen und Fiktionen so sicher unterscheiden, wie das eben noch nahegelegt wurde? Alle diese Fragen führen auf ein einziges Dokument: den Autopsiebericht Nr. 838/83 aus dem Institut für Pathologie der Berliner Charité, damals wie heute untergebracht in dem 1906 errichteten Gebäude am Alexanderufer.[1] In diesem Bericht sind die Ergebnisse der zwei Tage nach H.s Tod durchgeführten Sektion der Leiche festgehalten. Von ihm (und dem zugehörigen Autopsieantrag) ist in der Darstellung eingangs ausgegangen worden und über dieses Dokument wird im weiteren zu sprechen sein.

I.

Um einen ersten Eindruck davon zu geben, was dieses Dokument überliefert, soll zunächst geklärt werden, welche Elemente der eingangs entwickelten Fiktion sich den Angaben dort *nicht* entnehmen lassen. Da wären als erstes der Weg und das Ziel der Fahrt. Ebenso frei erfunden sind der Ort, an dem H. den Herzanfall erlitt, die Zeitverhältnisse und die geschilderten Empfindungen. Nicht erfunden, aber ergänzt wurde, daß die Geschehnisse sich an einem Samstag und zudem an einem besonders heißen Wochenende zutrugen; beides läßt sich leicht recherchieren. Welche Tatsachen sind demnach dem Autopsiebericht entnommen? Zunächst das Sterbedatum, dann, die ganze Erzählung anleitend, die Todesursache, ferner die Adresse (die für den gewählten Plot selbstverständlich zentral war), der Name, das Alter und die Bezeichnung H.s als Rentner. Sterbeort und Stunde des Todes stehen schließlich im Autopsieantrag.

Wie sich zeigt, ist in den Dokumenten all das, was man gemeinhin die Todesumstände nennt, fast vollständig ausgespart. Warum Arnold H. in Ost-Berlin war, wie er dort hinkam, wo ihn der Herzanfall überraschte, welche Empfindungen ihn überkamen, ob die Sonne schien und was für ein Wochentag es war, all dies spielt offenkundig im Zugriff der Patho-

1 Autopsiebericht 838/83. *Institut für Pathologie, Campus Charité Mitte, Charité. Universitätsmedizin Berlin*. Für eine historische Übersicht siehe Thomas Schnalke: »Zurück ins Leben. Zur Geschichte des Instituts für Pathologie der Charité«. In: *Zeitzeugen Charité: Arbeitswelten des Instituts für Pathologie 1952-2005*. Hg. Isabel Atzl, Volker Hess, Thomas Schnalke. Münster 2006, 9-23. – Mit herzlichem Dank an Sophie Ledebur nicht nur für die Hilfe bei der Beschaffung der entsprechenden Ausgabe der IKK. Die Reproduktionen hat freundlicherweise Navena Widulin vom Berliner Medizinhistorischen Museum der Charité angefertigt. Auch bei ihr möchte ich mich herzlich bedanken.

logie keine Rolle. Etwas anders würde sich die Sache darstellen, wäre auf dem Autopsieantrag das Feld »nichtnatürlicher Tod« angekreuzt worden. Bei einer hieran anschließenden gerichtlichen Leichenschau haben die eben erwähnten Aspekte durchaus einen Platz. Im Rahmen einer klinischen Sektion wird hingegen ausschließlich nach Veränderungen *im* Körper geforscht, die als Ursache für den Tod gelten können. Nicht untersucht wird, ob die festgehaltene Todesursache wiederum möglicherweise mit einem äußerlichen Anlaß in Zusammenhang steht, etwa in unserem Beispiel mit dem Streß beim Grenzübergang oder mit der Hitze des Tages.

Der strikten Unterscheidung von individuellen Umständen und eigentlichem Gegenstand der Sektion entspricht im Aufbau des Autopsieberichts dessen Unterteilung in einen Bereich auf der Frontseite, in dem die Personalien und andere zur Verwaltung notwendige Angaben festgehalten werden, und in einen Bereich für den Gesamtbefund der Sektion, der die Rückseite des ersten Blatts und gegebenenfalls noch ein (in diesem Fall leer gebliebenes) Fortsetzungsblatt umfaßt (Abb. 1-2). Zwischen den Angaben zur Person und dem Bereich des pathologisch-anatomischen Befunds finden sich in der unteren Hälfte der Frontseite die Angaben zur Todesursache getrennt nach dem Ergebnis der klinischen Leichenschau vor der Sektion und dem Ergebnis der Autopsie. Dieser dritte Bereich verknüpft die zwei anderen, zugleich öffnet er sich aber auf einen vierten Bereich, auf den am Ende dieses Aufsatzes näher eingegangen wird.

Diese Aufteilung hat eine lange Geschichte. Nimmt man zum Vergleich ein Sektionsprotokoll aus dem Jahr 1910, das ebenfalls aus der Prosektur der Charité herrührt, fällt sofort das deutlich andere Erscheinungsbild der Aufzeichnungen ins Auge. Zieht man jedoch nur den Aufbau in Betracht, stößt man wieder auf die eben beschriebene Gliederung in drei Bereiche, Frontseite oben: Personalien, Frontseite unten die Diagnosen – äquivalent zur Angabe der Todesursache in einem Autopsiebericht des Jahres 1983 – und auf den Folgeseiten der Befund. Geht man im Bestand der Charité weitere fünfzig Jahre zurück, ins Jahr 1866, ergibt sich dasselbe Bild. Zwar hat man wenig überraschend erneut ein völlig anderes Layout vor Augen, es gibt gar keine vorgedruckten Felder, die Personalien umfassen nur den Namen, Alter, Geburts- und Todestag, die Diagnose steht ungekennzeichnet in der rechten oberen Ecke des Doppelbogens, die Angaben zu den Befunden sind hiervon einzig durch einen roten Querstrich abgetrennt, doch wie sich damit zeigt, ist die Dreiteilung in Person, Diagnose und Befund bereits in diesen ältesten heute erhaltenen Sektionsaufzeichnungen an der Charité etabliert.

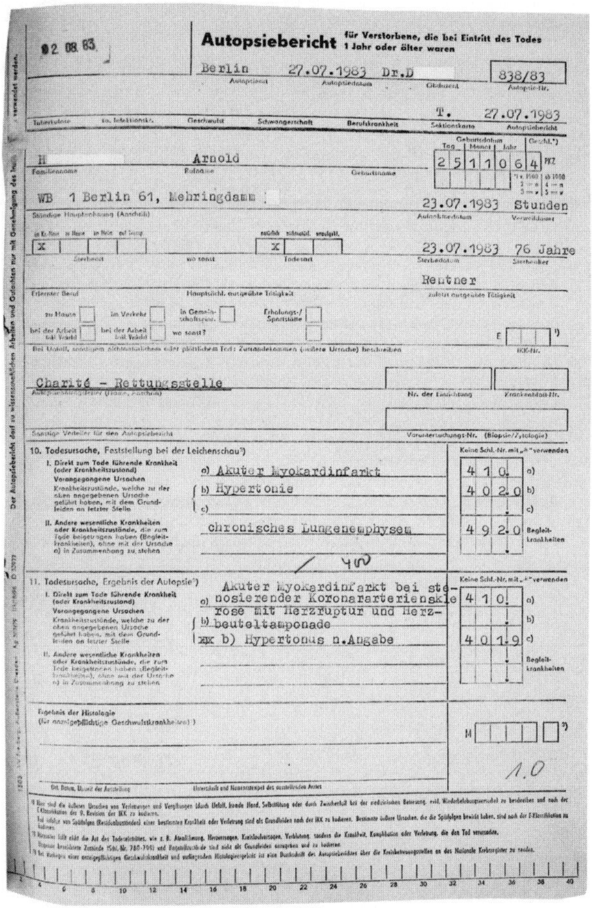
02 08 83

Autopsiebericht für Verstorbene, die bei Eintritt des Todes 1 Jahr oder älter waren

Berlin 27.07.1983 Dr.D

Autopsieort Autopsiedatum Obduzent

838/83

Autopsie-Nr.

Tuberkulose Inf. Infektionskr. Geschwulst Schwangerschaft Berufskrankheit

T. 27.07.1983

Sektionskarte Autopsiebericht

H Arnold

Familienname Rufname Geburtsname

Geburtsdatum Tag Monat Jahr Geschl.

2 5 1 1 0 6 4

WB 1 Berlin 61, Mehringdamm

Ständige Hauptwohnung (Anschrift)

23.07.1983 Stunden

Aufnahmedatum Verweildauer

X X

Sterbeort wo sonst Todesart

23.07.1983 76 Jahre

Sterbedatum Sterbealter

Rentner

Erlernter Beruf Hauptsächl. ausgeübte Tätigkeit zuletzt ausgeübte Tätigkeit

zu Hause im Verkehr in Gemeinschaftseinr. Erholungs-/Sportstätte

bei der Arbeit bei der Arbeit wo sonst?

Bei Unfall, sonstigem nichtnatürlichem oder plötzlichem Tod: Zustandekommen (äußere Ursache) beschreiben

IKK-Nr.

Charité – Rettungsstelle

Nr. der Einrichtung Krankenblatt-Nr.

Sonstige Verteiler für den Autopsiebericht

Voruntersuchungs-Nr. (Biopsie/Zytologie)

10. Todesursache, Feststellung bei der Leichenschau

I. Direkt zum Tode führende Krankheit (oder Krankheitszustand)

Vorangegangene Ursachen

a) Akuter Myokardinfarkt 4 1 0

b) Hypertonie 4 0 2. 0

c)

II. Andere wesentliche Krankheiten oder Krankheitszustände, die zum Tode beigetragen haben (Begleitkrankheiten)

chronisches Lungenemphysem 4 9 2. 0

11. Todesursache, Ergebnis der Autopsie

I. Direkt zum Tode führende Krankheit (oder Krankheitszustand)

Vorangegangene Ursachen

a) Akuter Myokardinfarkt bei stenosierender Koronararteriensklerose mit Herzruptur und Herzbeuteltamponade 4 1 0.

b)

c) b) Hypertonus n.Angabe 4 0 1. 9

II. Andere wesentliche Krankheiten oder Krankheitszustände, die zum Tode beigetragen haben (Begleitkrankheiten)

Ergebnis der Histologie (für anzeigepflichtige Geschwulstkrankheiten)

M

1.0

Abb. 1: Frontseite des Autopsieberichts 838/83, Institut für Pathologie der Berliner Charité. In der oberen Hälfte die Angaben zur Person, in der unteren Hälfte Angaben zur Todesursache nach der klinischen Leichenschau und der Autopsie. Am rechten Rand als ›statistischer Saum‹ die Felder zur Verschlüsselung von Todesursache und Nebenkrankheiten nach der Klassifikation der WHO. Charité: Universitätsmedizin Berlin, Institut für Pathologie, Campus Charité Mitte. Aufnahme: Navena Widulin, Berliner Medizinhistorisches Museum.

Mit dieser Aufteilung werden nicht nur die für die Adressierung und Verwaltung benötigten Angaben zur Person von den medizinisch-pathologischen Aufzeichnungen getrennt, sondern letztere noch einmal einer Binnengliederung in Diagnosen respektive Angabe der Todesursache einerseits und Aufzeichnung der Befunde andererseits unterzogen. Epistemologisch macht sich in dieser Trennung die in der Pathologie als

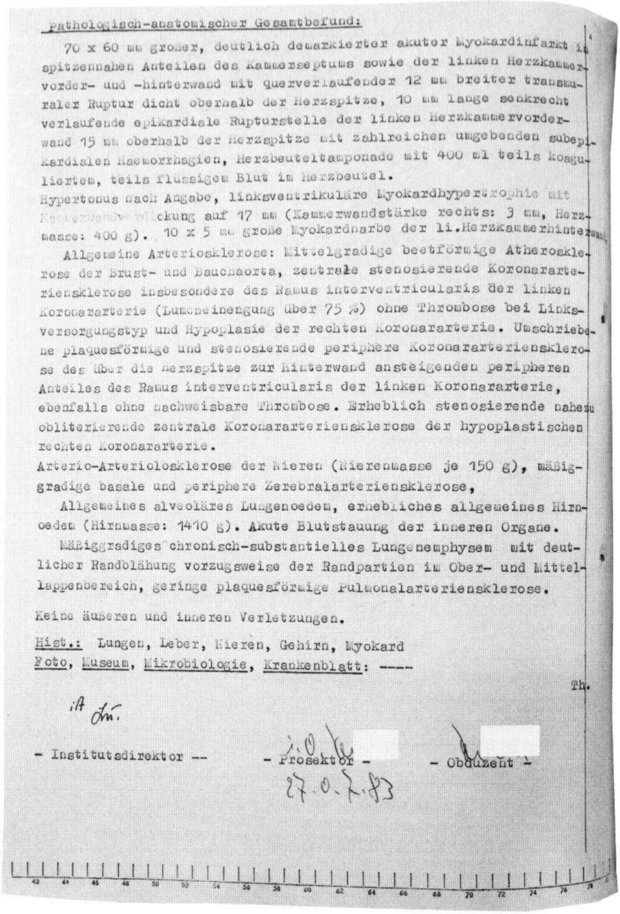

Pathologisch-anatomischer Gesamtbefund:

70 x 60 mm großer, deutlich demarkierter akuter Myokardinfarkt in spitzennahen Anteilen des Kammerseptums sowie der linken Herzkammervorder- und -hinterwand mit querverlaufender 12 mm breiter transmuraler Ruptur dicht oberhalb der Herzspitze, 10 mm lange senkrecht verlaufende epikardiale Rupturstelle der linken Herzkammervorderwand 15 mm oberhalb der Herzspitze mit zahlreichen umgebenden subepikardialen Haemorrhagien, Herzbeuteltamponade mit 400 ml teils koaguliertem, teils flüssigem Blut im Herzbeutel.
Hypertonus nach Angabe, linksventrikuläre Myokardhypertrophie mit [illegible]ckung auf 17 mm (Kammerwandstärke rechts: 3 mm, Herzmasse: 400 g). 10 x 5 mm große Myokardnarbe der li.Herzkammerhinterwand.

Allgemeine Arteriosklerose: Mittelgradige beetförmige Atherosklerose der Brust- und Bauchaorta, zentrale stenosierende Koronararteriensklerose insbesondere des Ramus interventricularis der linken Koronararterie (Lumeneinengung über 75 %) ohne Thrombose bei Linksversorgungstyp und Hypoplasie der rechten Koronararterie. Umschriebene plaquesförmige und stenosierende periphere Koronararteriensklerose des über die Herzspitze zur Hinterwand ansteigenden peripheren Anteiles des Ramus interventricularis der linken Koronararterie, ebenfalls ohne nachweisbare Thrombose. Erheblich stenosierende nahezu obliterierende zentrale Koronararteriensklerose der hypoplastischen rechten Koronararterie.
Arterio-Arteriolosklerose der Nieren (Nierenmasse je 150 g), mäßiggradige basale und periphere Zerebralarteriensklerose,

Allgemeines alveoläres Lungenoedem, erhebliches allgemeines Hirnoedem (Hirnmasse: 1410 g). Akute Blutstauung der inneren Organe.

Mäßiggradiges chronisch-substantielles Lungenemphysem mit deutlicher Randblähung vorzugsweise der Randpartien im Ober- und Mittellappenbereich, geringe plaquesförmige Pulmonalarteriensklerose.

Keine äußeren und inneren Verletzungen.

Hist.: Lungen, Leber, Nieren, Gehirn, Myokard
Foto, Museum, Mikrobiologie, Krankenblatt: ----

Th.

iA

- Institutsdirektor -- - Prosektor - - Obduzent -
27.07.83

Abb. 2: Rückseite des Autopsieberichts 838/83, Institut für Pathologie der Berliner Charité. Frei formulierter pathologisch-anatomischer Gesamtbefund (ohne Angaben von Normalbefunden). Charité: Universitätsmedizin Berlin, Institut für Pathologie, Campus Charité Mitte. Aufnahme: Navena Widulin, Berliner Medizinhistorisches Museum.

nicht hintergehbar veranschlagte Unterscheidung zwischen Schlußfolgerungen und Tatsachen geltend. Im Befund stehen demnach ›bloße‹, durch die Hantierungen des Obduzenten freigelegte und durch Augenschein erfaßte Tatsachen. Die Diagnose respektive die Angabe der Todesursache folgen hingegen aus einem expliziten Akt des Urteilens; Diagnose und Todesursache werden nicht festgestellt, sondern abgeleitet.

In einem aktuellen Standardwerk der Sektionstechnik findet diese binäre Logik von Befunden und Interpretationen in der Feststellung Ausdruck: »The autopsy report is a description and interpretation of the findings«, und über das Verhältnis des einen zum anderen heißt es in einem anderen Handbuch explizit: »Autopsy diagnosis represents an interpretation of objective, primarily morphologic, findings.«[2] Später wird zu überlegen sein, wie weit diese Unterscheidung haltbar ist und wie weit sie im Bericht über die Autopsie von Arnold H. eventuell verwischt wird.

II.

Bis hierhin ist nur geschildert worden, welche Angaben im Autopsiebericht zu finden sind. Nun ist darüber zu sprechen, wie diese Angaben gewonnen worden sind. Es wird dabei im Folgenden allein auf die Erhebung der Sektionsbefunde eingegangen werden und – das mag vielleicht verwundern – vornehmlich von Schreibvorgängen die Rede sein. Geschildert werden also nicht die Hantierungen des Obduzenten bei der Sektion, im Mittelpunkt steht vielmehr der Aufschreibeprozeß. Der Grund hierfür ist, daß die Sektionsbefunde (abgesehen von eventuell zurückbehaltenen Proben, Präparaten, Zeichnungen oder Fotografien) nur durch die schriftliche Aufzeichnung verfügbar sind und auf diese Weise nachvollzogen werden können. Denn auch heute noch gilt für den Sektionsbetrieb jene schlichte Einsicht, die vor hundertfünfzig Jahren der Wiener Pathologe Richard Heschl formuliert hat. »Der Natur der Sache nach«, so Heschl, »soll das Sectionsprotocoll an die Stelle des untersuchten Objectes treten«.[3] Naturgemäß ist dies deshalb, weil das »untersuchte Object«, das heißt die Leiche, erstens durch die Sektion selbst und zweitens durch die einsetzende Verwesung unumkehrbar verändert wird. Von diesem Objekt bleiben dauerhaft primär die schriftlichen Aufzeichnungen bei seiner Untersuchung über. Diese vertreten daher auch nicht einfach das Objekt der Sektion, sondern treten, mit Heschls Worten, *an die Stelle dieses Objektes*. Nur auf diese Aufzeichnungen läßt sich zurückkommen, diese ›Papierleiche‹ bildet, sobald die erste Diskussion des Falls

2 Walter E. Finkbeiner, Philipp C. Ursell, Richard L. Davis: *Autopsy Pathology. A Manual and Atlas*. Philadelphia 2004, 137; Jurgen Ludwig: *Handbook of Autopsy Practice*. 3. Aufl. Totowa, New York 2002, 151.

3 Richard Heschl: *Sections-Technik. Anleitung zur zweckmässigen Ausführung pathologischer Sectionen und zur Abfassung der Befundscheine für Studirende und praktische Ärzte, besonders Gerichts-Ärzte*. Wien 1859, 64.

direkt nach der Sektion vorüber ist, zusammen mit den Laborergebnissen und anderen Anlagen die Grundlage für jede weitere Untersuchung oder Auswertung.

Die Bedeutung dieser Aufzeichnungen wurde von Anfang an betont. Man kann sogar sagen, daß der Beginn eines geregelten Sektionsbetriebs und damit einhergehend die Herausbildung eines Faches namens Pathologie mit der Ausbildung des Protokollierregimes zusammenfällt. Dies ist anderenorts bereits ausführlich geschildert worden, weshalb hier nur summarisch festgehalten werden soll, daß kaum je eine Wissenschaft so viel Aufmerksamkeit für Form und Sprache ihrer Aufzeichnungen entwickelt hat wie die Pathologie.[4] So enthält auch heute jedes Handbuch der Sektionstechnik einen mehr oder weniger umfangreichen Abschnitt zur Protokollierung. Berücksichtigt man nun, wie stark der Aufzeichnungsvorgang (abgesehen von der konstanten Dreiteilung) in Relation zu den verwendeten Vordrucken über das vergangene Jahrhundert allein nur an der Charité variiert hat, kommt man nicht um den Gedanken herum, daß die resultierenden Protokolle nicht unerheblich vom Prozedere ihrer Anfertigung geprägt sind. Dies gilt auch für den Autopsiebericht Nr. 838/83. Im Folgenden interessiert mich dieses Dokument als Instrument, das wie die Instrumente des Sektionssaals und die Apparate im Labor an der Hervorbringung der Tatsachen beteiligt ist. Im Mittelpunkt steht dabei die Frage, wie die Beziehung zwischen den Beobachtungen an der Leiche und den aufgezeichneten Befunden beschaffen ist. Indem ich diese Frage stelle, setze ich voraus, daß das Protokoll nicht einfach einen Abdruck der Beobachtungen an der Leiche liefert.

III.

Die Szene im Sektionssaal gleicht in gewisser Hinsicht einer Verhandlung vor Gericht. Diese Parallele ist nicht willkürlich gezogen. In Preußen und damit auch an der Charité wurde das Prozedere der Sektion und deren Protokollierung zur Mitte des 19. Jahrhunderts zuerst im gerichtsmedizinischen Kontext reguliert. In seinen Grundzügen ging dieses Prozedere dann ab Mitte der 1870er Jahre durch Rudolf Virchows *Sections-Technik*, ursprünglich geschrieben als Leitfaden für gerichtliche Sektionen und für Jahrzehnte maßgebliche Sektionsanleitung, in die

4 Vgl. Christoph Hoffmann: »Schneiden und Schreiben. Das Sektionsprotokoll in der Pathologie um 1900«. In: *Daten sichern. Schreiben und Zeichnen als Verfahren der Aufzeichnung*. Hg. Ders. Zürich, Berlin 2008 (= *Wissen im Entwurf*, I), 153-196.

klinischen Prosekturen über.[5] Neben dem historischen Zusammenhang besteht zwischen Sektions- und Gerichtsszene aber auch eine strukturelle Übereinstimmung. In ihrem letzten Buch hat Cornelia Vismann im Kapitel »Die Stimme vor Gericht« darauf hingewiesen, daß die im deutschen Recht auf Mündlichkeit und Unmittelbarkeit gegründete Prozeßführung, insbesondere die Hauptverhandlung im Strafprozeß, doch immer auf die Aufzeichnung zuläuft: »Stets geht es darum, das Verhandelte und das zu Verhandelnde ›irgendwie aktenkundig‹ zu machen«.[6] In derselben Weise ist das Geschehen im Sektionssaal auf die Anfertigung einer schriftlichen Aufzeichnung ausgerichtet. Die Untersuchung der Leiche erfolgt dort immer *in Rücksicht auf das Protokoll.* So wird beispielsweise in einer französischen Sektionsanleitung aus der Zeit Anfang des 20. Jahrhunderts gefordert, daß der Protokollant den Obduzenten nicht nur den Wortlaut des Befunds durch Fragen abverlangt, sondern auch auf Unklarheiten und eventuell fehlende Beschreibungen hinweist, und in einer englischen Sektionsanleitung aus derselben Zeit wird vorgeschlagen, dem Obduzenten die einzelnen Abschnitte des Protokolls durch einen Anschlag vor Augen zu stellen.[7] Ähnlich sind auf der Wandtafel im Sektionshörsaal des Instituts für Pathologie der Charité bis heute Felder für die zur ermittelnden Organgewichte bereits vorab eingezeichnet.

Mit der Formulierung, daß die Sektion mit Rücksicht auf das Protokoll erfolgt, ist noch etwas zweites gemeint. Nicht nur läuft die ganze Veranstaltung darauf hinaus, daß ein Protokoll erstellt wird. Der Vorgang der Protokollierung interveniert auch direkt in die Feststellung der Befunde. Nach Johannes Orth, Virchows Nachfolger an der Charité zu Beginn des 20. Jahrhunderts, hat das Aufnehmen eines Protokolls gegenüber der Erhebung der Befunde »in Gedanken« nicht zuletzt »den Vorteil, dass man gezwungen wird, sich die sinnlichen Wahrnehmungen recht klar zum Bewusstsein zu bringen«.[8] Sybille Krämer würde hier eventuell von einem Effekt der Exteriorisierung sprechen,[9] aber bevor

5 Ebd., 157-164.

6 Cornelia Vismann: *Medien der Rechtsprechung*. Hg. Alexandra Kemmerer, Markus Krajewski. Frankfurt a.M. 2011, 124.

7 Hoffmann: »Schneiden und Schreiben« (wie Anm. 4), 165.

8 Johannes Orth: *Pathologisch-anatomische Diagnostik nebst Anleitung zur Ausführung von Obduktionen sowie von pathologisch-histologischen Untersuchungen*. 7. durchges. u. verm. Aufl. Berlin 1909, 13.

9 Sybille Krämer: »›Operationsraum Schrift‹. Über einen Perspektivenwechsel in der Betrachtung der Schrift«. In: *Schrift. Kulturtechnik zwischen Auge, Hand und Maschine.* Hg. Gernot Grube, Werner Kogge, Sybille Krämer. München 2005, 23-57, hier: 42f.

noch das Wahrgenommene als fixierte Schrift entgegentreten kann, muß es erst einmal aufgeschrieben werden. Dieser Akt des Schreibens kommt zu einer bloßen Erhebung »in Gedanken« hinzu und dieser Akt kanalisiert die Wahrnehmungen des Obduzenten in Richtung der *Formulierung* eines Befundes.

Unter der Geste des Aufschreibens werden mannigfaltige Eindrücke als festgestellte Tatsachen formiert. Im Protokoll wird das Wahrgenommene entsprechend nicht verdoppelt, sondern in einzelne Feststellungen gegliedert. Genau darin liegt der unschätzbare Vorteil der Verschriftlichung gegenüber Fotografien und Zeichnungen (was erklärt, warum diese die Protokollierung der Befunde niemals verdrängen konnten). Denn auch wenn die Fotografie oder die Zeichnung eines Befunds diesen ebenfalls durch Konturierung, Kontrast oder Weglassen in seiner Komplexität reduziert und damit Kenntlichkeit verleiht, erweist sich die schriftliche Aufzeichnung mit der einhergehenden Verbalisierung in diesem Punkt als effektiver. Letztendlich heißt Protokollieren, den visuellen Eindruck in das diskrete Symbolische sprachlicher Zeichen zu verwandeln, und dabei ist es ganz gleich, ob der Obduzent seine Befunde einem Protokollanten diktiert, ob er die Befunde, wie heute zumeist, in einen Rekorder spricht, oder ob er, wie es lange Zeit die Regel war, die Befunde im Nachhinein aus dem Gedächtnis oder mit Hilfe von Notizzetteln festhält.

Zu den Umständen der Protokollierung gehört ferner der Freiheitsgrad der Schriftführung auf dem Blatt. In den ersten Jahrzehnten werden dem Schreiber in dieser Hinsicht wenig Beschränkungen auferlegt. Die zur Aufzeichnung benutzten Bögen sind meist nur in einige Spalten unterteilt, Rubrikentitel legen fest, wo welche Befunde aufzuzeichnen sind, das Blattformat begrenzt, wie ausführlich Befunde angegeben werden können, und der sich herausbildende Protokollkopf weist den Angaben zur Person, den Verwaltungsvermerken und der Diagnose nach und nach einen bestimmten Platz zu. Auf ganz andere Verhältnisse stößt man in den Sektionsprotokollen, die in der Charité in den 1960er Jahren angefertigt wurden. Einer der damaligen Oberärzte, der spätere Institutsdirektor Heinz David, berichtet: »Wir haben nur noch Kreuze auf einem Vordruck gemacht, während die Protokolle vorher noch diktiert wurden.«[10] Tatsächlich wurde aber nicht nur angekreuzt, sondern der Vordruck bestand in dieser Zeit zu einem nicht unerheblichen Teil aus einer Art Lückentext, in den an vorbestimmten Stellen einzelne Worte

10 Interview Heinz David. In: *Zeitzeugen Charité* (wie Anm. 1), 48-58, hier: 53.

oder Wortkombinationen einzufüllen waren.[11] Zugespitzt gesagt fällt hier das Schreiben des Protokolls nicht mit der *Formulierung* der Befunde, sondern mit der *Auswahl* einer bestimmten Bezeichnung zusammen. Im Effekt führt diese Schriftführung zu einer Zuspitzung der Befunde bei Reduktion der Vielgestaltigkeit ihres Ausdrucks. Zwei Jahrzehnte später hat man dieses Schema wieder hinter sich gelassen. Im Autopsiebericht 838/83 bleiben das Einfüllen von Worten und dessen Fortentwicklung zum Ankreuzen von Kästchen auf den ersten und zweiten Bereich des Dokuments beschränkt. Der Obduzent formuliert den Befund nun wieder. Wobei mit Formulieren – in Abgrenzung zu Einfüllen – ausschließlich gemeint ist, daß der Umfang der Aufzeichnungen (abgesehen vom Blattformat) nicht graphisch limitiert ist und daß darüber hinaus dem Obduzenten auf dem Blatt keine Vorgaben gemacht werden, welche Befunde festzuhalten sind.

An dieser Stelle muß allerdings eine Einschränkung gemacht werden. Es wird aufgefallen sein, daß das Dokument, von dem die ganze Zeit die Rede ist, die Überschrift »Autopsiebericht« trägt. Daß es nicht als Protokoll bezeichnet wird, hat einen guten Grund: Wiedergegeben werden dort nicht die Befunde der ganzen Sektion, wie es für das Protokoll zumindest theoretisch immer gefordert ist, sondern primär solche Befunde, die vom gewöhnlichen Zustand abweichen.[12] Dieser Bericht wurde im zeitlichen Abstand zur Sektion – in unserem Fall nach dem Datum der Ausfertigung zwei Tage später – einer Schreibkraft auf der Basis von Notizen diktiert, die direkt im Anschluß an die Sektion angefertigt wurden. Ein vollständiges Protokoll einschließlich der Normalbefunde wurde nicht erstellt.

Im Ergebnis läßt sich festhalten, daß die Befunde, die wir dem Autopsiebericht heute entnehmen können, keineswegs ein unmittelbares Bild der beobachteten Erscheinungen an der Leiche liefern. Zu berücksichtigen ist vielmehr, daß alles Aufgezeichnete unter der Absicht der Protokollierung entsteht: Befund ist, was unter Maßgabe des zu erstellenden Protokolls von den mannigfaltigen Eindrücken als diskrete Einheit sprachlich Gestalt gewinnt. Außerdem gilt für den Autopsiebericht 838/83, daß der angeführte Gesamtbefund bereits aus einem Auswahlprozeß und konkret aus einer Umschrift der direkt nach der Sektion getätig-

11 Vgl. Hoffmann: »Schneiden und Schreiben« (wie Anm. 4), 184, Abb. 3.

12 Zu den Umständen der Erstellung des Autopsieberichts im fraglichen Zeitraum beziehe ich mich hier und im weiteren auf eine schriftliche Auskunft von Prof. Dr. Rudolf Meyer, dem damaligen Leiter der Prosektur an der Charité, vom 14. Januar 2013.

ten Aufzeichnungen resultiert. Da, wie am Ende des Befundberichts angegeben (Abb. 2 unten), keine Fotos, keine Präparate für das »Museum« und keine Flüssigkeiten für die »Mikrobiologie« zurückbehalten wurden, bleiben für eine eventuelle Nachkontrolle am heutigen Tage nur die für die »Hist.«ologie entnommenen Gewebeproben; sofern die Objektträger noch aufzufinden und verwertbar sind. Der Autopsiebericht gestattet diese Kontrolle hingegen nicht; was im Rahmen der Sektion insgesamt festgestellt wurde, läßt sich ihm nicht mehr entnehmen, die Dokumentation ist nicht reversibel gehalten. Wie man die mitgeteilten Befunde auch dreht und wendet, sie lassen nur den einen Schluß zu, der als Todesursache auf der Frontseite vermerkt ist (Abb. 1): »akuter Myokardinfarkt bei stenosierender Koronararteriosklerose mit Herzruptur und Herzbeuteltamponade». Für die Nichtmediziner: Arnold H. starb an einem plötzlichen Verschluß der bereits verengten Herzkranzgefäße mit Riß des Herzmuskels und einer großen Flüssigkeitsansammlung im Herzbeutel.

IV.

Die Formulierung der Sektionsbefunde wurde eben als ein besonderer Modus der Aufzeichnung im Unterschied zum Einfüllen oder Ankreuzen der Sektionsbefunde charakterisiert. Gemeint war damit eine Art von Aufzeichnung frei von besonderen Vorgaben, welche Befunde wo in welchem Umfang aufzuzeichnen sind. Daraus folgt aber keineswegs, daß der Obduzent den Befund frei nach seinem Belieben formuliert. Zu bedenken ist zunächst, daß eine Sektion in einer bestimmten Abfolge von Schritten durchgeführt wird, die wiederum die Abfolge der Befunde im Protokoll strukturiert. Abgesehen davon sind in diesem Zusammenhang dann aber Sprache und Stil der Aufzeichnungen zu berücksichtigen. Um einen Eindruck zu gewinnen, genügt es bereits, den ersten Absatz aus dem »Pathologisch-anatomischen Gesamtbefund« zu zitieren (Abb. 2): »70 x 60 mm großer, deutlich demarkierter akuter Myokardinfarkt mit spitzennahen Anteilen des Kammerseptums sowie der linken Herzkammervorder- und -hinterwand mit querverlaufender 12 mm breiter transmuraler Ruptur dicht oberhalb der Herzspitze, 10 mm lange senkrecht verlaufende epikardiale Rupturstelle der linken Herzkammervorderwand 15 mm oberhalb der Herzspitze mit zahlreichen umgebenden subepikardialen Haemorrhagien, Herzbeuteltamponade mit 400 ml teils coaguliertem, teils flüssigem Blut im Herzbeutel.«

Als erstes fällt auf, daß in dem ganzen Absatz kein einziges Verb, nicht einmal ein Hilfsverb, verwendet wird. Man kann dies einfach Nominalstil nennen, aber mit Roland Barthes könnte man diese Schreibweise etwas genauer noch als »amodale«, indikative oder als »neutrale Schreibweise« bezeichnen.[13] Der Effekt einer solchen kunstfertigen, nämlich ganz bestimmt wohlgeübten Kunstlosigkeit liegt auf der Hand: Was hier aufgeschrieben worden ist, bestreitet überhaupt, das Ergebnis einer Formulierung zu sein. Die Befunde scheinen völlig ungefügt, einfach hintereinander weg, durch Kommata abgetrennt, so wie sie sich scheinbar direkt zu sehen gegeben haben, aufgeführt worden zu sein. Wenn vorhin gesagt wurde, daß unter der Geste des Aufschreibens die mannigfaltigen Eindrücke am Sektionstisch als Feststellungen formiert werden, so ist deshalb jetzt hinzufügen, daß diese Leistung im finalen Produkt, dem fixierten Befund, unkenntlich wird. Die Aufzeichnungen legen im Gegenteil nahe, daß sich die Befunde dem Obduzenten bei der Untersuchung unvermittelt aufgezwungen haben. Insbesondere durch den vollkommenen Verzicht auf Verben oder Hilfsverben werden die aufgeführten Befunde erstens von jeder Tätigkeit entkoppelt, die zu ihrer Erlangung notwendig gewesen ist. Zweitens wird damit der letzte Hinweis auf ein Subjekt, das die Befunde erhebt, unterdrückt. Von den syntaktischen Elementen eines Satzes bleiben im Bericht nur Objekte und Adjektive über.

Wenig überraschend, weil Kennzeichen von Fachsprachen, ist die hochdifferenzierte Begrifflichkeit der Befunde. Damit einher geht eine geringe Redundanz des Aufgezeichneten. Jedes einzelne Wort, spitzennah, epikardial, coaguliert usw., bezeichnet einen besonderen Umstand des Befunds. Der Eindruck der Genauigkeit wird zusätzlich durch die Maßangaben gefestigt, die zusammen mit den räumlichen Angaben gleichsam in einer Karte der Befunde resultieren. Hält man sich an dieses Bild der Karte oder der Kartierung der Befunde, wird allerdings auch wieder deutlich, daß die Genauigkeit der Beschreibung – genauso wie bei jeder Karte – aus einer Reduktion des insgesamt potentiell Wahrnehmbaren hervorgeht. Schließlich sei noch ein Punkt angesprochen, der oben bereits Erwähnung fand, nämlich die in der Pathologie grundlegende Unterscheidung von Befunden, die festgestellt werden, und Diagnosen, die auf Urteilen beruhen. Diese Unterscheidung war von jeher problematisch, weil schon das Feststellen eines Befunds immer mit einem Urteil einhergeht. So kommt man in dem vorliegenden Bericht zu der näheren Bestimmung »*deutlich* demarkierter akuter Myokardinfarkt« nur durch

13 Roland Barthes: »Am Nullpunkt der Literatur« [1953]. In: Ders.: *Am Nullpunkt der Literatur. Literatur oder Geschichte. Kritik und Wahrheit.* Übers. Helmut Scheffel. Frankfurt a. M. 2006, 61.

eine Wahl zwischen verschiedenen Möglichkeiten (deutlich, undeutlich oder welche andere Qualität auch immer), die sich in einem urteilenden Vergleichen ausführt. Hinzu kommt, daß in dieser Formulierung diagnostische Kategorien bereits bei der Beschreibung der Befunde verwendet werden. Denn der Ausdruck »akuter Myokardinfarkt« gehört (wie viele weitere Ausdrücke in den folgenden Absätzen) zur diagnostischen Terminologie und ordnet die Befunde einer Krankheit zu. Daß hier die sonst immer betonte Unterscheidung von Befunden und Diagnosen aufgehoben worden ist, dürfte mit dem Status des Dokuments zu tun haben. Als Auszug aus den Befunden gleicht der Autopsiebericht von vornherein einem wertenden, gewichtenden Gutachten über den Todesfall.

Dieser Status ist dem Autopsiebericht allerdings nicht abzulesen. In dem ganzen Dokument wird an keiner Stelle offen begründet oder erwogen, sondern, wie an der Beschreibung der Befunde gezeigt, der Eindruck einer unvermittelten Gegebenheit des Mitgeteilten erweckt. Der Bericht läßt die Tatsachen sprechen, er argumentiert nicht und *erzählt auch keine Geschichte*. Dies gilt zumindest, wenn man darauf besteht, daß das Erzählen einer Geschichte durch erzählerische Elemente getragen sein muß. Von diesen fehlt in dem Bericht jede Spur: Kein Erzähler, keine Szene, kein Ort und keine Zeit, in der die Befunde eingebettet werden. Man kann jedoch nicht bestreiten, daß sich beim Lesen des Berichts die einzelnen Teile für entsprechend geschulte Personen zu einem kohärenten Ganzen fügen: das typische Bild eines Herzinfarkts bei starker Vorschädigung. In diesem Sinne kann man dann doch sagen, daß der Autopsiebericht über Arnold H. eine Geschichte erzählt, allerdings entsteht auch diese Geschichte primär im Kopf, indem der Leser oder die Leserin die verschiedenen Angaben zueinander in Beziehung setzt. Von der eingangs entwickelten kleinen Fiktion unterscheidet sich der Autopsiebericht also nicht dadurch, daß hier alles schwarz auf weiß geschrieben steht, während dort das Geschehen mehr oder weniger zusammengereimt worden ist. Der Unterschied liegt vielmehr darin, daß die eingangs erzählte Geschichte unterbestimmt ist: Es kann so gewesen sein oder ganz anders, während die Geschichte des Autopsieberichts überdeterminiert ist: So und nicht anders ist Arnold H. zu Tode gekommen. Die Tatsachen des Autopsieberichts sind elliptisch verknappt, die Sicherheit der Schlußfolgerung ist entsprechend hoch.

V.

Mit einem Begriff Hans-Jörg Rheinbergers lassen sich Dokumente wie ein Autopsiebericht als »literale Techniken« bezeichnen.[14] Rheinberger versteht hierunter solche Aufzeichnungsformen der Wissenschaften, die semistandardisiert, kollektiv und kollektivierend verfaßt sind. Literale Techniken schaffen mit anderen Worten für einen bestimmten Bereich wissenschaftlicher Arbeit eine Kohärenz des Aufzeichnens, die individuelle Abweichungen schluckt und dadurch Vergleichbarkeit des Aufgezeichneten über längere Zeiträume garantieren soll. Das beginnt in unserem Fall mit den vier Strichen, mit denen Rudolf Virchow in den 1860er Jahren die zur Aufzeichnung der Sektionsprotokolle benutzten Bögen unterteilte, und es gilt erst recht für die hochaufgelösten Vordrucke, die an der Charité seit den 1960er Jahren Verwendung finden. Literale Techniken entpersonalisieren zunächst den Vorgang der Aufzeichnung. Nicht Dr. D. verfaßt deshalb den Autopsiebericht über Arnold H., auch wenn er den Bericht selbstverständlich geschrieben oder tippen lassen hat, aber im Kern verweist das Aufgezeichnete nicht auf ihn. Nicht Dr. D. gestaltet seine Rede und organisiert die Aufzeichnungen auf dem Papier, sondern die jeweils erlernten Regeln des Protokollierens und die Vorgaben auf dem Blatt. Individualität taucht in einem solchen Dokument nur nach dem Grad der Erfüllung der Regeln und Vorgaben auf und das heißt meistenteils in der Form des Mangels. Auf den Schreiber fällt der Bericht zurück, wenn er Regeln und Vorgaben nicht hinreichend erfüllt. Die Unterschriften am Ende des pathologisch-anatomischen Gesamtbefunds (Abb. 2 unten) stehen genau hierfür ein: Sie gestatten es, den vorliegenden Bericht einer verantwortlichen Person (oder hier, zumindest theoretisch, gleich drei Verantwortlichen) zuzurechnen.

Literale Techniken bilden ferner kollektive Räume des Aufzeichnens. Geht man den Autopsiebericht 838/83 und den zugehörigen Autopsieantrag durch, dann fällt auf, daß diese Dokumente von mehreren Personen zu bearbeiten sind. So ist im Autopsiebericht die Rubrik »Ergebnis der Histologie« auf der Frontseite (Abb. 1 unten) von dem für die histologischen Untersuchungen zuständigen Pathologen auszufüllen (und zu unterschreiben); in unserem Fall fehlen diese Angaben allerdings, obwohl Proben für die Histologie entnommen wurden. Für den Autopsieantrag gilt, daß die Angabe der Organgewichte auf der Rückseite erst nach

14 Hans-Jörg Rheinberger: »Zettelwirtschaft«. In: Ders.: *Epistemologie des Konkreten. Studien zur Geschichte der modernen Biologie.* Frankfurt a. M. 2006, 350-361, hier: 360.

der Sektion und dann durch den Obduzenten (und nicht durch den die Autopsie beantragenden Arzt) einzutragen ist. Folgte man dieser Spur, dann ließen sich alle Dokumente, die in einem Sektionsbetrieb anfallen, jeweils auch als Überreste einer Organisationsgeschichte analysieren, in der sich beispielsweise die Ausdifferenzierung der Pathologie in ihre verschiedenen Zweige von der Prosektur über die Histopathologie bis zur Laboranalytik über die Zeit eines Jahrhunderts als Zuwachs von Rubriken und Namenskürzeln andeutet.[15]

VI.

Abschließend sei dem anfänglichen Hinweis nachgegangen, daß die klassische Dreiteilung der zu einer Sektion gehörigen Aufzeichnungen – 1. Personalien, 2. Diagnose respektive Todesursache und 3. Angabe der Befunde – im vorliegenden Autopsiebericht 838/83 noch durch einen vierten Bereich von Angaben ergänzt oder sogar überformt wird. Dieser vierte Bereich wird vom rechten Rand der Frontseite des Autopsieberichts gebildet. Bei diesem Rand handelt es sich um eine Art *statistischen Saum*, in dem eine Reihe von Angaben numerisch zu verschlüsseln sind (Abb. 1): Im einzelnen sind dies Geburtsdatum, Geschlecht, Todesursache nach dem Ergebnis der Leichenschau und dem Ergebnis der Sektion, sowie bei Unfällen der Ort des Geschehens und bei Geschwulstkrankheiten deren histologische Bestimmung. Einige weitere Angaben, darunter Datum und Stunde des Todes, werden auf dem Autopsieantrag erhoben (Abb. 3). Die gesammelten Daten können epidemiologisch für die Todesursachenstatistik ausgelesen werden, demographisch für die Sterbetafeln sowie klinisch für die Kontrolle der Leichenschau und der klinischen Diagnostik. Von letzterem zeugt die handschriftliche »1« un-

15 Zu Krankenakten als kollektiven Schreibräumen und Bindegliedern medizinischer Einrichtungen siehe Marc Berg: »Practices of Reading and Writing: The Constitutive Role of the Patient Record in Medical Work«. In: *Sociology of Health & Illness* 18 (1996), 499-524; Marc Berg und Geoffrey Bowker: »The Multiple Bodies of the Medical Record: Toward a Sociology of an Artifact«. In: *The Sociological Quarterly* 38 (1997), 513-537; Kai Sammet: »Paratext und Text. Über das Abheften und die Verwendung psychiatrischer Krankenakten. Beispiele aus den Jahren 1900-1930«. In: *Schriftenreihe der Deutschen Gesellschaft für Geschichte der Nervenheilkunde* 12 (2007), 339-367; sowie Sophie Ledebur: »Schreiben und Beschreiben. Zur epistemischen Funktion von psychiatrischen Krankenakten, ihrer Archivierung und deren Übersetzung in Fallgeschichten«. In: *Berichte zur Wissenschaftsgeschichte* 34 (2011), 102-124.

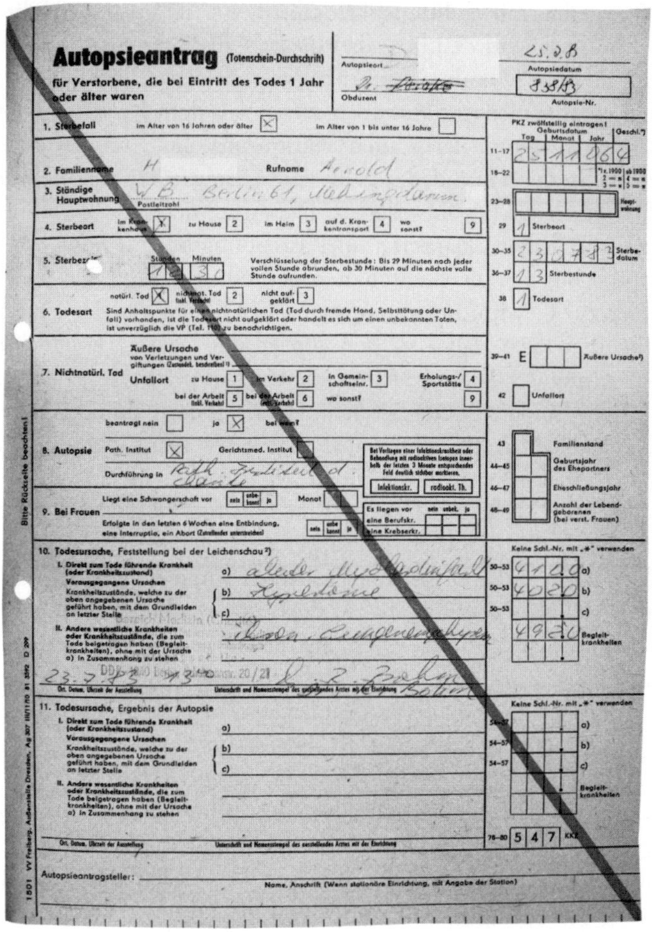

Autopsieantrag (Totenschein-Durchschrift)
für Verstorbene, die bei Eintritt des Todes 1 Jahr oder älter waren

Autopsieort — Autopsiedatum — Obduzent — Autopsie-Nr.

1. Sterbefall — im Alter von 16 Jahren oder älter — im Alter von 1 bis unter 16 Jahre
2. Familienname — Rufname
3. Ständige Hauptwohnung — Postleitzahl
4. Sterbeort — im Krankenhaus — zu Hause — im Heim — auf d. Krankentransport — wo sonst?
5. Sterbezeit — Stunden — Minuten — Verschlüsselung der Sterbestunde: Bis 29 Minuten nach jeder vollen Stunde abrunden, ab 30 Minuten auf die nächste volle Stunde aufrunden.
6. Todesart — natürl. Tod — nichtnat. Tod — nicht aufgeklärt — Sind Anhaltspunkte für einen nichtnatürlichen Tod (Tod durch fremde Hand, Selbsttötung oder Unfall) vorhanden, ist die Todesart nicht aufgeklärt oder handelt es sich um einen unbekannten Toten, ist unverzüglich die VP (Tel. 110) zu benachrichtigen.
7. Nichtnatürl. Tod — Äußere Ursache — Unfallort — zu Hause — im Verkehr — in Gemeinschaftseinr. — Erholungs-/Sportstätte — bei der Arbeit — wo sonst?
8. Autopsie — beantragt nein — ja — Path. Institut — Gerichtsmed. Institut — Durchführung in
9. Bei Frauen — Liegt eine Schwangerschaft vor — Monat — Erfolgte in den letzten 6 Wochen eine Entbindung, eine Interruptio, ein Abort
10. Todesursache, Feststellung bei der Leichenschau
I. Direkt zum Tode führende Krankheit (oder Krankheitszustand) a) — Vorausgegangene Ursachen: Krankheitszustände, welche zu der oben angegebenen Ursache geführt haben, mit dem Grundleiden an letzter Stelle b) c)
II. Andere wesentliche Krankheiten oder Krankheitszustände, die zum Tode beigetragen haben (Begleitkrankheiten), ohne mit der Ursache a) in Zusammenhang zu stehen
Ort, Datum, Uhrzeit der Ausstellung — Unterschrift und Namensstempel des ausstellenden Arztes mit der Einrichtung
11. Todesursache, Ergebnis der Autopsie
I. Direkt zum Tode führende Krankheit (oder Krankheitszustand) a) — Vorausgegangene Ursachen b) c)
II. Andere wesentliche Krankheiten oder Krankheitszustände
Autopsieantragsteller: — Name, Anschrift (Wenn stationäre Einrichtung, mit Angabe der Station)

PKZ zwölfstellig eintragen! Geburtsdatum Tag Monat Jahr Geschl. — Sterbeort — Sterbedatum — Sterbestunde — Todesart — Äußere Ursache — Unfallort — Familienstand — Geburtsjahr des Ehepartners — Eheschließungsjahr — Anzahl der Lebendgeborenen (bei verst. Frauen) — Begleitkrankheiten — KKZ

Bitte Rückseite beachten!

Abb. 3: Vorderseite des Autopsieantrags 838/83. Am Rand rechts der ›statistische Saum‹ mit zahlreichen Feldern zur Erfassung von Merkmalen des Todesfalls. Charité: Universitätsmedizin Berlin, Institut für Pathologie, Campus Charité Mitte. Aufnahme: Navena Widulin, Berliner Medizinhistorisches Museum.

ten rechts auf der Frontseite des Autopsieberichts, die völlige Übereinstimmung der klinischen und autoptischen Todesursachenfeststellung besagt.[16] Schließlich können diese Daten auch von der Klinikverwaltung für alle möglichen Auswertungen herangezogen werden.

16 Schriftliche Auskunft von Navena Widulin, Berliner Medizinhistorisches Museum der Charité, vom 15. Februar 2012.

Im Vergleich mit Sektionsprotokollen aus der ersten Hälfte des 20. Jahrhunderts wird deutlich, daß dieser statistische Saum das eigentlich Neue an dem Dokument aus dem Jahr 1983 darstellt. Ebenso klar ist allerdings, daß statistische Angaben schon seit dem Kaiserreich gesammelt worden sind und dafür auch Sektionsprotokolle ausgewertet wurden. Neu ist deshalb nur, daß sich dieser Vorgang in die Aufzeichnungen des Sektionsbetriebs hineinverlagert. Der Autopsiebericht gewinnt hierdurch zum Teil den Charakter eines Erhebungsbogens oder, wie es in den empirischen Sozialwissenschaften gerne heißt, den Charakter eines Werkzeugs zur Gewinnung von numerischen Daten. An der Charité beschränkte man sich dabei in den 1950er und 1960er Jahren auf die Verschlüsselung der Todesursachen, die einfach neben die Diagnose gesetzt werden. Einen eigenen Bereich mit erheblich mehr zu erfassenden Merkmalen bilden statistische Angaben erst seit den 1970er Jahren und dann bereits weitgehend in der Form, wie sie auch im Autopsiebericht 838/83 begegnet. Welchen Schluß soll man daraus ziehen, daß dieser statistische Saum nun deutlich markiert, hervorgehoben und gegenüber den Jahrzehnten zuvor ausgebaut wird? Eine These hierzu wäre, daß der gesamte Bericht mehr und mehr auf die dort versammelten Angaben zuläuft. Wenn die Sektion, wie oben entwickelt, in Rücksicht auf das Protokoll erfolgt, so würden die Aufzeichnung der Befunde und die gesamte Dokumentation der durchgeführten Sektion am Ende des 20. Jahrhunderts immer mehr in Rücksicht auf ihre weitere Auswertung erfolgen. Damit soll nicht gesagt werden, daß vorher solche Aufzeichnungen nicht ausgewertet wurden; das Gegenteil ist der Fall. Man gewinnt aber den Eindruck, daß die Anfertigung der Aufzeichnungen jetzt von vornherein nicht unwesentlich von der Absicht ihrer Weiterverarbeitung zu Daten gelenkt ist – und dies ist keine Spezialität der DDR, in einem aktuellen Handbuch wird »data processing« ein eigener Abschnitt gewidmet.[17]

In der Handvoll Zahlen am rechten Rand der Frontseite neben der schriftlichen Angabe der Todesursache drückt sich ein drittes Regime des Sezierens aus. Dieses Regime regelt nicht, wie bei der Sektion vorzugehen ist, und es regelt auch nicht, wie die Befunde schriftlich festzuhalten sind, es regelt ausschließlich, wie aus Schriftzeichen Ziffern werden. Der Name dieses Regimes lautet im Jahr 1983 ICD 9, Internationale Klassifikation der Krankheiten, Verletzungen und Todesursachen der Weltgesundheitsorganisation WHO, 9. Fassung, seit 1979 unter dem Kürzel »IKK« in der DDR gültig. In langen Listen finden sich hier Ziffernfolgen, aus denen der Obduzent die auf den Befund jeweils zutreffende

17 Ludwig: *Handbook of Autopsy Practice* (wie Anm. 2), 154-156.

auswählen muß. So steht die 410, mit der im Autopsiebericht 838/83 die »direkt zum Tode führende Krankheit« verschlüsselt wird, wenig überraschend für »Akuter Myokardinfarkt«. Man kann aber die Frage stellen, und in Fällen mit weniger ausgeprägten Befunden stellt sich diese Frage um so mehr, ob der Obduzent bei seinen Feststellungen nicht bereits immer die Ziffer im Blick hat, die final in das Feld am rechten Rand zu setzen ist. Die Eindeutigkeit, die diese Angabe verlangt, würde dann von vornherein den Vorgang der Sektion organisieren. Man seziert für die Klassifikation. Man muß dieser Überlegung nicht folgen, aber zu Ende gedacht folgt aus ihr, daß die Sektion von Arnold H. nicht ausschließlich medizinischen Imperativen folgt. Die IKK, so steht es in der Einleitung des Kodierhandbuchs, »bietet eine praktisch bewährte Grundlage für die Klassifizierung zum allgemeineren statistischen Gebrauch, d.h. zur Erfassung, Speicherung, Wiederauffindung, Tabellierung und Analyse medizinischer Daten.«[18] Der Autopsiebericht 838/83 dokumentiert so betrachtet vor allem statistische (und weitergedacht, ökonomische und gesundheitspolitische) Kalküle. Die Papierleichen im Archiv, Zehntausende davon allein in der Charité, verwandeln sich unter dieser Perspektive letztlich in Datenträger. Über den Tod von Arnold H. lernt man aus dem Autopsiebericht 838/83 hingegen nur recht wenig.[19]

18 Vgl. *Internationale Statistische Klassifikation der Krankheiten, Verletzungen und Todesursachen (IKK) der Weltgesundheitsorganisation (WHO). 9. Revision 1975*. Hg. Ministerium für Gesundheitswesen der Deutschen Demokratischen Republik. 2. Aufl. Berlin 1981, 8.

19 Für Beispiele, Sektionsprotokolle respektive Sektionsberichte unter dieser Perspektive zu erschließen, siehe Peter Steinkamp: »Sektionsberichte über Soldaten der deutschen Wehrmacht als biographische Quellen«. In: *Patientendokumente. Krankheit in Selbstzeugnissen*. Hg. Philipp Osten. Stuttgart 2010, 115-126.

Sophie Ledebur

Sehend schreiben, schreibend sehen
Vom Aufzeichnen psychischer Phänomene in der Psychiatrie

»Die Klinik wird sich ihren psychologischen Charakter nur ungerne eingestehen; und doch ist er ihr wesentlich. [...] Prognose und Therapie, also *praktische Zwecke*, sind es, nach denen die Arbeit der Klinik orientiert ist; ihre psychologische Leistung, die Stellung der Diagnose, dient nur der Erreichung dieser Zwecke. Die Diagnose der Psychiatrie ist also nichts anderes als ein Schema des Praktikers; und die Diagnostik besteht aus zwei Akten, der Auffindung der Symptome und ihrer Verbindung.«[1] Arthur Kronfeld, Vertreter beider Disziplinen und Psychotherapeut, benennt in seiner wissenschaftstheoretischen Untersuchung der Psychiatrie so klar wie kein anderer die merkwürdig anmutende Stellung der Psychologie in der Psychiatrie.

Die Psychologie konnte Kronfeld 1920 als regelrechte Disziplin im Kanon der medizinischen Disziplinen bezeichnen. Im ausgehenden 19. Jahrhundert war sie jedoch noch kein etabliertes Fach, sondern umfasste diverse Phänomene und Handlungsarten, auf die die Kliniker zwar bauen mussten, zu denen sie jedoch ein spannungsreiches Verhältnis hegten. Kronfelds grundlegende wie kritische Beschäftigung mit den sich in wechselseitiger Abgrenzung und Befruchtung formierenden Schwesterdisziplinen zeigt uns eine Psychiatrie, die in ihrem Bestreben der Angleichung an naturwissenschaftliche Vorgehensweisen subjektive Deutungen weitestgehend zu vermeiden suchte – und deshalb die Psychologie als eine mehr oder minder vorwissenschaftliche Praxis beargwöhnte.[2] Tatsächlich war das Spektrum der Tätigkeiten und Phänomene, die man in der Psychiatrie dem Feld der Psychologie zurechnete, noch relativ weit

1 Arthur Kronfeld: *Das Wesen der psychiatrischen Erkenntnis. Beiträge zur allgemeinen Psychiatrie I.* Berlin 1920, 113. Der vorliegende Beitrag wurde im Rahmen des DFG-Projektes *Kulturen des Wahnsinns. Schwellenphänomene der urbanen Moderne* verfasst.

2 Ein Überblick zur Stellung der Psychologie in der Psychiatrie: Eric J. Engstrom: »Psychiatrie zwischen Psychologie und Philosophie – Moritz Lazarus, Wilhelm Wundt, Theodor Ziehen«. In: *Psychiater und Zeitgeist. Zur Geschichte der Psychiatrie in Berlin.* Hg. Hanfried Helmchen. Lengerich u. a. 2008, 43-58. Engstrom argumentiert hier, dass erst die Stärkung somatischer Deutungsmuster die Öffnung der Psychiatrie zur Psychologie erleichterte.

und diffus. Die Spannbreite reichte von einer als Menschenkenntnis angesehenen Fähigkeit, welche schlicht einer großen »psychiatrischen Erfahrung« bedürfe, über die »Kunst der Krankheitsbeschreibung« bis hin zu einer ›klinischen Psychiatrie‹, deren Vorgehen sich jedoch relativ selten erläutert findet.

Kronfelds Beschreibung des Aktes von ›Finden und Verbinden‹ benennt grundlegende Schwierigkeiten des Diagnostizierens und Beschreibens, von denen nicht zuletzt die Auseinandersetzung von Psychologie und Psychiatrie rührt. Phänomene als Symptome von psychischer Krankheit zu erfassen und zu verschriftlichen, war in der klinischen Praxis eine alltägliche wie auch stets neu zu meisternde Aufgabe, findet sich jedoch kaum explizit thematisiert. Das Erforschen jedes einzelnen Falles stand naturgemäß in einem engen Wechselverhältnis mit dem Klassifikations- und Lehrsystem der jeweiligen Zeit. Der Vorgang des Subsumierens von Einzelfällen unter einen in Lehrbüchern beschriebenen ›Typus‹ war dabei nicht selten schwierig und trat beim Unterricht am Krankenbett und den Vorführungen von Patienten im Hörsaal immer wieder klar zutage.[3] Umgekehrt dienten zweifelhafte oder gar unentscheidbare Fälle aufmerksamen Forschern als wichtige Anregung zum Überdenken eigener Positionen.[4]

Die Etablierung eines verbindlichen Klassifikationsschemas wurde im letzten Drittel des 19. Jahrhunderts implizit oder auch explizit auch in der Psychiatrie ein wichtiges Thema.[5] Die Auseinandersetzungen um ein

3 Sophie Ledebur: »L'espace de la policlinique psychiatrique. De la mise à découvert des signes cliniques.« In: *Cultures & Conflits* 2013 (in Drucklegung). In der (Berliner) Poliklinik wurde ein wesentlicher Teil des psychiatrischen und neurologischen Unterrichts abgehalten.

4 Das in der Psychiatrie wie generell in den Humanwissenschaften stets schwierige Verhältnis von Einzelfall und Typus spiegelt sich in deren vorwiegend kasuistisch basierter Wissensvermittlung. Vgl. zu einem frühen und für die Entwicklung der psychiatrischen Nosologie äußerst signifikanten Störfall: Sophie Ledebur: »Zur Epistemologie einer Ausschlussdiagnose. Unwissen, Diskurs und Untersuchungstechniken bei Simulation psychischer Erkrankungen«. In: *Wissen und Nicht-Wissen in der Klinik. Dynamiken der Psychiatrie um 1900*. Hg. Martina Wernli. Bielefeld 2012, 17-50.

5 Ein früher zeitgenössischer Überblick zu deren Entwicklung: Karl Ludwig Kahlbaum: *Die Gruppirung der psychischen Krankheiten und die Eintheilung der Seelenstörungen. Entwurf einer historisch-kritischen Darstellung der bisherigen Eintheilungen und der Versuch zur Anbahnung einer empirisch-wissenschaftlichen Grundlage der Psychiatrie als klinischer Disciplin*. Danzig 1863. Theodor Ziehen zählte sechzig unterschiedliche psychiatrische Klassifikationssysteme: Theodor Ziehen: *Psychiatrie für Ärzte und Studirende*. Berlin 1894, v. Ein früher historischer Überblick: Wolf-

sowohl theoretisch fundiertes als auch praktisch handhabbares nosologisches System dienen mir im Folgenden jedoch bloß als Hintergrundfolie, festzuhalten ist jedoch, dass dessen äußerst komplexe historische Entwicklung nicht als eine dichotome Auseinandersetzung von symptomatologischen oder ätiologischen Konzepten anzusehen ist.[6] Vielmehr interessiert die sich dahinter vielfach verbergende Schwierigkeit hinsichtlich des Sehens und (Be-)Schreibens psychischer Phänomene. Ziel jeder psychiatrischen Dokumentation ist es, dass nicht unmittelbar an der Beobachtung Teilnehmende das jeweilige, nach zeitgenössischer Begrifflichkeit, ›Krankheitsbild‹ nachvollziehen können. Weder aber war klar, wie mitunter auch flüchtige Auffälligkeiten, das Verhalten der Patienten und deren Affekte in Worte zu fassen und zu dokumentieren waren, sodass sie zu vergleichbaren Symptomen oder gar ›objektiven Kriterien‹ werden konnten. Noch viel weniger war die im Kanon der medizinischen Fächer nach Anerkennung strebende Psychiatrie willens, der Psychologie Anerkennung zu zollen, da sie nicht den Naturwissenschaften huldigte. Sie wurde vielmehr als »metaphysische Spekulation«[7] abgewertet.

Wie die beobachteten Symptome und Zeichen einer psychischen Erkrankung im Zuge des Aufschreibens zu einer Diagnose verbunden wurden, ist die zentrale Frage meines Beitrags. Wo materialisierte sich jener ›Akt‹, welcher selbst wiederum Teil einer sehr inhomogenen Klassifikation war? Welche Rolle spielte das Aufschreiben der Beobachtungen im Erkenntnisprozess der beteiligten Kliniker? Für die historische Forschung lassen sich derlei Fragen bestenfalls partiell in einem Reden über das Verfassen von Krankenakten oder aber über die primären Aufzeichnungen selbst erfahren. Denn eben hier war und ist auch heute noch der Ort, wo die psychiatrischen Beobachtungen erstmals im Schreiben zu konkretisieren waren. Im Zuge von Auseinandersetzungen oder Veränderungen der nosologischen Ordnung und ihren Neuanordnungen traten jene bloß vordergründig banal erscheinende Schwierigkeiten des Festhaltens und Aufzeichnens der vielfältigen Beobachtungen an die Oberfläche.

gang de Boor: *Psychiatrische Systematik. Ihre Entwicklung in Deutschland seit Kahlbaum*. Berlin, Göttingen, Heidelberg 1954.

6 Ein kurzer Überblick der unterschiedlichen Formen der Einteilung: Emil Kraepelin: *Die Richtungen der psychiatrischen Forschung. Vortag gehalten bei der Uebernahme des Lehramtes an der Kaiserlichen Universität Dorpat*. Leipzig 1887, 20 f.

7 So der Rückblick derjenigen, die für eine Öffnung der Psychiatrie für die Psychologie plädierten, wie etwa bei Theodor Ziehen: *Ueber die Beziehungen der Psychologie zur Psychiatrie. Rede gehalten bei dem Antritt der ord. Professur für Psychiatrie an der Universität Utrecht am 10. Oktober 1900*. Jena 1900, 3.

I. Die »klinische Beobachtung«: Eine neue Aufmerksamkeit auf die Zeichen der Psyche

Bemerkenswerterweise wurde ein sich auch erst später als grundlegend erweisendes Forschungsprogramm des noch sehr jungen Fachs Psychiatrie weitab der Universitäten in der Peripherie propagiert. Karl Ludwig Kahlbaum, Leiter der Görlitzer Privatheilanstalt im damaligen Schlesien, forderte in Anlehnung an die Entwicklung der somatischen Medizin 1863 die »klinische Beobachtung« der psychischen Erkrankungen und stellte hierzu für die Nachwelt vielleicht sehr klar scheinende Forderungen auf: »Wenn irgend ein Satz in seiner Wahrheit durch die Geschichte der Wissenschaften erklärt wird, so ist es der, dass man keiner Beobachtung ansehen kann, welche Wichtigkeit sie in der Folge haben werde, dass oft die anfangs unbedeutend erscheinenden, zufällig oder absichtlich weiter verfolgten Beobachtungen zu den grössten Bereicherungen der Wissenschaft und der Praxis geführt haben. Dadurch hat sich die Regel gebildet, dass der Naturforscher ohne Rücksicht auf die augenblickliche Verwerthung beobachten soll.«[8] Kahlbaums Plädoyer für ein prinzipiell erkenntnisoffenes Vorgehen, die »Anbahnung einer empirisch-wissenschaftlichen Grundlage der Psychiatrie als klinischer Disciplin«, so der Untertitel dieser Studie, führte einige Jahre später zu einer dezidiert programmatischen Forderung.[9] Auf etwaige Ergebnisse der patho-

8 Kahlbaum: *Die Gruppirung der psychischen Krankheiten* (wie Anm. 5), 68. Vgl. zu der komplexen Entwicklung der naturhistorischen (somatischen) Medizin hin zu einer naturwissenschaftlichen Ausrichtung ihres Fachs: Volker Hess: *Von der semiotischen zur diagnostischen Medizin. Die Entstehung der klinischen Methode zwischen 1750 und 1850* (= *Abhandlungen zur Geschichte der Medizin und der Naturwissenschaften*, 66). Husum 1993.

9 Karl Ludwig Kahlbaum: *Die Katatonie oder das Spannungsirresein. Eine klinische Form psychischer Krankheit.* Berlin 1874 (= *Klinische Abhandlungen über psychische Krankheiten*, 1), XII und XIII. An dieser Stelle hält Kahlbaum explizit fest, die Katatonie (und damit implizierte er vermutlich auch die hierzu notwendige Betrachtungsweise) schon sieben Jahre früher als eigenständige Erkrankung erkannt und im psychiatrischen Unterricht sowie in diversen Fachvereinigungen referiert zu haben. Der Grund, warum Kahlbaum so dezidiert diesen Forschungsansatz für sich reklamierte, steht vermutlich im Zusammenhang mit der drei Jahre früher erfolgten Publikation Ewald Heckers. Dieser veröffentlichte bereits 1871 auf Anregung Kahlbaums und auf der Basis von dessen Material zur Hebephrenie. Ewald Hecker: »Die Hebephrenie. Ein Beitrag zur klinischen Psychiatrie«. In: *Virchows Archiv* 52 (1871), 394-429. Eine etwas andere These wird vertreten von Mario Lanczik: »Karl Ludwig Kahlbaum (1828-1899) and the emergence of psychopathological and nosological research in Germany«. In: *History of Psychiatry* 3 (1992), 53-

logisch-anatomischen Forschung nicht mehr warten wollend, stellte er gemeinsam mit seinem Mitarbeiter, Schüler und Freund Ewald Hecker die »sorgfältige eingehende *klinische* Beobachtung«[10] der psychischen Erkrankungen in den Mittelpunkt der Forschung. Kahlbaum betonte hierbei stets die Prozesshaftigkeit seines Vorgehens, welches in einem engen Zusammenhang mit seinem Unterricht für die Studierenden stand. Die, wie er meinte, »Demonstrabilität« – die Abgrenzbarkeit der »Krankheitsbilder«, welche sich auch bei klinischen Vorstellungen zu bewähren hätte – sei grundlegende Voraussetzung zu deren Etablierung.[11]

Erste Erfolge ließen sich auch bald vorweisen. Kahlbaums Beschreibung der ›Katatonie‹ als eigenständige Krankheitseinheit erschien 1874 in der von ihm begründeten Reihe *Klinische Abhandlungen über psychische Krankheiten*.[12] Drei Jahre zuvor hatte Hecker bereits zur »Hebephrenie« publiziert.[13] Entscheidende Voraussetzungen zur deren Abgrenzung als eigenständige Krankheitsbilder waren mehrere: *Erstens* wurde verstärkt der Verlauf einer psychischen Erkrankung mit in den Blick genommen.[14]

58. Lanczik meint, dass Kahlbaum seinem Mitarbeiter die Publikation überlassen habe, da er selbst bei fachinternen Präsentationen seiner Forschungen zur Katatonie »offene Feindschaft« (54) erfahren hätte. Vgl. grundlegend zu Kahlbaums Bedeutung für die Psychiatriegeschichte: Yvonne Wübben: *Verrückte Sprache. Psychiater und Dichter in der Anstalt des 19. Jahrhunderts*. Konstanz 2012.

10 Ewald Hecker: »Zur Begründung des klinischen Standpunktes in der Psychiatrie«. In: *Archiv für pathologische Anatomie und Physiologie und für klinische Medizin* 25 (1871), 203-218, hier: 208, 210 und 215 f. Hecker lehnte sich in seiner Hoffnung auf eine deutliche wie systematische Abgrenzbarkeit der Krankheitsbilder an Rudolf Virchow an. Vgl. zu Heckers Rezeption: Abdullah Kraam, Paula Philips: »Hebephrenia: a conceptual history«. In: *History of Psychiatry* 23 (2012), 387-403.

11 Kahlbaum: *Die Katatonie* (wie Anm. 9), VI.

12 Kahlbaums Abhandlung von 1874 war der erste und auch letzte Band dieser Reihe.

13 Siehe Anm. 9.

14 Zur Bedeutung des Verlaufs für die Krankenbeobachtung: Karl Ludwig Kahlbaum: »Die klinisch-diagnostischen Gesichtspunkte der Psychopathologie«. In: *Sammlung Klinischer Vorträge in Verbindung mit deutschen Klinikern*. Hg. Richard Volkmann. Nr. 121. Leipzig 1877, 1127-1146, hier: 1137 und 1145 f. Weniger systematisch, aber bereits vorhanden, findet sich diese Überlegung auch schon früher: Kahlbaum: *Die Gruppirung der psychischen Krankheiten* (wie Anm. 5), 106. Vgl. zu Hecker, der dies schon einige Jahre früher betonte: Eric J. Engstrom: *Clinical Psychiatry in Imperial Germany. A History of Psychiatric Practice*. Ithaca, London 2003, 128 f. Diese Entwicklungen sind auch in weiteren Zusammenhängen zu sehen: Einerseits befasste sich Kahlbaum als Leiter einer privaten Anstalt mit einer wohlhabenden Klientel. Andererseits erfolgten diese Neuerungen zu einer Zeit, in der ein Ende der Zwangsbehandlungen im Namen des *moral treatment* überhaupt erst solche Überlegungen aufkommen ließ. Vgl. ebd., 65.

Zweitens wurde an der Görlitzer Anstalt nicht nur der Rede der Kranken Beachtung geschenkt, sondern deren Sprache selbst zum Gegenstand psychiatrischer Diagnostik gemacht. Dabei ging es nicht darum, was, sondern *wie* gesprochen wurde, die wirre Rede der Patienten wurde nunmehr unter formalen Gesichtspunkten untersucht.[15] Ein wesentliches Charakteristikum der »klinischen Beobachtung« war *drittens* die Forderung, sich nicht an der bestehenden Klassifikation zu orientieren.[16] Eine rein empirische Herangehensweise würde – so die implizite Annahme – der klinischen Psychiatrie unter der gebotenen Zurückhaltung eines vorschnellen Einteilens Krankheitseinheiten als ›natürliche‹ offenbaren. Die »klinische Anschauungsweise« wende sich, so Hecker, gegen die für die Entwicklung der Psychiatrie als hinderlich empfundene Anwendung traditioneller Bezeichnungen wie »Melancholie, Manie, Verrücktheit, Verwirrtheit und Blödsinn«, da »diese Namen nicht eigentliche Krankheitsformen, sondern nur temporäre Zustandsformen bezeichnen. Sie würden, auf somatische Medicin übertragen, etwa einer Eintheilung der Krankheiten in Kopfschmerz, Brustschmerz und Bauchschmerz etc. entsprechen.«[17] Kahlbaums »erster Grundsatz einer klinischen Medizin« hielt, nun etwas deutlicher als Hecker, fest, dass weniger das Benennen einer bestimmten Erkrankung vorrangig, sondern dass vielmehr auf die jeweiligen »Symptomenkomplexe der psychischen Gesamtzustände« zu achten sei.[18]

15 Kahlbaums und Heckers Forschungsinteresse an der »ungeordneten Rede« der Kranken ist weit über eine engere Psychiatriegeschichte hinaus von Bedeutung. Nicht nur wurde der wirren Rede der Kranken überhaupt erstmalig Gehör geschenkt und wurde nun als Symptom interpretiert. Yvonne Wübben zeigt einerseits, wie die psychiatrische Sprachdiagnostik mit einer umfassenden Sprachkritik einherging, welche bezeichnenderweise im Prozess der Optimierung einer Wissenschaftssprache entstand. Andererseits steht diese Spezifik im Zusammenhang mit der Literatur der Avantgarde, für die Klang und Wortrhythmus den Ausgangspunkt bildete und daher Interesse an der »verrückten Sprache« fand. Wübben: *Verrückte Sprache* (wie Anm. 9).

16 Vgl. ausführlicher zu den neuen Ansätzen Kahlbaums: Wübben: *Verrückte Sprache* (wie Anm. 9), 13-22.

17 Hecker: *Zur Begründung des klinischen Standpunktes in der Psychiatrie*, 204. Die Kritik an der rigiden psychiatrischen Nosologie ist auch im Kontext des Ringens der Expertise um Anerkennung vor Gericht zu sehen: Engstrom: *Clinical Psychiatry* (wie Anm. 14), 28 f. Vgl. dazu auch: Ders.: »Die Psychologie als Argument für die Abschaffung des Strafmaßes«. In: *Psychologie als Argument in der juristischen Literatur des Kaiserreichs*. Hg. Mathias Schmoeckel. Baden-Baden 2009 (= *Rheinische Schriften zur Rechtsgeschichte*, 11), 43-55.

18 Kahlbaum: »Die klinisch-diagnostischen Gesichtspunkte der Psychopathologie« (wie Anm. 14), 1133. Kahlbaum wusste seine Forderung nach einer psychologi-

Mit der »klinischen Beobachtung« sollten somatische *und* psychische Symptome der Erkrankungen auf umfassende Weise in den Blick genommen werden: »Der ganze geisteskranke Mensch, alle psychischen und neurologischen Vorgänge müssen beachtet und einzeln studirt werden, aber nicht nach der Weise der Psychologie, in welcher die hergebrachte Tendenz gebietet, alle Phänomene aus einem Prinzip abzuleiten, als Theile eines gleichartigen Ganzen, sondern nach der Weise der Naturforschung.«[19] Die Forderung eines rein empirischen Vorgehens auch auf diesem Gebiet verweist indirekt auf den prekären Status der traditionellen, als psychologisch oder anthropologisch begriffenen Anschauungsweise. Zwar zeichnete sich in jenen Jahren eine experimentelle Ausrichtung der Psychologie ab[20], in der Psychiatrie aber sollte sie, wie auch schon angedeutet, noch länger »ihrer Unwissenschaftlichkeit« wegen »mit Abscheu«[21] abgetan werden.

Die »klinische Psychiatrie« versuchte die vielfach bestehenden Ressentiments zu wenden: Kahlbaum forderte eindringlich das »Register unserer bisherigen Psychologie« und deren Nomenklatur zu erweitern, um »die von der Natur gestellten Experimental-Zustände« angemessen beurteilen zu können.[22] Denn für die »eingehendere Betrachtung und

schen Betrachtungsweise von der Philosophie, deren Methode im »engeren Sinne die Spekulation« sei, dezidiert abzugrenzen. In: Kahlbaum: *Die Gruppirung der psychischen Krankheiten* (wie Anm. 5), 181, und auch ders.: »Fortgesetzte Beiträge zur klinischen Erweiterung der psychischen Symptomatologie«. In: *Allgemeine Zeitschrift für Psychiatrie und psychisch-gerichtliche Medicin* 27 (1871), 366-369, hier: 369.

19 Kahlbaum: *Die Katatonie* (wie Anm. 9), x. Vgl. dazu allg.: Ders.: *Entwurf einer Wissenschaftslehre nach der Methode der Naturforschung. Zur Jubelfeier des 50jährigen Bestehens der Friedrich-Wilhelms-Universität Berlin.* Danzig 1860. Kahlbaum hat neben seinem Medizinstudium viele naturwissenschaftliche Vorlesungen besucht. Die klinische Medizin lernte er in Leipzig bei Carl August Wunderlich kennen: Holger Steinberg: »Karl Ludwig Kahlbaum – Leben und Werk bis zur Zeit seines Bekanntwerdens«. In: *Fortschritte der Neurologie und Psychiatrie* 67 (1999), 367-372. Vgl. allg. zu der in der somatischen Medizin früheren Entwicklung dieser Anschauungsweise: Johanna Bleker: *Die Naturhistorische Schule 1825-1845. Ein Beitrag zur Geschichte der klinischen Medizin in Deutschland* (= *Medizin in Geschichte und Kultur*, 13) Stuttgart, New York 1981.

20 Ebenfalls 1874 veröffentlichte Wilhelm Wundt seine *Grundzüge der physiologischen Psychologie* und erhielt eine Professur für induktive Philosophie an der Universität Zürich. Kahlbaum hat unter anderem in Königsberg studiert und Vorlesungen von Wundt gehört.

21 Kraepelin: *Die Richtungen der psychiatrischen Forschung* (wie Anm. 6), 13.

22 Vgl. zur Stellung des Experiments bei Kahlbaum: Wübben: *Verrückte Sprache* (wie Anm. 9), 14 f.

häufigere Bearbeitung der psychischen Phänomene am geisteskranken Menschen« müsse sich der Psychiater »mit der Symptomatologie erst die rechte, für ihn brauchbare Psychologie schaffen«.[23] Auf welche Weise aber versuchte er, wie einige Jahrzehnte später etwas salopp formuliert wurde, seine Beobachtungen an den psychisch Kranken »dem Meinen und Deuten zu entziehen« und »Ordnung in das Wirrwarr zu bringen«?[24]

Kahlbaums veröffentlichte Fallgeschichten zeugen von hohen Ansprüchen an die Darstellungskraft, geprägt von Beobachtungsidealen wie Detail, Neutralität und Objektivität wie auch einer Form virtueller Augenschaft.[25] Wie aber eine Dokumentation der zu beobachtenden komplexen Phänomene im Detail am Krankenbett ausgesehen haben könnte, lässt sich nicht rekonstruieren, da die Görlitzer Krankenakten nicht mehr erhalten sind.[26] Lediglich ein Nachruf gibt uns einen kleinen Hinweis darauf, wie Kahlbaum in seiner Praxis des »Entwirrens der Symptome« vorgegangen sein könnte. Theodor Ziehen, der spätere Leiter der »Psychiatrischen und Nervenklinik« an der Charité, bezeichnet Kahlbaum nicht nur als den Pionier in der klinischen Beobachtung, sondern auch in seiner Art der Führung der Krankenakten. Insbesondere hinsichtlich der Dokumentation der psychischen Symptome galten sie seinem damaligen Schüler Ziehen[27] als mustergültig und von dauerhafter Bedeutung: »Unermüdlich hat er selbst – oft in später Nacht – ausführliche Ergänzungen, feinere psychologische Beobachtungen allenthalben in die Krankengeschichten eingetragen. Nur auf dem Boden solch unausgesetzter Beobachtungen, ohne jede theoretische Construction, entstanden die von ihm aufgestellten Krankheitstypen.«[28] Ohne Zweifel ist

23 Kahlbaum: *Die Katatonie* (wie Anm. 9), XI. Hierbei verwies er auf bereits vorliegende Beschreibungen bei »Dramatikern und Romanschriftstellern«.

24 Hugo Liepmann: »Ueber Wernickes Einfluß auf die klinische Psychiatrie«. In: *Monatsschrift für Psychiatrie und Neurologie* 30 (1911), 1-32, hier: 15. Liepmann bezog sich hier ausdrücklich auf Kahlbaum.

25 Wübben: *Verrückte Sprache* (wie Anm. 9), 23-33.

26 Dass aber Krankenakten geführt wurden, ist als sicher anzunehmen. Kahlbaum betonte zudem wiederholt den Wert der eigenen Beobachtung. Vgl. allg. zu den unterschiedlichen Formen der Aufzeichnung in einer Klinik: Volker Hess: »Formalisierte Beobachtung. Die Genese der modernen Krankenakte am Beispiel der Berliner und Pariser Medizin (1725-1830)«. In: *Medizinhistorisches Journal* 45 (2010), 293-340.

27 Theodor Ziehen war nach seiner Promotion (1885) knapp ein Jahr lang Assistent an der Görlitzer Anstalt.

28 Theodor Ziehen: »Necrolog. Karl Ludwig Kahlbaum«. In: *Monatsschrift für Psychiatrie und Neurologie* 5 (1899), 479 f. Mit dem zeitgenössischen Terminus »Krankengeschichte« kann die Krankenakte, also die klinikinterne Dokumenta-

die Intention eines Nachrufs kritisch zu hinterfragen, dennoch bleibt der besondere Bezug auf das Schreiben von Krankenakten insgesamt ein äußerst seltener und ist somit von ganz eigener Signifikanz.[29] Dieser steht, wie noch zu zeigen sein wird, durchaus auch in einem Zusammenhang mit Ziehens eigenen Veränderungen speziell in diesem Bereich.

Das prinzipiell erkenntnisoffene Forschen und das Erkennen komplexer psychischer Zusammenhänge hatte, folgt man Ziehen, in der Dokumentation seine wesentliche Grundlage. Erst diese schien den konstruktiven Umgang mit den nun in die psychiatrische Aufmerksamkeit geratenen Informationen zu erlauben. Die Neuerung bestand nicht im Aufzeichnen selbst, sehr wohl aber in dessen Akribie und vor allem in dessen Einsatz als ein Instrument der Forschung. Der Status *psychischer* Phänomene unterscheidet sich von anderen wissenschaftlichen Objekten insbesondere darin, dass zwar viele Charakteristika, wenn auch nicht immer sichtbar, aber doch prinzipiell beobachtbar, jedoch nicht zu einem einzigen Zeitpunkt verbindlich festlegbar waren. Erst durch wiederholte Beobachtung konnten Krankheitsbeschreibungen stabilisiert werden. In der Dokumentation manifestiert sich die psychiatrische Beobachtung als solche: Obwohl sie feststellbare oder gar objektivierbare Kriterien bereits zur Verfügung hat, ist die Krankenakte nun der Ort, an dem das direkt Beobachtbare – man denke an Heckers Analogie zum Bauchschmerz – mit dem nicht direkt Beobachtbaren zusammen geführt werden konnte.

Die ›klinische Psychiatrie‹ stützte sich somit auf die Verbindung von sowohl somatischen als auch psychischen Symptomen, die erst in ihrer Verschriftlichung codifizierbar wurden. Das Objekt der ›klinischen Psychiatrie‹ war in vielfachen Schritten der Überarbeitung hin zu anderen vergleich- oder unterscheidbaren Fällen erst abzugrenzen.[30] Die psychiat-

tion, oder aber die publizierte Fallgeschichte gemeint sein; die jeweilige Bedeutung erschließt sich erst aus dem Kontext. Vgl. dazu: Sophie Ledebur: »Schreiben und Beschreiben. Zur epistemischen Funktion von psychiatrischen Krankenakten, ihrer Archivierung und deren Übersetzung in Fallgeschichten«. In: *Berichte zur Wissenschaftsgeschichte* 34 (2011), 102-124, hier: 103 bzw. 116. Ziehen spricht in diesem Falle von den primären Aufzeichnungen in Kahlbaums Anstalt.

29 Die »vorbildliche Gründlichkeit« der psychiatrischen Aufzeichnungen in der Görlitzer Anstalt wird auch betont von: Clemens Neisser: »Karl Ludwig Kahlbaum (1828-1899)«. In: *Deutsche Irrenärzte. Einzelbilder ihres Lebens und Wirkens.* Hg. Theodor Kirchhoff. Bd. 2. Berlin 1924, 87-96, hier: 88.

30 Vgl. zu den Techniken des Zusammenziehens in der Medizin: Volker Hess: »Das Material einer guten Geschichte. Register, Reglements und Formulare«. In: *»Fakta, und kein moralisches Geschwätz«. Zu den Fallgeschichten im Magazin zur Erfahrungsseelenkunde (1783-1793).* Hg. Sheila Dickson, Stefan Goldmann,

rische Krankenakte war der Ort der Dokumentation, aber auch der Ort, wo all die Informationen im Schreiben geordnet wurden, was wiederum Basis für neue Anordnungen schuf. Hier ließen sich unmittelbare Beobachtungen und nachträgliche Überlegungen und Überarbeitungen miteinander verknüpfen. Es handelt sich um ein Verfahren, welches ergebnisbestimmt wie auch durchführungsorientiert ist. Auf diese Weise konnten bislang nur wenig konturierte psychische Phänomene im Dokumentieren festgehalten werden, was erst den Prozess weiteren Reflektierens eröffnete.[31]

Inwiefern Kahlbaums Plädoyer für eine umfassende, die psychische Symptomatologie berücksichtigende, wie auch immer wieder neu zu überdenkende Krankheitsbeschreibung von anderen Psychiatern tatsächlich umgesetzt wurde, ist leider nicht im Detail bekannt. Dies bedürfte weitergehender und umfassender Forschungen, lässt sich aber ein Stück weit anhand von Karl Jaspers Typisierung der »Schilderer« und »Analytiker« erahnen.[32] Jaspers charakterisierte die Darstellung des psychiatrischen Wissens im späten 19. Jahrhundert als zwei voneinander nicht immer trennscharf abgrenzbare, sich aber grundsätzlich unterscheidende Tendenzen: »Der Schilderer sucht ein lebendiges, anschauliches Bild, mit den Mitteln der Umgangssprache, ohne begriffliche Durcharbeitung, [...] es ist etwas Künstlerisches in seiner Art [...]. So sah Hecker mit Kahlbaum die Hebephrenie, so entwarf Kraepelin ein Bild vom hysterischen Charakter, Bleuler von der Schizophrenie.« Der Analytiker hingegen entwirft erst gar keine Bilder: »Er setzt voraus, dass man die lebendige Anschauung hat. Er will nicht die allgemeine Anschauung, die nach allen Seiten in Übergänge zerfließt, sondern feste Begriffe von seelisch abnormen Phänomenen, er will das Bild zerlegen [...] und eine sichere Charakteristik des Einzelfalles [...]. Er denkt mehr, als er bloß schaut,

Christof Wingertszahn. Göttingen 2011, 115-139; J. Andrew Mendelsohn: »The World on a Page: Making a General Observation in the Eighteenth Century«. In: *Histories of Scientific Observation*. Hg. Lorraine Daston, Elizabeth Lunbeck. Chicago, London 2011, 396-420.

31 Vgl. dazu allgemein: Christoph Hoffmann: »Festhalten, Bereitstellen. Verfahren der Aufzeichnung«. In: *Daten sichern. Schreiben und Zeichnen als Verfahren der Aufzeichnung*. Hg. Ders. Zürich, Berlin 2008 (= *Wissen im Entwurf*, 1), 7-20, hier: 14 und 18.

32 Vgl. dazu auch: Nelly Tsouyopoulos, Johanna Bleker: »Über die analytische und synthetische Methode in der Medizin des 19. Jahrhunderts«. In: *Acta Congressus Internationalis XXIV Historiae Artis Medicinae*. Hg. Géza Buzinkay, Ferenc Némethy, József Antall. Budapest 1975, 49-55.

und alles Schauen setzt sich bei ihm in Denkarbeit um.«[33] Bei der Vorgehensweise des »Schilderns« ist die Einordnung oder aber die Abgrenzung einer neuen Krankheitseinheit das ferne Ziel der Untersuchung beziehungsweise Neubeschreibung. Aber auch der »Analytiker« kommt ohne ein solches »Bild vor Augen« nicht aus, denn dies ist ihm Ausgangspunkt seiner Überlegungen. Der nach Jaspers größere Erfolg der »Schilderer« beziehungsweise Misserfolg der »Analytiker« – mit seiner Charakterisierung verband er keine Wertung – spiegelt in der Tat eine ›klinische Psychiatrie‹, welcher in ihrem Versuch einer möglichst weitreichenden Erfassung aller eventuell relevanten Phänomene jedoch ein vielfach kasuistisch basiertes Wissen verblieben war.

II. Wesentliches und Zufälliges

Kahlbaums Bedeutung für die Etablierung einer ›klinischen Psychiatrie‹ wurde erst spät und bezeichnenderweise vorwiegend hinsichtlich seines Bestrebens der Abgrenzung »natürlicher Krankheitseinheiten«[34] rezipiert. Emil Kraepelin benannte ihn wie auch Heinrich Schüle als diejenigen, die die empirisch-klinische Forschung am konsequentesten umgesetzt hätten. Doch trotz der Erkenntnisse dieser fruchtbringenden Ansätze lasse sich, so Kraepelin in seiner Antrittsrede an der Universität Dorpat im Jahre 1887, ein Ausweg aus dem »Labyrinth der klinischen Krankheitsbilder«[35] noch nicht erkennen. Die weitgehend ohne Berührungspunkte verlaufende experimentalpsychologische und die in der

33 Karl Jaspers: *Allgemeine Psychopathologie* [1913]. 7. Aufl. Berlin, Göttingen, Heidelberg 1959, 708 f.

34 Vgl. zu Kraepelins Rezeption von Kahlbaum: Volker Roelcke: »Laborwissenschaft und Psychiatrie: Prämissen und Implikationen bei Emil Kraepelins Neuformulierung der psychiatrischen Krankheitslehre«. In: *Strategien der Kausalität. Konzepte der Krankheitsverursachung im 19. und 20. Jahrhundert.* Hg. Christoph Gradmann, Thomas Schlich. Pfaffenweiler 1999 (= *Neuere Medizin- und Wissenschaftsgeschichte. Quellen und Studien*, 5), 93-116, hier: 110.

35 Kraepelin: *Die Richtungen der psychiatrischen Forschung* (wie Anm. 6), 20. Heinrich Schüle (*Klinische Psychiatrie, specielle Pathologie und Therapie der Geisteskrankheiten* [1878]. 3., völlig umgearb. Aufl. Leipzig 1886, IX) bezeichnete im Vorwort der 3. Auflage seines Lehrbuchs sein eigenes Vorgehen als den »Versuch einer klinischen Psychiatrie«. Karl Jaspers ordnete Schüle den »Schilderern« zu und betonte dessen »bilderreiche Sprache« (Jaspers: *Allgemeine Psychopathologie* [wie Anm. 33], 709). Vgl. zu Schüles Stil der Krankheitsbeschreibung in seinem Lehrbuch: Wübben: *Verrückte Sprache* (wie Anm. 9), 117 f.

Psychiatrie vorherrschende neuroanatomische Forschung seien, so die Proklamation der Antrittsrede, gewinnbringend zu einer ›klinischen Psychiatrie‹ zu vereinen. Der Janusnatur ihres Forschungsobjektes wegen, nämlich der somatischen beziehungsweise psychischen Ursachen, agierten diese Richtungen der Psychiatrie in weitgehender Unabhängigkeit voneinander.[36] Auch die unterschiedlichen Schwerpunkte der experimentalpsychologischen Forschung zielten allesamt nicht auf das, was ihnen eigentlich gemeinsam sein sollte, nämlich das *klinische* Studium der psychischen Störungen. Die Krankheitsbeschreibungen folgten gemäß Kraepelin zumeist individuellen Terminologien, welche keinen Vergleich erlaubten: »Der Irrenarzt steht seinem Kranken, was die Feststellung des psychischen Zustandes betrifft, mit keinem anderen Rüstzeuge gegenüber, als demjenigen, welches ihm die Routine der täglichen praktischen Erfahrung an die Hand gibt.«[37] Eben jene »praktische Menschenkenntnis« wäre, so seine Rede, durch die Untersuchungsmethoden der experimentellen Psychologie dringlich zu ergänzen, da die sich als medizinische Wissenschaft verstehende Psychiatrie nicht nur deskriptive, sondern auch erklärende Aufgaben habe.[38] Die bloße Beschreibung psychischer Auffälligkeiten wurde hiermit zumindest indirekt als unwissenschaftliche Vorgehensweise abgewertet.

Kraepelin war einerseits bestrebt, experimentalpsychologische Untersuchungen für die Psychiatrie fruchtbar zu machen[39], andererseits die Forschung deutlicher als bisher an der Kahlbaumschen Idee der »Krankheitseinheit« auszurichten:[40] Bekanntermaßen war Kraepelins dezidiertes Ziel »die empirische Feststellung der einzelnen Formen des Irreseins

36 Kraepelin: *Die Richtungen der psychiatrischen Forschung* (wie Anm. 6), 4 f. Dieses Programm hatte Kraepelin auch schon zuvor entwickelt: Roelcke: »Laborwissenschaft und Psychiatrie« (wie Anm. 34), 96 f.

37 Kraepelin: *Die Richtungen der psychiatrischen Forschung* (wie Anm. 6), 14.

38 Ebd. 17.

39 Vgl. zu der vielfach an den Versuchsbedingungen scheiternden experimentalpsychologischen Forschung, die nicht bedingungslos auf psychisch Kranke übertragen werden konnte: A. H. A. C. van Bakel: »›Ueber die Dauer einfacher psychischer Vorgänge‹. Emil Kraepelins Versuch einer Anwendung der Psychophysik im Bereich der Psychiatrie«. In: *Objekte, Differenzen und Kulturen. Experimentalsysteme im historischen Kontext.* Hg. Michael Hagner, Hans-Jörg Rheinberger, Bettina Wahrig-Schmidt. Berlin 1994, 83-105. Zu den Hintergründen der in den frühen 1890er Jahren so enthusiastischen Hoffnungen der Psychiatrie auf die experimentelle Psychologie: Engstrom: *Clinical Psychiatry* (wie Anm. 14), 169.

40 Vgl. dazu auch Jaspers: *Allgemeine Psychopathologie* (wie Anm. 33), 474.

nach Ursache, Verlauf und Ausgang«.[41] Die Schwierigkeit im Erkennen der Krankheitsbilder liegt seiner Ansicht nach »nur darin, das Wesentliche vom Zufälligen zu trennen«.[42] Welche Technik er hierzu anwandte, erläuterte er 1897 in Heidelberg beim jährlichen Treffen des *Vereins der deutschen Irrenärzte*. Die Prämisse des Existierens ›realer Krankheitseinheiten‹ blieb dabei völlig unhinterfragt. Die bei verschiedenen Erkrankungen vorkommenden Symptome, wie Sinnestäuschungen, Wahnbildungen oder Stimmungsschwankungen wurden gemäß Kraepelin bislang als Kriterien der Abgrenzung herangezogen. Diese aber stellten für ihn erst gar keine weiteren Anhaltspunkte seines zielorientierten Denkens dar. Stattdessen müsse eine ›klinische Psychiatrie‹ lernen, die dahinter stehenden *elementaren* psychischen Prozesse wie »Ideenflucht, Orientierung, Anpassungsfähigkeit, motorische Erregbarkeit, Hemmung etc.« zu erkennen. Das Verhältnis der gesuchten Zeichen zueinander sollte, so zumindest die in die Forschung gesetzte Hoffnung, wegweisend für die Aufstellung eines nosologischen Systems sein. Verlauf und Ausgang der jeweiligen Erkrankungen – Informationen die Kraepelin mittels ausgefeilter Anamnesen und Katamnesen zu erheben wusste – sollten es erlauben, das schwierige Erkennen jener Zeichen einzuüben.[43]

Neben der Krankheitsbeschreibung und der darauf basierenden Diagnose war Kraepelin die Festlegung der Prognose wichtig.[44] Anstatt der vormals üblichen Konzentration auf Kranke, die als besonders interessant galten, sollte die Aufmerksamkeit auf *alle* die Klinik durchlaufenden Patienten in den Blick genommen werden. Die daraus gewonnenen Informationen waren »der Uebersichtlichkeit halber in Zählkarten« einzutragen.[45] Die von Kraepelin als relevant erachteten Daten wurden von den Krankenakten in so genannte Stammkarten und parallel dazu in Arbeitskarten eingetragen. Letztere wurden unterteilt in Forschungs- und Hilfskarten und konnten je nach Bedarf immer wieder neu angeordnet

41 Kraepelin: *Die Richtungen der psychiatrischen Forschung* (wie Anm. 6), 15 f.

42 Emil Kraepelin: »Wege und Ziele der klinischen Psychiatrie«. In: *Allgemeine Zeitschrift für Psychiatrie* 53 (1897), 840-844. Hierin lehnte sich Kraepelin gemäß eigener Angaben eng an die früheren Überlegungen Ewald Heckers an. In der daran anschließenden Diskussion (844-849) im Verein der deutschen Irrenärzte wurden Kraepelins Vorschläge recht skeptisch aufgenommen.

43 Ebd., 841 f.

44 Vgl. zum Hintergrund der Bedeutung empirisch abgesicherter Prognosen in der Praxis: Roelcke: »Laborwissenschaft und Psychiatrie« (wie Anm. 34), 106 f.

45 Kraepelin: »Wege und Ziele der klinischen Psychiatrie« (wie Anm. 42), 842. Zählkarten dienten, wie deren Bezeichnung auch verdeutlicht, bis dato der statistischen Erhebung der Erkrankungen.

und gruppiert werden.[46] Welchen konkreten Gebrauch die Zählkarten jedoch neben ihrer Funktion der Memorierung und besseren Verfügbarkeit ausgesuchter Daten hatten, bleibt letztendlich im Dunklen. Yvonne Wübben arbeitet in ihrer Studie hingegen heraus, dass in der Abgrenzung von Symptomenkomplexen und eigenständigen ›Krankheitseinheiten‹, insbesondere der »Dementia praecox«, die primären Aufzeichnungen, also die Krankenakten, und deren nicht selten entscheidende Umarbeitung im Lehrbuch die Wissensinhalte erst formierten.[47] Dies zeigt deutlich die Schwierigkeit der psychologischen Beschreibung[48] einzelner Fälle jenseits objektivierbarer Fakten. Erst im Vergleich mit anderen Fällen konnten die in den primären Aufzeichnungen gewonnenen Erkenntnisse weiter gefestigt werden.

Hans Walter Gruhle stellte, 1905 nach Heidelberg an die psychiatrische Klinik kommend, enttäuscht fest: »Als ich [...] an die Stätte 12jähriger Wirksamkeit Kraepelins übersiedelte, nahm ich als selbstverständlich an, hier in der gesamten klinischen Arbeit, im Inhalte der Krankengeschichten, bei der Einordnung abnormer Phänomene den psychologischen Schematismus Kraepelins wiederzufinden. Aber nichts davon war zu bemerken. Es war jene wenig glückliche Zeit, in der die Krankenblätter vorwiegend klinische Schlagworte enthielten: Echopraxie, Flexibilitas cerea, Katalepsie, Stereotypie usw.«[49] Gruhles vielleicht auch bloß schlaglichtartige und sicherlich mit eigenen Interessen verbundene Einschätzung zeigt uns aber vor allem eines, nämlich die weiterhin bestehende Schwierigkeit einer umfassenden Charakterisierung psychischer Auffälligkeiten insbesondere in den primären Aufzeichnungen, die, so das ferne Ziel, methodisch gesichert einem verbindlichen System der Erkrankungstypen subsumiert werden sollten. Die ›Kunst des Beschreibens‹ sollte weiterhin nur einigen wenigen vorbehalten sein. Dieser aber sollte um 1900 eine neue Technik des Aufzeichnens zur Seite gestellt werden.

46 Vgl. ausführlicher zu diesem System wie auch zur gesamten Umgestaltung der Heidelberger Klinik: Eric J. Engstrom: »Die Ökonomie klinischer Inskription. Zu diagnostischen und nosologischen Schreibpraktiken in der Psychiatrie«. In: *Psychographien.* Hg. Cornelius Borck, Armin Schäfer. Zürich, Berlin 2005, 219-240.

47 Wübben: *Verrückte Sprache* (wie Anm. 9), 63-103. Wübben untersuchte hierbei erstmals die Heidelberger Krankenakten.

48 Vgl. dazu exemplarisch Neissers Kritik an Kraepelin, nicht nur hinsichtlich seiner Vermengung von Beobachtung und Deutung, sondern auch seiner Verwendung alltagspsychologischer Formulierungen: Ebd., 103 f.

49 Hans W. Gruhle: »Kraepelins Bedeutung für die Psychologie«. In: *Archiv für Psychiatrie und Nervenheilkunde* 87 (1929), 43-49, hier: 46.

III. Protokollieren

Die Bestrebungen, die experimentalpsychologische Forschung für die Psychiatrie nutzbar zu machen, wurden von Theodor Ziehen wieder aufgenommen. In seinem *Leitfaden der Physiologischen Psychologie* grenzte Ziehen sich dezidiert von der Wundtschen Lehre von der Apperzeption ab, die er als eine unnötige Prolongierung der Theorie des psychophysischen Parallelismus betrachtete. Er strebte nach einem unzweifelhaft naturwissenschaftlichen Fundament seiner somatisch verankerten Assoziationslehre und verknüpfte dabei alle noch so komplizierten psychischen Prozesse und Gefühle mit physiologischen Prozessen in der Hirnrinde.[50] Ziehen, philosophisch interessiert und geschult und nach seiner Zeit als Psychiater sich ganz der Philosophie widmend, war so konsequent in seiner Ausgrenzung aller metaphysischen Fragen, dass er die Frage des Verhältnisses zwischen psychischen und hirnanatomischen Prozessen für die Medizin für nicht zu beantworten hielt.[51] Eine empirisch ausgerichtete Psychiatrie habe vielmehr die Aufgabe, die elementaren psychologischen Phänomene wie Empfindungen, Vorstellungen und deren Kombination, verbunden durch die Ideenassoziation, wie schließlich auch die motorischen Reaktionen der seelischen Prozesse experimentell zu erforschen und messbar zu machen. Hierzu zählten auch die Gefühle, welche nach Ziehen als Eigenschaften der Empfindungen und Vorstellungen als so genannte Gefühlstöne zu untersuchen wären.[52] Dringliche Aufgabe der Psychiatrie sei es folglich, von der exspektativen Methode des einfachen Beobachtens zu einem aktiven experimentellen Forschen überzugehen.[53]

50 Engstrom: »Psychiatrie zwischen Psychologie und Philosophie« (wie Anm. 2), 53 f. Ziehens *Leitfaden der Physiologischen Psychologie in 14 Vorlesungen* erschien ab 1891 in Jena in insgesamt zwölf Auflagen bis 1924.

51 Theodor Ziehen: »Die Entwicklungsstadien der Psychiatrie«. In: *Berliner Klinische Wochenschrift* 41 (1904), 777-780, hier: 779. Dieser Artikel ist die gekürzte Version seiner Antrittsrede an der Berliner Psychiatrischen und Nervenklinik.

52 Eine Übersicht zu seinen Untersuchungsmethoden: Ziehen: *Ueber die Beziehungen der Psychologie zur Psychiatrie* (wie Anm. 7). Die Metapher ›Gefühlstöne‹ ist keine zufällige. Vgl. zur Anlehnung physiologischer Aufzeichnungsmethoden an die exakteren Verfahren in der Musik: Soraya der Chadarevian: »Die ›Methode der Kurven‹ in der Physiologie zwischen 1850 und 1900«. In: *Die Experimentalisierung des Lebens. Experimentalsysteme in den biologischen Wissenschaften 1850/1950.* Hg. Hans-Jörg Rheinberger, Michael Hagner. Berlin 1993, 28-49. Theodor Ziehen selbst galt als sehr musisch interessiert.

53 Vgl. dazu die Rezension von Max Neumann von Ziehens Studie des Verhältnisses von der Psychologie zur Psychiatrie: *Monatsschrift für Psychiatrie und Neurologie* 10 (1901), 476.

Diese Forschungsausrichtung wurde auch nicht als Gegensatz zur neuroanatomischen Forschung angesehen. Mit der 1897 von Theodor Ziehen und Carl Wernicke begründeten *Monatsschrift für Psychiatrie und Neurologie* wurde ausdrücklich eine – so die Hoffnung – gewinnbringende Synthese dieser beiden Ausrichtungen angestrebt. Diese sei auf der »vorerst einzig sicheren Grundlage«, nämlich der ›klinischen Psychiatrie‹, zu errichten, welche rein empirisch zu verfahren, auf einer großen Anzahl von Vergleichsfällen zu beruhen, vor allem aber sich eines vorschnellen Schematisierens zu enthalten habe.[54] Wernicke wusste zu betonen, dass sein Lehrbuch aus einer fünfzehnjährigen Beschäftigung mit insgesamt 5000 Krankengeschichten hervorgehe, welche von ihm selbst oder aber unter seiner Leitung verfasst worden waren. Um sich an jeden einzelnen Fall erinnern zu können, war in Breslau »als integrirender Bestandtheil unserer Krankengeschichten« ein Foto der Patienten beigefügt – ein Aspekt, der überdeutlich darauf verweist, dass eine noch so gute und umfassende Beschreibung das unmittelbare »vor Augen haben« eines konkreten Falles nicht zur Gänze ersetzen konnte. Erst das »unausgesetzte Studium« der Krankenakten, deren »Controle durch fortlaufende Beobachtung« und der Vergleich ähnlicher Fälle untereinander bilden, so der Leiter der Breslauer Klinik, die Basis einer »wahrhaft klinischen Psychiatrie«.[55] Deren »Hauptbeobachtungsmittel« sei, so Wernicke, die Rede der Patienten, »die Mittheilungen, die die Kranken selbst über den Inhalt ihres Bewusstseins machen«. Wenn auch bei manchen Erkrankungen ein regelrechter Drang zur Mitteilung bestehe, schweigen andere Patienten, so seine Klage, wochen- oder gar monatelang. Als eines der bewährtesten Mittel, um dieser speziellen Schwierigkeit entgegenzuwirken, galt Wernicke die klinische Vorstellung der Kranken. Allerdings warnte er ausdrücklich davor, »auf allerlei Ueberraschungen und unter Umständen selbst auf eine dramatische Wendung der Unterhaltung« gefasst zu sein.[56] In Kronfelds eingangs zitierter Auffassung wäre diese Veränderlichkeit ein Wesensmerkmal, das die Möglichkeit von Kausalerklärungen und Prognosen beschränkt, somit den irreduziblen ›psychologischen‹ Anteil der Psychiatrie ausmacht. In der Tat konnten

54 Carl Wernicke: »Tagesfragen«. In: *Monatsschrift für Psychiatrie und Neurologie* 1 (1897), 1-5. Wernicke wandte sich im Speziellen gegen die dominierende Rolle von Paul Flechsig in der Psychiatrie. Vgl. dazu auch: Engstrom: *Clinical Psychiatry* (wie Anm. 14), 127.

55 Carl Wernicke: *Grundriss der Psychiatrie in klinischen Vorlesungen*. Leipzig 1900, 559 f.

56 Ebd., 551 f.

Veränderungen der Untersuchungssituation die Beobachtung verzerren: Der Erfahrung folgend, dass »die ›schönsten‹ Manien oft versagen, wenn man sie nach dem Untersuchungszimmer oder gar nach dem Hörsaal bringt«[57], wurden entsprechende Aufzeichnungen mitunter auch ganz bewusst am Krankenbett oder auch direkt an der Badewanne vorgenommen. Der Forschungsgegenstand war somit ein äußerst komplexer und in einer neutralen Beobachtungssituation nur schwer hervorzubringen – ihn galt es systematisch und auf ›objektive‹ Weise einzufangen.

Die klinischen Vorstellungen der Kranken vor den Studierenden oder in Fachkreisen sind in den Krankenakten zwar dokumentiert, aber zumeist nur partiell verschriftet, somit der Nachwelt in zumeist kürzeren oder, bei den für die Forschung interessanteren Fällen, manchmal etwas ausführlicheren Notizen zugänglich.[58] Ganz anders jedoch verhielt sich dies bei der täglich oder zumindest regelmäßig zu erfolgenden Dokumentation in den Krankenakten, welche um 1900 einige markante Änderungen erkennen lässt: Einerseits fällt ganz allgemein die zunehmend ausführlichere Dokumentation auf, andererseits wurde im frühen 20. Jahrhundert eine Reihe von Handbüchern zur Erhebung psychiatrischer Anamnesen und Untersuchungen veröffentlicht.[59] Von entscheidender Relevanz ist allerdings das Bestreben, die subjektive Sichtweise nicht in die Dokumentation mit einfließen zu lassen. Insbesondere Robert Sommer forderte eine »reine Beschreibung« des unmittelbar Beobachteten, welche, so seine Idealvorstellung, in den Krankenakten vollkommen frei von persönlichen Anschauungen, bereits gezogenen Schlüssen und vorschneller Typisierungen festzuhalten wären.[60] Hans Seelert, Assistenzarzt an der Berliner Klinik für Psychiatrie und Nerven-

57 Karl Heilbronner: »Zur klinisch-psychologischen Untersuchungstechnik«. In: *Monatsschrift für Psychiatrie und Neurologie* 17 (1905), 115-132, hier: 132.

58 An der Berliner »Psychiatrischen und Nervenklinik« wurden, sowohl im stationären wie auch im ambulanten Bereich, ab 1898 Aufzeichnungen zu den (poli-) klinischen Demonstrationen geführt.

59 Walter Cimbal: *Taschenbuch zur Untersuchung nervöser und psychischer Krankheiten und krankheitsverdächtiger Zustände. Eine Anleitung für Mediziner und Juristen insbesondere für beamtete Ärzte* [1909]. 3. Aufl. Berlin 1918; Julius Raecke: *Grundriss der psychiatrischen Diagnostik* [1908]. 8. Aufl. Berlin 1920; Adalbert Gregor: *Lehrbuch der psychiatrischen Diagnostik*. Berlin 1914; Hans Seelert: *Anleitung zu psychiatrischen Untersuchungen*. Leipzig 1926.

60 Robert Sommer: *Lehrbuch der psychopathologischen Untersuchungsmethoden*. Berlin, Wien 1899, 154. Vgl. zu seiner Kritik an der traditionellen Art des Aufschreibens in den Krankenakten, ebd., 2.

krankheiten und Verfasser eines der erwähnten Handbücher, problematisierte eben jene grundlegende Schwierigkeit einer nur schwer möglichen Trennung von festgestellten Symptomen und daraus abgeleiteten Schlussfolgerungen: Hielte »man sich streng an den Grundsatz, nur objektive Feststellungen in die Krankheitsgeschichte aufzunehmen«, so würden »wertvolle Angaben [...] unterbleiben«. Insbesondere die Feststellung psychischer Symptome beruhe nämlich, so Seelert, vielfach auf Schlussfolgerungen, welche sich nicht hinreichend deutlich objektiv beschreiben ließen; affektive Vorgänge erkenne man nur »auf dem Umweg über Sprache und Motorik«.[61]

Theodor Ziehen wollte eben jener Schwierigkeit auf ganz eigene Weise begegnen. Um die Notationen zu einem »objektiven Befund« zu avancieren, fokussierte er auf die wörtliche Rede der Kranken. Seine Wertschätzung der Kahlbaumschen Intensität des Dokumentierens und wiederholten Durcharbeitens des eigenen Forschungsmaterials habe ich bereits erwähnt. Die aus der Görlitzer Anstalt stammenden veröffentlichten Krankheitsbeschreibungen lassen darauf schließen, dass dort ebenfalls die Aussagen der Kranken in Form der direkten Rede in die Dokumentation mit aufgenommen wurden.[62] Dieses Vorgehen des Aufschreibens primärer Beobachtungen war um die Wende zum 20. Jahrhundert somit nicht gänzlich neu, wurde aber von Ziehen systematisiert:[63] An der Berliner Psychiatrischen und Nervenklinik wurden unter seiner Leitung (1904-1912) in den Krankenakten sowohl die Fragen der Mediziner als auch alle potenziell relevant erscheinenden Aussagen der Patienten über weite Strecken als direkte Rede schriftlich festgehalten (Abb. 1).[64]

61 Seelert: *Anleitung zu psychiatrischen Untersuchungen* (wie Anm. 59), 174f.

62 Wübben: *Verrückte Sprache* (wie Anm. 9), 31. Diese Technik war mitunter auch von Kraepelin angewandt worden. In: Ebd., 95.

63 Dies ging so weit, dass in einigen Krankenakten Notationen in indirekter Rede korrigiert und nachträglich in eine direkte Rede übertragen wurden.

64 Vgl. dazu auch die Forderung Seelerts, dass »die für die Eigenart eines Falles besonders charakteristischen Äußerungen wortgetreu niedergeschrieben« werden sollten: Seelert: *Anleitung zu psychiatrischen Untersuchungen* (wie Anm. 59), 174. Max Köppen (»Zur psychischen Analyse der Halluzinationen«. In: *Charité-Annalen* 36 [1912], 149-168, hier: 150), Oberarzt der psychiatrischen Klinik, beklagte die den Blick trübenden subjektiven Anschauungen des Beobachters, die »die wirklichen Vorgänge [...] durch fremde Zutaten und durch eigenwillige Verschiebungen verändern und verstellen. [...] In einer guten Krankengeschichte müssen wir also möglichst die Wiedergabe direkter Aeusserungen der Kranken haben.«

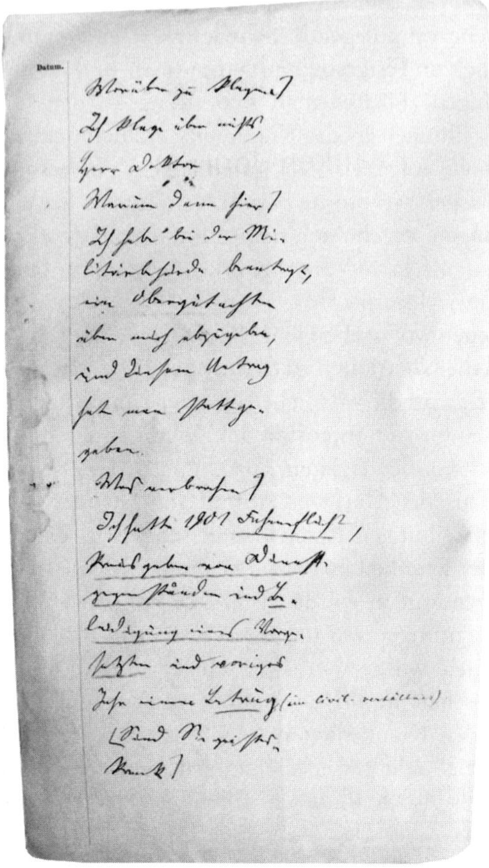

Abb. 1: Auszug aus einer Krankenakte aus dem Historischen Psychiatriearchiv der Charité in Berlin, 14 / 1908, J. H. Hier handelt es sich um eine unmittelbare Niederschrift der psychiatrischen Beobachtung. Die Frage des Arztes findet sich in eckige Klammern gesetzt.

Deren Wiedergabe erzeugte *erstens* die gedankliche Nähe zum Protokoll, welches vorgibt notiert zu haben, was »wirklich« war.[65] Mit dieser Form des Aufzeichnens sollte *zweitens* die ärztliche Beobachterposition

65 Vgl. dazu allg.: Michael Niehaus, Hans-Walter Schmidt-Hannisa: »Textsorte Protokoll. Ein Aufriss«. In: *Das Protokoll. Kulturelle Funktionen einer Textsorte.* Hg. Dies. Frankfurt a. M. 2005, 7-23; Marc Berg: »Order(s) and Disorder(s): of Protocols and Medical Practices«. In: *Differences in Medicine. Unraveling Practices, Techniques, and Bodies.* Ders., Annemarie Mol. Durham, London 1998, 226-246.

ent-subjektiviert und die Schwierigkeit der individuellen Beschreibung eliminiert werden.[66] Die als Zitate der Patienten kenntlich gemachten Aussagen finden sich in nahezu allen Akten, sowohl bei der Anamnese als auch im Verlaufsbericht. Das Setzen der Anführungszeichen diente als Anleitung der Lektüre. Die schriftliche Wiedergabe der direkten Rede der Kranken erzeugte somit *drittens* eine gewisse Nähe und erlaubte zugleich ein distanziertes Objektivieren. Die so notierten Aussagen, gleichsam zu unhintergehbaren Daten geronnen, sollten *viertens* die Möglichkeit bieten, immer wieder neu interpretierbar zu sein. Letztere Vorgehensweise fand auch ihre direkte Analogie in Ziehens Bestreben, eine psychiatrische Diagnose nicht als eine statische Angabe, sondern vielmehr als einen zu revidierenden und somit tendenziell offenen Prozess anzusehen.[67]

Zur Technik des Protokollierens fand Ziehen bereits im Rahmen seiner Assoziationsstudien. In diesem Zusammenhang geht er auch auf die sonst vielfach selbstverständliche Tätigkeit des Aufschreibens näher ein. 1892, noch Privatdozent in Jena, erläuterte er beiläufig in einer Fußnote sein Vorgehen: »Sämtliche Reden der Kranken sind *wörtlich* nachgeschrieben. Die ab und zu unvermeidlichen Auslassungen sind durch Punkte markiert.«[68] In der dritten Auflage seines Lehrbuchs von 1911 machte er hierzu bereits klare Vorgaben: »Am zweckmäßigsten verfährt man so, daß man den Kranken, wenn er spontan spricht, zunächst sprechen läßt und wörtlich nachschreibt (noch besser nachstenographiert), ohne ihn zu unterbrechen.«[69] Waren Kranke weniger auskunftsfreudig, so nahm die »Kunst des Befragens« eine umso größere Bedeutung ein. Die hierzu nötige Feinfühligkeit wie auch Kompetenz waren nach

66 Vgl. dazu auch: Peter Becker: »Recht schreiben« – Disziplin, Sprachbeherrschung und Vernunft. Zur Kunst des Protokollierens im 18. und 19. Jahrhundert. In: *Das Protokoll* (wie Anm. 65), 49-76, hier: 51.

67 Alle differenzialdiagnostischen Erwägungen waren an der Berliner psychiatrischen Klinik in den Krankenakten genau zu verzeichnen. (Theodor Ziehen: »Zur Lehre von den psychopathischen Konstitutionen«. In: *Charité-Annalen* 31 [1907], 146-160, hier: 152).

68 Theodor Ziehen: »Ueber Störungen des Vorstellungsablaufes bei Paranoia«. In: *Archiv für Psychiatrie und Nervenkrankheiten* 24 (1892), 112-154, hier: 121.

69 Theodor Ziehen: *Psychiatrie für Ärzte und Studierende* [1894]. 3., vollst. umgearb. Aufl. Leipzig 1908, 250. Die Protokolle der experimentalpsychologischen Untersuchungen sind leider nicht mehr erhalten; sie sind nicht Teil der (heute noch archivierten) Krankenakten und wurden offenbar gesondert abgelegt. An dem 1904 eröffneten Neubau der Berliner Psychiatrischen und Nervenklinik gab es zwei eigens für diese Untersuchungen eingerichtete Räume.

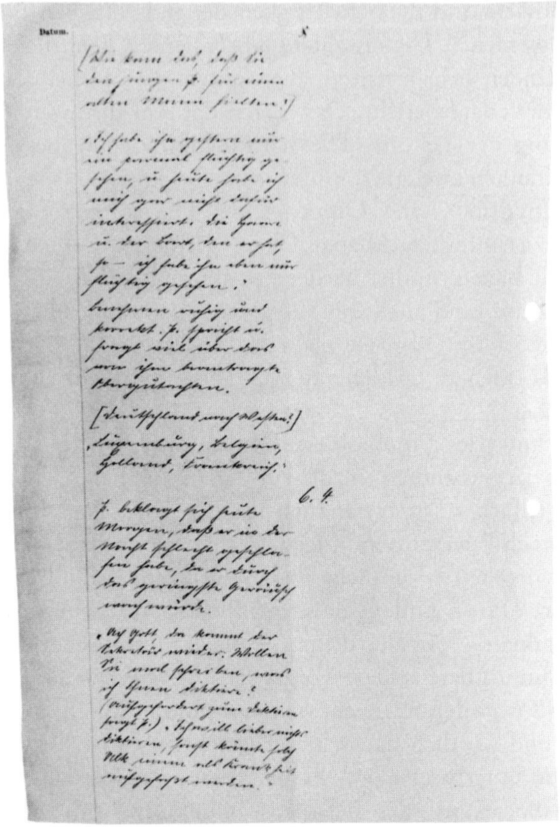

Abb. 2: Auszug aus einer Krankenakte aus dem Historischen Psychiatriearchiv der Charité in Berlin, 14 / 1908, J. H. Die stenographische Mitschrift der Arzt-Patienten-Unterhaltung wurde zu einem späteren Zeitpunkt von einem Sekretär in die Krankenakte übertragen.

Ziehen auch nicht selbstverständlich, denn »erst der geschickte und erfahrenere Untersucher wird durch zweckmässige Fragen mehr Aeusserungen erlangen und sich daher ein richtigeres Bild von dem psychischen Zustand verschaffen«.[70] In der erneuerten Art der Notation wurden bezeichnenderweise nicht nur die Rede der Patienten, sondern auch die ärztlichen Fragen in die Krankenakte mit aufgenommen. Das Forschungsobjekt der klinischen Psychiatrie beruhte einerseits nicht un-

70 Theodor Ziehen: »Tagesfragen«. In: *Monatsschrift für Psychiatrie und Neurologie* 1 (1897), 99-104, hier: 101.

wesentlich auf der Interaktion zwischen Arzt und Patient, andererseits wurde die psychiatrische Expertise in ihrer Abgrenzung zu den Angaben der Kranken erst ermächtigt, zu einer solchen zu werden.

An der Berliner psychiatrischen Klinik wurden zwei unterschiedliche Arten des ›protokollierenden Schreibens‹ eingesetzt. Sie lassen sich in den Krankenakten entlang einer, in ihrer Tradition auf die Verwaltungsakte zurückgehende, imaginären Linie voneinander trennen: Jedes Journalblatt wurde der Länge nach durch Falzen geteilt, um auf einer Hälfte des Blatts die klinischen Beobachtungen zu protokollieren. Auf der anderen Seite war – ganz im Sinne einer fortlaufend zu ergänzenden und wiederholt durchzuarbeitenden Beobachtung – noch ausreichend Platz für spätere Hinzufügungen, Verbesserungen und weitergehende Anmerkungen. Diese Faltung markiert zugleich die beiden Schreibverfahren. Zum einen diente der Falz den Schreibenden lediglich als Orientierung. In diesem Fall notierte der Arzt direkt, was er im Gespräch mit den Kranken erfuhr. Erkennbar ist dies an einem sehr hastigen, viel Platz einnehmenden Schreiben, nicht selten über die vorgegebene Linie hinausgehend (vgl. Abb. 1).

Zum anderen wurde der Falz streng eingehalten: Hier finden sich gestochen schön geschriebene, die imaginäre Grenze keinesfalls überschreitende und umfassend erhobene Arzt-Patientengespräche (Abb. 2). Dies war das Werk von Stenographen, die ihre Aufzeichnungen erst nachträglich in die Krankenakten übertrugen. In beiden Fällen aber erfolgte die Aufzeichnung der Äußerungen der Kranken unmittelbar am Krankenbett.

IV. Artefakte: »Ach Gott da kommt der Sekretär«

Das Stenographieren der Patientenrede veränderte die Dokumentation auf mehrfache Weise: *Erstens* erlaubte sie eine quantitative Steigerung der Aufzeichnung, indem – ganz im Sinne eines Protokolls – die Rede der Kranken auf umfassende Weise festgehalten wurde. Damit einher ging *zweitens* eine qualitative Veränderung der Aufzeichnung, welche den Eindruck zu vermitteln wusste, unmittelbar beobachtend teilnehmen zu können. In diesen Notationen konnten Beiläufigkeiten zu Aussagen verstetigt werden. Dass aber Angaben der Kranken überhaupt in den Kontext von Aussagen geraten können, führt uns zu einem weiteren Charakteristikum. *Drittens* schwingt nämlich in diesem Vorgehen – seitens der Psychiatrie mitunter durchaus so intendiert – unweigerlich eine verstärkte Kontrollinstanz mit, was ein regelrechtes ›Beobachtungsregime‹ erahnen lässt.[71] Indirekt zeigt sich *viertens* eben darin die Gebundenheit der Psychiatrie an ihre ›Objekte‹ der Untersuchung und weit mehr noch die Bedeutung der verschriftlichten Beobachtung, welche im Vergleich zu einem nicht fixierten zwischenmenschlichen Austausch dauerhafter ist und eben darin Objektivität verspricht.

Die an der Berliner Klinik relativ selten eingesetzte, wiewohl äußerst markante Aufzeichnungstechnik bietet der Nachwelt tiefe Einblicke in die klinische Praxis. Im Jahre 1908 wurde an der Charité ein Patient mit der Mehrfachdiagnose »Ethische Verkümmerung, leichte psychopath. Konstit[ution; S. L.] mit querulatorischem Charakter, Affektschwankungen, Simulation. N. g. [Nicht geisteskrank; S. L.]« aufgenommen.[72] Die von ihm stammende, im Untertitel dieses Abschnitts zitierte Aussage wie generell das auffällige Schriftbild dieser Krankenakte (Abb. 2) erlaubt nicht nur den Nachweis des Einsatzes neuer Arten des Erfassens der Untersuchungs- und Beobachtungssituation, sondern ist auch Auftakt eines regelrechten Spiels zwischen Patient und weiteren Beteiligten. Das bis zu drei Mal tägliche Notieren aller auffallenden Äußerungen gab diesem Patienten Anlass, das klinikinterne Vorgehen zu thematisieren: »Hier muss man jedes Wort auf die Waagschale legen was man hier spricht. P[atient; S. L.]. sagt lachend: wenn ich nu gar nix sag?« Sich offenbar sehr wohl bewusst darüber seiend, dass die psychiatrische Expertise von seinen eigenen Aussagen abhängig war, fragte der Kranke nach: »Wollen Sie mal schreiben, was ich Ihnen diktiere? (aufgefordert zum Diktieren fragt P.): ›ich will lieber nichts diktieren, sonst könnte solch Ulk einem als Krankheit aufgefasst werden‹. P. lacht und sagt dann absichtlich nichts mehr.« Einige Tage später persifliert der Patient das System erneut: »Man muß Tag und Nacht auf der Hut sein, was man spricht. Wenn Sie nun einen Taubstummen auf seinen Geisteszustand untersuchen sollen, dann bekommen Sie ja überhaupt nix raus. Der Kreisarzt in Worms kam drei Mal zu mir; das erste Mal hab ich ihn rausgeschmissen; das zweite und dritte Mal brachte er mir Schokolade mit. So ein Mann kann doch gar nicht ein maßgebliches Gutachten abgeben. Dem habe ich Sachen vor-

71 Genaueste schriftliche Aufzeichnungen der Mediziner sollten »fortlaufend das Bild des Exploranden und seines ganzen Verhaltens bei Tag und Nacht fixiren«. Fritz Siemens: »Zur Frage der Simulation von Seelenstörung«. In: *Archiv für Psychiatrie und Neurologie* 14 (1883), 40-86, hier: 48.

72 *Historisches Psychiatriearchiv der Charité Berlin*, 14 / 1908, J. H. Dass bei diesem Patienten mit Hilfe eines Stenografen dokumentiert wurde, ist sicherlich nicht unabhängig von seiner Begutachtung, die Notationen stehen somit unter anderem auch in einem juristischen Kontext.

gemacht, daß ich mich selbst geschämt habe.« Ähnlich provozierte er die Kliniker – testend, ob auch dies protokolliert werde –, indem er einen Selbstmordversuch mimte oder aber den Stenografen fragte: »Nichts zu schreiben heute?«, und anderntags diesem diktierte, »schreiben Sie, der Arzt lacht«, um anschließend weitere Aussagen ganz zu verweigern.[73] Nicht nur lassen sich aufgrund des Protokollierens unerwartete Einblicke in den psychiatrischen Alltag gewinnen. Dass dieser Patient die Bedeutung des Notierens realisierte und darauf reagierte, war kein Einzelfall. Die Bemühungen um eine minutiöse Aufzeichnung und Verstetigung der Patientenrede für eine wissenschaftliche Bearbeitung wurde von den Kranken auch gegenteilig gewendet. Immer wieder versuchten Patienten, Einblick in die Notizbücher oder Krankenakten zu nehmen, oder, wie erläutert, das Aufschreiben selbst subversiv zu unterwandern. Die besondere Aufmerksamkeit, die das protokollarische Schreiben sowohl bei den Ärzten wie bei den Patienten erfuhr, speist sich aus der Utopie eines Protokolls, welches mit dem »reinen Abbild« des gesprochenen Wortes vorgibt, eine Situation verstetigen oder zu einem späteren Zeitpunkt wiederaufrufen zu können.

Jenseits des Spiels um Aussage und deren Verweigerung interessiert die aufgrund der spezifischen Aufzeichnungstechnik auch zu späteren Zeitpunkten nachvollziehbare Untersuchungssituation, welche dieser Patient durchaus zu reflektieren und im Sinne einer Metakommunikation zu durchbrechen vermochte. Die performativen Momente dieser um die Person des Stenographen erweiterten ›Schreibszene‹[74] sind nicht nur als eine bloße Steigerung eines exakten Aufzeichnens zu begreifen. Vielmehr macht die Intervention deutlich, dass das Untersuchungsobjekt ein aktiver Teilnehmer der Situation ist. Auch wenn die beteiligten Ärzte untereinander Latein sprachen, um nicht verstanden zu werden[75], war dieser Patient in der Lage, die Exploration zu unterwandern. Seine Intervention entspricht einer Beobachtung zweiter Ordnung, in der er die protokollierenden Ärzte in ein Kommunikationsdilemma versetzte. In seinem Austesten der Situation realisiert er jedoch, dass es egal ist, was er sagt. Er *und* die beobachtenden Ärzte konnten dem System nicht entkommen. Jedes Inszenieren absurder Situationen und Ausflüchte in Metareflexionen verblieb

73 Ebd., Verlaufsbericht ab dem 5. April 1908.

74 Rüdiger Campe: »Die Schreibszene. Schreiben«. In: *Paradoxien, Dissonanzen, Zusammenbrüche. Situationen offener Epistemologie*. Hg. Hans Ulrich Gumbrecht, K. Ludwig Pfeiffer. Frankfurt a. M. 1991, 759-772.

75 *Historisches Psychiatriearchiv der Charité Berlin*, 14/1908, J. H., Verlaufsbericht, 7. April 1908.

innerhalb des Systems. Aber als der scheinbar Unterlegene vermochte dieser Patient das auszusprechen, was die Schrift- und Wissensmonopolisten heimlich gedacht haben mochten. So ist es mehr als eine Pointe am Rande, dass dieser Patient als ›nicht geisteskrank‹ begutachtet wurde. Ob dies dem Umstand geschuldet war, dass er die Macht der zugrunde liegenden Medien erkannt und benannt hatte, bleibt der Nachwelt verborgen.

V. Fazit

Welches ›Krankheitsbild‹ der jeweilige Psychiater vor Augen hatte, war wohl stets subjektiv und bleibt der historischen Forschung notwendigerweise unzugänglich. Was sich aber, wiewohl auch nur punktuell, nachvollziehen lässt, sind Änderungen in der schriftlichen Vermittlung komplexer Zusammenhänge. Der Metapher ›Krankheitsbild‹ ist der Wunsch nach einer transparenten Sprache inhärent; dies ließ sich jedoch nicht realisieren, ohne die psychischen Auffälligkeiten mit in den Blick zu nehmen. In der zeitgenössischen psychiatrischen Literatur findet sich diese elementarste Ebene des Wahrnehmens und schriftlichen Festhaltens der psychischen Phänomene bemerkenswerterweise kaum thematisiert. Zudem war die Psychologie Ende des 19. Jahrhunderts weder eine eigenständige Disziplin, noch war sie von der nach einer naturwissenschaftlichen Basis strebenden Psychiatrie als Hilfswissenschaft anerkannt. Auffallend aber ist, dass die – wiewohl recht unterschiedlichen – Bestrebungen der Psychologie, der Diagnostik mehr Raum zu geben, mit Änderungen in der Art und Weise des Aufschreibens einhergingen.

An eher versteckten und verstreuten Stellen der psychiatrischen Literatur wird denn auch tatsächlich das Beobachten psychischer Phänomene und dessen Verschriftlichung thematisiert. So etwa im Zusammenhang mit Kahlbaums Forderung einer ›klinischen Psychiatrie‹, dessen Konzept einer eingehenden und immer wieder reflektierenden Beobachtung, wie sein Schüler Theodor Ziehen meinte, eng mit dem Akt des Aufschreibens zusammenhängt. Die Forderung nach einer Beobachtung, die keinen vorherbestimmenden Einteilungsprinzipien folgen dürfe, war von der persönlichen und stets dem Verdacht der Subjektivität ausgesetzten Beobachtung wegzuführen: Die diversifizierte Beobachtung der psychischen Zeichen konnte ihren neuen Ort auch nur in der Krankenakte finden. Etwaige im Geist vorweg genommene, den Blick leitende Anschauungen waren auf Papier zu transferieren, um sicher zu gehen, dass der Aufschreibende, wenn auch nur unwillkürlich, seine prinzipiell flüchtigen und nuancenreichen Beobachtungen nicht selektiert hatte.

Kahlbaums Forderung der Etablierung einer ›klinischen Psychiatrie‹ wurde von Kraepelin neu entdeckt und partiell übernommen. Einerseits versuchte Kraepelin, psychische Phänomene experimentalpsychologisch zu erfassen, andererseits richtete sich sein Bestreben ganz auf das Erstellen streng abgrenzbarer Krankheitsformen. Die komplexe Spannung zwischen erkenntnisoffenem Beobachten und dem Versuch der Etablierung eines neuen nosologischen Systems ist dem Terminus ›natürlicher‹ Krankheitseinheiten bereits inhärent. Kraepelin jedoch verschob die prinzipiell bestehende Ambivalenz jeden Diagnostizierens deutlich zugunsten praktischer Bedürfnisse der Klinik. In dieser aber fanden nicht restlos objektivierbare Untersuchungen erst gar keinen Platz. Sein Bestreben, symptomrelevante Daten beobachterneutral messbar zu machen und damit die individuelle, mit persönlichen Wirkungen und Wertsystemen einhergehende Subjektivität des Arztes auszuschalten, verblieb unsicher, d. h. ein nicht durchführbares Wunschgebilde exakter Wissenschaft. Kronfelds eingangs zitierte ironische Rede davon, dass die Psychiatrie vergebens versuche, ihre psychologische Basis zu leugnen, spiegelt sich unübersehbar in solch Inkonsistenzen. Die klein geredeten oder gar durch demonstrative Klassifikationsschemata kaschierten, der Psychiatrie jedoch inhärenten psychologischen Elemente beunruhigten aber auch weiterhin.

Theodor Ziehen integrierte zentrale Vorgehensweisen der experimentellen Psychologie, um der ›klinischen Psychiatrie‹ eine naturwissenschaftliche Basis zu geben. Jenseits des Labors versuchte er der prinzipiellen Schwierigkeit des Erfassens psychischer Phänomene auf zweifache Weise entgegenzuwirken. Einerseits wurde möglichst umfassend, vor allem aber in Form einer direkten Rede, dokumentiert. Ziehen verstand andererseits die psychiatrische Beobachtung und Diagnostizierung als einen dauerhaften Prozess: Die in der Akte penibel verzeichneten Worte der Kranken sollten gleich ›objektiver Daten‹ immer wieder re-interpretierbar sein, jeder Leser sollte sich selbständig aus diesen heraus ein ›Bild‹ machen können. Ziehen ging in seiner Findung diagnoserelevanter Daten und deren Verschriftlichung ungleich differenzierter und reflektierter vor als Kraepelin. Er versuchte die Schwierigkeit der potenziellen Subjektivität durch das Delegieren des Aufschreibens an einen Stenographen zu lösen. Aber auch er wurde von dem Problem der Psychologie in der Psychiatrie, nämlich der Unmöglichkeit, Patienten zu bloßen Beobachtungsobjekten zu machen und deren Verhalten verlustfrei in psychiatrische Erklärungsmodelle zu überführen, eingeholt. Die subjektiven Wirkungen und Fähigkeiten der behandelnden Ärzte, ihre Sensibilität im Patientenumgang und nicht zuletzt ihr Vermögen, durch Notationen ein ›Bild‹ einer erkrankten Person zu geben, ließen sich leugnen, jedoch in der Praxis nicht entbehren. Sehr vereinfacht und mit Kronfeld gesprochen, die ›Psychologie‹ innerhalb der Psychiatrie ließ sich durch keine angestrengt objektivierende Methode völlig umgehen.

Maike Rotzoll

Krankheit schreiben in der Psychiatrie um 1900? Diagnosen, Kranken- und Patientengeschichten von Opfern der nationalsozialistischen »Euthanasie«-Aktion »T4«

»Ganz bizarre Zeichnungen« verfertige er, hält 1931 die Krankengeschichte von Ernst Bernhardt (1881-1940) nach 24-jährigem Anstaltsaufenthalt fest. Noch zu diesem Zeitpunkt bescheinigten ihm seine Psychiater eine »ungeheuerliche Phantasie«. Gleichzeitig dokumentierten sie, er biete das »Bild eines von seinen Wahnideen eingenommenen stumpfen Menschen«. Lange vor seinem gewaltsamen Tod in Grafeneck während der nationalsozialistischen Krankenmord-Aktion »T4« (abgeleitet von der Planungszentrale der so genannten »Euthanasie« in Berlin an der Tiergartenstraße 4)[1] hatte sich Bernhardt weitgehend in seine eigene Welt zurückgezogen, wenn er auch immer noch nach Bleistift und Papier verlangte. Dann konnten Zeichnungen entstehen, die mit ihrer klaren geometrischen Aufteilung und ihrer Ablösung von Gegenständlichkeit einige Gemeinsamkeiten mit späteren dadaistischen Werken aufweisen. (Abb. 1). Seiner Umwelt galt Bernhardt jedoch längst als unzugänglich, verschroben, ja, »verblödet« – kurz, als »Endzustand einer Schizophrenie«.[2]

1 Die Literatur zum NS-Krankenmord ist laut Schmuhl »selbst für Fachleute kaum noch zu überblicken«, vgl. Hans-Walter Schmuhl: »›Euthanasie‹ und Krankenmord«. In: *Medizin und Nationalsozialismus. Bilanz und Perspektiven der Forschung*. Hg. Robert Jütte. Göttingen 2011, 214-255, hier: 215; sowie Uwe Kaminsky: »Die NS-›Euthanasie‹. Ein Forschungsüberblick«. In: *Tödliche Medizin im Nationalsozialismus. Von der Rassenhygiene zum Massenmord*. Hg. Klaus-Dietmar Henke. Köln, Weimar, Wien 2008 (= *Schriften des Deutschen Hygiene-Museums Dresden*, 7), 269-290. An grundlegenden Werken sind vor allem zu nennen: Ernst Klee: *»Euthanasie« im NS-Staat. Die »Vernichtung lebensunwerten Lebens«*. Frankfurt a. M. 1983; *Dokumente zur »Euthanasie«*. Hg. Ernst Klee. Frankfurt a. M. 1985; Hans-Walter Schmuhl: *Rassenhygiene, Nationalsozialismus, Euthanasie. Von der Verhütung zur Vernichtung »lebensunwerten Lebens«, 1890-1945*. Göttingen 1987 (= *Kritische Studien zur Geschichtswissenschaft*, 75); Hans Ludwig Siemen: *Menschen blieben auf der Strecke ... Psychiatrie zwischen Reform und Nationalsozialismus*. Gütersloh 1987; *Aktion T4 1939-1945. Die »Euthanasie«-Zentrale in der Tiergartenstraße 4*. Hg. Götz Aly. Berlin 1989 (= *Stätten der Geschichte Berlins*, 26); Henry Friedlander: *The Origins of Nazi Genocide. From Euthanasia to the Final Solution*. Chapel Hill, London 1995; Heinz Faulstich: *Hungersterben in der Psychiatrie 1914-1949. Mit einer Topographie der NS-Psychiatrie*. Freiburg i. Br. 1998.

2 Maike Rotzoll: »Ernst Bernhardt. ›... Erregungen wechseln mit Halusionen‹«. In:

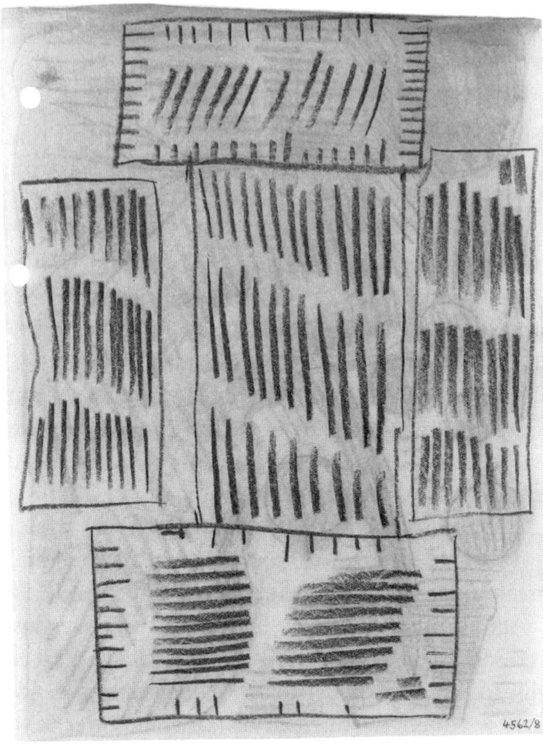

Abb. 1: Ernst Bernhardt: Ohne Titel um 1931, Farbstift auf Papier, 15,0 × 20,9 cm, Inv. Nr. 4562/8.

Die Diagnose »Schizophrenie«, nach Einführung des Diagnosemanuals »Würzburger Schlüssel« 1932 häufig bereits auf dem Aktendeckel als »Nr. 14« mit einem Blick ersichtlich, spielte bald darauf, in der Zeit des Nationalsozialismus, eine bedeutsame Rolle.[3] Dies verwundert nicht

Tödliche Medizin. Rassenwahn im Nationalsozialismus. Hg. Jüdisches Museum Berlin. Göttingen 2009, 72-75, hier: 72. Zu Bernhardts Lebensgeschichte vgl. Maike Rotzoll, Thomas Röske: »Ernst Bernhardt – Leb wohl sagt mein Genie Ordugele muß sein«. In: *Todesursache: Euthanasie. Verdeckte Morde in der NS-Zeit* [2002]. Hg. Bettina Brand-Claussen, Thomas Röske; Dies. 2. Auf. Heidelberg 2012 (*Ausstellungskatalog Sammlung Prinzhorn*), 35-41; zu den Zeichnungen: 36-37.

3 Andrea Dörries: »Der ›Würzburger Schlüssel‹ von 1933 – Diskussion um die Entwicklung einer Klassifikation psychischer Störungen«. In: *Die Patienten der Wittenauer Heilstätten in Berlin 1919-1960.* Hg. Thomas Beddies, Andrea Dörries. Husum 1999, 188-205.

in Anbetracht des chronischen Verlaufs, den dieser Krankheitsbegriff zu implizieren schien: Wer ihn trug, galt vielen als »unheilbar«, als Langzeitinsasse, als Last für die Volksgemeinschaft. Die »Krankheit«, so Arthur Gütt (1891-1949), Ernst Rüdin (1874-1952) und Falk Ruttke (1894-1955) in ihrem Kommentar zum 1934 in Kraft getretenen »Gesetz zur Verhütung erbkranken Nachwuchses«, komme »überall, auch in der Freiheit reichlich vor, füllt aber besonders unsere Nervenkliniken und Irrenanstalten, in denen die Kranken vorübergehend oder dauernd verweilen, so daß sie eine wahre Plage der Menschheit bedeutet«.[4] Fast die Hälfte der Anstaltsinsassen der 1930er Jahre hatte bei der oft viele Jahre zurückliegenden Einweisung diese Diagnose erhalten.[5] Den Befürwortern der Zwangssterilisation galt dies als ausreichende Begründung, die vermeintlichen degenerierten Erbanlagen für »die Schizophrenie« dauerhaft aus dem »Volkskörper« ausscheiden zu wollen. Doch schon bald fungierte »Schizophrenie« nicht mehr ausschließlich als »Indikation« für die Zwangssterilisation, die im damaligen Deutschen Reich bis Kriegsende bis zu 400.000 Personen betreffen sollte.[6] Der Einfluss dieser Diagnose auf ein weiteres nationalsozialistisches Medizinverbrechen, auf die tödliche Selektion im Krankenmord lässt sich nachweisen: 58 % der Opfer

4 Arthur Gütt, Ernst Rüdin, Falk Ruttke: *Gesetz zur Verhütung erbkranken Nachwuchses vom 14. Juli 1933 mit Auszug aus dem Gesetz gegen gefährliche Gewohnheitsverbrecher und über Maßregeln der Sicherung und Besserung vom 24. Nov. 1933, bearbeitet und erläutert von Arthur Gütt, Ernst Rüdin und Falk Ruttke.* München 1934, 97.

5 47 % waren es nach der im Jahr 1936 erhobenen Reichsirrenstatistik, vgl. Paul Nitsche: »Irrenstatistik der Gesellschaft Deutscher Neurologen und Psychiater (Psychiatrische Abteilung) für das Jahr 1936«. In: *Allgemeine Zeitschrift für Psychiatrie* 107 (1938), 162.

6 Zur quantitativen Dimension der Zwangssterilisation vgl. Gisela Bock: *Zwangssterilisation im Nationalsozialismus. Studien zur Rassenpolitik und Frauenpolitik.* Opladen 1986 (= *Schriften des Zentralinstituts für sozialwissenschaftliche Forschung der Freien Universität Berlin,* 48), 230-238. Vgl. zur Zwangssterilisation auch Astrid Ley: *Zwangssterilisation und Ärzteschaft. Hintergründe und Ziele ärztlichen Handelns 1934-1945.* Frankfurt a. M., New York 2004 (= *Kultur der Medizin. Geschichte – Theorie – Ethik,* 11); Annette Hinz-Wessels: *NS-Erbgesundheitsgerichte und Zwangssterilisation in der Provinz Brandenburg.* Berlin-Brandenburg 2004 (= *Schriftenreihe zur Medizin-Geschichte des Landes Brandenburg,* 7); *Lebensunwert – zerstörte Leben. Zwangssterilisation und »Euthanasie«.* Hg. Margret Hamm. Frankfurt a. M. 2005; Gisela Bock: »Nationalsozialistische Sterilisationspolitik. In: *Tödliche Medizin im Nationalsozialismus* (wie Anm. 1), 85-99; Stefanie Westermann: *Verschwiegenes Leid. Der Umgang mit den NS-Zwangssterilisationen in der Bundesrepublik Deutschland.* Köln u. a. 2010 (= *Menschen und Kulturen, Beihefte zum Saeculum,* 7).

der »Aktion T4«, der zentral organisierten Phase des Krankenmordes 1940/41, hatten diese Diagnose erhalten, dagegen »nur« rund 42 % der »T4«-Überlebenden.[7] Keine Diagnosegruppe war häufiger betroffen: Erst in größerem Abstand folgten Patient/inn/en, denen man »Schwachsinn« attestiert hatte. Sie standen auch in der Anstaltsstatistik an zweiter Stelle.[8] Hier waren jedoch offenbar nicht alle Betroffenen gleichermaßen gefährdet, unter gewissen Umständen – wahrscheinlich ein begleitendes positives Urteil über Arbeitsfähigkeit, bei Kindern über Bildungsfähigkeit – konnte sich diese Diagnose geradezu als schützender Faktor erweisen.[9] Dies zeigt das Vorherrschen zweckrationaler, ökonomischer Motive jenseits von Diagnosen für den Krankenmord besonders deutlich und

7 In einem DFG-Projekt mit dem Förderkennzeichen HO 2208/2-(1-3) wurden Akten von Opfern der »Aktion T4« und Akten von »T4«-Überlebenden aus 11 reichsweit repräsentativ ausgewählten Heil- und Pflegeanstalten mit einem operationalisierten Auswertungsschema untersucht. Zur Konstruktion der Studie vgl. Gerrit Hohendorf: *Empirische Untersuchungen zur nationalsozialistischen »Euthanasie« bei psychisch Kranken – mit Anmerkungen zu aktuellen ethischen Fragestellungen*. Habilitationsschrift an der Medizinischen Fakultät der Technischen Universität München 2008, 83-86. An dieser Stelle sei den Mitgliedern des Forschungsteams gedankt: Gerrit Hohendorf, Petra Fuchs, Paul Richter, Annette Hinz-Wessels; Christine Dewitz, Philipp Rauh, Babette Reicherdt, Stephanie Schmitt, Sascha Topp und Nadin Zierau. Zur Bedeutung der Diagnose für die Selektion vgl. Petra Fuchs: »Die Opfer als Gruppe. Eine kollektivbiografische Skizze auf der Basis empirischer Befunde«. In: *»Das Vergessen der Vernichtung ist Teil der Vernichtung selbst«. Lebensgeschichten von Opfern der nationalsozialistischen »Euthanasie«* [2007]. Hg. Petra Fuchs, Maike Rotzoll, Ulrich Müller, Paul Richter, Gerrit Hohendorf. 2. Aufl. Göttingen 2008, 53-72, hier: 60-62.

8 Nach der Reichsirrenstatistik von 1936 hatten 21,6 % der Anstaltsinsassen die Diagnose »Schwachsinn« erhalten, vgl. Nitsche: »Irrenstatistik« (wie Anm. 5), 162. Nach der Untersuchung in der »T4«-Studie waren 23,1 % der Opfer mit dieser Diagnose versehen worden; ihr Anteil lag mit 28,9 % unter den Überlebenden höher. Zwei weitere Diagnosegruppen fielen ins Gewicht 7,7 % der Opfer hatten »Epilepsie«, 5 % »Progressive Paralyse« diagnostiziert bekommen (unter den »T4«-Überlebenden fand sich jeweils eine etwas geringere Anzahl). Andere Diagnosegruppen sind in beiden Stichproben selten. Vgl. Fuchs: »Die Opfer« (wie Anm. 7), 61.

9 Petra Fuchs: »Zur Selektion von Kindern und Jugendlichen nach dem Kriterium der ›Bildungsunfähigkeit‹«. In: *Die nationalsozialistische »Euthanasie«-Aktion »T4« und ihre Opfer. Geschichte und ethische Konsequenzen für die Gegenwart*. Hg. Maike Rotzoll, Gerrit Hohendorf, Petra Fuchs, Paul Richter, Christoph Mundt, Wolfgang U. Eckart. Paderborn 2010, 287-296; Gerrit Hohendorf: »Die Selektion der Opfer zwischen rassenhygienischer ›Ausmerze‹, ökonomischer Brauchbarkeit und medizinischem Erlösungsideal«, ebd., 310-324.

galt für Patient/inn/en aller Diagnosegruppen: Eine negativ beurteilte Arbeitsfähigkeit barg das höchste Risiko für die Ermordung.[10]

Ernst Bernhardt kann als ein typisches Opfer des Krankenmordes gelten. Mit seinen 59 Jahren war er schon Jahre vor dem Krankenmord nach Rastatt, einer 1934 eröffneten »Sparanstalt für abgelaufene Fälle«, verlegt worden, er kann nicht mehr gearbeitet haben, denn »Arbeitstherapie« war dort nicht vorgesehen. Sein Verhalten galt als »stumpf«, wenn auch nicht als »störend« – und die Prognose schien sich aus dem fatalen Urteil »Endzustand« zwangsläufig abzuleiten.[11] Doch könnte seine Schizophrenie-Diagnose selbst im Sinne einer selbsterfüllenden Prophezeiung diesen schicksalhaft anmutenden Verlauf beeinflusst haben? Schließlich haftete ihr von Beginn an das Odium der Unheilbarkeit an, auch wenn Namensgeber Eugen Bleuler (1857-1939) die von Emil Kraepelin (1856-1926) für sein Konzept der Dementia praecox postulierte unaufhaltsame Entwicklung zur »Verblödung« in Frage stellte, die auch andere Fachkollegen bereits angezweifelt hatten.[12]

10 Hohendorf: »Die Selektion« (wie Anm. 9), hier: 323-324; Maike Rotzoll: »Wahnsinn und Kalkül. Einige kollektivbiografische Charakteristika erwachsener Opfer der ›Aktion T4‹«, in: *Die nationalsozialistische »Euthanasie«-Aktion »T4«* (wie Anm. 9), 272-283, hier: 282-283. Dass attestierte Arbeitsfähigkeit in der Selektion eine größere Rolle spielte als »Unheilbarkeit« zeigt auch Philipp Rauh: »Medizinische Selektionskriterien versus ökonomisch-utilitaristische Verwaltungsinteressen. Ergebnisse der Meldebogenauswertung«. In: *Die nationalsozialistische »Euthanasie«-Aktion »T4«* (wie Anm. 9), 297-309, hier: 307-309. Zu den Selektionskriterien vgl. auch Schmuhl: *»›Euthanasie‹ und Krankenmord«* (wie Anm. 1), 225-227.

11 Heinz Faulstich: *Von der Irrenfürsorge zur »Euthanasie«. Geschichte der badischen Psychiatrie bis 1945*. Freiburg i. Br. 1993, 161-175, zur Arbeitstherapie: 164.

12 Yvonne Wübben: *Verrückte Sprache. Psychiater und Dichter in der Anstalt des 19. Jahrhunderts*. Konstanz 2012, 242-244. Bleuler postuliert, die Erkrankung könne chronisch verlaufen oder in Schüben verlaufen, aber in jedem Stadium verharren oder auch einer Besserung Platz machen. Eine vollständige Heilung erlaube die Krankheit »wohl« nicht. Als Kritiker der sicher schlechten Prognose der »Dementia praecox« um 1900 erwähnt Wübben Hoche, Wilmanns, Gaupp, Gross und Stransky. Für einen zeitgenössischen Vergleich der beiden Konzepte vgl. Hans Walter Gruhle: »Bleulers Schizophrenie und Kraepelins Dementia praecox«. In: *Zeitschrift für die gesamte Neurologie und Psychiatrie* 17 (1913), 114-133. Gruhle bezeichnet die beiden Konzepte auf 118 im Wesentlichen als deckungsgleich; zur Prognose berichtet er auf 127-128, Kraepelin habe eingeräumt, dass vollständige Heilungen vorkommen könnten, jedoch sehr selten seien, Bleuler dagegen halte eine Restitution auf den vor einem Schub herrschenden Zustand für nicht selten, eine vollständige Heilung habe er jedoch noch nie gesehen.

Die Unterscheidung der »Heilbaren« von den »Unheilbaren« hatten Psychiater lange vor Kraepelin beschäftigt, hing von der potenziellen Heilbarkeit der Patient/inn/en doch letztlich die Anerkennung ihres Faches als klinische Disziplin ab, ebenso wie die Zweckmäßigkeit einer differenzierteren Auffächerung der psychiatrisch-institutionellen Angebote.[13] Für Kraepelin schien die zügige Verlegung der als chronisch erachteten Patient/inn/en in die Peripherie für seine Tätigkeit an der psychiatrischen Klinik, für Forschung und Lehre, eine derartig große Rolle zu spielen, dass er sein Verbleiben in Heidelberg von einer günstigen Regelung abhängig machte – mit dem bekannten Ausgang seines Umzugs nach München.[14] Mit einer sicher zu stellenden Prognose öffnete sich jedenfalls die Schere zwischen den unterschiedlichen Gruppen der Patient/inn/en ein Stück weiter, die später im Nationalsozialismus Bedeutung für die »Dialektik von Heilen und Vernichten« erlangen sollte.[15]

Doch wie spiegeln sich Diagnosen und Prognosen in den Akten der psychiatrischen Institutionen? Lässt sich die Konstruktion der Diagnosen anhand der ärztlichen Krankengeschichten nachvollziehen? Nahmen die ärztlichen Aufzeichnungen Einfluss auf die Ausbildung der diagnostischen Kategorien?[16] Wie veränderten sich diagnosespezifische Diskurse – im Spiegel der Krankengeschichten – von Kraepelins Zeit bis zum Krankenmord?

13 So schrieb Wilhelm Griesinger, an die »Grundtatsache« der potenziellen Heilbarkeit habe sich »[...] fast alles weitere, was in Deutschland auf dem Felde der öffentlichen Irrenpflege verhandelt und geschehen ist, geknüpft [...]«. Vgl. Wilhelm Griesinger: »Ueber Irrenanstalten und deren Weiter-Entwicklung in Deutschland«. In: *Archiv für Psychiatrie und Nervenkrankheiten* 1 (1868/69), 8-43, hier: 9; hierzu Maike Rotzoll: »Verwahren, verpflegen vernichten. Die Entwicklung der Anstaltspsychiatrie in Deutschland und die NS-›Euthanasie‹«. In: *»Das Vergessen der Vernichtung«* (wie Anm. 7), 24-35, hier: 25.

14 Vgl. Werner Janzarik: »100 Jahre Heidelberger Psychiatrie«. In: *Heidelberger Jahrbücher* 22 (1978), 93-113; hier: 98, 102-103; Faulstich: *Von der Irrenfürsorge zur »Euthanasie«* (wie Anm. 11), 18-19. Zum Konflikt um die Aufnahmen in der Heidelberger Universitätsklinik vgl. auch Eric J. Engstrom: *Clinical Psychiatry in Imperial Germany. A History of Psychiatric Practice*. Ithaca u.a. 2003 (*Cornell Studies in the History of Psychiatry*), 136-140; Cornelia Brink: *Grenzen der Anstalt. Psychiatrie und Gesellschaft 1860-1980*. Göttingen 2010, 121-122.

15 Vgl. Gerrit Hohendorf, Volker Roelcke, Maike Rotzoll: »Innovation und Vernichtung. Psychiatrische Forschung und ›Euthanasie‹ an der Heidelberger Psychiatrischen Klinik 1939-1945«. In: *Der Nervenarzt* 67 (1996), 935-946, hier: 937.

16 Wübben: *Verrückte Sprache* (wie Anm. 12), 89-103, analysiert auf der Basis von Heidelberger Krankengeschichten aus der Kraepelinzeit, auf welche Weise in den Akten notierte Beobachtungen Eingang in Lehrbuchtexte gefunden haben.

I. Quellenbasis: Akten von Opfern der nationalsozialistischen »Euthanasie«-Aktion »T4«

Um Antworten auf diese Fragen zu erwägen, erscheint es sinnvoll, sich mit einem besonderen Quellenbestand zu befassen, den psychiatrischen Dossiers über diejenigen Anstaltsinsassen, die Opfer der nationalsozialistischen »Euthanasie«-Aktion »T4« geworden sind. Die meisten dieser Akten wurden zwischen etwa 1900 (einige beginnen sogar schon davor) und 1941 geführt. Sie bewahren nicht nur diagnostische Erwägungen, oft nicht einmal vorwiegend ärztliche Stellungnahmen: Nicht selten zeigt sich ein Vorrang der Verwaltung gegenüber der medizinischen Versorgung in den Anstalten auch in ihrem Aufschreibe- und Archivsystem, jedenfalls sofern die Personalakten (personenbezogene Verwaltungsakten) ebenso wie die ärztlich geführten Krankengeschichten überliefert sind.

Aus den Akten erhält man zwar lückenhafte und einseitige Informationen, vor allem geben sie nur begrenzt die Sichtweise der Insassen wieder.[17] Doch ihre Analyse ist häufig die einzige Möglichkeit zu einer fragmentarischen (Re-)Konstruktion des Lebens von psychiatrischen Anstaltsinsassen allgemein und »Euthanasie«-Opfern im Besonderen[18] und somit auch des Enstehungsprozesses der psychiatrischen Diagnose, relevant in einer folgenreichen Grenzsituation, »Eintrittskarte« ins Anstaltsleben.[19]

Die Akten der in den Gaskammern der »Aktion T4« ermordeten Anstaltspatient/inn/en galten lange als verschollen. Zuvor hatten sie die rund 70.000 Patient/inn/en zwischen Januar 1940 und August 1941 auf ihrem Weg in die Tötungsanstalten begleitet, da sie für die bürokratische

17 Zur Quellenkritik siehe beispielsweise Karen Nolte: *Gelebte Hysterie. Erfahrung, Eigensinn und psychiatrische Diskurse im Anstaltsalltag um 1900*. Frankfurt a. M., New York 2003 (= *Geschichte und Geschlechter*, 42), 22-28; Marietta Meier, Brigitta Bernet, Roswitha Dubach, Urs German: *Zwang zur Ordnung. Psychiatrie im Kanton Zürich, 1870-1970*. Zürich 2007, 89-94; Monika Ankele: *Alltag und Aneignung in Psychiatrien um 1900. Selbstzeugnisse von Frauen aus der Sammlung Prinzhorn*. Wien u. a. 2009, 21-26; Philipp Osten: »Einleitung: Patientendokumente. Krankheit in Selbstzeugnissen«. In: *Patientendokumente. Krankheit in Selbstzeugnissen*. Hg. Ders. Stuttgart 2010 (= *Medizin, Gesellschaft und Geschichte*, Beiheft 35), 7-19.

18 Zu Lebensgeschichten von Opfern des nationalsozialistischen Krankenmordes vgl. u. a. Ulrich Müller: »Metamorphosen – Krankenakten als Quellen für Lebensgeschichten«. In: *»Das Vergessen der Vernichtung«* (wie Anm. 7), 80-96. Ulrich Müller, Corinna Wachsmann: »Krankenakten als Lebensgeschichten«. In: *Die nationalsozialistische »Euthanasie«-Aktion »T4«* (wie Anm. 9), 191-199.

19 Rotzoll: »Wahnsinn und Kalkül« (wie Anm. 10), 278.

Abwicklung des Mordes gebraucht wurden, und waren zentral gesammelt, vor Kriegsende jedoch teilweise vernichtet worden. Nach der »Wende« wurde ein Teil der 70.000 Krankenakten – wie sich später herausstellte, rund 30.000 – in Berlin Hohenschönhausen, im Archiv des früheren Ministeriums für Staatssicherheit, entdeckt.[20]

II. Krankheit schreiben? Das diagnostische Problem im Spiegel der Krankengeschichten

»Die Statistiken der Anstalten und die dabei verwendeten Diagnosenschemata durch die Jahrzehnte zu verfolgen, gibt ein lehrreiches Bild vom Stande der psychiatrischen Wissenschaft, von den außerordentlichen Schwankungen der herrschenden Auffassungen und von der beträchtlichen Ungewissheit. Es zeigt sich aber auch die Richtung auf zunehmende Gemeinsamkeit der Kategorien.«[21] Gedämpft hoffnungsvoll äußerte sich Karl Jaspers (1883-1969) in der fünften Auflage seiner »Allgemeinen Psychopathologie« über die psychiatrischen Diagnosekategorien und ihre Entwicklung. Die vorsichtig positive Beurteilung bezog sich vielleicht auf den nach jahrzehntelangen Diskussionen 1930-32 erprobten und 1933 auf der Jahrestagung des »Deutschen Vereins für Psychiatrie« in Würzburg beschlossenen Diagnosenschlüssel. Denn bereits in den 1870er Jahren war das »Projekt einer reichsweit standardisierten Irrenstatistik« eines der drängenden Themen, die auf den Versammlungen des »Vereins der deutschen Irrenärzte« immer wieder diskutiert wurden.[22] Bei den durchaus

20 Zur Geschichte des heutigen Aktenbestandes R 179 im Bundesarchiv Berlin, der die Krankenakten von Opfern der »Aktion T4« enthält, vgl. Volker Roelcke, Gerrit Hohendorf: »Akten der ›Euthanasie‹-Aktion ›T4‹ gefunden«. In: *Vierteljahreshefte für Zeitgeschichte* 41 (1993), 479-481; Peter Sandner: »Die ›Euthanasie‹-Akten im Bundesarchiv. Zur Geschichte eines lange verschollenen Bestandes«. In: *Vierteljahreshefte für Zeitgeschichte* 47 (1999), 385-400; Peter Sandner: »Schlüsseldokumente zur Überlieferungsgeschichte der NS-›Euthanasie‹-Akten gefunden«. In: *Vierteljahreshefte für Zeitgeschichte* 51 (2003), 285-290.

21 Karl Jaspers: *Allgemeine Psychopathologie* [1913]. 5. Aufl. Berlin, Heidelberg 1948, 516.

22 Volker Roelcke: »Unterwegs zur Psychiatrie als Wissenschaft: Das Projekt einer ›Irrenstatistik‹ und Emil Kraepelins Neuformulierung der psychiatrischen Klassifikation«. In: *Psychiatrie im 19. Jahrhundert. Forschungen zur Geschichte von Psychiatrischen Institutionen, Debatten und Praktiken im deutschen Sprachraum.* Hg. Eric. J Engstrom, Volker Roelcke. Basel 2003 (= *Medizinische Forschung*, 13), 169-188, hier: 170.

kontroversen Debatten ging es nicht nur um die adäquate Form der statistischen Erhebung, sondern auch um so grundsätzliche Fragen wie die der Beziehung von »Symptomkomplexen« zu Krankheitskategorien oder überhaupt um die Natur psychischer Krankheiten und ihre Einteilung – skeptische Stimmen hatten eine »babylonische Sprachverwirrung« diagnostiziert.[23] Mit 18 verschiedenen Diagnosen war das Spektrum in Würzburg gegenüber den zwölf Kategorien des Klassifikationsschemas der bis dahin verwendeten Reichsirrenstatistik erheblich erweitert worden.[24] Erst jetzt war es möglich, die »Dementia praecox« oder »Schizophrenie« und das »manisch-depressive Irresein« zu verschlüsseln, wenn die Begriffe auch schon Jahrzehnte in Gebrauch waren.[25] Längst war Kraepelins Krankheitslehre mit der Aufteilung der »einfachen Seelenstörung« in »Dementia praecox« und »manisch-depressives Irresein« auf der Basis systematischer klinischer Beobachtungen und Verlaufsanalysen zum dominanten Paradigma der deutschen Psychiatrie geworden.[26] 1911 führte Bleuler den Schizophreniebegriff ein, der sich durchsetzte.

Ganz selten – und das scheint ihrer großen Bedeutung sowohl für den psychiatrischen Diskurs als auch für den »Grenzübertritt« der zukünftigen Patient/inn/en in den Anstaltskosmos zu entsprechen – fehlt die Diagnose in den 3510 Akten unserer beider Stichproben gänzlich: Für nur 76 Patient/inn/en (von insgesamt 2947 »T4«-Opfern und 563 »T4«-Überlebenden, also insgesamt in 2,2 % der Fälle) war keine Diagnose ersichtlich.

23 Roelcke: »Unterwegs zur Psychiatrie als Wissenschaft« (wie Anm. 22), 174, 176. Das Zitat stammt von Ewald Hecker aus dem Jahr 1877.

24 Das »Statistische Jahrbuch für das Deutsche Reich« bis einschließlich der Ausgabe von 1908, die sich auf die Erhebungen bis 1901 bezieht, schlüsselte nach fünf diagnostischen Kategorien auf: »einfach Seelenstörung«, »paralytische Seelenstörung«, »Seelenstörung mit Epilepsie«, »Imbezillität« (mit Idiotie und Kretinismus), sowie das »Delirium potatorum«. Mit dem Jahr 1902 wurde in der Zählung eine Erweiterung auf 12 »Krankheitsformen« umgesetzt, die sich erstmals 1909 im veröffentlichten Ergebnis niederschlug. Vgl. *Statistisches Jahrbuch für das Deutsche Reich*. Bd. 30. Berlin 1909, 399. Vgl. Dörries: »Würzburger Schlüssel« (wie Anm. 3), 202. Die Autorin führt hier leicht abweichend die »Klassifikation der Reichsirrenstatistik vom 12. Dezember 1901« mit acht Kategorien auf.

25 1899, mit der sechsten Auflage des Kraepelinschen Lehrbuchs, war nach der Analyse von Wübben (*Verrückte Sprache* [wie Anm. 12], 67-69) die Phase der Begriffsdefinition der »Dementia praecox« abgeschlossen.

26 Roelcke: »Unterwegs zur Psychiatrie als Wissenschaft« (wie Anm. 22), 188. Vgl. Britt-Marie Schuster: *Auf dem Weg zur Fachsprache. Sprachliche Professionalisierung in der psychiatrischen Schreibpraxis (1800-1939)*. Berlin, New York 2010 (= *Reihe Germanistische Linguistik*, 286), 313-320.

Es ist festzuhalten, dass in den »T4«-Akten für den großen Bereich der »endogenen Psychosen« Diagnosen gestellt wurden, die auf unterschiedlichen diagnostischen Konventionen beruhen. Da die Anstaltsaufnahme in manchen Fällen noch vor 1900 erfolgte (die erste in einer der untersuchten Akten dokumentierte Aufnahme erfolgte 1881; 54 Patient/innen oder 1,9 % der Gesamtgruppe wurden vor 1900 aufgenommen), konnte sich in diesen Akten zu Beginn weder das Konzept der »Dementia praecox«, noch der »Schizophrenie« niederschlagen, sondern es wurde eine »einfache Seelenstörung« diagnostiziert, wenn sich nicht klar zuzuordnende Hinweise auf eine der anderen Kategorien wie Seelenstörung mit Epilepsie oder mit Paralyse fanden. Es ist auch nicht davon auszugehen, dass sich die neuen Kategorien, die die gleiche Gruppe von Patient/innen betrafen und insofern in Konkurrenz miteinander stehen konnten, sofort oder auch nur in gleichmäßiger Form durchsetzen.[27] So hält die Akte von Minna D. (1891-1940), entstanden in der Anstalt Neuhaldensleben (Provinz Sachsen), noch im Jahr 1930 fest, die Patientin leide an »einfacher Seelenstörung«; bei der zweiten Aufnahme 1932 in derselben Anstalt wird die Diagnose »Schizophrenie« gestellt.[28] In der Heil- und Pflegeanstalt Göttingen diagnostizierte man 1922 bei Paul Goesch (1885-1940) eine »Dementia praecox«. Ohne dass dies im Text der Krankengeschichte zum Thema gemacht wurde, trug man erstmals 1923 in einem neu begonnenen Bogen der Krankengeschichte mit aufgedruckter Spalte zum Eintragen der »Krankheitsform« die Diagnose »Schizophrenie« ein, dies war dann auch die Abschlussdiagnose bei seiner Verlegung nach Teupitz 1934. In den Akten schlägt sich eine spätere Umetikettierung nicht als diskutierenswertes Problem nieder. Offenbar war es für die Anstaltspsychiater nicht fragwürdig, eine Akte, in der sich noch die Diagnose »einfache Seelenstörung« fand, später mit der Diagnoseschlüssel-

27 Es scheint eine offene Forschungsfrage zu sein, wie sich die Übernahme der neuen diagnostischen Begriffe ins Anstaltsleben vollzog. Diese Frage könnte man zumindest partiell auf der Basis der »T4«-Akten untersuchen, da sie Einblick in die reichsweite Praxis geben. Im Rahmen unserer Studie mit dem Fokus auf der Selektion im NS-Krankenmord sind wir dieser Frage nicht systematisch nachgegangen. Die Diagnose »einfache Seelenstörung« fand sich 27 Mal in den Akten, davon einmal in der Formulierung »einfache Geisteskrankheit« und neun Mal in Kombination mit anderen Begriffen wie Imbezillität, Trunksucht, Manie, Katatonie und Schizophrenie. Die Patient/inn/en wurden an unterschiedlichen Orten zwischen 1906 und 1936 aufgenommen.

28 Bundesarchiv Berlin, R 179/10943. Minna D. lebte seit 1932 dauerhaft in Neuhaldensleben. Am 6.9.1940 wurde sie im Rahmen der »Aktion T4« nach Uchtspringe verlegt. Das Datum des Transportes in die Tötungsanstalt fehlt.

nummer 14 zu versehen, was dem Begriff »Schizophrenie« entsprach, oder von »Dementia praecox« zu »Schizophrenie« zu wechseln. Eindeutig ist, dass »Schizophrenie« in den Akten zum am weitaus häufigsten gebrauchten Begriff wurde.[29]

Bedenkt man, wie intensiv innerhalb der psychiatrischen Zunft über Krankheitseinheiten, Krankheitsgruppen und Diagnosestatistiken nachgedacht und diskutiert wurde, so mag es allerdings erstaunen, wie selten in durchschnittlichen Anstalts-Krankengeschichten aus der Zeit zwischen 1890 und 1940 komplexere differenzialdiagnostische Erwägungen zu finden sind. Sicherlich sind in diesem Punkt erhebliche Unterschiede zwischen Akten einer Universitätsklinik und Anstaltsakten zu erwarten. Wohl mitbedingt durch die sukzessive Gründung der Universitätskliniken hatte sich schließlich eine Zweiteilung ergeben in forschende Klinikleiter und im Regelfall nicht forschende Anstaltsdirektoren, jedenfalls in Bezug auf diejenige Forschung, die zum Entstehen von Lehrbüchern führte.[30] Den Autoren ging es um die Krankheitslehre, um die Bildung von ›Typen‹.[31]

Wenn die Annahmen berechtigt sind, dass in Lehrbüchern ein »Erscheinen des Patienten nach dem Vorbild der ihrerseits stark standar-

29 Bis zum Ende unseres »Beobachtungszeitraums« 1941 hatte der Begriff »Schizophrenie« sicherlich die größte Verbreitung gefunden. Im Textfeld unserer Datei für die Diagnose, in dem die Hauptdiagnosen wörtlich festgehalten wurden, findet sich 1321 mal der Begriff »Schizophrenie« (oder »schizophren«) an alleiniger oder erster Stelle, dagegen nur 172 mal »Dementia praecox« oder Kombinationen, sowie 53-mal »Dementia paranoides«, 92 mal »Paranoia« (oder »paranoide Psychose«, »paranoides Irresein« o.ä.), 52 mal »Katatonie« oder Kombinationen mit diesem Begriff, sowie 35 mal »Hebephrenie«. Hier spiegelt sich wohl die Diskussion der Fachleute darüber, ob der Oberbegriff (»Schizophrenie« oder »Dementia praecox«) oder die Bezeichnungen der Untergruppen die Diagnose für die Klassifikation abgeben sollten.

30 Nach Walter allerdings ist für die Zeit des von Kraepelin geprägten Konzepts der klinischen Psychiatrie von zwei Jahrzehnten einer »vorbehaltlosen Annäherung von Universitäts- und Anstaltspsychiatrie« zu sprechen, da das Konzept den Anstaltspsychiatern die Möglichkeit gab, als Beobachter am wissenschaftlichen Prozess teilzuhaben. Vgl. Bernd Walter: *Psychiatrie und Gesellschaft in der Moderne. Geisteskrankenfürsorge in der Provinz Westfalen zwischen Kaiserreich und NS-Regime.* Paderborn 1996 (= *Forschungen zur Regionalgeschichte*, 16), 132.

31 Zur Frage der Typenbildung und ihrer Analogie zu fotografischen Sammelbildern (die aus mehreren übereinander projizierten Bildern zusammengesetzt sind) vgl. Wübben: *Verrückte Sprache* (wie Anm. 12), 117.

disierten und das Vorgehen systematisierenden Krankenakten«[32] zu beobachten ist und dass psychische Krankheit »erst mit dem Eintritt in die Psychiatrie in ihren Merkmalen erkennbar und medizinisch validierbar« wird (während biografische Angaben und fremdanamnestische Berichte in ihrer Bedeutung zurücktreten)[33], so dürfte man die Wiedergabe sehr detaillierter Beobachtungen und differenzierter differenzialdiagnostischer Erwägungen zumindest in den Krankenakten der Universitätskliniken erwarten.

Am Beispiel von Akten der Gießener Universitätspsychiatrie zwischen 1897 und 1939 ist dargestellt worden, dass die Krankengeschichten für den gesamten Zeitraum die Wiedergabe von »Sequenzen längerer Gesprächspassagen« dann enthalten, wenn man von dem Vorliegen eines Wahns ausging.[34] Auf die Diagnose nahmen teils mehrere Ärzte Einfluss, in keiner der Gießener Akten fand sich jedoch eine argumentative Begründung. Selten wurde die zu Beginn des Aufenthaltes vergebene Diagnose revidiert oder in Frage gestellt.[35] Somit entsteht der Eindruck, dass die im Vergleich zu Anstaltsakten zwar sicher oft ausführlicheren Akten von Universitätskliniken gewöhnlich auch nicht der Ort waren, an dem sich intensive Diskussionen niederschlugen. Ein systematischer Vergleich von Klinik- und Anstaltsakten unter dem Aspekt der Konstruktion von Diagnosen steht noch aus. Exemplarisch sollen hier daher die Akten vorgestellt werden, die über Ernst Bernhardt angelegt wurden. Er wurde sowohl in der Heidelberger Klinik als auch in der Wieslocher Anstalt aufgenommen, und dies zwei Mal – 1907/08, kurz nach Kraepelins Heidelberger Zeit, und 1931. An seinem Beispiel können demnach Eindrücke über Unterschiede in der Aktenführung zwischen den verschiedenen Institutionstypen sowie den beiden Zeitpunkten thematisiert werden.

32 Schuster: *Auf dem Weg zur Fachsprache* (wie Anm. 26), 354.

33 Ebd., 341.

34 Ebd., 411. Es wurden 87 Krankenakten herangezogen, davon 32 Akten mit der Diagnose »Schizophrenie«, 25 mit »Hysterie« und jeweils zehn mit den Diagnosen »angeborener Schwachsinn«, »Epilepsie« und »Depression« (vgl. ebd., 409).

35 Ebd., 414. Ursachen werden nur in elaborierten Texten wie Gutachten genannt, auch zusammenfassende Einschätzungen werden nur auf Anfrage vorgenommen.

III. »Meine Gedanken sind uferlos, sie sind hineingewebt in Musik«. Ernst Bernhardts Diagnosen – von der Manie zur Schizophrenie

Der 1881 in Oberhausen bei Emmendingen geborene Zeichenlehrer Ernst Bernhardt (Abb. 2a und 2b), der erst kurz vor seiner psychiatrischen Hospitalisierung eine Stelle in Heidelberg angetreten hatte, wurde am 7. Juli 1907 in die Psychiatrische Universitätsklinik Heidelberg aufgenommen. Als in eine Überforderungssituation geratener junger Lehrer konnte er möglicherweise eine besondere Aufmerksamkeit bei seinen Ärzten finden.[36]

Der Aufnahme vorausgegangen war ein »tobsüchtiger Anfall«, der drei Stunden angedauert haben soll. Die Begründung für die vorausgehende Situation wird in der Akte in knappen Worten wiedergegeben. Er sei bei der Untersuchung »absolut unzugänglich« gewesen, habe immer wieder vor sich hingesprochen »Gott Du musst alle Lebendigen befreien«. Es wurde durchaus versucht, Fremdangaben über die Zeit vor der Aufnahme zu erhalten, und diese finden sich ausführlich dokumentiert. Vier Tage nach der Aufnahme war der neue Patient offenbar gesprächsbereit: »Lachenden Gesichtes, ist motorisch erregt, aber zugänglich, nimmt auf Aufforderung Platz, fängt sofort an zu reden. Wie können Sie mich da drüben einpferchen. Betrachtet dann lachend seine Hände, Stützt dann seinen Kopf in die eine Hand und bleibt längere Zeit ›nachdenklich‹ sitzen.« In der Folge wird über sechs Seiten hinweg ein Arzt-Patienten-Gespräch im Wortlaut wiedergegeben (wobei nicht klar wird, ob und wie ausgewählt wurde, und ob die Wiedergabe wortwörtlich erfolgt). Ganz ernst scheint Bernhardt sein Gegenüber dabei nicht genommen zu haben: »Auf die Frage nach seinem Befinden, meint er lachend: Sie sind ja ein sehr netter Mensch und sehr nett angezogen, aber diese formlose Behandlung ertrage ich nicht. da werde ich nur noch kränker. [...] – Hören Sie denn Stimmen? – Das sind meine Sachen. – Auf die Wiederholung der Frage sagt er lachend: Es tut mir leid, Herr Dr., ich verweigere darauf jede Antwort. Wenn ich nicht weiß, warum ich hier bin, dann gebe ich Ihnen auch keine Auskunft. – Sie sind geisteskrank! – So, wer sagt denn das, – ja, ja, das mag ja sein, gestern war es noch ein bißchen schlimm mit der Aufregung«. Im weiteren Verlauf des Gesprächs gibt er an – so jedenfalls steht es in der Akte: »Ich höre manchmal einen Gedanken so an mich hinfliegen, aber keine Stimmen. Ja, aber so leise.« In Klammern fügt der Arzt hinzu: »Dieses sagte er mir, nachdem er mich gefragt hatte, warum ich dies wissen wolle. Wenn ich es ihm wissenschaftlich begrün-

36 Vgl. Wübben: *Verrückte Sprache* (wie Anm. 12), 126-127.

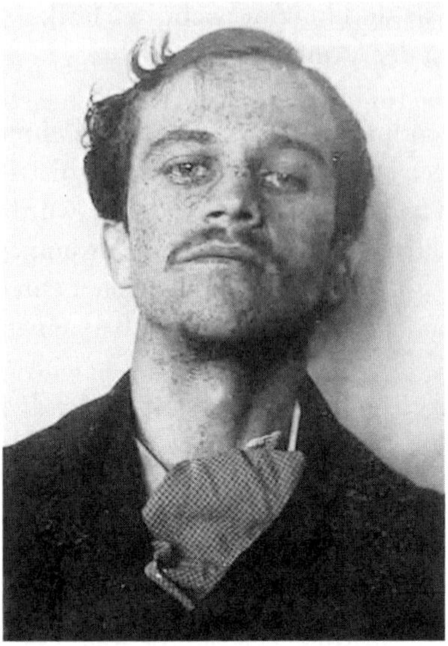

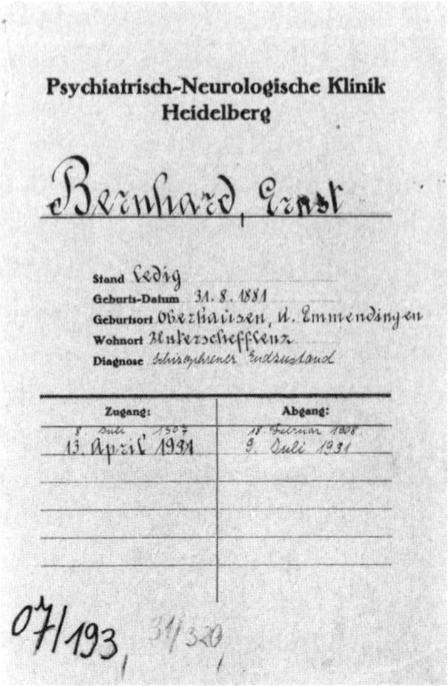

Abb. 2a: Porträtfoto Ernst Bernhardt aus der Heidelberger Krankengeschichte vom August 1907, Universitätsarchiv Heidelberg, Signatur 07/193.
Abb. 2b: Aktendeckel mit Diagnose aus der Heidelberger Krankengeschichte Ernst Bernhardts vom August 1907, Universitätsarchiv Heidelberg, Signatur 07/193.

dete, dann wolle er mir alles sagen. Ich erklärte ihm darauf, dass es mich als Psychiater interessieren müsse zur Erkennung der Krankheit.«

Wenn der zitierte Abschnitt noch nicht unbedingt als Beleg für psychotische Erscheinungen geeignet erscheinen musste (ebenso wenig wie die zeitweilige Titulierung des Arztes als »Blödbold«), so gilt dies nicht für andere Äußerungen. So hält die Akte am 9. Juli 1907 die Aussage fest: »Ich höre Stimmen und sehe Bilder. Die Stimmen sagen: Ihr seid nicht würdig, vor mir zu stehen.« Auch äußerte Bernhardt laut Akte verschiedenste inhaltlich auf Größenwahn verdächtige Ideen, er sei Gottvater, Michelangelo, ein Cyclop oder das Sprachrohr der Welt. Manchmal verkrieche er sich aber auch unter der Bettdecke und sei »absolut niedergeschlagen«. Zwischen Juli 1907 und Februar 1908 beschrieben Ärzte auf immerhin 21 Seiten Visitengespräche mit Bernhardt, in denen immer wieder das Thema »Stimmenhören« angesprochen wird. Am Ende steht ohne weitere Diskussion eine mit Fragezeichen versehene Diagnose: »Manisch depressives Irresein«.

Man kann also festhalten, dass der Heidelberger Arzt seine Situationsbeschreibung relativ breit anlegte. Vielleicht lag ihm daran, nicht ausschließlich schon als pathologisch ausgemachte Eckpunkte der Kommunikation wiederzugeben, sondern dem Leser in eigenes Bild zu ermöglichen. Dabei hielt er nicht nur sprachliche, sondern auch mimische und gestische Ausdrucksweisen fest. Die für die Diagnose relevanten Kriterien wurden nicht diskutiert. Scheute man sich, die fatale Diagnose einer »Dementia praecox« zu stellen?

1908 jedenfalls wurde Bernhard von Heidelberg nach Wiesloch verlegt mit der Diagnose »manisch-depressives Irresein«. Bei der Aufnahme in Wiesloch führte man ein Aufnahmegespräch, dessen Wiedergabe deutlich knapper ausfiel. Dabei ging es zunächst um die wichtigsten lebensgeschichtlichen Daten. Nach möglicherweise paranoiden Inhalten wurde laut Akte gezielt gefragt »(weshalb Schüler nicht mehr angeschaut?)«. Ungewöhnliches Verhalten des Patienten im Gespräch wurde besonders hervorgehoben: »Ganz abrupt – ›Ich habe für sie schon mehr gethan, als sie für mich. Indirekt durch Anatomie & Anthropologie.‹ Plötzlich gereizt: ›Ich lass mir auch nichts sagen von Ihnen, Sie kommen mir überhaupt lausbubenhaft vor.‹« Pathologische Inhalte legt die Akte nahe durch die Ausführung, er »treibe« viel Theosophie, »höre seit Jahren schon Stimmen, seit seinem fünften Lebensjahr die Stimme der Seele, erst ganz leise, wurde dadurch unbewußt geleitet«. Doch es werden auch explizite Wertungen vorgenommen: »[…] trägt großes Selbstbewusstsein zur Schau. Manirierte Redensarten, absurde hypochondrische Ideen«. In der Wieslocher Anstalt machte man sich in diesem Fall also durchaus selbst ein Bild, ohne die Diagnose aus der Klinik direkt in Frage zu stellen.[37]

In der Heidelberger Akte von 1931 wird ein Dialog oder eher ein Wortwechsel ohne echte Verständigung mit dem Arzt wörtlich wiedergegeben, der kaum noch an die ideenreichen Gespräche erinnert, die 24 Jahre zuvor am gleichen Ort stattgefunden hatten: »(Wie geht's?) Danke der Nachfrage. Den ganzen Tag ist es gut gegangen, wenn's nur so weiter geht. (Wo hier?) Das kann ich nit grad sagen. (?) Muss halt warten, was kommt. […] (Welches Jahr?) 1900 (?) Haben Sie kein Papier, ich hab als bei den Kunstmalern gelebt in München und in Frankreich. (? Jahr) Ich tät lieber einen Bleistift verlangen und Papier (? Jahr) 1900 – krieg ich ein Papier und ein Blei und eine Postkart'?«. Nun fasste man in der Heidelberger Akte die Vorgeschichte auf der Basis der Akten aus den Anstalten Wiesloch und Emmendingen zusammen. Über die Wieslocher Zeit von 1908-1918 heißt es hier: »Er halluziniert viel, hat Gesichts- und Gehörstäuschung, äußert häufig alle möglichen verschrobenen Wahnideen und

37 In der Heidelberger Akte von 1931 heißt es, aus den Krankenblättern der Anstalten Wiesloch und Emmendingen gehe hervor, Bernhardt sei 1908 in Wiesloch wegen einer Hebephrenie aufgenommen worden.

zeigt öfters ein recht gehobenes Selbstgefühl. Oft befasst er sich auch mit Zeichnungen, wobei er ganz bizarre Zeichnungen verfertigt. Bei aller Verschrobenheit hat er immer ein gewisses Krankheitsgefühl. B. leidet an Dementia praecox.« Über die Emmendinger Zeit wird nicht viel berichtet, abgesehen davon, dass er nach anfänglicher Unzugänglichkeit bei der Außenarbeit seit 1926 und durch das Zusammenleben mit anderen Kranken wesentlich sozialer geworden sei.[38]

Von Heidelberg aus verlegte man Bernhardt im Juli 1931 nochmals nach Wiesloch, diesmal mit der Diagnose »Endzustand einer Schizophrenie«.[39] Man revidierte also die 24 Jahre zuvor gestellte Diagnose, ohne sie nochmals zu diskutieren. Von der Praxis, Gespräche aufzuzeichnen, war man offenbar in Heidelberg nicht abgerückt. Allerdings schien der eher vage Hinweis auf »läppisches Lachen« und »Zerfahrenheit« für die Änderung der Diagnose auszureichen, und dies zu einer Zeit, in der Karl Wilmanns und seine Gruppe von psychopathologisch sehr interessierten Mitarbeitern noch an der Heidelberger Klinik tätig waren.[40] Ob der knappe und pragmatische Duktus der Bernhardt-Akte bei der zweiten Aufnahme vor allem zeittypisch war oder auch der Einschätzung des Patienten als »Endzustand« geschuldet war, kann hier nicht entschieden werden.

Auch in Wiesloch befindet man nach der Übernahme knapp, aber in einer von der überweisenden Universitätsklinik abweichenden Wortwahl: »Bietet das Bild eines pseudomanischen Schizophrenen«, verzichtet aber auch nicht völlig auf die Wiedergabe scheinbar pathologischer Äußerungen: »Meine Gedanken sind uferlos, sie sind hineingewebt in Musik, in Töne, und die großen Herren Musiker spielen dabei mit.«

Bei den frühen Aufnahmen mehr als bei den späteren wird das Bestreben deutlich, die Diagnose zwar nicht unbedingt explizit zu diskutieren, aber doch durch eine Ansammlung von zumindest für den Eingeweihten vermeintlich als pathologisch erkennbaren Äußerungen zu belegen. Die Anstalt Wiesloch übernahm die Diagnose nicht »unbesehen«, sondern die dortigen Ärzte bildeten sich ein eigenes Urteil. Lag dies daran, dass sich Anstaltspsychiater als ein »Teil der Wissenschaft« verstehen konnten,

38 Auch über Bernhardts Zeichentätigkeit wird berichtet.

39 Zur zweiten Aufnahme in Heidelberg kam es, nachdem Bernhardt 1931 aus Emmendingen probeweise zu Verwandten entlassen worden war. Bei einem Sprung aus dem Fenster brach er sich kurze Zeit später ein Bein und wurde über die Heidelberger Chirurgie in die Psychiatrische Klinik eingewiesen.

40 Nach Janzarik: »100 Jahre Heidelberger Psychiatrie« (wie Anm. 14), 15, hat der 1932 von dem »Heidelberger Kreis« fertig gestellte Schizophrenieband des von Oswald Bumke herausgegebenen Handbuchs der Geisteskrankheiten »für viele Jahre einen Maßstab gesetzt«.

seit Kraepelins Forderung nach jahrzehntelanger Verlaufsbeobachtung im Raum stand, was schließlich nur in den Anstalten geleistet werden konnte? Sahen sich Anstaltsärzte nun als »scharfsinnige Beobachter von Krankheitsbildern und -verläufen« und nahmen so »zumindest gedanklich am Prozeß der wissenschaftlichen Erkenntnis teil«, vielleicht als »Entschädigung für die Realität der Anstalt«?[41] Sehr wahrscheinlich müssen je nach Anstalt und je nach Arzt unterschiedliche Antworten auf diese Frage gegeben werden. Für Wiesloch und ihren langjährigen stark wissenschaftsorientierten Direktor Max Fischer (1862-1940) traf dies sicherlich zu. Er wurde schon 1912 neben Kraepelin und drei weiteren Kollegen als Mitglied einer »Statistischen Kommission« des »Deutschen Vereins für Psychiatrie« gewählt, da er sich an den lebhaften Diskussionen über eine sinnvolle Klassifikation für die Reichsirrenstatistik beteiligt hatte und weiter beteiligen wollte.[42]

Die Göttinger Krankengeschichte des Berliner Architekten Paul Goesch kann als Gegenbeispiel gelten. Im Jahr 1921 gibt der Arzt der dortigen Heil- und Pflegeanstalt – die auch der universitären Lehre diente – nur knapp wieder, Goesch werde von einem Pfleger aus Berlin begleitet, verhalte sich »ruhig und geordnet«. Er bringe aber schon bei der ersten Visite »eine Unzahl zum Teil unerfüllbarer Wünsche« vor, unter anderem »mit Farben zu malen«. Vor sich liegen habe er ein »Blatt Papier, auf dem in lateinischen großen Buchstaben gänzlich unverständliche Worte geschrieben sind. Er selbst erklärt die Worte für sich ebenfalls unverständlich, doch müsse man annehmen, daß es sich um eine nach Art der Gedankenübertragung kundgegebene japanische Segensformel oder Nationalhymne handle«. Diese Auskunft schien dem aufnehmenden Arzt neben einer »verschrobenen« Redeweise offenbar für den ersten Eindruck pathologisch genug. In der ausführlichen Göttinger Akte (bis 1934) finden sich im Verlauf immer wieder, wie als Bestätigung, kurze

41 Walter: *Psychiatrie und Gesellschaft* (wie Anm. 30), 132-133.

42 Karl Wilmanns: »Entwurf einer für die Reichsstatistik bestimmten Diagnosetabelle der Geisteskrankheiten«. In: *Allgemeine Zeitschrift für Psychiatrie* 93 (1930), 223-234, hier: 224. Schon kurz zuvor (1911 oder 1912) war eine Vereinbarung zwischen Heidelberg, Illenau (Hans Roemer) und Wiesloch getroffen worden. Fischer war seine gesamte Amtszeit hindurch wissenschaftlich orientiert. Zu seinem umfangreichen Œuvre vgl. Alma Kreuter: *Deutschsprachige Neurologen und Psychiater. Ein Biographisch-Bibliographisches Lexikon. Von den Vorläufern bis zur Mitte des 20. Jahrhunderts*. Bd. I. München 1996, 341-344. Zu Max Fischers Tätigkeit in Wiesloch vgl. Maike Rotzoll: »Soziale Psychiatrie. Einblicke in die Heil- und Pflegeanstalt Wiesloch im Kontext der Modernisierungsbestrebungen der Psychiatrie bis 1933«. In: *Zeitschrift für die Geschichte des Oberrheins* 159 (2011), 439-463.

Aufzeichnungen über »Stimmen« und über Paul Goeschs offenbar als wahnhaft eingestufte Überzeugung, mit der Prinzessin Victoria von Bentheim in näherer Verbindung zu stehen.[43] Über die Diagnose wurde nicht diskutiert.

Solche meist kurzen Beispiele abweichenden Denkens oder Empfindens als »Beleg« für die Diagnose finden sich meist bei Patient/innen mit Schizophrenie-Diagnosen. In den Akten von Patient/innen mit Verdacht auf eine geistige Behinderung ersetzten häufig dort abgelegte Intelligenztests die Aufzeichnung der Patientenäußerungen mit dem Zweck des Nachweises von Pathologie. Bei Patient/innen mit der Diagnose »Epilepsie« scheint oftmals der Hinweis auf eine Anfallsanamnese ausreichend gewesen zu sein.

War die Diagnose einmal gestellt (oder von der Universitätsklinik übernommen worden), so widmete man ihr im weiteren Verlauf zumindest in der Anstalt kaum noch Aufmerksamkeit. In den Akten stehen andere Aspekte meistens im Vordergrund, die sich auf Arbeit und Verhalten beziehen – so auch bei Ernst Bernhard in Wiesloch: »Bleibt fast ganz für sich, beschäftigt sich mit Zeichnen« (24.8.1908). Höchstens en passant werden psychopathologisch bedeutsame Äußerungen festgehalten: »Klagt über tosenden, brausenden Stimmenauflauf« (27.7.1908). Doch dies nimmt in einem Großteil der Akten ab, je länger der Anstaltsaufenthalt währt. Ob sich allein aus den Verläufen der späteren Jahre noch Rückschlüsse auf die Diagnose ziehen ließen, ob der Leser also allein anhand der Einträge hätte feststellen können, ob der Arzt hier über einen als »schizophren« oder über einen als »schwachsinnig« Diagnostizierten schrieb, wäre sicherlich eine interessante Frage (nötig war dies nicht, da die Diagnose längst gestellt und gewöhnlich in der Akte vermerkt war).[44] Insgesamt liegt folgender Schluss

43 Göttinger Krankengeschichte von Paul Goesch (Kopie in der Sammlung Prinzhorn), 64: Hier wird berichtet, dass bei den »Sinnestäuschungen« die Prinzessin eine Rolle spiele, die »Heiratsideen seien unverändert«. Die Krankengeschichte umfasst insgesamt 95 Seiten, mehr als über inhaltliche Aspekte im Erleben von Goesch wird über seine künstlerische Produktivität berichtet. Goesch gelang es sogar noch als Anstaltsinsasse, in öffentlichen Ausstellungen präsent zu sein, zuletzt 1929. Vgl. Sabine Mechler: »Paul Goesch – Schutz gegen Verfehlungen«. In: *Künstler in der Irre*. Hg. Bettina Brand-Claussen, Thomas Röske. Heidelberg 2008 (*Ausstellungskatalog Sammlung Prinzhorn*), 203-213, hier: 209, 213.

44 So wird über den 1906 geborenen und 1931 mit der Diagnose »Schizophrenie« in der Heil- und Pflegeanstalt Kutzenberg (Bayern) aufgenommenen Julius D. (Bundesarchiv Berlin, R 179/22523), der am 26.3.1941 nach Arnsdorf verlegt wurde, also in Pirna-Sonnenstein starb, in den Jahren 1937-1939 berichtet: »Zerfahren, läppisch und verschroben [...] ist zu keiner Beschäftigung zu bewegen

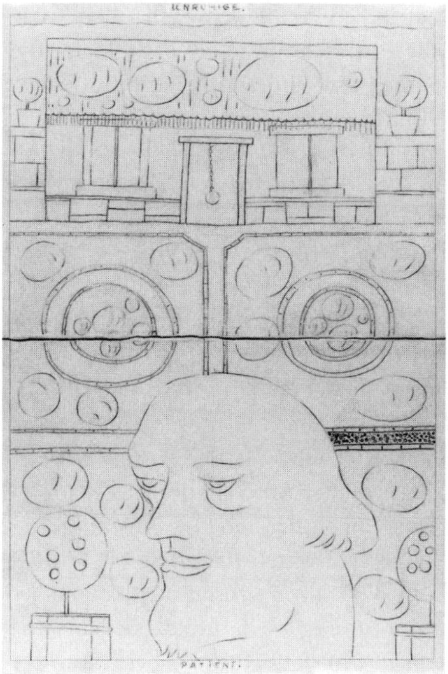

Abb. 3: Ernst Bernhardt, Unruhige, Patient, undatiert, Bleistift auf Zeichenpapier, 40,3 × 28,8 cm, Inv. Nr. 4535 und 4537.

nahe: »In der Praxis des Anstaltslebens spielte die diagnostische Zuordnung der Patienten also eine eher untergeordnete Rolle.«[45]

[…] Hält sich in der Kleidung unordentlich […] immer wieder Konflikte […] Körperliches Befinden noch entsprechend […] stumpft immer mehr ab […] Auch kurz dauernde Erregungen kommen noch vor. Beruhigt sich dann auf feuchte Einpackungen meist schnell wieder. Ohne Initiative, ohne Verständigungsmöglichkeit. Körperlicher Zustand […] leidlich.« Ähnlich klingen die späten Verlaufseintragungen der 1912 geborenen Hedwig D. (Bundesarchiv Berlin, R 179/23737), die 1931 aufgrund von »angeborener Geistesstörung« und »Epilepsie« in die niederösterreichische Landes-, Heil- und Pflegeanstalt Mauer-Oehling aufgenommen wurde, aus den Jahren 1938-1940: »Unruhig […] oft Erregungszustände die zur Aggressivität führen, so daß sie zeitweise mit der Jacke beschränkt werden muß und abgesondert werden muß […] muß gepflegt werden. Ist nachts oft störend und unrein. Unverändert. […] zerstörungssüchtig, oft unrein […] pflegebedürftig, ungeordnet, zerfahren, viel in Bewegung.« Am 13.5.1941 wurde sie laut Stempel in der Akte «in eine der Direktion nicht genannte Anstalt übersetzt«.

45 Walter: *Psychiatrie und Gesellschaft* (wie Anm. 30), 148.

Wird in psychiatrischen Akten demnach »Krankheit geschrieben«, in dem Sinn, dass die Aufzeichnung von Pathologie, die »Konstruktion« einer Krankheitseinheit im Vordergrund stünde? Ernst Bernhards Akten erwecken diesen Eindruck höchstens zum Teil. Die frühe universitäre Akte kreist mit langen Passagen wiedergegebener »pathologischer Patientenrede« zwar um den diagnostischen Prozess, ohne allerdings dessen Kriterien reflektierend transparent zu machen. Unabhängig von den impliziten differenzialdiagnostischen Erwägungen der Universitätsklinik traf die übernehmende Anstalt in seinem Fall ihr eigenes Urteil. Im Anstaltskontext standen bald, wie in den weitaus meisten psychiatrischen Patientenakten aus dieser Zeit, andere Kriterien im Vordergrund, vor allem Arbeitstätigkeit und Verhalten im Anstaltsalltag (Abb. 3).

Die deiktische Funktion der Diagnose, könnte man etwas überspitzt behaupten, endete weitgehend an der Anstaltspforte. Für den Alltag spielte sie, abgesehen von der Auswahl der Medikation, kaum eine Rolle – für die Unterbringung innerhalb des Anstaltsgefüges oder die Zuteilung zur Arbeitstherapie waren Kriterien wie »ruhig« oder »unruhig« ausschlaggebend. In Verwaltungszusammenhängen jedoch erwies sich die diagnostische Zuordnung wiederum als bedeutsam[46] – und das Ausfüllen des Meldebogens in der tödlichen Selektion des Krankenmordes war eben auch ein Verwaltungsakt.

46 Vgl. ebd., 147: »[…] in der Praxis des Anstaltsalltags diente die Einteilung der Kranken nach Krankheitsformen fast ausschließlich statistischen Zwecken.«

Hubert Thüring

Die Aktenlogik von Polizei, Justiz, Psychiatrie bei Friedrich Glauser und Adolf Wölfli

I.

Die Staatsreformen um 1800, die aus Untertanen Bürger machen sollten, lassen sich, so legt Cornelia Vismann in ihrer grundlegenden Studie dar, als eine Umgestaltung des Aktenwesens verstehen: Unter der relativen Einheit von gesetzesförmigem Sprech- oder Schreib-Akt (masc. sing.) und materiellem Träger der Akte (fem. sing.) bildete sich schon im absolutistischen Staat eine Hierarchie von eigentlichen Gesetzen über viele Formen wie Erlasse, Verordnungen, Verfügungen, Weisungen bis zum elementaren Verwaltungsakt heraus.[1] Nun breitete sich, wie auch Michel Foucault dargelegt hat, auf dieser elementaren Ebene und quer durch die ebenfalls entstehenden Institutionen der Polizei, der Justiz und der Psychiatrie eine enorme Registratur von auf die einzelnen Personen bezogenen Akten, eigentlichen Personalakten aus.[2] Sie entsprangen meist einem unmittelbaren Zugriff auf Personen und ermöglichten künftige Akten. Zugleich bildeten sie die Basis eines Wissens, aus dem verschiedene Diskurse jeweils ›ihr‹ Subjekt gewinnen konnten, den Bürger, den Durchschnittsmenschen, das souveräne Subjekt, den Übermenschen.

Anstelle eines relativ stabilen, von einem (göttlichen) Souverän garantierten Gefüges von Gesetzen, das nur wenig Zugriff auf die Subjekte vorsah, treten nun zunehmend flexible, durch die jeweilige sozialpolitische und ökonomische Empirie bestimmte Normen, welche die Subjekte feinmaschiger erfassen und immer mehr Belange ihrer Existenz regulieren.[3] Die Tendenz zur Vervielfältigung und flexiblen Anpassung von Normen geht einher mit einer zunehmenden Flexibilisierung von Normalität, ein Prozeß, den Jürgen Link als Übergang vom Protonormalismus, der auf klare Unterscheidungen zwischen normal und nichtnormal

1 Vgl. Cornelia Vismann: *Akten. Medientechnik und Recht*. Frankfurt a. M. 2000, 204-266.

2 Vgl. Michel Foucault: »Das Leben der infamen Menschen« [1977]. In: Ders.: *Schriften in vier Bänden. Dits et Écrits*. Hg. Daniel Defert, François Ewald. Mitarb. Jacques Lagrange. Frankfurt a. M. 2002. Band III: 1976-1979, 309-332.

3 Vgl. Michel Foucault: *Der Wille zum Wissen. Sexualität und Wahrheit 1* [1976]. Übers. Ulrich Raulff, Walter Seitter. Frankfurt a. M. 1977, 171 f.

baut, zum Flexibilitätsnormalismus mit fließenden Grenzen und Einbeziehung von Minoritäten beschrieben hat.[4]

Eines der ersten und bis in die Gegenwart wichtigsten Felder, auf dem Diskurse und Praktiken der weichen Normen und fließenden Normalitätsgrenzen zum Zug kommen, ist dasjenige der Gerichtsmedizin bzw. der forensischen Psychiatrie.[5] Wie hier die kategorialen Unterscheidungen gesund/krank und schuldig/unschuldig je in sich relativiert werden und sich gegenseitig durchdringen, hat nach Cesare Beccaria in *Über Verbrechen und Strafe* (1764) Friedrich Schiller in den Vorbemerkungen zum *Verbrecher aus verlorener Ehre* (1781) vorgeführt, indem er zugleich die Möglichkeiten der wissenschaftlichen Beobachtung des Physischen auf jene der Seele und der auf sie wirkenden Umstände überträgt. Der »Freund der Wahrheit« sucht die Ursache verbrecherischer Taten »in der unveränderlichen Struktur der menschlichen Seele und in den veränderlichen Bedingungen, welche sie von außen bestimmten [...]. Ihn überrascht es nun nicht mehr, in dem nämlichen Beete, wo sonst überall heilsame Kräuter blühen, auch den giftigen Schierling gedeihen zu sehen, Weisheit und Torheit, Laster und Tugend in *einer* Wiege beisammen zu finden.«[6]

Daß diese Beobachtung nicht *in vivo* geschieht, sondern im Medium aktenförmiger Schriftlichkeit, verrät der Text gleich im Incipit und richtet auch gleich das Augenmerk auf die Normabweichungen: »In der ganzen Geschichte des Menschen ist kein Kapitel unterrichtender für Herz und Geist als die Annalen seiner Verirrungen.« Und er verspricht, daß der »feinere Menschenforscher« »manche Erfahrung aus diesem Gebiete in seine Seelenlehre herübertragen und für das sittliche Leben verarbeiten« wird.[7] Die langzeitliche und verallgemeinernde Redeweise von den »Annalen« übertüncht, daß Kriminalakten merkwürdiger Fälle und ›Personalakte‹ polizeilich-juristischer, forensischer, medizinisch

4 Jürgen Link: *Versuch über den Normalismus. Wie Normalität produziert wird.* Göttingen [4]2009.

5 Eine große systematische Etablierung mit dem Anspruch auf einen über die juristische Entscheidung hinausgehenden aufklärerischen Nutzen leistete Albrecht von Haller in seinen 1751 gehaltenen und 1782 erschienen *Vorlesungen über die gerichtliche Arzneiwissenschaft*, aus einer nachgelassenen lateinischen Handschrift übersetzt, zwei Bände. Bern 1782.

6 Friedrich Schiller: *Der Verbrecher aus verlorener Ehre* [1786/92]. In: Ders.: *Sämtliche Werke*. Fünf Bände. Auf Grund der Originaldruck. Hg. Gerhard Fricke, Herbert G. Göpfert. Darmstadt 1987 (*Lizenzausgabe Hanser* 1959 ff.). Bd. 5, 13-35, 15.

7 Ebd., 13.

polizeiwissenschaftlich-kameralistischer und medizinischer Institutionen eine jüngere Geschichte haben und in ihrer empirisch verwertbaren Menge erst im Entstehen begriffen sind.

Nicht nur Kriminalakten, sondern jeder ›Personalakte‹ ist seitdem ein pathologisches Potential eingeschrieben, das je nach Anlaß, Absicht, Grund oder Zweck aktualisiert werden kann. Entsprechend der zunehmenden Flexibilisierung von Normalität sind nicht alleine die verzeichneten Daten und Fakten ausschlaggebend, sondern ihre mehr oder weniger stark institutionell bestimmte Interpretation. Mit Schiller erhebt die Literatur – den Initiativen des Sturm und Drangs folgend – erstmals einen derart umfassenden Anspruch hermeneutischem Expertentums, das auch in den primären Erfassungsbereich hineinwirken soll. Schillers Text scheint sich - neben anderen Projekten[8] - an die Spitze des großen politischen Langzeitprojekts zu stellen, eine Sammlung von Menschendaten zu erstellen, die von den zukünftigen Wissenschaften und von der Literatur als Leitmedium zum Nutzen des Staates und der Gesellschaft auszuwerten sei.

Über die diskurspraktischen Voraussetzungen schweigt sich der Text aus: Die aktenförmige Registratur als solche wird ebenso übergangen wie deren erste sekundären Verwertungen in den Sammlungen von Kriminalfällen mit dem Prototyp der *Causes célèbres et intéressantes* von Pitaval von 1734, die Schiller ab 1792 selbst auf Deutsch herausgibt. Die aktenförmigen Verfahren und Papiere sind nur metonymisch verschoben (»Annalen«) und metaphorisch verhüllt (»Beete«) repräsentiert. Der hermeneutische ›Spielraum‹ der Unterscheidungen schuldig/unschuldig, gesund/krank wird vor allem performativ durchmessen; expliziten Anstoß gibt die einleitende rezeptionskritische Abgrenzung von der tragischen Poetik des ›warmen Helden‹ zugunsten des ›kalten Helden‹, dessen ›Erwärmung‹ zum Täterhelden durch innere Anlage und äußere Umstände sich erst allmählich vollzieht.[9] Eine weitere explizite poetologische (Selbst-)Reflexion bietet der Text ebenso wenig wie eine explizite kritische Reflexion der diskurspraktischen Bedingungen. Vielmehr ist die Absicht, mit dem Verbrecher des sprechenden Namens Christian Wolf ein leuchtendes Exemplar von Individuum zu präsentieren, das sich aus gewonnener Selbsteinsicht ausliefert, sich damit zum Subjekt seiner selbst

8 So z. B. das *Magazin zur Erfahrungsseelenkunde* von Karl Philipp Moritz; zum diskurspraktischen Einsatz dieses »kriminologischen Willens zum Wissen« vgl. Manfred Schneider: *Die erkaltete Herzensschrift. Der autobiographische Text im 20. Jahrhundert.* München, Wien 1986, 9-48.

9 Vgl. ebd., 13.

bekennt und die Lesenden zur ergriffenen Identifizierung und unendlichen Kommentierung einlädt, deutlich zu erkennen. Damit werden die Massen der verzeichneten Menschen und die Handgreiflichkeiten, die sie in die Dokumente gebannt haben, überblendet.

Doch die poetische Faktur und Performanz des Textes birgt, wie angedeutet, ein Potential an Selbstreferentialität und Selbstreflexivität, dessen analytisch-interpretative Entfaltung den Text nach außen öffnet, auf ebenjene diskurspraktischen Bedingungen, die überblendet werden sollen. Auf diese Weise erhält die literarische Performanz der Normflexibilisierung einen Realitäts- bzw. Diskursivitätsindex und hierdurch eine öffnende Tiefendimension, die erst eine kritische Betrachtung ermöglicht. Umgekehrt erlaubt der durch die literarische Performanz eröffnete hermeneutische Spielraum, die diskurspraktische Normierung und Normanwendung differenziert zu beobachten.

Dies soll hier an zwei Beispielen ›aktenkundiger‹ Literatur des frühen 20. Jahrhundert illustriert werden. Anhand von Friedrich Glausers Kriminalroman *Schlumpf Erwin Mord* von 1936 soll zunächst die Logik von Akten, das heißt ihre Funktions- und Wirkungsweise in Institution und Alltag untersucht werden. Der narrative und szenische Einsatz der Kriminalakten konzentriert sich stofflich auf die Biographie, performativ auf das Moment der – im doppelten Sinn – buchstäblichen Ergreifung und hermeneutisch-analytisch auf den Spielraum der Deutung und Verfügung. Von Anfang an nistet sich ein Potential der Pathologisierung ein, dessen Realisierung in den Akten eine andere Funktions- und Wirkungsweise wecken würde. Dieser Übergang soll an einem zweiten Beispiel untersucht werden: Adolf Wölflis Werk *Von der Wiege bis zum Graab* (1908-1912), Teil eines 25000seitigen in der Irrenanstalt Waldau bei Bern von 1895 bis 1930 entstandenen Gesamtwerks, offenbart, inwieweit das moderne Aktenschreiben immer schon Krankheit mitschreibt bzw. die Pathologisierung ein Movens des Aktenwesens darstellt.

II.

Nach fast zwanzig Jahren Schriftstellerei mit mehr als hundertfünfzig Erzählungen, Essays und Rezensionen sowie drei Romanen, die fast alle in Zeitschriften erschienen waren, bereitete Glauser 1936 aus der Irrenanstalt Waldau heraus die erste Buchpublikation vor. Es war der erste *Wachtmeister Studer*-Roman, zuvor in der *Zürcher Illustrierten* als Fortsetzung erschienen. Dem Redakteur Friedrich Witz, der auch die Buchausgabe betreute, unterbreitete er folgenden Vorschlag zur Gestaltung des Buchumschlags: »Als Titel hatte ich von jeher vorgesehen, ›Schlumpf Erwin Mord‹, und zwar ohne Interpunktion. Schön wäre es, wenn Sie Gotthard Schuh dazu bringen könnten, eine Aufnahme eines Aktenfascikels zu machen, auf dem die drei Worte stehen würden, und das dann als Titel ›nehmten‹. Vergrößert könnte es den Umschlag des Buches geben. Glauben Sie nicht auch? [...] [ich] dachte mir eine Photomontage, diagonal das Blatt geschnitten, mit oben: dem Deckel des Aktenfascikels, und unten: einer Gestalt, auf dem Bauche liegend, in einem Nadelwald. Wenn es Sie schüttelt, so tut es mir leid, aber nehmen Sie rasch einen Cognac, und dann werden Sie mir recht geben.«[10]

Glauser konnte sich nicht durchsetzen: Das Buch erschien ohne Rücksprache mit ihm unter dem Titel *Wachtmeister Studer* und mit entsprechender Zeichnung einer Schweizer Charakterfigur auf dem Umschlag. Doch Glauser lag offenbar viel an der Sichtbarkeit der aktenförmigen Dokumente, denn er ließ nicht locker und konnte sich bei der Publikation der *Fieberkurve* (1936/38), des dritten Studer-Roman durchsetzen.[11] Diese Aktendarstellungen sind nicht einfach schmückendes Beiwerk, denn Akten kommen auch in den Geschichten vor. Und auch hier sind sie nicht einfach wirklichkeitsverbürgende Objekte oder spannungserzeugende Motive. Als solche könnte man sie auch noch von Glausers Biographie her verstehen, denn diese war in jedem Wortsinn aktenkundig. Glauser verbrachte, vor allem wegen seiner starken Opium- und Morphiumsucht, gute zwölf Jahre seines kurzen Lebens in Internaten, Gefängnissen und Irrenanstalten, davon allein fast sechs Jahre in Irrenanstalten. In den bernischen Anstalten Münsingen und Waldau schrieb er, während seiner längsten Internierung von 1932-34 die drei ersten Studer-Romane.

Glausers Polizei-, Justiz- und Psychiatrieakten sind in schätzungsweise fünfzehn Orten in der deutsch-, französisch- und italienischsprachigen Schweiz archiviert. Allein die Vormundschaftsakten im Stadtarchiv Zürich bestehen aus 1800 Aktenstücken. »Mein Vormund erzählte mir«, so schrieb Glauser 1936 mit ironischem Aktenstolz, die Akten »nähmen nicht eine, sondern fünf Mappen ein«.[12]

10 Brief an Friedrich Witz, Ostermundigen, 8. Februar 1936. In: Friedrich Glauser: *Briefe.* Hg. Bernhard Echte. Bd. 2: *1935-1938.* Zürich 1991, 146f.

11 Vgl. auch Glauser: Brief an Gotthard Schuh, La Bernerie, 10. Mai 1937, ebd., 601-604, hier: 601.

12 Friedrich Glauser: Brief an Josef Halperin, Waldau, 20. April 1936. In: *Briefe 2* (wie Anm. 10), 261-265, hier: 262; vgl. Brief an Robert Schneider, Waldau, 9. Mai

Die hermeneutische und diskursive Dichte von Glausers Texten und das entsprechende analytische Potential verdanken sich keinem externen personalisierbarem Kalkül, was Glauser selbst immer wieder, halb klagend, halb bejahend feststellte, etwa wenn er brieflich vermeldete, er sehe »vor lauter Details die ganze Handlung nicht mehr«, alles sei trotz Bemühungen »noch immer voller flottements«.[13] Sie verdanken sich vielmehr der Eigendynamik des Schreibens als Schwellenbewegung zwischen außen und innen, Realität und Fiktion, Diskurs und Text.

Diese Eigendynamik läßt sich in Glausers Romanen im Umgang mit Akten beobachten. Die Texte können über weite Strecken und bis in die feinsten Wendungen hinein als Inszenierungen, eigentliche Performationen von Akten bzw. aktenförmigen Verfahren und Dokumenten betrachtet werden. In solchen Verfahren und Dokumenten bringt der Text seine eigene Dynamik und Materialität zur Darstellung und nutzt sie für die eigene narrativ-poetische Generierung. Die Aktenperformation ist das Medium der Selbstreferenz und Selbstreflexion *und* der Produktion des Textes. Umgekehrt und gleichzeitig führt der Text vor, *wie* Akten funktionieren, das heißt welche diskursiven und praktischen Vorgänge sie auch in Wirklichkeit vollziehen und was sie hervorbringen. Der Text wird dadurch zum Medium der Analyse einer diskursiv verfaßten Wirklichkeit.

Der Roman beginnt *medias in res*:[14] Studer stört den Wärter im Gefängnis Schloß Thun beim Mittagessen, weil er unverzüglich in die Zelle des Inhaftierten Erwin Schlumpf geführt werden will. Und tatsächlich

1936. In: *Briefe 2* (wie Anm. 10), 291-294, hier: 293 f.: »Vielleicht lassen Sie noch einmal in meinen fünf Mappen (es sind doch fünf?) suchen«.

13 Glauser: Brief an Martha Ringier, Waldau, 9. April 1936. In: *Briefe 2* (wie Anm. 10), 242-247, hier: 243 f.

14 Die Story: Erwin Schlumpf wird wegen Verdachts auf Mord an Wendelin Witschi, dem Vater seiner Geliebten, Sonja Witschi, festgenommen. Studer glaubt nicht an diese Version eines Raubmordes. Wendelin Witschi, so bringen die Ermittlungen im Dorf Gerzenstein zutage, ist durch die Wirtschaftskrise und zunehmendes familiäres Unglück zum Hausierer und Alkoholiker verkommen. Um aus der Schuldenmisere herauszukommen, drängte ihn die ihm feindselig gesinnte Familie zum Abschluß einer Lebensversicherung. Später sollte ein Unfall inszeniert werden, bei dem sich Wendelin so verletzt, daß die Versicherung wenigstens durch Invalidität eingelöst werden kann. Die Sache endet jedoch tödlich, und der Mörder ist natürlich nicht der Schlumpf Erwin, der sich aus Liebe zu Sonja opfern wollte, weil bei Selbstmord die Versicherung natürlich nicht ausbezahlt würde. Aber Witschi hat sich auch nicht selbst umgebracht, auch wenn Studer aus menschlichen Rücksichten den Selbstmord als offizielle Lösung gelten läßt.

hängt dieser an seinem eigenen Ledergürtel am Fenstergitter. »Herrgott!« ruft Studer aus und springt aufs Bett, knüpft den »leblosen Körper« ab, legt ihn »sanft nieder« und beginnt ihn reflexartig zu beatmen. Während der »Schlumpfli«, wie ihn Studer bei sich väterlich nennt, langsam ins Leben zurückkehrt und der Arzt erwartet wird, geht Studer in einer Rückblende einiges durch den Kopf. »Das war also der Schlumpf Erwin, den man heut morgen in einem Krachen des Oberaargaus verhaftet hatte. Schlumpf Erwin, angeklagt des Mordes an Witschi Wendelin, Kaufmann und Reisender in Gerzenstein.«[15]

Studer ist schon am Bahnhof gewesen und, weil er ein ungutes Gefühl hatte, noch einmal zum Gefängnis zurückgekehrt. Er stellt eine Reihe von Erwägungen für und wider Zufall oder Schicksal des Geschehens und seiner Handlungen und über die Gründe und Indizien von Schlumpfs Schuld an. Schließlich gelangt er zu dessen Biographie: »Der Schlumpf! Sicherlich kein wertvoller Mensch! Man kannte ihn auf der Kantonspolizei. Ein Unehelicher. Die Behörde hatte sich fast ständig mit ihm beschäftigen müssen. Sicher wogen die Akten auf der Armendirektion mindestens anderthalb Kilo. Lebenslauf? Verdingbub bei einem Bauern. Diebstähle. – Vielleicht hat er Hunger gehabt? Wer kann das hinterdrein noch feststellen? – Dann ging es, wie es in solchen Fällen immer geht. Erziehungsanstalt Tessenberg. Ausbruch. Diebstahl. Wieder gefaßt. Geprügelt. Endlich entlassen. Einbruch. Witzwil. Entlassen. Einbruch. Thorberg drei Jahre. Entlassen. Und dann hat es Ruhe gegeben – zwei volle Jahre.«[16]

Die weiteren Betrachtungen der Indizien, die für oder gegen das Motiv des Geldraubs und also die Schuld sprechen, münden dann in folgende Szene: »Und doch, der Schlumpf hatte dreihundert Franken bei sich gehabt. Nicht ganz. Zwei Hunderternoten und etwa achtzig Franken. Studer sah das Einlieferungsprotokoll, das er unterzeichnet hatte: ›Portemonnaie mit Inhalt: 282 Fr. 25.‹ Also … Es stimmte alles! Sogar der Fluchtversuch im Bahnhof Bern. Ein dummer Fluchtversuch! Kindisch! Und doch so begreiflich! Diesmal langte es ja für lebenslänglich … Studer schüttelte den Kopf. Und doch! Und doch! Etwas stimmte nicht an der ganzen Sache. Vorerst war es nur ein Eindruck, ein gewisses unangenehmes Gefühl. Und der Fahnderwachtmeister fröstelte. Diese Zelle war kalt. Kam denn der Doktor nicht bald? Wollte der Schlumpf eigentlich gar nicht aufwachen? ... Ein tiefer Atemzug hob die Brust des Liegenden,

15 Friedrich Glauser: *Schlumpf Erwin Mord. Wachtmeister Studer* [1935/1936]. Hg. u. m. einem Nachw. v. Walter Obschlager. Zürich 1995, 6f.

16 Ebd., 7f.

die verdrehten Augen kamen in die richtige Stellung, und der Schlumpf sah den Wachtmeister an. Studer fuhr zurück.«[17]

Spätestens beim Stichwort »Einlieferungsprotokoll« wird klar, daß Studers innere Revue von Schlumpfs Existenz sich von Anfang an als Durchblättern einer Akte vollzieht. Die besondere Pointe dieser Aktenrevue liegt in der Engführung des Dokumentarischen in Form des Einlieferungsprotokolls einerseits und des Lebens in Form des Wiedererwachens aus einem todesähnlichen Zustand andererseits. In Umkehrung des eigentlichen Aktenvorgangs und des Normalvorgangs vom Leben zum Tod führt die innere Revue zu jenem Moment zurück, in dem ein Leben durch das aktenförmige Schreiben ergriffen worden und in eine *diskursive*, das heißt in eine sagbare Existenz verwandelt worden ist. Die Engführung pointiert auch die relative Gewaltsamkeit des Aktenvorgangs, der Leben und Schrift als vollkommen heterogene Sphären miteinander verkoppelt.

Im zweiten Kapitel hat dann die Akte »Schlumpf Erwin Mord« auch ihren materiellen Auftritt. Nachdem Schlumpf erwacht, der Arzt gekommen und wieder gegangen ist und Studer noch ein Weilchen für eine Zigarre beziehungsweise eine Zigarette und ein informelles Verhör allein bei Schlumpf geblieben ist, wird der Wachtmeister zum Untersuchungsrichter zitiert, weil er mit der Rückkehr in die Zelle seine »Kompetenzen überschritten« habe. »[D]er Fall« sei »doch ganz klar«, läßt der Untersuchungsrichter verlauten. »Und schließlich, wenn dieser Schlumpf sich auch erhängt hätte, das Malheur wäre nicht groß gewesen – ich wäre eine unangenehme Sache los geworden, und der Staat hätte keine Gerichtskosten zu tragen brauchen ...« Doch beim Versuch, die Klarheit des Falles aus den Akten heraus zu erweisen, muß er gestehen: »Die Akten des Falles«, so hebt er zweimal an und gesteht gleich ein: »Ich habe noch nicht recht Zeit gehabt, mich mit ihnen zu beschäftigen.« Dann beginnt er auf dem Schreibtisch zu suchen: »Rechts von ihm waren fünf Aktenbündel übereinandergeschichtet. Er nahm sie nacheinander in die Hände. Endlich, das unterste, das dünnste war das richtige. Auf dem blauen Kartondeckel stand: SCHLUMPF ERWIN MORD«.[18]

Studer demontiert die Vorverurteilung Schlumpfs durch den jungen unerfahrenen Untersuchungsrichter, indem er in den Akten die »dunkle[n] Punkte« aufzeigt. Indem er die einzelnen Aktenstücke herausnimmt, untersucht und kommentiert, wird zum einem die Konstruktion und Logik der Akten vorgeführt. Zum anderen offenbart die perfor-

17 Ebd., 8f.
18 Ebd., 19f.

mierte Dekonstruktion aber auch, daß und wie eine Existenz durch die Akten konstruiert wird. Schlumpfs Existenz wird an jenen Punkt zurückgeführt, wo sein Leben vom Schreiben erfaßt worden ist und erst dadurch eine Existenz im Sinn einer sag- und erzählbaren Geschichte geworden ist.

Studer weiß um den Zwangscharakter der Aktenlogik. Das »unangenehme Gefühl«, das ihn nach der Einlieferung beschlichen und zur Rückkehr ins Gefängnis bewogen hat, rührt nicht zuletzt vom Bewußtsein her, daß es seine Unterschrift gewesen ist, die das Schicksal Schlumpfs gleichsam als Todesurteil besiegelt hätte. Sein Wissen um die Fatalität der Aktenlogik äußert sich als Skepsis gegenüber den Zwangsmechanismen sowohl der protokollarischen Schrift als auch des Verhörs, bisweilen geht er sogar zur sanften Sabotage über. Als er anderntags, nach der Ablieferung von Schlumpf, in seinem Büro den »Rapport« über die Verhaftung Schlumpfs schreiben sollte, fragt er sich: »Wie sollte man diesen Rapport schreiben? Vielmehr, was schreiben, was auslassen?«, und ist dann heidenfroh, als der Hauptmann ihn auf Geheiß des Untersuchungsrichters für Ermittlungen nach Gerzenstein schickt und ihn mit dem Hinweis, er könne den Rapport ja später schreiben, vorläufig erlöst.[19] Das »Folioblatt«, das er gegen Ende des Falles mit »Bilanz« überschreibt, bleibt im übrigen leer, und auch dieses einzige »Wort« streicht er noch durch.[20] Das Notizbüchlein, das ihm als kriminalistischem Ermittler eigentlich zu Gebote steht, gebraucht er nur dysfunktional: Als er einmal sein »Notizheft« zückt, scheint er bloß hinein »zu starren, aber seine Augen waren beweglich«; das heißt es dient ihm bloß als Deckung, damit er die Umgebung unauffällig beobachten kann.[21] Ein andermal macht er zwar ein paar Notizen, um dann aber bald »Männlein« zu zeichnen.[22]

Aus den bisherigen Ausführungen kann man folgende Merkmale der Aktenlogik synthetisieren, die teils explizit, teils implizit zur Sprache gekommen sind und im Folgenden noch deutlicher konturiert werden: 1.) Die Akten erfüllen die elementare Funktion der *Fixierung* und *Bewahrung*. 2.) Akten schaffen *Verbindungen* von Leben und Dokumenten; als Medien der elementaren Diskursivierung des Lebens bringen sie überhaupt erst sagbare Existenzen hervor. 3.) Akten machen nicht nur *Aussagen* über etwas, sie sind gleichzeitig auch *Handlungen*, das heißt sie sind *performativ*. 4.) Akten befinden sich in einer doppelten *Anachronie*

19 Ebd., 35.
20 Ebd., 128 f.
21 Ebd., 16.
22 Ebd., 14, vgl. ebd., 157 f.

im Verhältnis zum von ihnen fixierten Ereignis. Im Verhältnis zum Ereignis sind sie durch ihren *Formularcharakter* zugleich vorzeitig, im Verhältnis zum Zeitpunkt ihrer ›Ausfüllung‹ hingegen nachträglich. 5.) Die Aktenlogik tendiert zur *Vernetzung*, *Verbreitung* und zahlenmäßiger *Vermehrung der Akten*. 6.) Akten sind von den bis zu einem gewissen Grad gegenläufigen Geboten der *Selektivität* und *Verknappung der Information* in Bezug auf die Feststellung einer *wahren Tatsache* und der *Vermehrung* in Bezug auf die *Vollständigkeit* einer unerreichbaren Wahrheit bestimmt.

Die Kerntechniken der Aktenlogik sind das Verhör und das Protokoll. Es sind auch die Basisprozeduren zur Generierung von Existenzen und Narrationen. Um darauf hinzudeuten, wie tief das Verhör in die Geschichte und Struktur des Wissens und der Literatur eingelassen ist, ja geradezu als kultureller Grundmechanismus gelten müsse, brauche ich nur daran zu erinnern, daß in einem der Gründungstexte der abendländischen Literatur, nämlich Sophokles *König Ödipus*, es ein Verhör ist, das die Wahrheit ans Licht bringt.[23]

Studer ist an einer anderen Wahrheit als der bloßen juristischen Wahrheit des Tatbestandes und der Schuld oder Unschuld interessiert. Sie liegt in jenem Moment der Ergreifung des Lebens durch das aktenförmige Schreiben, einem Moment, das sich immer schon entzogen hat. Und zugleich ist sie verstreut in all den »kleinen Sächeli«,[24] die auch noch die geringste aller menschlichen Existenzen ausmachen. Aber Studer scheint auch zu wissen, daß auch diese nicht wortlos zu haben ist, das heißt nicht ohne die elementaren Mechanismen des Macht-Wissens, die das Verhör und das Protokoll darstellen. Die ambivalente Haltung, zu der sich Studer als literarischer Wachtmeister genötigt sieht, entfaltet sich gegen Ende des Buches im Verhör mit Schlumpfs Freundin Sonja als Zeugin. Das Verhör wird auf Drängen Studers im Beisein Schlumpfs vom unerfahrenen Untersuchungsrichter geführt. Als dieser zunächst wieder umständlich in der Akte blättert und daraus zitiert, wendet Studer ein: »Hat das der Schlumpfli wortwörtlich so gesprochen? Ich meine, Sätze wie: ›allwo ich ihn gezwungen habe, mir seine Brieftasche auszuliefern …‹ und: ›was mich dazu bestimmt hat, ihn nachher mit einem Schuße [!] niederzustrecken …‹ ›Hat er das wirklich so gesagt?‹ Der Un-

23 Vgl. Michael Niehaus: *Das Verhör. Geschichte – Theorie – Fiktion*. München 2003.

24 »Erzähl einmal die Geschichte von Anfang an [bittet er den Landjägerkorporal Muhrmann in Gerzenstein]. Ich brauch weniger die Tatsachen als die Luft, in der die Leute gelebt haben … Verstehst? So die kleinen Sächeli, auf die niemand achtgibt und die dann eigentlich den ganzen Fall erhellen … Hell … Soweit das möglich ist natürlich.« Glauser: *Schlumpf Erwin Mord* (wie Anm. 15), 74.

tersuchungsrichter war beleidigt. ›Sie wissen doch, Wachtmeister‹, sagte er streng, ›daß es uns obliegt, die Aussagen zu formulieren. Wir können doch nicht das ganze Gerede eines Angeklagten stenographieren. Die Akten würden zu Bänden anwachsen …‹ ›Ja, sehen Sie, Herr Untersuchungsrichter, das scheint mir immer ein großer Fehler. Ich würde die Worte der Angeklagten sowohl als auch der Zeugen nicht nur stenographieren, sondern die Worte auf Platten aufnehmen lassen. Man bekäme dann jeden Tonfall heraus …‹ Schweigen. Der Untersuchungsrichter war anscheinend beleidigt.«[25]

Studers Ansichten laufen der Logik und Ökonomie der Akten in mehreren Punkten zuwider: Neben der Verschränkung von Selektivität und Knappheit stellen sie schon hier auch die Funktion der beweiskräftigen Fixierung in Frage. Aber auch die elementare Verbindung von Dokument und Leben selbst erscheint im Beklagen der Unangemessenheit der Protokollschrift gegenüber der lebendigen Erzählstimme als willkürlich, kontingent und gewaltsam.

Studer bietet sich selbst als »Gerichtsschreiber«, das heißt Protokollant an; er könne ganz gut mit der Maschine umgehen, und so sei man mehr unter sich.[26] Also beginnt Sonja die lange Vorgeschichte des finanziellen und sozialen Familiendebakels aufgrund von Spekulation, Kredit und Betrug. Schon regt sich beim Untersuchungsrichter zum ersten Mal Ungeduld: »›Ich glaube, diese ganze Geschichte brauchen wir nicht ins Protokoll aufzunehmen, Herr Studer‹, sagte der Untersuchungsrichter. / ›Gewiß, gewiß …‹, antwortete Studer, drückte ein paarmal auf den Umschalter und faltete die Hände.«[27] Nach einer Weile dann interveniert der Untersuchungsrichter schon entschiedener: »›Ja, ja, schon‹, sagte der Untersuchungsrichter, und man merkte es ihm an, daß er ungeduldig wurde. ›Mich interessiert am meisten, was am Abend des Mordes passiert ist!‹ / Sonja blickte auf, sie sah den Untersuchungsrichter vorwurfsvoll an, und dann sagte sie mit einer Stimme, die stark an ihre Mutter erinnerte: / ›Ich muß von dem, was früher geschehen ist, doch auch erzählen, sonst kommt Ihr ja nicht nach!‹ / ›Sowieso‹, meinte Studer, ›nur erzählen lassen. Wir haben ja Zeit. Schlumpfli, eine Zigarette?‹«[28]

Die unreife Pseudoprofessionalität des jungen Untersuchungsrichters hat anscheinend dasselbe Laster, dem nach Glauser auch die schlechten Kriminalromane und die durch sie konditionierten Leser nachgeben: Er

25 Ebd., 131.
26 Ebd., 137.
27 Ebd., 139.
28 Ebd., 140.

ist bloß an der schnellen Lösung interessiert, zuhören und staunen mag er nicht.

Schon in den bereits zitierten Passagen verhält sich Studer als Schreiber ganz offensichtlich dysfunktional bis destruktiv gemessen an dem, was der Untersuchungsrichter und auch die Fachliteratur von ihm beziehungsweise von einem Verhör und einem Protokoll erwarten, nämlich weder nichts noch endlose Geschichten, sondern, wie es ein zeitgenössischer Fachaufsatz empfiehlt: »erschöpfende Kürze« (das kennen wir bereits von der Aktenlogik her als Kombination von Selektivität und Vollständigkeit). Zudem soll auf jeden Fall und immer mitgeschrieben werden, denn die »Tatsache des Niederschreibens [von] etwas Gesagten [!] wirkt auf Jeden [Vernommenen] ein« und bewegt ihn zu »Richtigstellungen und Ergänzungen«.[29]

III.

Auf alle Fälle gilt es, die Asymmetrie des Macht-Wissens zwischen dem Verhörten, ob Zeuge oder Angeklagter, maximal auszunutzen. Im *Handbuch für den Untersuchungsrichter* des berühmten Kriminologen Hans Groß, bei dem Studer, wie er anderswo bemerkt, selbst studiert habe, hört sich das so an: »Die Technik der Vernehmung verlangt zuerst, den Menschen zu erkennen und zu erfassen. [...] Findet man [...] *zu Beginn* des Protokolles ein sorgfältig aufgenommenes ›Vorleben‹ des Inquisiten, so wird die ganze Untersuchung wenigstens sorgfältig und gescheit geführt sein. Wird das Vorleben genau erhoben, so erfährt man vor allem, was für eine Sorte von Menschen man vor sich hat, man kann weiter ausholen und manches fragen und feststellen, was zwar nicht eigentlich zur Sache gehört, aber oft klaren Einblick in das Wesen des Beschuldigten tun läßt. In der Regel sagt der Inquisit hierbei wenigstens zum Teile die Wahrheit, tut er das aber nicht, *so lernt man denn doch erkennen, in welcher Weise er zu lügen pflegt.* Dazu kommt noch, daß man das Lügen beim Erzählen des Vorlebens bald durchschaut. Man macht sich nebstbei kleine Notizen, fixiert gewisse Zeitgrenzen, läßt sich später die Sachen wiederholen und bemerkt Widersprüche, mangelhafte Zeitausfüllungen oder Unmöglichkeiten; außerdem hat man oft Gelegenheit aus den Vorakten das früher als ›Vorleben‹ Angegebene einzusehen und mit dem heute Erzählten zu vergleichen. Hält man dem Beschuldigten das

29 Erwein Ritter von Höpler: »Die Protokollierung im Vorverfahren«. In: *Archiv für Kriminologie* 67 (1916), 198-222, hier: 205 f.

vor und beweist man ihm so, daß man sich nicht zu gerne anlügen läßt, so kann ihn dies, und zwar keineswegs in seltenen Fällen, dahin bringen, daß er seinen Entschluß, in der Sache selbst zu leugnen aufgibt und dann, wenn man allgemach auf diese selbst übergeht, reumütig gesteht.«[30]

Der Inquisit verfügt im Unterschied zum Verhörsleiter weder über die Vorakten noch über Schreibutensilien, sondern lediglich über sein leibhaftes, mithin vergeßliches und sich täuschendes Gedächtnis. Der Grad der faktischen Abweichung von dem in den Vorakten abgelegten Vorleben indiziert, ganz abgesehen von der tatsächlichen Schuld, vorweg die juridische Wahrheit der Existenz, genauer den Grad des Wahrseins der Existenz. Die ›Erzählmöglichkeiten‹ des Inquisiten oder Zeugen bewegen sich zwischen zwei Polen: Entweder er wiederholt, in der Serie der einzelnen Verhöre oder der Verhaftungen, sein Vorleben jedes Mal sachlich identisch oder er erfindet es jedesmal neu. Am ersteren Pol liegt der juridische Idealwert einer von allen Zufälligkeiten gereinigten Existenz; in seinem Einzugsbereich bewegen sich auch die »normale[n] Fehlerquellen des Gedächtnisses«. Von da aus sind die Übergänge fließend, über das »pathoforme Lügen« aufgrund von Veranlagung oder Störung bis hin zur eigentlich pathologischen »›Pseudologia phantastica‹«, die am anderen Pol wuchert. Und darüber muß, wie Groß sagt, »freilich der Gerichtsarzt entscheiden«.[31]

Hier kommen nebst den bereits genannten auch die anderen Funktionen der Aktenlogik zur Geltung: die Vermehrung und Vernetzung der Akten, die Anachronie und auch die Performativität. Genau diese Zwangsmaschinerie, welche die Möglichkeit der lebendigen Erzählsprache auf die Linie zwischen Wahrheit und Lüge reduziert oder den frei fabulierenden Erzähler der Psychiatrie übergibt, sabotiert Studer mit seinem Verhalten.

Wer immer in eine aktenförmige Situation gerät und also sein Leben oder bereits Vorleben zu Protokoll geben muß, dessen Rede wird nicht nur *prinzipiell* der Unterscheidung zwischen Wahrheit und Lüge unter-

30 Hans Groß: *Handbuch für Untersuchungsrichter als System der Kriminalistik* [1893], *von Weiland Dr. Hans Groß, o. ö. Professor des Strafrechts an der Carola Francisca Graz, siebente Auflage, bearbeitet von Dr. Erwein Höpfler, Generalstaatsanwalt am Obersten Gerichtshof in Wien, mit 159 Abbildungen, Teil I und II.* München, Berlin, Leipzig 1922, hier: Tl. I, 148 f.

31 Groß: *Handbuch* (wie Anm. 30), Tl. 1, 142 f. – Vgl. Verf.: »›?Ja was!!!!? Und das Register‹. Adolf Wölfli befragt sein Leben«. In: *Porträt eines produktiven Unglückfalls – Adolf Wölfli. Dokumente und Recherchen*. Hg. Bettina Hunger u. a. Basel, Frankfurt a. M. 1993, 287-340.

worfen, sondern *tendenziell* auch schon jene zwischen geistiger Gesundheit und Krankheit. Wie eingangs dargelegt, stellt seit der Aufklärung das Verbrechen nicht mehr den Verstoß gegen die göttliche Ordnung und das souveräne Gesetz dar, die es zu vergelten und rituell zu bannen gilt, sondern wandelt sich zunehmend mehr zum Symptom einer Krankheit im Körper und in der Seele der bürgerlichen Gesellschaft, die behandelt und nach Möglichkeit geheilt werden muß.[32] Gleichzeitig mit dieser Pathologisierung des Verbrechens vollzieht sich die Medizinalisierung des Wahnsinns als soziale und nicht durch das Recht sanktionierbare (das heißt verfolg- und bestrafbare) Abweichung. Verrückte werden nicht mehr aus der Gemeinschaft ausgestoßen oder wie Verbrecher eingesperrt, sondern zur geeigneten Behandlung interniert.

Ist die Grenze zum Pathologischen, zur »›Pseudologia phantastica‹« oder – so ein anderer Fachterminus – *Konfabulation* nach Ansicht des Verhörenden überschritten, so wandert der *Inquisit*, begleitet von seinen Polizei- und Justizakten, zur Begutachtung in eine psychiatrische Klinik oder Anstalt und wird zum *Exploranden*. In der Regel, das heißt in den Schweizer Kliniken und Anstalten, die auch Glauser frequentierte, mußte der Explorand seine Lebensgeschichte schreiben, zwecks einer ersten Beurteilung seiner Bildung, seiner Intelligenz und seiner Zurechnungsfähigkeit. Hier steht nun nicht mehr nur die faktische Wahrheit der Lebensdaten, Ereignisse und Handlungen im Vordergrund, sondern die logische, sprachliche, stilistische und narrative Kompetenz, so daß man durchaus von literarischen Kriterien sprechen kann. Beurteilt wird jedoch nicht die literarische Qualität selbst, sondern die geistige Gesundheit oder Krankheit.

Man kann den Katalog der Merkmale der Akten in Bezug auf ihren Statuswechsel zwischen Justiz und Psychiatrie noch um einen Punkt erweitern: 7.) Polizei- und Justizakten betreffen die *Wahrheit einer Person* im Genitivus subiectivus (Identität, Taten), Psychiatrieakten die *Wahrheit über eine Person* (Zustand, Befinden) im Genitivus obiectivus.

Ist der Status des Exploranden entschieden, so kehrt er entweder als Inquisit in den juristischen Bereich zurück, sein Lebenschreiben bekommt den subjektiven Status zurück; er wird entweder verurteilt oder

32 Zur These der ›Verlagerung‹ des Wahnsinns ins Innere des sich konstituierenden Bürgertums vgl. Klaus Dörner: *Bürger und Irre. Zur Sozialgeschichte und Wissenschaftssoziologie der Psychiatrie* [1969]. Überarb. Neuaufl. Frankfurt a. M. 1984, 27-44; Georg Reuchlin: *Bürgerliche Gesellschaft, Psychiatrie und Literatur. Zur Entwicklung der Wahnsinnsthematik in der deutschen Literatur des späten 18. und frühen 19. Jahrhunderts*. München 1986, 90-98.

entlassen. Ergibt sich aufgrund aller Befunde, deren Beurteilungsgrundlage natürlich über das Schreiben und Reden hinausgeht, eine psychiatrische Diagnose, die ihn zum Patienten der Anstalt werden läßt, so verliert das Lebenschreiben über den objektiven Schwellenwert jegliche Bedeutung und jeglichen Wert. Ob der Patient weiterschreibt oder nicht, spielt prinzipiell keine Rolle, es wird allenfalls in der Krankengeschichte erwähnt; wenn es bewertet wird, dann höchstens als Feststellung des objektiven Befundes in seiner Veränderung oder Unveränderheit.

Die Lebensgeschichten, die Glauser da und dort unter psychiatrischer Beobachtung geschrieben hat, sind knapp und auf seine Drogensucht ausgerichtet. Glauser kennt die institutionellen Kriterien und fachspezifischen Diskursregeln, so daß er eigentlich Selbstanamnesen verfaßt, das heißt eine Kurzgeschichte seiner Krankheit, die von den Psychiatern auch als solche gelesen und geschätzt wird. Sein literarisches Schreiben kann er weitgehend in Narrenfreiheit betreiben, und es gerät nur gelegentlich unter pathologischen Verdacht, wie die Krankengeschichten zeigen. Man ahnt damals kaum – außer der eine oder andere ihm wohlgesinnte Psychiater –, daß und mit welcher Konsequenz Glauser genau jene aktenförmigen Mechanismen narrativ nutzte, um sie zugleich als Diskurspraktiken des polizeilich-juristisch-psychiatrischen Macht-Wissens transparent zu machen. Einerseits läßt Glauser die Daten vermehrenden Mechanismen in der narrativen Entfaltung der Story spielen, die sich immer wieder im narrativen Wald, surrealen Träumereien und in stilistische Flottements zu verlieren droht und damit sich in Richtung ›Pseudologia phantastica‹ oder Konfabulation bewegt. Anderseits aber führt er die Geschichten immer wieder an den unschreibbaren Punkt der aktenförmigen Ergreifung des Lebens zurück.

IV.

Ein anderer Patient der Waldau, der 1930, also vier Jahre, bevor Glauser von Münsingen in die Waldau kam, gestorben war, nutzte in seinem Schreiben den Spielraum zwischen dem reinen Moment des Lebenergreifens und der ausgreifendsten Konfabulation noch in ganz anderem Maß. Adolf Wölfli war wegen wiederholten Notzuchtversuchs mit kleinen Mädchen seit 1895 in der Irrenanstalt Waldau interniert und zeichnete, schrieb, dichtete und komponierte vermutlich seit 1900 bis zu seinem Tod 1930. Bekannt geworden ist Wölfli schon zu Lebzeiten durch seine Bilder, die er verschenkt oder verkauft hat, dann 1921 durch die Monographie *Ein Geisteskranker als Künstler* seines Psychiaters Walter Morgenthaler,[33] schließlich als Exponent der sogenannten *Art brut.*

Weniger wahrgenommen wurde das literarische Werk, das bislang nur in Teilen zugänglich ist. Die 1985 erschienene Edition *Von der Wiege bis zum Graab*, die ein von Wölfli selbst schon als gedruckt kalkuliertes Werk aus der Zeit von 1908-1912 darbietet, verzichtet ebenso auf die Verschränkung von Text und Bild wie die Kunstausstellungen und Kataloge. Denn gerade als *performatives Multimedium* von Text, Bild und musikalischer Lyrik war das Werk nach dem Vorbild der populären Zeitschriften wie *Über Land und Meer* und *Gartenlaube* von Anfang an konzipiert. Deshalb muß sein Werk bis in seine dokumentarische Materialität hinein wahrgenommen und von ihr her verstanden werden.

Adolf Wölfli kam mit dem Gesetz schon vor 1890 wegen Diebstahls in Konflikt, aber die ersten Akten datieren aus diesem Jahr. Er wurde wegen Notzuchtversuchs mit kleinen Mädchen angeklagt und zu zwei Jahren Zuchthaus verurteilt. 1895 wird er erneut wegen Notzuchtversuchs an einem dreieinhalbjährigen Mädchen verhaftet. Zur Untersuchung seiner Zurechnungsfähigkeit wird er in die Irrenanstalt Waldau bei Bern überstellt, die Diagnose lautet auf Schizophrenie.

Nachdem Wölfli schon in den verschiedenen »Abhörungen«, wie die Verhöre da heißen, sein Vorleben und seine Taten zu Protokoll gegeben hat und mit Ungereimtheiten konfrontiert worden ist, schreibt er wohl beim Eintritt in die Waldau seine erste außerschulische Lebensbeschreibung. Sie umfaßt mehr als zehn heutige Druckseiten, ist mit Zwischentiteln wie »Jugendjahre«, »Ferne Schicksale und Prüfungen«, »Das Zuchthaus« oder »Die Sonne bringt es an den Tag« überschrieben und geprägt vom Bestreben, als Kind verarmter Eltern, »Verdingbub« und ständig Arbeitsuchender Mitleid zu erregen.[34] Sie ist sprachlich erstaunlich korrekt, stilistisch dem Ton von Erbauungsliteratur abgelauscht und narrativ überraschend souverän.

Um 1900 beginnt Wölfli wie gesagt zu zeichnen, später zu schreiben und zu komponieren. Unter dem Titel *Von der Wiege bis zum Graab. Oder, Durch arbeiten und schwitzen, leiden, und Drangsal bettend zum Fluch* beginnt er 1908 seine Lebensgeschichte, die zunächst den Ton und den Inhalt seiner beim Eintritt verfaßten Lebensbeschreibung aufnimmt, aber auch die gegenwärtige Lebenssituation einbezieht: »Vohrwort / Voll

33 Walter Morgenthaler: *Ein Geisteskranker als Künstler*. Bern, Leipzig 1921. Reprint: Wien, Berlin 1985.

34 Adolf Wölfli: »Kurze Lebensbeschreibung«. In: Morgenthaler: *Ein Geisterkranker als Künstler* (wie Anm. 33), 95-104

Wehmut, Reue, Schmerzen, Heimweh, Angst und Grahm, verbringe ich schon volle 14 Jahre mein kärgliches Dasein hintt'r verschloss'ner Zellen-Thühre, in der Irren-Anstalt Waldau; Auss'r Fähigkeit, einen begangenen Fehler als wirklicher Unglüksfall wied'r guht zu machen […].« Dann beginnt er nach mehreren getexteten Musikmärschen wie folgt: »Erstes Kapittel; Daheim. / Als Sohn armer Eltern, welche Ihr kärgliches Dahsein bei harter Arbeit verdienen mußten, erblikte ich den 1. März, 1,864 auf der Nüchtern zu Bowyl, Kt. Bern, Schweiz; Zum ersten Maal das Licht der Wellt.«[35]

Doch schon zwei Seiten weiter ist er als kleiner fünfjährige Adolf (mit Kosenamen Doufi) mit der »Natuhrvorscher-Avanttgarde«, die aus der erweiterten Großfamilie Wölfli besteht, unterwegs, bereist die Meere und Länder der Erde, später dehnt er seine Exkursion ins Weltall aus, um dort als »Skt. Adolf« im Namen Gottes Stern um Stern zu kolonisieren. Hier eine der von Zeitschriften- und anderen Lektüren angeregten Episoden aus dem bis 1930 auf 25.500 Seiten anwachsenden Turm zur Waldau: »Aaah; Donn'r und Dooriah. Wihr befinden Uns nun, an der östlichen Brustwehr; Senkrecht auf der 48 Meter hohen Promenaden-Filigranntt-Mauer und sehen Hier, ooh; Wunder und, Entzüken. Nach Osten hihn über eine Anzal, Theils über 300 Stunden lang von Osten nach Westen, jah auch von Süden nach Norden sich hihnziehende, breitte, jedoch nirgends über 15,000 Fuß hohe, mit reitzenden gewerbreichen Städten, Dörfern, Marktfleken, Ohrtschaften, Weilern, Ritter-u.-Herrschafts-Gühtern, kleiner'n und größer'n Heimwesen, Großbauern-Hööfen, prachtvollen, zum Theil gewalltigen Wäldern mit Uhralten, kolossahlen Baum-Riesen […] Überall; Wohihn Er sich wenden mag; Befindet Er sich inmitten der größten Gefahr, entweder von einer, der zahlreich vohrkommenden, im höchsten Graade giftigen und, mannigfalltig vertrettenen, zum Theil gewalltigen Schlangen, wilden und reißenden Thieren, wie zum Beispiel; Löwen, Tigern, Panntern, Leoparden, Hyähnen, Wildkatzen und Bären etzettera; Entweder im höchsten Graade belästigt, vergiftet oder, zerfleischt zu werden.«[36]

Diese zahllosen Abenteuer, unter ihnen Natur- und Technikkatastrophen mit enormen Menschenopfern und Unfälle des kleinen Doufi, der stets gerettet wird, zeichnet Wölfli ebenso wie seine Kompositionen, unfehlbar mit Namen, Daten und zahlreichen Attributen: Gezeichnet

35 Adolf Wölfli: *Von der Wiege bis zum Graab. Oder, Durch arbeiten und schwitzen, leiden, und Drangsal bettend zum Fluch. Schriften 1908-1912*. 2 Bände. Bearb. Dieter Schwarz, Elka Spoerri. Frankfurt a. M. 1985, 7 f.

36 Ebd., 331.

»Adolf Wölfli von Schangnau. Geboren den 29. Februahr, 1,864 auf der Nüchtern zu Bowyl. Kirchhöhre Groß-Höch-Stetten. Amt Konolfingen. Kanton Bern. Schweiz, Europpa. Seines Berufes Landarbeitter, Melker, Handlanger, Gäärtner, Toottengräber, Zemenntter, Bahnarbeitter, Nattuhrvorscher, Zeichner, Componist und, Soldat, Bataillon 40. 3te Kommp.«[37] Neben Ort und Datum kommen je nach Lage oder Stimmung noch hinzu: »Bräutigamm«, »Patientt«, »Toodes-Kandidaat«, »Triibgott«, »Fürchtegott«, »unbehilflicher Unglüksfall«.[38]

Wölfli wiederholt damit in grotesker quantitativer und qualitativer Übertreibung die aktenförmige Beglaubigung der Polizei- und Justizakten. Weit weniger oft, aber dennoch immer wieder kommen die Startimpulse der Arretierung und des Verhörs zu Sprache, zu denen die Unterschriften sozusagen das Stoppzeichen setzen: »Und nun klopft mihr ein Gendsdarm von Hintten auf die Schultern, mit der höflichen Anfrage; ›Heeh; Mano; ?Was für Landsmann; Ebjä;; ich appliziertte ihm meine Personaalien und, na;; ich erblikte Sieh im Getümmel der Volksmenge, mit empfintlich pitterem Wortwechsel; somit sind Sie mein Gefangener, äußerte nun er eifrige Diener des Gesetzes. Jedoch Ihro Maijestät, die Königinn, erblikte meine Verlegenheit, kam energisch auf uns zuh und, erhob Einsprache gegen das bissige Gebahren [...].«[39]

Jedesmal entspringen solchen Verhör-Impulsen neue schreib-abenteuerliche Vorleben als kleiner Unschulds-Doufi, der immerzu verunfallt und gerettet werden muß. »?Ja;; ?Und itza das Schiffs-Unglük uf d'r Grumma; Ebjä,, Dah Chunt's.«[40]

Natürlich verbindet sich dieser reflexartige Frage-Antwort-Mechanismus auch mit anderen inquisitorischen Diskurspraktiken als denen von Polizei, Justiz und Psychiatrie, nämlich mit den schulischen Praktiken des Prüfens und Abfragens. »Fraagen. / ?Wie heißt denn aber der letztgenanntte Strohm; ?Woh entspringt Er; ?Was für Landestheile und Städte durchfließt Er; ?Welchen Zweken huldigt Er [...] ?Wie heißt der Ohrt seiner Mündung; ?Hat genanntt;r Strohm auch Unglüks-Katastrophen zu verzeichnen [...]. ?Und, hat derselbe viele Brüken, als Verkehrsmittel ?Und, wie heißen Sie. / Antwort. / I heißa Hans; Bäntz; Birt'rfiidla; Wen D's nit glauba witt, so v'rsuach. Fluach. Suach. Ha-ha, ha-ha; Britt wit, ritta; Ritt i d', Schmitt-ta; 1,868.«[41]

37 Vgl. ebd., 339.
38 Ebd., 43, 121, 135, 398, 67.
39 Ebd., 354 f., vgl. 638 f.
40 Ebd., 166.
41 Ebd., 165.

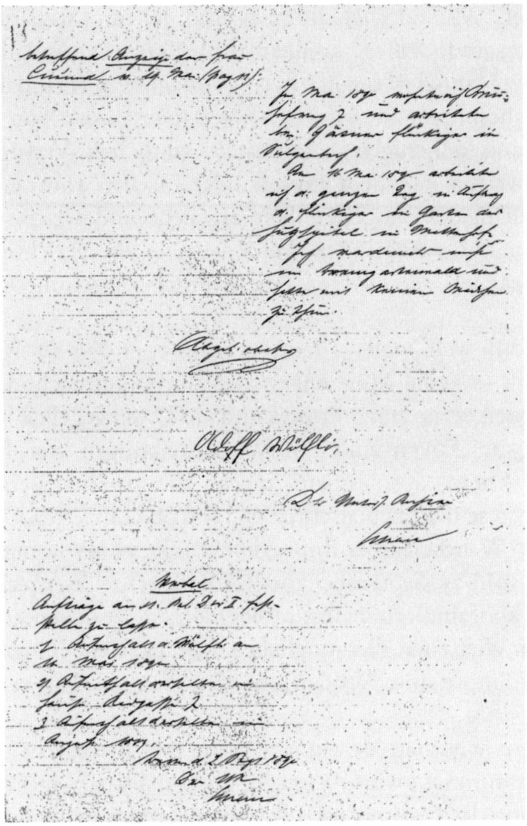

Abb. 1: Erste erhaltene Untersuchungsakten von Adolf Wölfli »wegen Versuch Beischlaf mit Kindern unter 12 Jahren«. Staatsarchiv des Kanton Bern, Untersuchungsakten des Assisenhofes, BB 15. 4. 1580, Nr. 8304 (Blatt 18).

Wölfli schlägt aus der Unmöglichkeit, sein Vorleben identisch zu wiederholen, ein schamloses Erzählkapital: Schon die einfachen Personalangaben bzw. die Unterschriften werden von Wiederholungen und Vervielfältigungen affiziert, und das Vorleben wuchert in Myriaden von Episoden in hyperbolischen Dimensionen. Die beiden extremen Pole des Verhörs – die identische Wiederholung der Faktenwahrheit und die stets differente Erfindung der ›Pseudologia phantastica‹ – werden wie bei einer Ziehharmonika einmal zusammengedrängt und dann wieder weit auseinandergezogen.

Daß Wölfli sich der aktenförmigen Impulse seines Schreibens bis zu einem gewissen Grad bewußt bleibt, zeigen nicht nur die Reuebekundungen, Mitleiderheischungen und Rettungsszenarien, sondern auch der Umstand, daß er vor allem zu Beginn seine Ausführungen mit dem Begriff »Manual«[42] qualifiziert: »*Manualakten* (Handakten, Privatakten)«, so liest man in *Meyers Konversationslexikon* von 1890, »sind die Sammlung derjenigen Schriftsätze, amtlichen Verfügungen und Bescheide, welche in einem Prozeß oder in einer sonstigen vor einer Behörde anhängigen Angelegenheit ergehen, und welche der Anwalt aufbewahren muß. Aus ihnen werden, wenn die gerichtlichen Akten verloren gegangen sein sollten, diese unter Zuziehung der Parteien ergänzt.«[43]

Doch Wölfli weiß wohl – denn so eröffnet er *Von der Wiege bis zum Graab* –, daß es keine Möglichkeit der Wiedergutmachung gibt, auch und gerade weil es nie einen Prozeß und ein Urteil gegeben hat. Da kann es mit den subjektiven Zu- und Wegschreibungen von Tatbeständen noch so wuchern. Konsequent macht die psychiatrische Krankengeschichte von seinem Lebenschreiben bloß objektivierten Gebrauch, indem sie eine Wahrheit über ihn verhängt: »Zeichnet weniger [so lautet der Eintrag vom 25. September 1908]. Dafür schreibt er jetzt Geschichten, allerlei konfabulierte Selbst[e]biographien, in denen er in den verschiedensten Weltteilen alles mögliche erlebt hat, Räuberangriffe, Schiffsunglücke, Kämpfe mit Wilden; in den Städten hat er Theater & Conzerte besucht.«[44]

Die andere Wahrheit als die juristische und die psychiatrische sucht Wölflis Literatur nicht wie Glauser im unschreibbaren, intimen Moment der Ergreifung des Lebens durch das aktenförmige Schreiben, das es zur erzählbaren Existenz macht, und in der Streuung der »kleinen Sächeli« des Alltags. Wölflis Literatur sucht die andere Wahrheit des Lebens im schamlosen Überfluß der Befreiungen von jenem Haken seiner ersten bezeugten Unterschrift, an dem sein Leben einst hängengeblieben ist (s. Abb. 1).

42 Ebd., 74, 618.

43 *Meyers Konversations-Lexikon. Eine Encyklopädie des allgemeinen Wissens.* 16 Bände. 4., gänzlich umgearb. Aufl. Leipzig, Wien 1890, hier: Bd. 11, 209.

44 Krankengeschichte von Adolf Wölfli, 25. September 1908. In: *Porträt eines produktiven Unglückfalls* (wie Anm. 31), 374.

Yvonne Wübben

Mikrotom der Klinik

Der Aufstieg des Lehrbuchs in der Psychiatrie (um 1890)

In der zweiten Hälfte des 19. Jahrhunderts erscheint in der so genannten Bierzeitung[1] *Metapsychiatrie* eine Karikatur (Abb. 1), die vom Heidelberger Psychiater Emil Kraepelin lanciert wurde und die ihn in der damaligen psychiatrischen Wissenschaftsszene situiert.[2] Das Bild zeigt Kraepelin inmitten von einflussreichen Psychiatern seiner Zeit, darunter etwa der Leiter der Breslauer Klinik Carl Wernicke, der berühmte Lehrbuchautor Richard von Krafft-Ebing und der Leiter der neurologischen und psychiatrischen Abteilung der Berliner Charité Carl Westphal. Während die beiden führenden Neuroanatomen Wernicke und Westphal bereits vom Feuer ergriffen sind, ist Kraepelin am rechten Bildrand als Buddha präsentiert, den ein Schutzwall umgibt. Diese Anordnung verweist auf die Vorlage der Karikatur: das allegorische Bild des Historienmalers Hermann Knackfuß »Völker Europas wahret Eure heiligsten Güter«, das im Auftrag von Kaiser Wilhelm II. gemalt wurde. Das Bild zeigt die Völker Europas in Frauenfiguren sowie einen schwebenden Buddha, der die (in den Augen der Christen) gottlose asiatische Religion verkörpert und vom Erzengel Michael abgewehrt wird (Abb. 2). In der psychiatrischen Karikatur rücken an die Stelle der Völker die oben genannten Psychiater, von denen Westphal die Position des schützenden Erzengels einnimmt.

Diese agonale Bildlogik steht in Zusammenhang mit dem Treffen des *Vereins der deutschen Irrenärzte* von 1896 und reflektiert einen Richtungsstreit, der sich bereits in den 1870er Jahren abzeichnete und auf der Versammlung einen weiteren Höhepunkt erfuhr.[3] Von Interesse sind vor

1 Bierzeitungen sind humoristische Zeitungen, die aus einem bestimmten Anlass für eine bestimmte Gruppe von Menschen gemacht wurden. Vgl. dazu Duden online (<http://www.duden.de/rechtschreibung/Bierzeitung> [30.05.2013]).

2 Emil Kraepelin: *Kraepelin in Heidelberg (1891-1903)*. Hg. Wolfgang Burgmair, Eric J. Engstrom, Matthias M. Weber. München 2005 (= *Edition Emil Kraepelin*, 5), 29.

3 Vgl. dazu Emil Kraepelin: »Wege und Ziele der klinischen Psychiatrie«. In: *Allgemeine Zeitschrift für Psychiatrie* 53 (1897), 840-844. Publiziert wurden die Beiträge in der *Allgemeinen Zeitschrift für Psychiatrie*, die neben *dem Archiv für Psychiatrie* zu einer weiteren bedeutenden Fachzeitschrift aufstieg, vgl. dazu Volker Roelcke: »Laborwissenschaft und Psychiatrie: Prämissen und Implikationen bei Emil Kraepelins Neuformulierung der psychiatrischen Krankheitslehre«. In: *Strategien der*

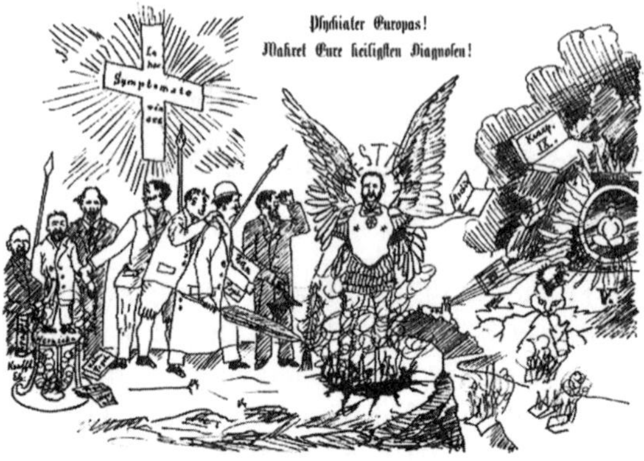

Psychiater Europas! Wahret Eure heiligsten Diagnosen!

Abb. 1: Bierzeitschrift um 1896, Abbildungsnachweis in Emil Kraepelin: Kraepelin in Heidelberg (1891-1903). Hg. Wolfgang Burgmair, Eric J. Engstrom, Matthias M. Weber. München 2005, 29 (= Edition Emil Kraepelin, 5).

allem die Attribute, die den Psychiatern im Bild jeweils zugewiesen werden und die ihre Vormachtstellung bzw. ihren Machtverlust innerhalb des Feldes begründen sollen. Unter dem Namen Kraepelin steht bezeichnenderweise die römische Ordnungszahl V., die nicht auf eine wegweisende Monographie oder auf eine entscheidende Fachzeitschriftenpublikation, sondern auf die Auflagenzahl seines Lehrbuchs verweist. Das Bild stellt somit einen Konnex zwischen Kraepelins fachwissenschaftlicher Reputation bzw. seiner Macht im psychiatrischen Feld auf der einen und seinem Lehrbuch auf der anderen Seite her.

Man kann in dieser Selbstinszenierung eine kleine, die Publikationsgeschichte des Lehrbuchs betreffende Revolution sehen.[4] Denn bis weit ins 19. Jahrhundert hatte das Genre nicht zwingend zum wissenschaftlichen Ansehen eines Autors beigetragen. Der Frankfurter Anstaltspsychiater und Kinderbuchautor Heinrich Hoffmann, der Breslauer

Kausalität. Konzepte der Krankheitsverursachung im 19. und 20. Jahrhundert. Hg. Christoph Gradmann, Thomas Schlich. Pfaffenweiler 1999 (= *Neuere Medizin- und Wissenschaftsgeschichte. Quellen und Studien*, 5), 93-116.

4 Zu Schwierigkeiten der Genre-Bestimmung allgemein David Hamilton: »What Is a Textbook?« In: *Paradigm* 13 (1990), 5-8, zur historischen Transformation und Abgrenzbarkeit des Handbuchs vom Lehrbuch und wissenschaftlichen Lehrbuch siehe David Kaiser: »A Tale of Two Textbooks: Experiments in Genre.« In: *Isis* 103 (2012), H. 1, 126-138.

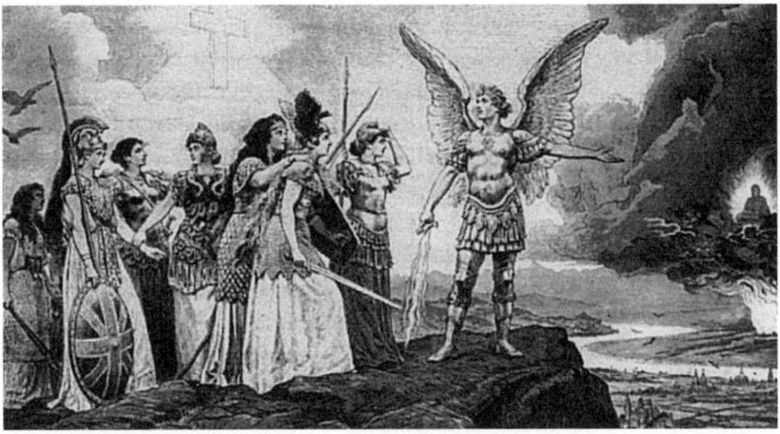

Abb. 2: Herrmann Knachfuß: Völker Europas wahret Eure heiligsten Güter (Federlithographie, 1895). Quelle: ⟨http://de.wikipedia.org/wiki/Völker_Europas,_wahrt_eure_heiligsten_Güter⟩ [01.07.2013]

Professor Heinrich Neumann oder auch der Wiener Arzt Ernst Freiherr von Feuchtersleben verfassten Lehrbücher der Psychiatrie, ohne damit explizit einen Reputationsgewinn als Wissenschaftler anzustreben.[5] Wenn das Lehrbuch in Kraepelins Karikatur unmittelbar neben dem *Archiv für Psychiatrie* – d.h. neben einer der renommiertesten Fachzeitschriften der Zeit – platziert wird, dann artikuliert sich in dieser Bildlogik eine deutliche Aufwertung des didaktischen Mediums, die Aufschlüsse über dessen Bedeutung innerhalb des Faches und für die Formierung der Psychiatrie als wissenschaftlicher Disziplin in der zweiten Hälfte des 19. Jahrhunderts liefern kann.

Die Psychiatriegeschichte hat sich für die wissenschaftliche Bedeutung des Genres bislang kaum interessiert. Sie verstand Kraepelins Lehrbuch primär als Seismograph, das über Meinungen und Auffassungen des Autors Aufschluss geben sollte.[6] Seine konkrete Funktion für die klini-

5 Heinrich Hoffmann: *Beobachtungen und Erfahrungen über Seelenstörungen und Epilepsie in der Irren-Anstalt zu Frankfurt a.M.* (1851 bis 1858). Frankfurt a.M. 1859; Heinrich Neumann: *Leitfaden der Psychiatrie*. Breslau 1883; Ernst Freiherr von Feuchtersleben: *Lehrbuch der ärztlichen Seelenkunde*. Wien 1845.

6 Etwa Paul Hoff: *Emil Kraepelin und die Psychiatrie als klinische Wissenschaft. Ein Beitrag zum Selbstverständnis psychiatrischer Forschung*. Berlin, Heidelberg, New York u.a. 1994. Auf die mit dem Lehrbuch assoziierten Schreibverfahren und die damit verbundenen Konsequenzen für Urheber- bzw. Autorschaft geht Hoff nicht

sche Ausbildung sowie die mit dem Lehrbuch assoziierten klinischen Aufzeichnungspraktiken gerieten dabei ebenso wenig in den Blick wie die materialen und medialen Eigenschaften des Buchs, seine Gebrauchsweisen und seine mögliche Funktion bei der Durchsetzung bestimmter Krankheitslehren.[7] Etwas anders stellt sich die Lage in benachbarten Disziplinen dar. So haben Wissenschaftshistoriker Lehrbücher der Psychologie, Chemie und Physik als Repräsentationsräume von Wissenschaften und Indikatoren für die Ausrichtung der jeweiligen Disziplinen analysiert. Allerdings vertraten auch sie vielfach die Auffassung, das Genre enthalte primär akzeptiertes und längst kanonisiertes Wissen, liefere über die Prozesse der Wissensgewinnung – d. h. der Entdeckungen und Theoriebildungen – hingegen keine neuen Einsichten. Im Anschluss an Ludwik Fleck und Thomas Kuhn sah man das Lehrbuch überwiegend als ein Medium der Konsolidierung von Normalwissenschaft, das zur Ausbildung von Denkkollektiven beitrug, und neu geschrieben wurde, wenn sich die Standards oder die Sprache der Wissenschaft entsprechend verändert hatten.[8] Untersucht wurden damit stets die stabilisierende

ein. Vielfach werden Lehrbücher im ausgehenden 19. Jahrhundert nicht mehr von einer Hand geschrieben, vgl. Heinrich Neumann: *Leitfaden der Psychiatrie*. Breslau 1883, Vorrede: »Die Zeiten sind vorüber, wo bedeutende Bücher einen Verfasser hatten. Jetzt sind wenigstens 20 Mitarbeiter erforderlich, von denen jeder ein Stückchen arbeitet. Wie ist da nur entfernt die Möglichkeit einer Einheit des Gedankens, der Darstellung, der Ziele etc. zu denken.« Der Name auf dem Titelblatt indiziert nicht Autorschaft in einem emphatischen Sinn von individueller Originalität und Urheberschaft, sondern steht oft metonymisch für das Buch, siehe dazu Hans-Jörg Rheinberger: »Mischformen des Wissens«. In: Ders.: *Iterationen*. Berlin 2005, 74-100, zur kollektiven Verfasserschaft von Sigmund Freuds *Traumdeutung* vgl. Lydia Marinelli, Andreas Mayer: *Träume nach Freud. Die »Traumdeutung« und die Geschichte der psychoanalytischen Bewegung*. Wien 2002. Andere Psychiater entschieden sich dafür, primär als Herausgeber von Lehrbüchern zu fungieren, siehe dazu *Lehrbuch der Psychiatrie*. Hg. Otto Binswanger, Erich Simmerling. Jena 1904.

7 Zum Zusammenhang von Lehrbüchern und der Etablierung der Psychiatrie als medizinischem Prüfungsfach kursorisch Britt-Marie Schuster: *Auf dem Weg zur Fachsprache. Sprachliche Professionalisierung in der Psychiatrischen Schreibpraxis* (1800-1939). Berlin, New York 2010, 313, sowie dazu auch Volker Roelcke: »Unterwegs zur Psychiatrie als Wissenschaft. Das Projekt einer ›Irrenstatistik‹ und Emil Kraepelins Neuformulierung der Klassifikation«. In: *Psychiatrie im 19. Jahrhundert: Forschungen zur Geschichte von psychiatrischen Institutionen, Debatten und Praktiken im deutschen Sprachraum*. Hg. Eric J. Engstrom, Volker Roelcke. Mainz 2003, 169-188.

8 Ludwik Fleck: *Die Entstehung einer wissenschaftlichen Tatsache. Einführung in die Lehre vom Denkstil und Denkkollektiv* [1935]. Mit einer Einleitung. Hg. Lothar

Funktion des Buchs sowie die generelle Tendenz des Drucks, die Autorstimme zu vervielfältigen und zu verstärken.[9] Widerständige Gebrauchsweisen, undisziplinierte Lektüren, variable Funktionen und der Einfluss von regulativen Systemen wie staatlichen Behörden, deren Vorgaben mitunter für das Lehrbuch gattungskonstitutiv waren, wurden ebenso wenig berücksichtigt wie der Umstand, dass Lehrbücher durchaus einen aktiven Beitrag zur Wissensbildung leisten konnten und keineswegs nur als ein passives Vehikel der Wissensvermittlung anzusehen waren.[10] Erst seit einigen Jahren werden die epistemischen Funktionen des Genres auch hinsichtlich der medialen und materialen Eigenschaften des Buchs neu bewertet.[11] Etwa unterscheiden sich Lehrbücher von anderen wissenschaftlichen Medien wie Monographien und Handbüchern dadurch, dass sie in Serie erscheinen.[12] Zudem weisen sie oft eine hohe Mobilität und Veränderbarkeit auf, da ihre Autoren mitunter auf komplexe transnationale Dynamiken innerhalb von Disziplinen reagieren müssen.

Hier wird es zunächst um die in der Karikatur in Szene gesetzte Bedeutung des Psychiatrie-Lehrbuchs gehen, vor allem um die Frage, mit welchen epistemischen Tendenzen innerhalb der akademischen Psychiatrie der Aufstieg des Genres im deutschsprachigen Raum zusammenfällt und welche Rolle die daran beteiligten Akteure dem Buch für die

Schäfer, Thomas Schnelle. Frankfurt a. M. 1980, 148 und 158 f.; Thomas S. Kuhn: *The Structure of Scientific Revolutions* [1962]. Chicago 1996, 137; Gregory A. Myers: »Textbooks and the Sociology of Scientific Knowledge«. In: *English for Specific Purposes* 11 (1992), 3-17; in dieser Tradition auch jüngst Schuster: *Auf dem Weg zur Fachsprache* (wie Anm. 7), 333, zu weiteren, in der Tradition Kuhns stehenden Ansätzen siehe die bibiographischen Angaben bei Michael Gordon: »Translating Textbooks. Russian, German, and the Language of Chemistry«. In: *Isis* 103 (2012), H. 1, 88-98, 89; zur ausführlicheren Kritik an der Forschung in der Kuhnschen Tradition siehe Adam Shapiro: »Between Training and Popularization: Regulating Science Textbooks in Secondary Education.« In: *Isis* 103 (2012), H. 1, 99-110.

9 Zur Kritik an dieser Auffassung Michael Cahn: *Der Druck des Wissens. Geschichte und Medium der wissenschaftlichen Publikation*. Berlin 1991.

10 Eine Ausnahme bildet Andrew Warwick: *Masters of Theory: Cambridge and the Rise of Mathematical Physics*. Chicago 2003.

11 Zur allgemeinen Übersicht über Forschungstendenzen siehe Bernadette Bensaude-Vincent: »Textbooks on the Map of Science Studies.« In: *Science and Education* 15 (2006), 667-670, sowie zu neueren Ansätzen *Communicating Chemistry: Textbooks and Their Audiences* (1789-1939). Hg. Anders Lundgren, Bernadette Bensaude-Vincent. Canton 2000; *Pedagogy and the Practice of Science. Historical and Contemporary Perspectives*. Hg. David Kaiser. Cambridge 2005.

12 Gordon: »Translating Textbooks« (wie Anm. 8), 89.

Diagnostik und Klassifikation zusprachen. Wie wird es von Vertretern der verschiedenen psychiatrischen Schulen gebraucht und definiert? In welchem Verhältnis steht es zur Praxis der Beobachtung und zum Lehrbetrieb einzelner Kliniken? Hatte das Lehrbuch eine spezifische Bedeutung für die Ausbildung des Sehens oder fungierte es vielmehr als ein ungeordnetes Archiv für unterschiedlichste Beobachtungen, Meinungen und Reflexionen?

I. Das Lehrbuch in der Klinischen Psychiatrie (1874-1896)

Die eingangs zitierte Karikatur platziert das Lehrbuch in den Kontext eines Richtungsstreits, der sich in den 1890er Jahren zwischen verschiedenen Vertretern der Klinischen Psychiatrie abzeichnete, und deutet an, dass dem Lehrbuch innerhalb dieser Ausrichtung eine besondere, neue Rolle zukam. Unter ›Klinischer Psychiatrie‹ versteht man in der Regel eine Ausrichtung, die – anders als die hirnanatomische Psychiatrie, wie sie Wilhelm Griesinger etwa repräsentiert – ein größeres Gewicht auf die Klassifikation legte und versuchte, einzelne Krankheiten durch genaue Beobachtungen klinisch voneinander abzugrenzen.[13]

Als einer der wichtigsten Vertreter dieses Ansatzes gilt der in Görlitz lehrende Karl Ludwig Kahlbaum, der Geisteskrankheiten bereits in den 1870er Jahren durch die Beobachtung von einzelnen Symptomen sowie ihres Verlaufes zu unterscheiden und auf der Basis von Beobachtungen ein Klassifikationssystem zu errichten versuchte.[14] Ein Testfall für diesen

13 Emil Kraepelin: »Die Richtungen der psychiatrischen Forschung (1887)«. In: *Emil Kraepelin in Dorpat (1886-1891)*. Hg. Wolfgang Burgmair, Eric. J. Engstrom, Albrecht Hirschmüller, Matthias Weber. München 2003 (= *Edition Emil Kraepelin*, 4), 55-80, dazu Volker Roelcke: »Laborwissenschaft und Psychiatrie: Prämissen und Implikationen bei Emil Kraepelins Neuformulierung der psychiatrischen Krankheitslehre«. In: *Strategien der Kausalität. Konzepte der Krankheitsverursachung im 19. und 20. Jahrhundert*. Hg. Christoph Gradmann, Thomas Schlich. Pfaffenweiler 1999 (= *Neuere Medizin- und Wissenschaftsgeschichte. Quellen und Studien*, 5), 93-116.

14 Karl Ludwig Kahlbaum: *Die Gruppirung der psychischen Krankheiten und die Eintheilung der Seelenstörungen. Entwurf einer historisch-kritischen Darstellung der bisherigen Eintheilungen und der Versuch zur Anbahnung einer empirisch-wissenschaftlichen Grundlage der Psychiatrie als klinischer Disciplin*. Danzig 1863, siehe Mario Lanczik: »Karl Ludwig Kahlbaum (1828-1899) and the emergence of psychopathological and nosological research in Germany«. In: *History of Psychiatry* 3 (1992), 53-58, zu Kahlbaums Kasuistiken vgl. Verf.in: *Verrückte Sprache. Psychiater und Dichter in der Anstalt des 19. Jahrhunderts*. Konstanz 2012, 13-33.

neuen Ansatz bildete die Beschreibung der so genannten Katatonie, d. h. einer Erkrankung, die sich durch eine Gruppe von wahrnehmbaren Symptomen von anderen Krankheiten sicher differenzieren lassen sollte. In den 1880-90er Jahren, die hier im Zentrum stehen, wird dieser Ansatz weiter ausdifferenziert. Dabei ging es z. B. um die Frage, ob eher der Symptomverlauf oder die genaue Beobachtung einzelner Symptome für die klinische Unterscheidung von Krankheiten (und damit den Ausbau des Klassifikationssystems) maßgeblich waren. Innerhalb der Klinischen Psychiatrie bildeten sich verschiedene Richtungen aus: zum einen Vertreter der ›natürlichen Symptomatologie‹, die Krankheiten allein durch die Beobachtungen von einzelnen Symptomen unterscheiden wollten, ohne sich dabei an einer bereits vorliegenden Klassifikation zu orientieren; zum anderen Psychiater, die Verlauf und Prognose ein größeres Gewicht verliehen und die sich bei der Beobachtung meist auf vorliegende Klassifikationen stützten. Einige Vertreter der Klinischen Psychiatrie waren zudem Anhänger des »psychologischen Standpunkts«[15] und gingen davon aus, dass die Psychologie, insbesondere die Experimental- und Assoziationspsychologie eine Hilfswissenschaft der Psychiatrie werden konnte, die einen Beitrag zur Ätiologie und Abgrenzung von Krankheiten leistete.[16]

Das eingangs zitierte Bild stellt die verschiedenen Vertreter der Klinischen Psychiatrie nicht nur dar, es ordnet sie auch den oben kursorisch beschriebenen Ansätzen zu. Unmittelbar unter einem Kreuz stehen der künftige Leiter der Psychiatrischen und Neurologischen Abteilung der Berliner Charité Theodor Ziehen sowie rechts von ihm sein um 1896 noch amtierender Vorgänger Carl Westphal. Auf dem Kreuz ist der lateinische Schriftzug »In hoc symptomata vinces« – eine Variation der Redewendung »In hoc signo vinces« – zu lesen. Er verweist auf eine weitere Vorlage, auf ein Schlachtzeichen Konstantin des Großen, das er als Losung in einem siegreichen Kampf verwendete, nachdem ihm Christus dies in einen prophetischen Traum aufgetragen hatte. Das Bild variiert die Redewendung, indem es an die Stelle des Wortes »signo« »symptomata« setzt und damit den symptomatologischen Standpunkt charakterisiert. Ziehen und Neisser werden diesem Ansatz zugerechnet und nicht ohne Ironie als psychiatrische Schlachtreihung präsentiert, deren Glaube

15 Zu diesen Gruppenbildungen auch Heinrich Schüle: *Handbuch der Geisteskrankheiten*. 2. Aufl. Leipzig 1880, 335 sowie 338.

16 Vgl. dazu Emil Kraepelins Rezension zu: »*Psychiatrie. Für Ärzte und Studirende. Von Th. Ziehen*. Berlin. Wreden 1894«. In: *Deutsche Zeitschrift für Nervenheilkunde* 5 (1894), 495-498.

an das symptomatologische Klassifikationsprinzip – und darin liegt eine Pointe – vor dem Hintergrund der Vorlage als bloßer, auf einem Traum basierender Aberglaube erscheint. Die Karikatur stellt in der Person Kraepelins einen alternativen Ansatz vor und spielt damit auf das schon erwähnte Treffen der Irrenärztlichen Vereinigung von 1896 an, auf der Kraepelin die Reform der psychiatrischen Klassifikation durch eine »verfeinerte Beobachtung« im gesamten Verlauf der Krankheit ankündigte.[17] Für dieses Unternehmen schien das Lehrbuch von besonderem Nutzen zu sein, eine Behauptung, die zunächst verwunderlich ist, da nicht allein Kraepelin als Verfasser von Lehrbüchern hervortrat. Bezeichnenderweise hatten die meisten auf dem Bild dargestellten Psychiater Lehrbücher geschrieben. Ziehens Buch war 1894 – nur zwei Jahre vor dem Erscheinen der Karikatur – publiziert worden.[18] Richard von Krafft-Ebings Einführungswerk lag zum Zeitpunkt bereits in der dritten Auflage vor.[19] Heinrich Schüles Schrift wurde erstmals 1879 veröffentlicht und hatte in den 1880er Jahren den Status eines Standardwerkes erreicht.[20] Die dargestellten Psychiater waren damit nicht nur in fachlicher Hinsicht Kontrahenten. Sie waren zugleich Konkurrenten auf einem immer schneller expandierenden Lehrbuchmarkt[21], der den Verfassern die Regeln und Anforderungen des Genres diktierte. Dabei ging es um die Entwicklung einer wissenschaftlichen Fachsprache, um die richtigen Einteilungsprinzipien, aber auch um eine didaktisch wie fachlich angemessene Darstellung von Krankengeschichten, die – oft uneinheitlich – als Beispielgeschichten, Beobachtungen oder typische Fälle den Schriften beifügt waren.[22] Zahlreiche dieser Streitpunkte wurden in den Lehrbüchern ver-

17 Emil Kraepelin: »Wege und Ziele der klinischen Psychiatrie«. In: *Allgemeine Zeitschrift für Psychiatrie* 53 (1897), 840-844.

18 Theodor Ziehen: *Psychiatrie für Ärzte und Studirende*. Berlin 1894.

19 Richard von Krafft-Ebing: *Lehrbuch der Psychiatrie auf klinischer Grundlage für praktische Ärzte und Studirende*. Stuttgart 1890. Die erste und zweite Auflage erschienen 1879 und 1880.

20 Schüle: *Handbuch der Geisteskrankheiten*. (wie Anm. 15). Die dritte Auflage erschien 1883.

21 Theodor Kirchhoff: *Lehrbuch der Psychiatrie für Studirende und Ärzte*. Wien, Leipzig 1892, Vorrede, 5.

22 Schuster: *Auf dem Weg zur Fachsprache* (wie Anm. 7), 313-333, 332, schätzt die Bedeutung der Kasuistik für Lehrbücher um 1890 insgesamt eher gering ein, nimmt aber mit Griesinger, Kraepelin und Sommer nur einzelne Stichproben vor. Zu dieser Einordnung mag auch beitragen haben, dass sie die wissenschaftlichen Lehrbücher zwischen 1870-1890 mit den Lehrbüchern aus der ersten Phase des 19. Jahrhunderts vergleicht und vor diesem Hintergrund die allgemeine Tendenz zur Verknappung und Typisierung bemerkt.

handelt, die um 1890 keineswegs den Konsens des Faches abbildeten, sondern vielfach die individuellen Positionen ihrer Autoren reflektierten.[23] Am Leitfaden von Kraepelins Lehrbuch lässt sich diese Auseinandersetzung im Detail nachverfolgen. Aufschlussreich sind dafür – neben fachwissenschaftlichen Publikationen, in denen Kollegen oft zurückhaltend mit wechselseitiger Kritik waren oder diese in verschlüsselter Form vorbrachten – persönliche Korrespondenzen sowie Rezensionen.

Zunächst waren nicht alle Autoren der Auffassung, dass Beobachtungen und Krankengeschichten – also klinisches Material – überhaupt einen wichtigen Bestandteil des Psychiatrie-Lehrbuchs darstellen sollte.[24] Im Vorwort seines erstmals 1859 erschienenen *Leitfadens* plädierte der Leiter der Breslauer Klinik Heinrich Neumann z.B. dafür, Krankengeschichten überhaupt nur dann in ein Lehrbuch aufzunehmen, wenn sie neue Einsichten in die Formenlehre vermittelten.[25] Der Fall war für ihn primär ein Vehikel, das neue Erkenntnisse vermitteln und theoretische Einsichten in Methoden und Gegenstände des Faches liefern sollte. Andere Autoren wie der Frankfurter Psychiater Heinrich Hoffmann, der als Verfasser des Kinderbuchs *Struwwelpeter* berühmt wurde, schlossen sich dieser Forderung nicht an und fügten ihren Abhandlungen eine Fülle an Beobachtung bei. Hoffmanns Buch erschien 1859 als *Beobachtungen und Erfahrungen über Seelenstörungen und Epilepsie*. Schon der Titel verwies auf die Praxis der Beobachtung und trug dem Umstand Rechnung, dass die Fälle in der eigenen Anstalt gesammelt, d.h. auf eigene Beobachtungen zurückgeführt werden konnten. Die Mehrzahl der Beobachtungen brachten – anders als von Neumann gefordert – keineswegs neue Erkenntnisse für die Formenlehre. Vielmehr wurden sie in vorbestimmte Rubriken sortiert; sie folgten in der Regel einer vorliegenden Klassifikation und hatten damit bereits einen festen Ort innerhalb der bestehenden Formenlehre, deren Ordnung sie nicht affizierten. Hoffmanns Buch enthält zahlreiche Fälle wie etwa einen Fall von »Melancholie mit fixem Wahn«[26], die der von Wilhelm Griesinger vorgeschlagenen Formenlehre entsprechen. Das Buch möchte mit den Kasuistiken also keinen genuinen Beitrag zur Formenlehre vorlegen, d.h. neue Formen begründen. Ihm geht es vielmehr darum, die Formenlehre Griesingers in der eigenen

23 Kraepelin: »Rezension zu: *Psychiatrie. Von Theodor Ziehen*« (wie Anm. 16), 495.

24 Kirchhoff: *Lehrbuch* (wie Anm. 21), Vorrede, 5: »Um das Buch nicht zu umfangreich zu machen, wurde von Krankengeschichten abgesehen, trotz der Möglichkeit ein grosses eigenes Beobachtungsmaterial zu verwerthen.«

25 Neumann: *Leitfaden der Psychiatrie* (wie Anm. 6), 5.

26 Hoffmann: *Beobachtungen und Erfahrungen* (wie Anm. 5), 14-17.

Anstalt anzuwenden und indirekt zu bestätigen.[27] In dieser Hinsicht unterscheidet sich der Text auch vom frühneuzeitlichen Genre der Beobachtung oder *observatio*, deren Anliegen oft die serielle Anordnung von einzelnen Erfahrungen war und nicht primär deren Deutung durch vorgefasste Begriffe.[28]

Neumann lieferte allerdings nicht nur Regeln für die Aufnahme von Fällen ins Lehrbuch. Seine Schrift enthielt zudem Präskriptionen für das richtige Abfassen von Falldarstellungen. Diese sollten keineswegs nur »dürre Tatsachenbeschreibungen« enthalten, sondern aus Gedanken, Hypothesen und weiterführenden Überlegungen bestehen[29], entsprechend der von ihm definierten Funktion des Falls, ein Vehikel für neue Erkenntnisse zu sein.

Neumanns Funktionsbestimmung, seine offenkundige Ablehnung der faktographischen Kasuistik traf innerhalb jener Gruppen auf Widerspruch, deren klinische ›Beobachtungen‹ für sich in Anspruch nahmen, reine Tatsachenbeschreibungen zu sein.[30] Hatte sich schon Karl Ludwig Kahlbaum, der in dieser Hinsicht wegweisend für die Klinische Psychiatrie war, in seinen Kasuistiken an den Schreibidealen von Detailgenauigkeit und Präzision ausgerichtet und damit in die Praxis des genauen Beobachtens einführen wollen,[31] setzte u. a. Clemens Neisser diesen Ansatz fort, indem er die Fallbeschreibung an der Tatsachenbeschreibung der Pathologie orientierte und das Sektionsprotokoll als Maßstab anführte, dessen Darstellungsideale auch auf die psychiatrische Kasuistik zu über-

27 Ebd., Vowort.

28 Gianna Pomata: »Observation Rising. Birth of an Epistemic Genre, ca. 1500-1650.« In: *Histories of Scientific Observation.* Hg. Lorraine Daston, Elizabeth Lunbeck. Chicago 2011, 45-80, sowie Michael Stolberg: »Formen und Funktionen medizinischer Fallberichte in der Frühen Neuzeit.« In: *Fallstudien: Theorie – Geschichte – Methode.* Hg. Carlo Ginzmann, Simona Cerutti, Heinz D. Kittsteiner, Johannes Süßmann. Berlin 2007, 81-95; Volker Hess: »Case and Series. Medical Knowledge and Paper Technology (1600-1900)«. In: *History of Science* 48 (2010), 287-314.

29 Neumann: *Leitfaden der Psychiatrie* (wie Anm. 6), 5.

30 Zu Robert Sommers Kasuistiken vgl. Sophie Ledebur: »Schreiben und Beschreiben. Zur epistemischen Funktion von psychiatrischen Krankenakten, ihrer Archivierung und deren Übersetzung in Fallgeschichten«. In: *Berichte zur Wissenschaftsgeschichte* 34 (2011), 102-124.

31 Karl Ludwig Kahlbaum: *Die Katatonie oder das Spannungsirresein. Eine klinische Form psychischer Krankheit.* Berlin 1874 (= *Klinische Abhandlungen über psychische Krankheiten*, 1) dazu Verf.in: *Verrückte Sprache* (wie Anm. 14), 28-33.

tragen waren und aus denen sich ein Wissenschaftlichkeitsanspruch der Klinischen Psychiatrie ableiten ließ.[32]

II. Illenauer Schreibpraxis: Die Lehrbuch-Kasuistik zwischen Allgemeinem und Individuum

Der konkrete Zielpunkt von Neumanns Kritik waren neben Kahlbaums Fällen und den von Neisser in seiner Katatonie-Schrift 1880 publizierten Fall-Darstellungen[33] auch die Kasuistiken des so genannten ›Illenauer Kreises‹, zu denen sich in den 1870er Jahren Heinrich Schüle, Bernhard von Gudden und Richard von Krafft-Ebing zählten.[34] Heinrich Schüle war seit 1890 Leiter der Illenauer Anstalt, einer der größten im südwestdeutschen Raum, und schloss sich mit seinen Kollegen zu Forschungszwecken zusammen. Schüle war zudem der Autor des weit verbreiteten Handbuchs, das er während seiner Assistenzzeit in Illenau verfasste und das unmittelbar an Kahlbaum anknüpfte.[35] Schon im historischen Abriss des Buchs nahm er auf Kahlbaum Bezug, den er als einen herausragenden Vertreter der klinischen Methode hervorhob[36], obschon er dessen rein psychologischen Standpunkt für unzeitgemäß hielt. Schüles klinisch orientiertes Lehrbuch enthielt zahlreiche Fallbeschreibungen und bildete eine Rhetorik des Falls aus, die sich von der Kahlbaums allerdings deutlich unterschied und auf die didaktischen Anforderungen des Faches reagierte. Kahlbaums Schrift über Katatonie war eine monographische Abhandlung, die sich überwiegend an Wissenschaftler und Fachkollegen richtete, die relativ lange Fallpassagen enthielt, ausführlich auf den Verlauf einging und passagenweise z.T. wörtliche Notate aus den Akten übernahmen. Fälle waren in der Monographie seriell angeordnet und enthielten grundsätzlich auch überschüssige Informationen. Eine solche ausführliche Falldarstellung war in Lehrbüchern, die oft die Breite des

32 Clemens Neisser an Kraepelin am 19.11.1887. In: *Kraepelin in Dorpat* (wie Anm. 13), 152.

33 Clemens Neisser: *Über die Katatonie. Ein Beitrag zur klinischen Psychiatrie.* Stuttgart 1887.

34 Neumann: *Leitfaden der Psychiatrie* (wie Anm. 6), 82, besonders kritisch ist Neumann gegenüber Richard v. Krafft-Ebing.

35 August Hegar: »Heinrich Schüle«. In: *Psychiatrisch-Neurologische Wochenschrift* 49/50 (1916), 377; Marga Burkhardt: *Krank im Kopf. Patienten-Geschichten der Heil- und Pflegeanstalt Illenau* (1842-1889). Univ. Diss. Freiburg i. Br. 2003.

36 Schüle: *Handbuch der Geisteskrankheiten* (wie Anm. 15), 333.

verfügbaren Wissens zu bündeln hatten, meist nicht möglich und erschien auch im Blick auf die potenzielle Zielgruppe nicht angemessen.

Daher waren die kasuistischen Passagen in Heinrich Schüles Lehrbüchern eher knapp gehalten und berichteten primär über äußere Vorkommnisse oder den Symptomverlauf. Erwähnt wurden meist nur solche Sachverhalte, die der Beobachtung zugänglich waren. Schüle verzichtete mitunter auf die ausführliche Schilderung mentaler Vorgänge und Gedanken. Das Neue der Kasuistiken bestand meist in der Rubrizierung einer bestimmten Beobachtung unter eine schon vorhandene Krankheitsbezeichnung – d. h. in der Zusammenführung einer allgemeinen Passage mit einem individuellen Anschauungsfall – oder – wie bei Kahlbaum – in der Beschreibung neuer Krankheiten bzw. in der Anlage neuer Rubriken oder Unterrubriken.[37]

Schüles Kasuistik traf in anderen Kreisen der Klinischen Psychiatrie jedoch auf Vorbehalte, wie der Briefwechsel mit Kraepelin zeigt. 1886 – im Todesjahr Bernhard von Guddens, der als behandelnder Psychiater zusammen mit Ludwig II. ertrank – kam es zwischen beiden zu einem Schlagabtausch, der die klinischen Fallbeschreibungen betraf. Schüle hatte in seinem Lehrbuch zwei verschiedene Darstellungsmodi gewählt und ihre Funktion unterschieden: zum einen das so genannte ›Krankheitsbild‹, zum anderen ›Beobachtungen‹ bzw. ›Beispiele‹. Jedes Krankheitskapitel begann mit einer ausführlichen Schilderung des Krankheitsbildes in seinen allgemeinen Zügen. Die Schilderung des periodischen Irreseins liest sich etwa folgendermaßen:

> a. Das periodische Irresein. Krankheitsbild.
> Das klinische Bild der Einzelparoxysmen entspricht im Wesentlichen der psychischen Hirnneurose, wenn auch allerdings mit theilweise nicht unwesentlichen Modificationen. Es sind a. maniakalische, und b. melancholische Zustände, in deren periodische Wiederholung; als in eben so viele Acte, der Verlauf des Einzeldrama‹s sich gliedern kann (periodische Manieen, periodische Melancholieen). Charakteristisch für beide Erkrankungsformen ist: dass der Kranke in der Zwischenzeit nicht psychisch vollständig normal sich befindet. Darin liegt die Unterscheidung von blosen Krankheitsrecidiven. Durch die Fortdauer der Störung auch in der Zwischenzeit gestaltet sich letztere nur zu einem scheinbaren lucidum intervallum (die Kranken bekommen nie das rechte geistige Gleichgewicht, sie sind wortkarg, müde, abgespannt); durch die unerbittliche Wiederkehr der Paroxysmen aber,

37 So bei Emil Kraepelin vgl. dazu Verf.in: *Verrückte Sprache* (wie Anm. 14), 84-88.

auch ohne nachweisbare Veranlassung, stellt sich die Gesammtkrankheit in die Reihe tief organischer, unter periodischem Krampf und Erschlaffung sich abgleichender Neurosen. Die Seelenstörung ist m. a. W. eine anhaltende, der Kranke unausgesetzt krank.«[38]

Diese Passage sollte das Regelhafte des Krankheitsverlaufes verdeutlichen: Die Krankheit war durch temporäre Anfälle nach dem Muster der Manie oder Melancholie mit phasenweisem Abklingen bzw. Übergängen in Residualzustände definiert. Schüle formuliert damit nicht nur eine Regel. Er verlieh der Erkrankung durch den Hinweis auf Gemeinsamkeiten und Unterschiede zu anderen Krankheitsbilder zudem Konturen. Das periodische Irresein wird gleich zu Beginn mit der Hirnneurose verglichen, von jener aber durch die häufigere Wiederholung von Krankheitsphasen unterschieden. Das Verfahren des Vergleichens und Unterscheidens teilt Schüle mit Kollegen. Auch Kraepelin betont die Gemeinsamkeiten des Krankheitsbildes mit anderen Krankheiten, etwa mit anderen Formen der Demenz, und hebt ferner den Unterschied im Verlauf hervor. Dennoch gibt es eine entscheidende Differenz. Denn Kraepelin vergleicht nicht etwa verschiedene Krankheiten – die Hirnneurose und das periodische Irresein – miteinander. Er vergleicht Krankheiten derselben Krankheitsgruppe, d. h. Krankheiten, deren Störungen auf denselben psychopathologischen Ebenen liegen und die deshalb zu einer Gruppe zusammengefasst werden konnten – darauf wird noch zurückzukommen sein.

Neben der Formulierung einer Regel und der Betonung von Differenzen bzw. Gemeinsamkeiten zeichnet sich die Passage durch eine bestimmte Rhetorik aus. Anders als die ›Beobachtungen‹ geht sie wenig ins Detail und enthält kaum Beschreibungen, sondern meist schon Deutungen von Beobachtungen (›Krampf‹, ›Paraoxysmus‹, ›intervallum lucidum‹).

Von der Schilderung solch allgemeiner Krankheitsbilder, die sich auf das Regelhafte, allen Fällen Gemeinsame konzentrieren soll, unterscheidet Schüle die Darstellung von Einzelfällen, die beispielhaften Charakter haben und die er ›Beobachtung‹ nennt, wenn sie aus der eigenen Klinik stammen, bzw. ›Beispiel‹, wenn sie von fremder Hand aufgezeichnet wurden. Ein so genanntes Beispiel für das periodische Irresein findet sich im bereits zitierten Kapitel und ist aus der Schrift von W. B. Neftel übernommen, der in den 1880er Jahre im *Archiv für Psychiatrie und Nervenkrankheiten* publizierte: »Hinsichtlich des Vorkommens überwiegen die

38 Schüle: *Handbuch der Geisteskrankheiten* (wie Anm. 15), 394.

periodischen Manieen bedeutend über die periodischen Melancholieen. Von letztern sei hier ein Beispiel gegeben: In dem Falle von Neftel kehren bei dem 45 Jahre alten, hereditär veranlagten Patienten seit 23 Jahren die melancholischen Anfälle alljährlich wieder, ohne in einen permanenten Zustand von Melancholie oder eine andere Irreseinsform überzugehen. Die Anfälle kommen allmählich beides ohne erfindliche äussere Veranlassung. Der psychische Zustand ist der gewöhnliche: Schlaffheit, Unentschlossenheit, Furcht vor eingebildeten Ereignissen, gänzliche Unthätigkeit, dabei Mangel an Esslust, Verstopfung, Abmagerung, wenig Schlaf und aufschreckende Träume. Auf der Höhe des Anfalls Hautjucken, Gänsehaut und allgemeine Furunculosis. Dabei sinkt das Körpergewicht jeweils auf 117 Pfund in der Acme, während es in den Intervallen 129-132 Pfund beträgt. Zugleich stellt sich im Anfall ein anämischer Körperzustand ein mit leichtem erröten, trockner, atrophischer, unelastischer Haut, Brüchigwerden und Spaltungen des Barthaares ›wie mit Sand bestreut‹ – eine Symptomgruppe welche sämtlich im Intervall verschwindet. Neftel nahm auf diesen Befund hin einen vasomotorischen Krampfzustand als Grundlage an erreichte durch eine anelektronische Sympathicusbehandlung am Halse eine Besserung.«[39]

Nicht nur enthält die Passage persönliche Angaben zum Fall, etwa das Alter des Patienten. Beschrieben wird auch die Therapie, Dauer und Art der wiederkehrenden Anfälle, also Details, die weit über das Regelhafte hinausreichen. Darüber hinaus geht sie auf den physischen Zustand im Einzelnen ein und beschreibt ihn mit Substantiven wie ›Abmagerung‹. Verglichen mit der allgemeinen Schilderung des Krankheitsbildes zeichnet sich diese Passage durch Indices aus (45 Jahre alt, 23 Jahre wiederkehrende Anfälle) sowie durch zufällige, nur diesem Fall zukommende Daten. Sie enthält z.T. Beschreibungen, aber auch ausschmückende Vergleiche ›wie mit Sand bestreut‹, die plastische Bilder liefern, für die Diagnose oder das Erfassen des Krankheitsbildes aber nicht wesentlich sind.

Problematisch erscheint nun vor allem die Unterscheidbarkeit von den auf das Individuelle ausgerichteten ›Beobachtungen‹ und den auf das Regelhafte ausgerichteten allgemeinen ›Krankheitsbildern‹. So sieht Kraepelin in den Krankheitsbildern keine allgemein-typischen Fälle, sondern nur individuelle Einzel-Fälle, die zu einer Regel erklärt wurden. Wenn Kraepelin damit die von Schüle behauptete Differenz kassiert, bleibt unklar, ob er die Existenz der Krankheitsbilder leugnet, weil sie ihm aus der eigenen klinischen Erfahrung nicht geläufig sind, ob er den Krankheiten keine eigenen Erfahrungen zuweisen kann, oder ob er die

39 Ebd., 399.

Schilderungen bzw. Schüles Praxis der Beobachtung für nicht überzeugend hält. Schüles Trennung von ›Krankheitsbildern‹ und ›Beobachtungen‹ hatte für seine Kasuistik in der Tat zahlreiche prekäre Implikationen. Er reservierte – und das scheint hier ein Novum – für die unterschiedlichen Betrachtungsmodi zwar zwei unterschiedliche Fall-Genres oder Darstellungsweisen. Die Schilderungen des allgemeinen Krankheitsbildes unterschieden sich von den individuellen Beobachtungen aber oft allein aufgrund von linguistischen Merkmalen, etwa dadurch, dass die ›Beobachtungen‹ individuelle Angaben enthielten, während das Krankheitsbild aus Feststellungen oder bloßen Behauptung ihres Regelcharakters bestand, die sich in Redewendungen wie »ist charakteristisch für« ausdrückte. Die Schilderung des Krankheitsbildes glich der individuellen Fall-Beobachtung zugleich oft im Detail, mit dem Unterschied, dass lediglich Individualindices und die für die Regel nicht wesentlichen Daten getilgt bzw. durch allgemeine Bezeichnungen wie »Krämpfe« ersetzt waren, die wiederum auf das regelhafte Krankheitsgeschehen deuten sollten.

Der Leser könnte wegen der Übereinstimmungen von ›Beobachtungen‹ und ›Krankheitsbildern‹ freilich den Verdacht schöpfen, dass die behauptete Differenz primär auf einer textuellen Überarbeitungsstrategie basierte, die das Allgemeine auf der Basis eines Einzelfalls nicht induzierte, sondern konstruierte, indem sie die vermeintlichen Akzidenzien tilgte. Der Verdacht dürfte sich durch einen weiteren Umstand noch erhärtet haben. Zwar legitimiert Schüle seine Krankheitsbilder in einem Brief an Kraepelin folgendermaßen: »Daß Sie in den [Krankheitsschilderungen] nur ›Individual‹ gelungene erkennen wollen, dürfte nur für sehr vereinzelte Spielarten der betr: klinischen Bilder zutreffen. Die weitaus größere Mehrzahl repräsentirten klinische Sammelbilder, hergestellt aus einer (wie ich glaube) genügenden Anzahl von vergleichsfähigen u dabei so zahlreichen Einzelfällen, daß eine generelle Verallgemeinerung zulässig war. Darum sprach ich von Typen.«[40] Demnach haben Schüle und Krafft-Ebing – auch zu statistischen Zwecken und im Kontext der Degenerationslehre – in Illenau größere Fallsammlungen angelegt[41], über deren Ordnung und Archivierung allerdings bislang wenig bekannt ist. Das Lehrbuch macht die im Brief erwähnten Verfahren, d.h. das Sam-

40 Heinrich Schüle an Emil Kraepelin am 1. April 1886. In: *Kraepelin in Dorpat* (wie Anm. 13), 115-117, 116.

41 Zur Kritik an diesen statistischen Verfahren siehe Neumann: *Leitfaden der Psychiatrie* (wie Anm. 6), 82. Diese Tendenz dürfte im Zusammenhang mit der Irrengesetzgebung und der Bemühungen um eine statistische Erfassung stehen.

meln und Vergleichen, die der Regelbildung offenbar vorausgingen, selbst nicht sichtbar. Es liefert auch keine nummerischen Angaben zur Häufigkeit von Diagnosen und referiert ebenso wenig die differenzialdiagnostischen Aspekte oder die Ordnungsprinzipien, die das Sammeln leiteten. Allerdings war diese Form der fehlenden Dokumentation um 1880 durchaus üblich. Nur vereinzelt finden sich in Lehrbüchern überhaupt statistische Angaben. Die Verfahren der Abgrenzung werden kaum je transparent gemacht oder zur Anschauung gebracht. Meist gehen sie der Lehrbuchproduktion voraus. Gleichwohl wird diese Auslassung hier zu einem Problem der Darstellungsweise, insofern die Kombination von individuellen und allgemeinen Darstellungstechniken Fragen aufwarf und ein Begründungsdefizit offenkundig machte.

Schüle dürfte diese doppelte Darstellungstechnik jedoch bewusst gewählt haben. Zwar legt das Lehrbuch die Verfahren nicht offen, die zur Aufstellung der Regel geführt haben. Immerhin ermöglicht es dem Leser jedoch, das allgemeine Krankheitsbild mit einem individuellen Fall abzugleichen und so das Allgemeine im Individuellen aufzufinden. Diese Darstellungstechnik könnte didaktischen Überlegungen geschuldet sein. Sie ermöglicht, das vergleichende Lesen einzuüben, das zur klinischen Demonstration – d. h. der Patientenvorstellung in der Klinik – durchaus Parallelen aufweist. Zwar sieht der Leser keinen realen Kranken vor sich. Das Buch liefert aber – wie die klinische Vorstellung – einen Beispielfall, der nicht nur durch eine abstrakte Definition bestimmt wird, sondern durch eine konkrete Anschauung auf das Allgemeine bezogen bleibt. Schüles Darstellungsweise ermöglicht damit, die Verwendungsweisen von psychopathologischen Begriffen einzuüben und nachzuvollziehen, auf welche sinnlich wahrnehmbaren Vorgänge und Zeichen allgemeine Ausdrücke wie »Krämpfe« referieren.

Kraepelins Kritik an dieser Darstellungsform als rein individualistisch ist daher nicht ohne eine gewisse Polemik. Wenn er in einem Brief an Schüle dessen Fälle als lediglich »Individual gelungene« bezeichnet, bezweifelt er damit nicht nur ihren Allgemeinheitsgrad und Status als Krankheitsbild, sondern ordnet Schüle einer mit dem Anstaltsnamen Illenau bzw. ihrem ehemaligen Leiter Christian Roller verbundenen Aufzeichnungstendenz zu.[42] Denn Roller hatte besonderen Wert auf den individuellen Fall in seiner Einzigartigkeit gelegt, auf eine ausführliche, oft seitenlange Abhandlung zur Person und zum Krankheitsverlauf, ohne

42 Vgl. dazu Heinrich Ammerer: *Am Anfang war die Perversion. Richard von Krafft-Ebing. Psychiater und Pionier der modernen Sexualkunde*. Wien, Graz, Klagenfurt 2011, 61.

ein nennenswertes Interesse an deren möglicher Signifikanz für die Formenlehre. Schüle grenzte sich allerdings von dieser Intention ab. Er betonte die Bedeutung der Kasuistik für die Klassifikation und wies die ›Krankheitsbilder‹, wie gesehen, als Resultate eines ausführlichen Vergleichs aus.[43] Wenn Kraepelin das hohe Maß der Individualität hervorhebt, dann spielt er auf eine weitere Schwierigkeit an, mit der Lehrbuchautoren zu kämpfen hatten und die ihm selbst wahrscheinlich nicht unbekannt war. Während die Monographie – wie das Beispiel Kahlbaums zeigt – ausführlich Raum für detaillierte, serielle Einzeldarstellungen zulässt, zwingt das Lehrbuch zu einer gewissen Kürze und Übersichtlichkeit, die in Schüles Handbuch offenbar zunehmend zum Problem geworden war.[44] Dazu heißt es: »Die etwas bedrückende Mannigfaltigkeit des Stoff-Reichtums für die Anfänge ist gewiß richtig bemerkt. Ist aber nicht die Scheidung zwischen wichtigen u minderwichtigen, u damit auch die Übersicht, durch die Druckvertheilung (Corpus- u Petit Schrift) wieder erleichtert?«[45] Um die Übersichtlichkeit zu gewahren, hatte Schüle die ›Krankheitsbilder‹ in Corpus-Schrift, die ›Beobachtungen‹ dagegen in Petit-Schrift gesetzt und sein Material so typographisch strukturiert. Die Petit-Schrift war raumsparend und erlaubte, mehr Individualfälle zu integrieren und dabei ins Detail zu gehen bzw., im negativen Sinn, das noch so belangloseste Detail naturgetreu wiederzugeben. Genau diese Details – also die realistische Darstellungsweise – erzeugte jedoch nach Kraepelin eine unübersichtliche Mannigfaltigkeit, zu der die Verwendung der Petit-Type geradezu verleitete. Sie gefährde dadurch die angestrebte Ordnung, denn die Individualfälle enthielten oft einen Überschuss an Daten, die den Fall wiederum in eine andere Richtung interpretierbar machten und sowohl seine Subsumtion unter die Regel als auch die aufgestellte Regel selbst unterminierten. Die typographischen Gestaltungsmöglichkeiten des Lehrbuches – besonders die Petit-Schrift – stifteten also dazu an, sich bei der klinischen Arbeit nicht auf das Wesentliche zu konzentrieren, nicht den geeigneten Fall auszuwählen und in aller Prägnanz und Kürze zu präsentieren.

43 Auf den ersten Blick könnte man hierin einen Bezug zu Galtons Verfahren der Composite- bzw. Mischfotographien sehen. Allerdings scheint der Begriff Sammelbilder auf das Sammeln und nicht auf die Konstruktion von Durchschnittstypen durch Überlagerung von Einzelfällen zu verweisen.

44 So auch Kirchhoff: *Lehrbuch* (wie Anm. 21), Vorrede, v.

45 Heinrich Schüle an Emil Kraepelin am 1.4.1886. In: *Kraepelin in Dorpat* (wie Anm. 13), 115 f., hier 116.

Während der Wechsel von Corpus- auf Petit-Schrift bei Schüle der Akzentuierung eines Kontrastes diente, der mimetisch in der Wahl der Type unterstrichen wird, während sich Schüle die Rhetorik des Druckes gezielt zu Nutze machte, um eine bessere Gewichtung und einen höheren Organisationgrad des Materials zu realisieren, kritisiert Kraepelin dieses Verfahren, das zu einer bloßen Anhäufung von Material führe und das Projekt der Klassifikation zu vereiteln drohe.

Kraepelins Verzicht auf dieses typographische Mittel in den frühen Auflagen seines eigenen Lehrbuchs ist daher Programm[46] und reflektiert nicht zuletzt seine kritische Haltung gegenüber Schüles realistischer Darstellungsweise, die er nun durch eine andere ersetzt. Kraepelin entledigt sich durch diese Darstellung einiger Probleme, mit der Schüles Schrift behaftet war. Weder beinhaltet sein Lehrbuch ›Beobachtungen‹, d. h. mehr oder weniger naturgetreue, detaillierte Schilderungen einzelner klinischer Fälle. Noch waren seine Kasuistiken ›Sammelbilder‹, also Resultat des Sammelns und Vergleichens. Im folgenden Abschnitt geht es um die alternativen Schreibpraktiken sowie um ihre Funktion für das Klassifikationssystem.

III. Das Lehrbuch als »Mikrotom« der Klinik: Kraepelins typische Lehrbuch-Fälle und die Ausbildung einer Schule des mentalen Sehens

Im Gegensatz zu Schüles enthält Kraepelins Lehrbuch zusammengesetzte, d. h. künstliche ›Bilder‹ vermeintlich real-existierender Typen[47], die sich durch Kürze und Prägnanz auszeichnen sollten und die, wie folgende Ausführungen zeigen, durch die gezielte Bearbeitung von Aktenmaterial zu didaktischen Zwecken konstruiert wurden.[48] Die Einbeziehung des Aktenmaterials ist auch deshalb aufschlussreich, weil sie erlaubt, den publizierten Lehrbuchfall zur Praxis der Klinischen Beobachtung und Aufzeichnung in Bezug zu setzen und die Konstruktion von typischen Fällen mit spezifischen Schreib- und Überarbeitungstechniken in Zusammenhang zu bringen. Kraepelins kasuistische Technik wird besonders in der Heidelberger Zeit greifbar und lässt sich anhand des Aktenbestands der 1890er Jahre rekonstruieren. Er zeigt nicht nur

46 In den späteren Auflagen des Lehrbuchs, die sich typographisch immer mehr Schüle annähern, wird durchaus Petit-Schrift verwendet, was auf das zunehmende Umfangsproblem verweisen könnte.

47 Vgl. auch Schuster: *Auf dem Weg zur Fachsprache* (wie Anm. 7), 332.

48 Vgl. dazu auch ausführlicher Verf.in: *Verrückte Sprache* (wie Anm. 14), 96-103.

zahlreiche Gebrauchsspuren wie Unterstreichungen mit Fettstift oder Bleistift und Randnotizen, die den vorhandenen Text ergänzen, mit Fragezeichen versehen oder nur Stellen markieren, die bei einer späteren Lektüre unmittelbar in den Blick fallen. Kraepelin übernimmt zudem ganze Passagen aus den Akten ins Lehrbuch, die er dabei neu arrangiert. Zuweilen finden sich dort einzelne Worte, die er in Anführungszeichen setzt. Gegenüber der Akte zeichnen sich aber auch zahlreiche Veränderungen ab, die meist auf Selektionen des vorhandenen Materials zurückgehen.[49]

Ein Blick auf seine 5. Lehrbuchauflage zeigt, dass diese Selektionen einen wesentlichen Beitrag zur Konstituierung von typischen Fällen leisten, in denen Individuelles und Allgemeines zusammengewoben wird. Im Zentrum des Unterkapitels ›Dementia praecox‹ wird ein Fall aus der eigenen Klinik im Lehrbuch präsentiert, wie auch an anderen Stellen schaltet sich dabei indirekt ein ›Ich‹ ein: »Einer meiner Kranken, der es mit vieler Mühe zum Volksschullehrer gebracht hatte, zeigte sich bei seiner Anstellung plötzlich gänzlich unfähig Schule zu halten, spielte statt des Unterrichtes mit den Schulkindern Fangens, legte sich im Viehstall ›aus Muthwillen‹ in eine Krippe, steckte den Kopf in den Brunnen, weil er wegen seiner grossen Sünden recht gut noch eine Taufe brauchen könne. Sehr auffallend ist dabei meist das häufige affectlose Lachen, welches sich bei jeder Unterredung ohne den geringsten Anlass ungezählte Male wiederholt. Bisweilen wird auch Gesichterschneiden, Grunzen, Neigung zu stereotypen Haltungen und Bewegungen oder zu gezierten, gespreizten Geberden beobachtet.«[50] Diese Passage ist aus der Krankenakte entnommen. Die entsprechende Stelle in der Akte des Patienten August Otto E. lautet: »Am 23. Oktober wurde er wieder mit einer Stelle als Lehrer in Trienz betraut, dortselbst zeigte sich völlige Unfähigkeit, Schule zu halten, ferner ganz auffallendes Benehmen: Er vernachlässigte sich betr. Einhaltung der Reinlichkeit, war ganz vergesslich, verlegte den Schlüssel zur Schule wiederholt, benahm sich gänzlich kindisch den Kindern gegenüber, spielte Fangens mit ihnen, er steckte öfters den Kopf in einen Brunnen, um sich taufen zu lassen, lernte stundenlang aus der Bibel auswendig, ohne es schließlich zu merken, er legte sich auf

49 Zu den verschiedene Verfahren siehe Christoph Hoffmann: »Festhalten, Bereitstellen. Verfahren der Aufzeichnung«. In: Ders. (Hg.): *Daten sichern. Schreiben und Zeichnen als Verfahren der Aufzeichnung*. Zürich, Berlin 2008, 7-20.

50 Kraepelin: *Psychiatrie. Ein Lehrbuch für Studirende und Aerzte*. 4. Aufl. Leipzig 1893, 438.

den Boden, um zu messen, wie groß seine Totenlade sein müsse, sprach überhaupt viel vom Sterben, legte sich in Ställe und Krippen.«[51]

Während die Akten-Passage ausführlich aus der Vorgeschichte des Kranken berichtet und mehrere Besonderheiten hervorhebt (mangelnde Reinlichkeit, Vergesslichkeit sowie auch die Absicht des Kranken, sich einen Sarg zu bauen), wählt das Lehrbuch aus dem Spektrum jene Handlungen aus, die exemplarisch für kindisches Benehmen sein sollen und die bei *Dementia praecox* vorkommenden kindischen ›Handlungen‹ verdeutlichen können.

Zu den weiteren Überarbeitungsstrategien zählen neben der Selektion Umstellungen und Zusammenfügungen. Kraepelin ergänzt z. B., dass sich der Kranke aus »Muthwillen« in die Krippe gelegt und den Kopf in den Brunnen gehalten habe, um sich zu taufen und von seinen Sünden zu befreien. Diese Ergänzungen sind keineswegs frei erfunden, sondern ebenfalls der Patientenakte entnommen. Sie finden sich allerdings in einem anderen Teil, der über die klinische Vorstellung des Patienten berichtet. Aus der Krankenakte geht hervor, dass der Fall am 10. Januar 1892 im Rahmen einer klinischen Demonstration Medizinstudenten und auszubildenden Ärzten in der Heidelberger Klinik vorgestellt wurde. Im Rahmen der Vorstellung hatte man den Kranken unter anderem nach dem Grund für seine, zuvor als kindisch beschriebenen Handlungen befragt. In der Krankenakte heißt es dazu: »Über die anamnestisch erwähnten Handlungen befragt, sagt Pat. betr. der Krippe, das habe er aus ›Muthwillen‹ getan, betr. der Taufe ich bin ein großer Sünder ich könnte noch eine Taufe brauchen.«[52] Das Lehrbuch nimmt diese im Rahmen der klinischen Demonstration ermittelte Begründung auf und integriert sie in die bereits zitierte Beispielpassage, wodurch sich ihr Kontext entscheidend verändert. Frage und Antwort werden in einem Satz zusammengefasst, d. h. syntagmatisch verbunden (»legte sich aus ›Muthwillen‹ in den Viehstall«). Damit fließen zwei unterschiedliche Aspekte zusammen, eine Handlung, die spontan und außerhalb der Klinik erfolgte, sowie ihre nachträgliche ›Begründung‹, die gezielt erfragt wurde. Die im Rahmen der klinischen Demonstration ermittelten und in der Akte verschrifteten Daten haben noch eine weitere, für die Diagnose zentrale Funktion. Der Zusatz »aus ›Muthwillen‹« macht ferner deutlich, dass die Handlung nicht durch ein Wahnsystem motiviert wurde. Genau dieser Aspekt unterscheidet sie von dem Verhalten, das etwa Paranoia-Kranke aufweisen. Das Fehlen eines Grundes wird somit zu einem entscheiden-

51 Heidelberger Universitätsarchiv, L-III, männlich, 91-115.
52 Ebd.

den differenzialdiagnostischen Moment, das nicht im engeren Sinn klinisch beobachtet, sondern nur durch gezieltes Nachfragen ermittelt werden kann und nun erlauben soll, die *Dementia praecox* von der paranoiden Demenz zu unterscheiden. Der reinen Beobachtung des spontanen Symptomverlaufs waren zuweilen Grenzen gesetzt, da die für die Differenzialdiagnose relevanten Daten provoziert und auf anderen Wegen – durch die klinische Demonstration, aber auch durch das Experiment – ermittelt werden mussten. Eine derartige Ermittlung setzt die Kenntnis der potenziellen Diagnose und Differenzialdiagnose bereits voraus. Im Gegensatz zur reinen Beobachtung erweist sich die klinische Demonstration damit als ein weiteres, zentrales Element des hypothesengeleiteten Fragens und Suchens.

Ein in ähnlicher Weise gerichteter Blick bestimmt zudem das Führen der Krankenakten. Folgender Abschnitt zeigt eine Passage aus einer ausführlich dokumentierten Akte. Er ist der im November 1893 aufgenommenen Patientin Luise N. gewidmet, die die Diagnose *Dementia praecox* erhielt und am 5. Februar 1893 ungeheilt nach Hause entlassen wurde. Am 1. Januar 1894 findet sich in der Akte folgender Eintrag: »Patientin ist im Bett geblieben, da sie sich nicht wohl fühle. Nach dem Mittagessen wird Pat sehr erregt, fängt an, laut zu jammern, zu streiten, ist für Anreden absolut unzugänglich. ›Oh lieber Gott, oh Gott, das hät ich nicht tun dürften, oh gott wär ich doch lieber gar mit reingekommen, ich hat mich doch sonst immer so gewährt, oh gott, ich finde gar keinen trost mehr, das ist ja gar nicht zu sagen! Das ist ja gar nicht zu sagen! O Du lieber Himmel! O Du lieber Himmele, verzeih mir doch, so hätte ich dann das?‹ Pat klagt in kindisch weinendem Ton, schlägt die Hände zusammen und weint.

Was nicht gedurft? Das Schweinefleisch (zu Mittag) ›Oh Gott, hätt ich doch gar nix gegessen. Jetzt seh ich erst, dass ich das nicht gedurft hätte. Oh Gott, im Himmele mit Deinen lieben Engele! Jetzt weiss ich erst, was ich gehabt hab! Jetzt weiß ich erst. Oh Gott, Oh Engele. Oh ihr goldigen Engele, jetzt weiß ich erst, was ich gehabt hab! Meine Mutter zu Hause, die hat es gewußt. Oh Engele! Oh meine Engele! Oh meine lieb Mutterle! Oh mein Engele!‹ Etc.!«[53]

Bezeichnenderweise ist die Krankengeschichte der Patienten relativ lückenlos geführt und enthält ein hohes Maß an direkter Rede, die keineswegs zum Standard zählte. Höchstwahrscheinlich wurde die Notation der Rede hier bereits von einer Diagnose-Hypothese bestimmt. Der Fall wurde ebenfalls Gegenstand einer klinischen Demonstration, die meist

53 *Luise N.*, Heidelberger Universitätsarchiv, L-III, weiblich, 93-8.

mit der Diagnose *Dementia praecox* beschlossen wurde. Die wahrscheinlich bereits zuvor formulierte Verdachtsdiagnose könnte sich also unmittelbar auf die Aufzeichnung ausgewirkt haben, indem sie die Aufmerksamkeit auf ein psychopathologisch auffälliges Merkmal, die gestörte Rede, richtet. Die Aufzeichnung erfolgte demnach hypothesengeleitet und erscheint als ein wesentliches Element der in der Klinik etablierten Praxis der Beobachtung. Auffallend ist in diesem Zusammenhang auch das häufige Fehlen von Diagnosen auf dem Aktendeckel. In den Jahrgängen vor 1891, während Carl Fürstner Leiter der Heidelberger Klinik war, ist die entsprechende Rubrik ›Klinische Diagnose‹ regelmäßig ausgefüllt. Zwischen 1891 und 1895 – also nachdem Kraepelin die Klinikleitung übernommen hat – blieb diese Rubrik dagegen oft leer. Wenn entsprechende Einträge nachgewiesen werden können, sind sie häufig mit Bleistift notiert, oft wieder durchgestrichen oder mit einem Fragezeichen versehen. Dass die Diagnoserubrik des Formulars nicht selten frei bleibt, stellt einen offensichtlichen Bruch mit einer bis dahin gepflegten Praxis dar. Er könnte darauf deuten, dass Diagnosen an einem anderen Ort, etwa auf den Zählkarten oder im Diagnosebuch verzeichnet wurden.[54] Er könnte auch für eine Zurückhaltung des Urteils oder zumindest für eine Suspension der Diagnose bis zum Zeitpunkt der klinischen Demonstration verweisen.[55]

Im Blick auf die Auswahl von Fällen und ihre Überarbeitung zu Lehrbuch-Fällen lässt sich Folgendes festhalten: Kraepelin verändert das Aktenmaterial im Sinne einer epistemischen Präzisierung, wobei er die klinischen Techniken, die die Präzisierung ermöglichten, nicht zur Darstellung bringt. Die Schreibverfahren offenbaren eine entscheidende Differenz gegenüber Schüle. Während das Krankheitsbild bei Schüle vom Individualfall abstrahiert, um die Regel in ihrer Allgemeinheit angemessen darstellen zu können, und das Individuelle wiederum als Beispiel für das Allgemeine fungiert, konstruiert Kraepelin Typen, indem er erstens unterschiedliche Passagen aus den Akten zusammenzieht und snytagmatisch verbindet sowie damit zweitens das vermeintlich Wesentliche vom Unwesentlichen unterscheidet. Sein Fall bleibt einerseits in-

54 Eric Engstrom: »Ökonomie klinischer Inskription. Zu diagnostischen und nosologischen Schreibpraktiken in der Psychiatrie«. In: *Psychographien*. Hg. Cornelius Bock, Armin Schäfer. Zürich 2005, 219-240.

55 Zur Bedeutung der klinischen Demonstration in der Charité siehe Alexander Friedland Rainer Herrn: »Die Einführung der Schizophrenie an der Charité«. In: *Am Rande des Wahnsinns. Schwellenräume einer urbanen Moderne.* Hg. Volker Hess, Heinz-Peter Schmiedebach. Wien, Köln, Weimar 2012, 207-258, 219-222.

dividuell (»einer meiner Kranken«) und wird andererseits typisch, insofern er nur noch die im Sinne der Krankheit wesentlichen Elemente enthält. Kraepelins Fälle verfügen nicht mehr über den entsprechenden Detailreichtum von Schüles Beobachtungen, der Originaltreue und Authentizität verbürgen sollte; sie müssen daher auch nicht aus Platzgründen in Petit-Schrift gesetzt werden. Schüles typographisches Verfahren der Hierarchisierung steht die Vorauswahl des Materials gegenüber. Die Falldarstellung zeichnet sich durch Prägnanz und Kürze – letztlich zwei epistemischen Tugenden – aus, die zur Fülle und dem Detailreichtum als Aspekten der realistischen Schilderung in Kontrast stehen. In den späteren Auflagen stellt sich allerdings auch für Kraepelin das Problem einer gewissen Materialfülle. In die nachfolgenden Lehrbuchauflagen werden immer neue Krankheiten, Fotografien, Gedichte und Kasuistiken integriert. Der Umfangszuwachs dürfte den Selektionsdruck bei der Suche und Auswahl von geeignetem Material erhöht haben und zeigt, dass die Auswahl von Material nicht nur einer gewissen Sachlogik folgte, sondern zudem ökonomischen Interessen sowie der Umfangsbegrenzung geschuldet war.[56]

Die klinischen Daten werden zudem dadurch verändert, dass Frage und Antwort in einem Satz zusammengezogen und differenzialdiagnostisch durchaus relevante Krankheitsmomente ausgeblendet sind. Während die Akten eine Vielfalt von Symptomen enthalten, während sie über einzelne Ereignisse des Krankheitsverlaufes im Detail berichten und Auskunft über Untersuchungen und Explorationstechniken geben, erläutert das Lehrbuch solche Zusammenhänge nicht. Im Gegenteil: Es kassiert jene Details, die einen Fall mehrdeutig machen würden und vereindeutigt die Daten im Sinn der gestellten Diagnose. In den Akten bleibt die Möglichkeit alternativer Diagnosen erhalten, erst das Lehrbuch macht den Einzelfall durch gezielte Überarbeitungen zu einem Typus der Krankheit.

Das entscheidende Gerüst für die Zuschneidung klinischer Fälle bleibt das bereits bestehende Klassifikationssystem, das eine Reihe von zentralen Unterscheidungen vorgibt und daher ermöglicht, eine Schule

56 Ob und wie der ökonomische Zwang die Selektion von Fällen bestimmt, wäre gesondert zu untersuchen. Zum Umfangszuwachs siehe die folgenden Ausgaben: Emil Kraepelin: *Psychiatrie. Ein Lehrbuch für Studirende und Aerzte*. 5. Aufl. Leipzig 1896; ders.: *Psychiatrie. Ein Lehrbuch für Studirende und Aerzte*. 2 Bde. 6. Aufl. Leipzig 1899; ders.: *Psychiatrie. Ein Lehrbuch für Studirende und Aerzte*. 2 Bde. 7. Aufl. Leipzig 1903/1904, ders.: *Psychiatrie. Ein Lehrbuch für Studierende und Ärzte*. 3 Bde. 8. Aufl. Leipzig 1913/1914.

des Sehens auszubilden. Die Schule des Sehens besteht nicht in der kontemplativen Betrachtung des Objektes, wie noch bei Kahlbaum, sondern im Prozess der Schematisierung und Selektion, die eine entscheidende Figur des Schreibens ist und sich ferner auf die Führung von Akten auswirkt.[57]

Die Konstruktion von typischen Fällen ist allerdings nicht nur mit entsprechenden Schreibverfahren verbunden. Darüber hinaus zeichnen sich die Kasuistiken durch eine bestimmte Art des Sagens und Zeigens aus, die als zentraler Aspekt von Kraepelins Lehrbuch-Rhetorik abschließend kurz analysiert werden soll.[58]

Aufschlussreich sind dafür wiederum Äußerungen von Kraepelins Kollegen Clemens Neisser, der 1887 ebenfalls eine Schrift über Katatonie publizierte und dort nicht nur Kraepelins »psychologischen Standpunkt« kritisiert[59], sondern auch den unwissenschaftlichen Duktus des Lehrbuchs sowie die häufige Vermengung von Beobachtung und Deutung: »Zur Erläuterung sei nur ein Beispiel gewählt: Auf p. 236 (II. Auflage) unten findet sich der Satz: ›Die Glieder sind ihm schwer wie Blei, die einfachsten Bewegungen kosten ihm eine unerhörte Willensanstrengung, nicht weil seine Energie gesunken ist, wie in der einfachen Mel., sondern weil die starre Hemmung des gesamten psychischen Lebens seinem Wollen ein unüberwindliches Hindernis entgegenstellt.‹ […] Sie werden mir gewiß zugeben, daß obiger Satz – ganz abgesehen von der Frage der Richtigkeit – keine Beschreibung im objektiv-naturwissenschaftlichen Sinn enthält, sondern das Bemühen, aus normal-psychologischen Erfahrungen Gesichtspunkte für das krankhafte Geschehen zu gewinnen. Was wie ich glaube hier klar ist (klarer ist es wohl noch bei dem in meiner Katatonie-Arbeit p. 8 Anmerkung gegeben Citat aus Schüle), daß läßt sich durch die ganze Länge der Deskriptionen in Ihrem Lehrbuch nachweisen.«[60]

Neisser beanstandet die weitschweifigen Formulierungen und Vergleiche, die innere Vorgänge veranschaulichten. Er sieht darin einen Verstoß gegen kasuistische Darstellungsideale, die sich, als wissenschaftliche Deskriptionen verstanden, allein auf beobachtbare Qualitäten des Gegenstandes zu beziehen haben und wertfrei vorzutragen seien, so wie es

57 *Luise N.* (wie Anm. 53).

58 Schuster: *Auf dem Weg zur Fachsprache* (wie Anm. 7), 321-329, geht vor allem auf die Substitution der fremdsprachlichen Ausdrücke durch deutsche ein.

59 Neisser: *Über die Katatonie* (wie Anm. 33), 37.

60 Clemens Neisser an Kraepelin am 19. Nov. 1887. In: *Kraepelin in Dorpat* (wie Anm. 13), 152.

Rudolf Virchow für die Pathologie, genauer für das Sektionsprotokoll formuliert hatte.[61] Nach Kraepelins Selbstverständnis sind die von Neisser monierten Passagen allerdings keine Deskriptionen, sondern anschauliche Umschreibungen, die er auf Quintilians Augenscheinlichkeitspostulat zurückführt.[62] Sie bedienen sich einer lebendigen, sprachlichen Ausschmückung von Vorgängen, so dass man glaubt, die Vorgänge selbst zu hören und zu sehen. Seinen Stil rechtfertigt Kraepelin mithin als eine textuelle Imaginationsstrategie, die in der antiken Rhetorik verankert ist und dort als *sub oculos subjecto* bezeichnet wurde. Auf diesem Weg soll vor Augen gestellt bzw. evident gemacht werden, was nicht gesehen werden kann.[63] Kraepelins Rechtfertigung mag auf einer allzu simplistischen Vorstellung derartiger Lese- und Imaginationsprozesse bzw. auf der Auffassung basieren, dass sich mentale Bilder wie in einem wahrnehmungstheoretischen Experiment zuverlässig evozieren ließen und der Leser nicht mehr als eine mentale Reflexmaschine ist. Wie auch immer: Interessant scheint hier, dass die Anschaulichkeit zu einer Mastertrope im kasuistischen Legitimationsdiskurs avanciert und ein inneres Bild erzeugen soll, das nicht der Evidenzsteigerung, sondern primär der Evidenzerzeugung dient und über Rückkopplungsprozesse in der Klinik bestätigt wird.

Dass der Phantasie bei der Evidenzerzeugung überhaupt eine entscheidende Rolle beigemessen wird, mag zunächst verwundern. Denn anders als im 18. Jahrhundert, in dem eine allzu offensive und starke Provokation der Phantasie als Erkenntnishemmnis galt, weil sie Projektionsmechanismen in Gang setzte und der nüchternen Beobachtung des Gegenstandes abträglich war, wird der Phantasie hier eine zentrale Stellung bei der Ausbildung des Sehens und der weiteren Überprüfung von diagnostischen Hypthesen eingeräumt. Der phantasiebegabte Leser soll sich nicht nur ein bestimmtes Bild von einem *Dementia praecox*-Kranken machen, er soll dieses Bild auch in der Realität (wieder)erkennen können, weil die anschauliche Darstellung auf sein Gedächtnis einen nachhaltigen Eindruck gemacht hat.

61 Rudolf Virchow: *Die Sections-Technik im Leichenhause des Charité-Krankenhauses, mit besonderer Rücksicht auf gerichtsärztliche Praxis*. Berlin 1876, 5, dazu ausführlich Christoph Hoffmann: »Schreiben und Schneiden. Das Sektionsprotokoll in der Pathologie um 1900«. In: Ders. (Hg.): *Daten sichern* (wie Anm. 49), 153-196.

62 Emil Kraepelin: *Persönliches. Selbstzeugnisse*. Hg. Wolfang Burgmair, Eric J. Engstrom, Matthias M. Weber. München 2000 (= *Edition Emil Kraepelin*, 1), 26 im Blick auf das rhetorische *claritas*-Ideal.

63 Marcus Fabius Quintilianus: *Ausbildung des Redners. Institutio oratoria*. Hg., Übers. Helmut Rahn. Darmstadt 1988, Teil 2, 286.

Die an die Phantasie appellierende blumenreiche Sprache scheint daher ein geradezu probates Mittel, das zur Ausbildung von Gedächtnisbildern beiträgt und der klinischen Diagnostik vorangeht. Der in Kraepelins Institution ausgebildete Arzt ist also keine *tabula rasa*, wenn er die Klinik betritt, sondern ein bereits informierter Schüler, der schon weiß, wonach er sucht. Die Kasuistik soll damit nicht zur Ausbildung einer nüchternen und abwägenden Beobachtungshaltung beitragen, sondern in eine Erkenntnishaltung versetzen, die die Wahrnehmung von klinischen Fällen präformiert. Das hohe Maß an Anschaulichkeit tritt als kasuistisches Ideal so in Kontrast zu einer realistisch-objektiven Darstellungsweise im Sinne der Pathologie. Der neue Realismus appelliert an die Imagination, die das Suchen nach weiteren Fällen im Sinne der Hypothesenbildung steuert. Vor diesem Hintergrund lässt sich die Bedeutung, die dem Lehrbuch in der Karikatur zugewiesen wird, nochmals neu bewerten. Offenbar hatte es eine wesentliche Funktion bei der Ausbildung einer Schule des mentalen Sehens, das der Auffindung von Krankheitsbildern in der Praxis vorausging. Wohl aufgrund dieser Eigenschaften hat Kraepelin das Lehrbuch in einer Rezension auch mit dem Mikrotom der pathologischen Anatomie parallelisiert und als neues Schneide-Instrument verstanden, das, wie in der hirnorganischen Forschung, bei der Zergliederung klinischer Daten zum Einsatz kommt und daher für das klinische Studium und die Diagnostik psychiatrischer Krankheiten unabdingbar war: »Wir dürfen es als ein erfreuliches Zeichen für das Wiedererwachen des klinischen Interesses begrüssen, wenn in den letzten Jahren nach der langen Alleinherrschaft des Mikrotoms in der Psychiatrie ein Lehrbuch nach dem anderen den Fachgenossen darthut, dass unsere Kranken auch vor ihrem Tode noch etwas mehr sind, als einfache Anstaltsinsassen.«[64] Diese didaktische Funktion des Lehrbuches bleibt freilich nicht ohne epistemische Konsequenzen. So wird das Lehrbuch zum Instrument der klinischen Forschung und soll das Klassifikationssystem bestätigen. Dass solche Wirkungsvorstellungen meist auf den Fiktionen ihrer Vefasser basierten und durch historische Rezeptionsprozesse konterkariert werden, bezeugen zahlreiche widerständige und weiterführende Lektüren; sie machen auch deutlich, dass sich psychiatrische Klassifikationssysteme überhaupt nur schwer und nicht zwangsläufig auf dem Weg der Rezeptionsteuerung kanonisieren lassen.

64 Emil Kraepelin: »Rezension: *Psychiatrie. Für Aerzte und Studirende*« (wie Anm. 16), 495.

Schlussfolgerung

Der vorliegende Beitrag hat sich dem Aufstieg des Lehrbuches in der Klinischen Psychiatrie um 1890 gewidmet und die didaktischen und klinischen Funktionen, die den Lehrbuch-Kasuistiken zugewiesen werden, analysiert. Dabei ging es vor allem um die richtige Art der Darstellung wie auch um die angemessene Praxis der Beobachtung und Aufzeichnung von Fällen. Während Karl Ludwig Kahlbaum in seinen Görlitzer Kasuistiken Beobachtungsideale wie Detailreichtum für die Klinische Psychiatrie etablierte und Vertreter der Klinischen Psychiatrie wie Clemens Neisser daran anknüpften und Falldarstellungen an der objektiven Darstellungsweise des Pathologie-Protokolls orientierten, waren Heinrich Schüles Kasuistiken vom Versuch geprägt, allgemeine Krankheitsbilder zu formulieren und ihnen individuelle Fälle beispielartig beizuordnen. In den Augen einiger Kliniker gefährdete die dadurch erzeugte Spannung zwischen Allgemeinem und Individuellem jedoch die Glaubwürdigkeit der Klassifikation. Parallel dazu bemühte sich Emil Kraepelin daher um die Konstruktion von Typen, indem er Allgemeines am Einzelfall darstellte und seinen Lesern so die charakteristischen Zeichen der Krankheit vor Augen stellen wollte. Die blumenreiche Umgangssprache war darauf angelegt, die Phantasie der Leser anzuregen und mentale Bilder der Krankheit zu evozieren. Die Lehrbuch-Fälle richteten sich damit nicht am Ideal einer nüchtern-deskriptiven Wissenschaftssprache aus, sondern wollten die Sinnlichkeit der Leser gezielt mobilisieren und auf diesem Weg zur Ausbildung einer Schule des mentalen Sehens beitragen, die letztlich die Klassifikation stabilisieren sollte.

Georg Juckel

Aufschreibeprozesse in Psychiatrie und Psychotherapie

Einleitung

Der folgende Beitrag zu Aufschreibeprozessen in der Psychiatrie und Psychotherapie vertritt die zentrale These, dass sich dieses historisch mittlerweile alte Fachgebiet in seinem Versuch der Verwissenschaftlichung und Standardisierung und der damit verbundenen Tendenz, seine einst reiche, vielfältige, aber auch immer wieder kritisierte ›blumenreiche‹ Sprache angesichts der allgemeinen fachlichen Anforderungen aber auch angesichts der gesamtgesellschaftlichen Tendenz zur Kommunikation in ›Kürzel‹-Sprachen (›SMS-Zeitalter‹) in eine verständliche Terminologie zu überführen, einem ständigen Reduktionismus unterwerfen musste. Die eine Seite dieser ›Dialektik der Aufklärung‹ des psychiatrischen schreibenden Dokumentierens besteht aus dem gut nachvollziehbaren und in einer technisierten Welt notwendigen Prozess, die für die Diagnostik und Behandlung wichtigen psychopathologischen, nosologischen und therapeutischen Ausdrücke zu einer klar definierten Terminologie – wie in einem Glossar – zu verwandeln, so dass das in diesen Termini ausgedrückte Wissen allgemeinverständlich wird (für andere Psychiater, für Patienten, Angehörige, Einweiser), aber auch in technisch, später digitaler Weise eindeutig niedergelegt und dokumentiert werden kann. Die Schattenseite dieser Tendenz ist die Verkürzung, d.h. die Reduzierung der in bestimmten ›farbigen‹ Ausdrücken mitschwingenden psychopathologischen Bedeutungsebenen, sowie die damit gewissermaßen vollzogene ›Entindividualisierung‹, die von dem Versuch, den Einzelfall in all seiner personifizierten Komplexität zu erfassen und zu benennen, weg und hin zur Verallgemeinerung des ›Durchschnittfalles‹ führt, der einem Psychopathologiesystem wie AMDP, einem Nosologiesystem wie DSM-IV/ICD-10 und standardisierten Leitlinien bzw. Behandlungspfaden entspricht. Der folgende Beitrag möchte die hier angesprochene Logik aus der Perspektive der Praxis kommentieren und einen Beitrag zur Klärung der Begrifflichkeiten leisten, weniger wird es um die Analyse von konkreten Texten oder Textbeispielen gehen. Wesentliches Merkmal der Psychiatrie/Psychotherapie ist sicherlich, dass sie ein rein sprachliches Fach geblieben ist. Im Grunde kann sie kaum auf objektive, apparative Verfahren oder Labormesswerte zurückgreifen, die es erlauben, individuell spezifische oder allgemeine Aussagen in eine wissenschaftlich quantifizierende Sprache zu fassen. Dennoch unterliegt auch sie Standardisierungsprozessen. Der Weg führt zunächst von der beschreibenden, kunstvollen, individuellen, sich auch sprachlich ›einfühlenden‹ Beschreibung der deutschen Krankengeschichte im Sinne Weitbrechts, Bleulers oder Kraepelins hin zur Niederlegung von so genannten objektiven Befunden und Fakten in einer allgemeinverständlichen kurzen Sprache. Zwar nahm sich die Krankengeschichte des psychischen Patientenzustandes an, allerdings wurde sie vom beschreibenden Psychiater und Psychotherapeuten oft subjektiv geprägt, genau diese subjektive Prägung erschwerte häufig die Kommunikation mit anderen. Durch die kurze international konsentierte Sprache, durch neurobiologische Messwerte, durch Skalen, wie z. B. die Hamilton-Depressionsskala (bei diesen spielt der Inhalt am Ende weniger eine Rolle, als die numerische Zahl und Addition), durch den Gebrauch von Checklisten, Glossaren sowie mittels Operationalisierungen und Klassifikationen wird der Einzelfall zunächst normiert, aber auch reduziert, so dass er in ein entsprechendes Schema passt. Wie in der gesamten Medizin hat sich dieser Prozess über Jahrhunderte mit einer gewissen Notwendigkeit herausgebildet (siehe dazu auch die lateinische und altgriechische Nomenklatur der Medizin). Er trifft jedoch die Psychiatrie, da man wenig auf entsprechende anatomische Regionen und Prozesse ›zeigen‹ kann, oft besonders hart und bis heute für breite Psychiaterkreise auf Unverständnis. Aber nicht zuletzt mit dem Einzug der Computerwelt und der Kybernetik der 1960er Jahre in ›1:0‹-Stellung ist die Beschreibung auch der psychiatrisch-psychotherapeutischen Welt Vereinheitlichungen, dem Verlust von Schattierungen und damit der Vereindeutigung ausgesetzt. So wurden psychopathologische Befunde nach dem ADMP-System auf Lochkarten ›eingeschrieben‹, heute funktionieren die meisten Nosologiesysteme und psychopathologischen Skalen nach dem Prinzip von Ja/Nein sowie nach Schweregraden, d. h. nach letztlich nummerischen Kriterien. Dieser Befund soll hier weder als gut noch als schlecht bewertet werden, moralische Kategorien spielen für die folgenden Ausführungen keine Rolle. Vielmehr bringt der historische Gang, dem das Fachgebiet Psychiatrie und Psychotherapie unterliegt, diese nummerische Normierung mit sich und profitiert ein Stück weit davon, obschon die Auswüchse des Klassifikationssystems im Hinblick auf DSM-V auch von den Entwicklern von DSM-IV mittlerweile sehr kritisch gesehen werden (s. Frances 2013).

Historischer Hintergrund

Die Psychiatrie, als wissenschaftliches Fach, ist die Lehre von den psychischen Krankheiten und deren Behandlung. Sie befasst sich als Gebiet der Medizin mit der Diagnostik, Therapie und Prävention der psychischen Krankheit, einschließlich ihrer Erforschung und Lehre. Weil bei psychischen Krankheiten auch körperliche Störungen auftreten und somatische wie soziale Bedingungen an deren Entstehung beteiligt sein können, beinhaltet Psychiatrie sowohl psychologische/psychotherapeutische als auch biologische und soziotherapeutische Vorgehensweisen in Diagnostik und Therapie, bezüglich derer es in der Geschichte dieses Fachgebietes immer wieder zu Richtungsstreitereien kam. Die Psychiatrie liegt als Wissenschaft an der Schnittstelle zwischen Innerer Medizin und Neurologie auf der einen Seite und zwischen den Neurowissenschaften und Geisteswissenschaften wie Psychologie und Philosophie auf der anderen Seite. Gerade die Veränderung des ›Seelen‹-Begriffs macht den historischen Wandel in der Psychiatrie deutlich: »Die Seele wird definiert als das Prinzip der Einheit der psychischen und geistigen Vorgänge, die empirisch jedoch nur in Einzelaspekten erfassbar sind, sie wird als Wesenheit gedacht, die die bewussten Erfahrungen des Ichs zusammenfasst. Eng im Zusammenhang mit dem Erstarken der Naturwissenschaften und mit dem Schwinden der haltverleihenden Strukturen von Metaphysik und Religion schwindet der Seelenbegriff. Die Vorstellungen der Seele sind widersprüchlicher denn je, sie reichen von den Begriffen der Lebenskraft hin zur Summe der kognitiven Prozesse und zur *anima immortalis*, der nach dem Tode weiterlebenden Seele« (Hinterhuber 2001, 15).

Heute ist der frühere philosophische Dualismus in der monistischen Vorstellung aufgehoben, wie sie zuerst mit Spinoza formuliert wurde und der zufolge Körper und Geist zwei Seiten desselben Wesens sind. Jeder psychische Vorgang hat damit ein neuronales Analogon und umgekehrt. Wie Wilhelm Griesinger 1864 bereits formulierte, sind alle Geisteskrankheiten Gehirnkrankheiten. Das Fach ›Psychiatrie‹ besteht – wissenschaftlich und medizinisch gesehen – erst 200 Jahre, beginnend mit J. C. Reil in Halle. Der erste psychiatrische Lehrstuhl wurde 1811 in Leipzig eingerichtet und von J. C. A. Heinroth vertreten. Ebenfalls im Jahr 1811 kam es zur Gründung des ersten psychiatrischen Krankenhauses in Pirna bei Dresden.

Von besonderer Bedeutung für die moderne wissenschaftliche Psychiatrie war Emil Kraepelin (1854-1925). Er entwickelte mit als erster ein strukturiertes Klassifikationssystem, welches eine epochenmachende

Neuordnung aller bis dahin beschriebenen Formen ›abnormen Seelenlebens‹ bedeutete. Seine wesentliche Einsicht war, die so genannten ›endogenen Psychosen‹ zweizuteilen in die Gruppe der ›Dementia praecox‹ (›Gruppe der endogenen Verblödung‹), die unheilbar seien, und dem so genannten ›manisch-depressiven Irresein‹, die heilbar seien. Kurze Zeit später, nämlich 1911, benannte Eugen Bleuler (1857-1939) unter dem Einfluss von Sigmund Freud die ›Dementia praecox‹ als die ›Gruppe der Schizophrenien‹. Er unterschied auch zum ersten Mal zwischen Grund- und accessorischen Symptomen: d. h. er erklärte dramatische Zeichen der Psychose – etwa Wahn und Halluzinationen – zum Accessorischen der Krankheit ›Schizophrenie‹. Dagegen erhob er schwere formale Denkstörungen, Affektstörungen sowie Ich-Störungen und Antriebsstörungen jedoch zum Wesentlichen dieser Krankheit. Vom heutigen Standpunkt aus betrachtet ist die so genannte Kraepelinsche Dichotomie zwischen schizophrenen und bipolaren Erkrankungen angesichts der vielen gemeinsamen klinischen neurobiologischen Zeichen allerdings nahezu obsolet geworden. Im Rahmen der damaligen Neuropathologie wurde zudem der Zusammenhang zwischen neuronaler Aktivität und psychischen Funktionen immer enger gefasst und erforscht; Namen wie Alois Alzheimer, Robert Gaupp sowie Sigmund Freud zeugen von diesen Versuchen. Die aktuellen Neurowissenschaften untersuchen, ausgehend von Läsionspatienten (z. B. ›Phineas Gage‹, Damásio 1994) und entsprechenden Tierexperimenten (Angstinduktion durch Stimulation in der Amygdala), den Zusammenhang zwischen Hirnstrukturen und Hirnphysiologie (Hirnfunktion zwischen Hirn-Assoziations-Cortices: erlernte moralisch-soziale Norm, neuronale Vermittlung zwischen Kognition und Emotion, archaische Triebe) und stellten auch Bezüge zur Psychoanalyse her, indem sie die Befunde mit den Instanzen Es, Ich und Über-Ich in Verbindung brachten. Damit entwickelte sich die Psychiatrie zunehmend zu einer biopsychosozialen Einheitswissenschaft.

In den heute verbreiteten modernen, nosologischen Klassifikationssystemen (DSM, ICD) ist es üblich, psychiatrische Krankheitsbilder zwischen F0 und F9 einzusortieren, die Ziffern 0-9 umschreiben dabei folgende Gruppen von Störungen:

F0 – organisch bedingte psychische Störungen, einschließlich Demenz
F1 – Abhängigkeitserkrankungen
F2 – Schizophrenie und psychotische Erkrankungen
F3 – affektive Störungen
F4 – Angst- und Zwangsstörungen, Belastungs- und Anpassungsstörungen, neurotische Störungen, somatoforme Störungen

F5 – Verhaltensstörungen (Ess-, Schlaf-, Sexualstörungen)
F6 – Persönlichkeitsstörungen
F7 – Intelligenzminderung
F8 – Entwicklungsstörungen
F9 – Verhaltensstörungen mit Beginn im Kindes- und Jugendalter

Diese Systeme werden immer weiter reformiert und entwickelt. Ein bedeutsamer Schritt erscheint mir das Hinzuziehen von psychosozialen Fähigkeiten neben der eher defizitär ausgerichteten psychiatrischen Diagnose, nämlich dem psychosozialen Funktionsniveau, der Lebensqualität und dem *International Classification of Functioning*, das auch für psychische Störungen (Juckel et al. 2008; Juckel, Morosini 2008) verwendet wird.

Schreibwerkszeuge für Psychiatrie und Psychotherapie

In der psychiatrischen Krankengeschichte manifestieren sich Struktur und Diagnostik der psychiatrischen Untersuchung. Die Krankengeschichte besteht aus den wichtigen personenbezogenen Daten, konkret aus dem Anlass der Aufnahme, der Rechtsgrundlage, der speziellen, also akuten psychiatrischen Anamnese (aktuellen und früheren psychiatrischen Symptomen und ihrer Behandlungen), der allgemeinen Krankheitsanamnese, der Familienanamnese, dem Lebenslauf und den Persönlichkeitszügen, welche in der Regel den subjektiven Teil der Krankengeschichte ausmachen. Der objektive Teil besteht demgegenüber aus dem psychopathologischen Befund, dem körperlichen Befund (internistisch und neurologisch) sowie der Zusatzdiagnostik. Dann folgen die Fremdanamnese, die Syndrombildung und die vorläufigen Diagnosen in Bezug auf die Achse 1 Krankheiten und die Achse 2, die nach dem multiaxialen System gemäß DSM-IV (Diagnostic and Structural Manual of Mental Diseases der American Psychiatric Asxsociation) Persönlichkeitsakzentuierungen enthalten. Es schließen sich weitere Maßnahmen und die Therapieplanung an. Jeder psychiatrische Patient muss vollständig internistisch und neurologisch untersucht werden. Die Befunde der Untersuchung müssen zudem entsprechend dokumentiert werden, um eine evtl. zusätzlich vorhandene Erkrankung, eine körperliche Ursache der psychiatrischen Symptomatik sowie die möglichen Kontraindikationen einer Psychopharmakotherapie erkennen zu können. Zu der Untersuchung gehört ein Mindestprogramm an apparativ-objektiver Diagnostik wie Labor, EKG, EEG, Bildgebung (CT, MRT), evtl. Liquorpunktion,

SPECT/PET, neuropsychologische Tests, Persönlichkeitsdiagnostik etc. Insbesondere bei atypischer Psychologie sowie atypischem Verlauf müssen diese Parameter erhoben und der Patient auch entsprechend somatisch weiter untersucht werden. Die eigentliche psychiatrische Diagnostik besteht im Wesentlichen allerdings aus dem psychopathologischen Befund, der durch Exploration und Beobachtung gebildet wird. Hierbei werden zehn psychische Elementarfunktionen beurteilt:

- Bewusstsein/Wachheitsgrad (Vigilanz)
- Aufmerksamkeit/Konzentration
- Orientierung
- Gedächtnis
- Wahrnehmung
- Ich-Erleben
- Denken
- Affektivität
- Antrieb
- Intelligenz

Da psychische Syndrome völlig unspezifische Reaktionen auf endogene und exogene Anlässe sein können, muss der Untersucher davon ausgehen, dass psychopathologische Symptome gleicher Art durchaus unterschiedlich verursacht sein können, nämlich organisch, endogen-neurobiologisch durch Umweltereignisse/Life Events u. a. Heute wird der psychopathologische Befund in der Regel einheitlich niedergelegt und durch das so genannte AMDP-System erhoben. AMDP steht für ›Arbeitsgemeinschaft für Methodik und Dokumentation in der Psychiatrie‹ und reflektiert die seit 1965 bestehende Bemühung führender deutschsprachiger Psychiater, die psychopathologischen Begriffe, deren Verwendung und Definition sowie deren Aufführung in bestimmter Reihenfolge zu regeln. Die Einführung dieser Checkliste sollte garantieren, dass der jeweilige Untersucher alle psychischen Qualitäten abfragt, nicht nur die pathologischen, und entsprechend alle Befunde, auch die negativen, dokumentiert. Das System dient zudem der internationalen Vereinheitlichung der psychiatrischen Diagnostik und Dokumentation. Es wurde daher der ›Reflexhammer‹ oder das ›EKG‹ des Psychiaters genannt. Die Verwendung sollte die Erhebung möglichst objektiver Befunde ermöglichen und mit standardisierten Begrifflichkeiten zur exakten Verwendung der eigenen Dokumentation, der Kommunikation sowie der Präzisierung wissenschaftlicher Fragestellungen beitragen. Der AMDP-Befund ist grundsätzlich digitalisierbar: Die ersten Befunde wurden auf

Lochkarten übertragen und von entsprechenden Vorstufen des Computers eingelesen. Die einzelnen Items, beispielsweise ›affektarm‹, sind intervallskaliert bzgl. der Schweregrade und auch deshalb für die wissenschaftliche Weiterverwendung geeignet, weil sie mit dem ICD (International Classification of Disease) und DSM kompatibel sind.

Die AMDP-Bogen Nr. 1-3 dienen der Anamnese, Bogen Nr. 4 ist für die psychischen Befunde vorgesehen (mit über 450 Merkmalen). Der AMDP-Bogen Nr. 5 ergänzt hingegen die psychischen mit somatischen Befunden, die im Wesentlichen natürlich auch auf psychische Erkrankungen hindeuten. Der Merkmalsbestand insbesondere des psychischen Befundes und seiner Syndrome ist empirisch an mehreren 1000 Patienten validiert worden. Die Interrater-Reliabilität wurde mit Videoexploration wiederholt geprüft und wird heute als sehr hoch eingeschätzt. Das System eignet sich daher auch gut für die Weiter- und Fortbildung und wird etwa zu kontrolliertem Training von Psychiatern und Psychologen eingesetzt. Das Definitionsglossar des AMDP enthält für jedes Merkmal eine ausführliche Beschreibung, die die Bedeutung der deskriptiven Psychopathologie innerhalb der Skalen betont. Ziel ist es, eine international annehmbare und vergleichbare Definition für jedes Merkmal als Referenzrahmen vorzugeben. Besonders die Entwicklung der letzten Jahrzehnte zeigt, dass dies durchaus gelungen ist. Bei dem durchgeführten Rating, das stets ein Fremdrating durch einen Arzt oder Psychologen darstellt, wird das Merkmal in seiner Ausprägung über die letzten max. 3 bis 4 Tage eingeschätzt. Dabei wird der reine Querschnitt deskriptiv angesichts allgemeiner Normen, aber nicht im Hinblick auf kausale Aussagen beurteilt. Zu jedem Merkmal muss im Hinblick auf die Frage, ob es vorhanden oder nicht vorhanden ist, Stellung genommen werden. Darüber hinaus ist der Schweregrad im Hinblick auf Intensität, Dauer und Häufigkeit zu notieren. So findet sich beispielsweise unter dem Eintrag ›Wahn‹ die Definition: »Man kann Wahn definieren als krankhaft entstandene Fehlbeurteilungen der Realität, die mit apriorischer Evidenz (erfahrungsunabhängige Gewissheit) auftreten und an denen mit subjektiver Gewissheit festgehalten wird, auch wenn sie im Widerspruch zur Wirklichkeit, zur Erfahrung der gesunden Mitmenschen sowie zu ihrem kollektiven Meinen und Glauben stehen. Wahn gibt es über verschiedene Psychosen, er ist nicht spezifisch für die Schizophrenie. Der Kranke hat im Allgemeinen nicht das Bedürfnis nach einer Begründung seiner wahnhaften Meinung, ihre Richtigkeit ist ihm unmittelbar evident« (AMDP 2006, 36).

Die drei bekannten Wahnkriterien von Karl Jaspers (s. seine allgemeine spezielle Psychopathologie [erstmals 1913] 1973) sind hier um folgende

Termini Technici erweitert: Wahnstimmung, Wahnwahrnehmung, Wahneinfall, Wahngedanke, systematisierter und unsystematisierter Wahn, Wahndynamik, Beziehungswahn, Beeinträchtigungs- und Verfolgungswahn, Eifersuchtswahn, Schuldwahn, Verarmungswahn, hypochondrischer Wahn, Größenwahn. Jedes dieser erweiterten Kriterien ist einzeln definiert und auf dem entsprechenden AMDP-Bogen verzeichnet worden. Dabei gilt es wiederum zu beurteilen, ob das Kriterium vorhanden bzw. nicht vorhanden ist. Ferner ist der entsprechende Schweregrad auf einer Skala von leicht über mittelstark bis schwer einzuschätzen. Aus den AMDP-Syndromen mit den entsprechenden Symptomausprägungen, die wiederum in leicht, mittel und schwer skaliert sind, wird dann die Achse 1 ›psychische Störungen der Hauptdiagnosen und Nebendiagnosen‹ im Sinne von ICD-10 gebildet. Auf Achse 1 b sind die somatischen Erkrankungen abgebildet. Achse 2 enthält die Persönlichkeitsdiagnostik und Achse 5 die sozialen Funktionseinschränkungen, die bislang mit der so genannten GAF (Global Assessment of Functioning) gebildet und, weil sie innerhalb des DSM-System der Achse V entsprach, oft benutzt wurde; heute werden die sozialen Funktionseinschränkungen dagegen mit der PSP-Skala (Juckel et al. 2008) gebildet. Wichtig ist es natürlich insbesondere für Universitätskliniken, dass entsprechende psychometrische Skalen die psychopathologischen Befunde, aber auch die nosologische Einschätzung sowie die Krankheitsschwere untermauern. Für Letzteres wird in der Regel der Clinical Global Impression (CGI) eingesetzt, der den Schweregrad der Erkrankung zwischen 0 = Nichtbeurteilung, 1 = nicht krank bis 7 = extrem schwer krank zu beurteilen erlaubt. Im Anschluss an diese Befunderhebung wird jeweils eine Skala für die weitere Einschätzung des Hauptsyndroms/der Hauptsymptome verwandt. Für einzelne Syndrome/Symptome stehen dabei verschiedene Skalen zur Verfügung, wie folgender Liste zu entnehmen ist:

- Demenz: MMST + Uhrentest, DemTect
- Depressionen: HAMD-21, *BDI*
- Manie: Y-MRS, *MSS*
- Angst: HAMA, *BAI*
- Zwang: Y-BOCS, *MOCI*
- Schizophrenie: PANSS
- Alkoholprobleme: MALT, CAGE
  (kursiv = Selbstbewertung)

Auch die therapeutischen Maßnahmen bei der Aufnahme eines Patienten sowie im weiteren Therapieverlauf werden standardisiert abgebildet.

Das betrifft die Pharmako- , Psycho- und Spezialtherapien (Ergotherapie, Bewegungstherapie etc.) sowie die pflegerischen Maßnahmen (psychiatrische Pflege, Diagnostik sowie pflegerische Maßnahmen).

Während der gesamten Erhebung des psychischen Befundes und der Dokumentation der Krankengeschichte soll sich der Untersuchende anhand folgender Leitfragen orientieren:

- Kann ich zu jedem Gliederungspunkt des psychischen Befundes und der Krankheitsgeschichte ein Urteil abgeben?
- Weiß ich, wann die Symptome begonnen haben und welche zuerst aufgetreten sind?
- Weiß ich, in welcher Reihenfolge die Symptome sich bis jetzt entwickelt haben?
- Weiß ich, ob früher ähnliche Symptome aufgetreten sind?
- Weiß ich, ob früher andere Symptome aufgetreten sind?

Die Großkategorien des AMDP-Systems – die einen ersten Orientierungspunkt bilden – bestehen aus Bewusstseinsstörung, Orientierungsstörungen, Aufmerksamkeits- und Gedächtnisstörungen, formalen Denkstörungen, Befürchtungen, Zwängen, Wahn, Sinnestäuschungen, Ich-Störungen, Störungen der Affektivität, Antrieb- und psychomotorischen Störungen, zirkadianen Besonderheiten, anderen Störungen wie Suizidalität, Krankheitseinsicht, Ablehnung der Behandlung etc. Die somatischen Befunde beziehen sich auf Schlaf- und Vigilanzstörungen, Appetenzstörungen (Appetit, Durst, Sexualität), gastroentestinale Störungen, kardiorespiratorische Störungen, andere vegetative Störungen, weitere Störungen (Kopfdruck, Schweregefühl, Hitzegefühl etc.), neurologische Störungen, evtl. auftretende Seitendifferenz sowie zerebrale Krampfanfälle.

Ein typischer psychopathologischer Befund bei einer z. B. 53-jährigen Patientin mit der Aufnahmediagnose Depression lautet: »Bei Aufnahme ist die Patientin wach, zur Zeit schlecht in den übrigen Qualitäten orientiert. Die Stimmung ist hoch depressiv, mit Hoffnungslosigkeit und reduziertem Antrieb bei insgesamt bestehender massiver Dissimulations- und Bagatellisierungstendenz und gestörter Realitätseinschätzung. Konzentration und Merkfähigkeit sind deutlich beeinträchtigt. Ich- und Wahrnehmungsstörungen werden verneint. An Vitalstörungen bestehen diskrete Einschlafstörungen. Derzeit kein Anhalt für psychotisches Erleben und Suizidalität. Die Patientin zeigt wenig Krankheitseinsicht, ist aber behandlungsbereit. Die Primärpersönlichkeit ist derzeit nicht beurteilbar.«

Ein solcher Befund wurde noch vor wenigen Jahren durch das Diktat oder ein schriftliches Protokoll niedergelegt. Heute dominieren dagegen Ankreuzformulare, die entweder in gedruckter oder in digitalisierter Form vorliegen. Die schon aufgelistete AMDP-Nomenklatur besteht aus Feldern zum Ankreuzen. Ein 51-jähriger Patient, der zum ersten Mal mit psychischen Beschwerden zu uns in die Klinik kam, wurde zunächst hinsichtlich der allgemeinen Kriterien untersucht. Am Ende stehen dann Kreuze in folgenden Rubriken: Grübeln, Antriebsarmut/-hemmung, deprimierttraurig, Gefühle/Gefühllosigkeit, hoffnungslos, Suizidalität. Aus diesen Befunden wird die Diagnose eines depressiven Syndroms abgeleitet.

Das Ankreuzen ist eine der literalen Techniken, die heute der Erfassung von Befunden dient, die sich allerdings erst historisch herausgebildet hat. Psychiater des frühen 20. Jahrhunderts wie Karl Jaspers und Emil Kraepelin haben andere Verfahren verwendet, etwa *›direkte Rede‹*. Im Gegensatz dazu benutzen deutsche Psychiater heute primär die *›indirekte Rede‹* und damit Konjunktivformen.

Ein historischer Fall von Karl Jaspers (1913) kann diese Unterschiede verdeutlichen: »Eine andere schizophrene Kranke schildert das qualvolle Ineinander von Leere, Nichtsein, Zeitstillstand, Wiederkehr des Vergangenen: ›Das Leben ist jetzt wie ein laufendes Band, aber es steht nichts drauf. Es läuft so ab und ist immer gleich …. Ich habe nicht gewusst, dass so der Tod aussieht, ich lebe jetzt in Ewigkeit fort … usw.‹« (Jaspers 1973, 348)

Und von Emil Kraepelin (1899): »21-jähriger Mann, der vor einigen Wochen in die Klinik eingetreten ist, sitzt ruhig da, sieht vor sich hin, blickt nicht auf, wenn man ihn anredet, versteht aber offenbar alle Fragen sehr gut, da er, wenn auch langsam und oft erst auf wiederholtes Drängen, so doch durchaus sinngemäß antwortet. Aus seinen kurzen, mit leiser Stimme gemachten Angaben, entnehmen wir, dass er sich für krank hält, ohne dass wir über die Art und die Zeichen der Störung nähere Auskunft erhielten. Der Kranke schiebt sein Leiden auf die von ihm seit dem 10. Lebensjahr betriebene Onanie. Dadurch habe er sich einer Sünde gegen das 6. Gebot schuldig gemacht, in seiner Leistungsfähigkeit sehr runtergekommen […]« (Kraepelin 1899, 152).

Bei Kraepelin herrscht bereits eine Mischung aus direkter und indirekter Rede vor. Letztere ist auch typisch für moderne Fallbeispiele: »Eine 62-jährige Frau wird von ihrem Mann in die psychiatrische Ambulanz gebracht. Er berichtet, dass seine Frau seit einiger Zeit zunehmend unfähiger geworden *sei*, den Haushalt zu versehen. Sie *habe* keine Energie mehr, *könne* sich nicht konzentrieren, *sei* rasch erschöpfbar und *könne* sich in Gesprächen an vieles aus der gemeinsam verbrachten Ehezeit nicht mehr erinnern, abends *werde* sie rasch müde und *verbringe* dann etwa 10 bis 12 Stunden im Bett […]« (Kraepelin 1899, 154).

Insgesamt werden die Befunde heute in so genannten Krankenhausinformationssystemen (abgekürzt KIS) zusammengetragen, die wiederum auf spezifischen Aufzeichnungsregeln basieren: Notiert wird, ob Symptome vorhanden sind oder nicht: z. B. Suizidalität, Fremdgefährdung etc. Diese Erfassungsweise ermöglicht es, Informationen kurz und präzise für alle am Behandlungsprozess beteiligten Akteure zur Verfügung zu stellen. Sie hat aber den Nachteil von Verkürzung und blendet die individuellen fallspezifischen Informationen in der Regel aus. Durch die Generalisierung können zudem wichtige Behandlungsinformationen im Einzelfall verloren gehen.

Diese Erfassungsweise kann natürlich nicht verhindern, dass psychopathologische Begriffe nach wie vor mehrdeutig sind. Zwar sind sie definiert. Wie sie aber im Alltag verwendet werden, wie sie unterschiedlich möglicherweise von mehreren Psychiatern verstanden werden, ist nicht immer determinierbar. Die Anwendung sowie die individuellen Lesarten fördern eine gewisse Unschärfe, die nur weiter durch gemeinsames Training und Absprachen darüber, wie und auf welche Weise diese Begriffe zu verstehen und zu verwenden sind, vermindert werden kann. Abweichungen sind also auch in diesem System möglich und werden in der alltäglichen klinischen Praxis sowohl im Krankenhaus als auch in der Arztpraxis immer wieder auftreten. In der Regel werden diese Abweichungen aber nicht geahndet, weil die Bandbreite der Begriffe ungefähr jedem Beschreiber klar erscheint und man zu verstehen glaubt, was der andere damit sagen will, auch wenn hier möglicherweise eine subjektive Unklarheit mit hineinkommt.

Aus dem psychopathologischen Befund entwickelt sich die Nosologie, auch hier sind klare Begrifflichkeiten bezüglich des Syndroms und der klassifikatorischen Einteilung vorhanden. Jedoch ergeben sich auf der Ebene der Nosologie ebenfalls definitorische Unschärfen, je nachdem wie die jeweiligen Begriffe weltweit (und oft in unterschiedlichen Klassifikationssystemen) verwandt oder verstanden werden. Zudem gibt es in der Psychiatrie die so genannten Denosologisierungsbewegung (van Praag et al. 1987), die gerade im Hinblick auf die biologisch-psychiatrische Forschung versucht hat, eine mehr symptombezogene Sichtweise einzufordern, um sinnvolle homogene, vor allem biologisch homogene Patienten-Untergruppen zu identifizieren. Jede Nosologie, d. h. jede Krankheit wird aus bestimmten Symptomen, ihrem Auftreten und ihrem Schweregrad nach dem ICD-10-System gebildet und entsprechend aufgeschrieben bzw. niedergelegt. So finden sich beispielsweise auf der

Symptomebene die Elemente ›Halluzination‹ und ›Wahn‹; auf der Syndromebene entspricht dieser Befund dem paranoid-halluzinatorischen Syndrom und auf der Nosologieebene einer Schizophrenie.

Der Versuch, die Sprache in Psychiatrie und Psychotherapie zu standardisieren, bezieht sich darauf, die sprachlichen Ausdrücke in Anlehnung an Wittgensteins Sprachphilosophie (1953: Philosophische Untersuchung: Keine Privatsprachen möglich; s. auch Juckel, Heinz 2004) eindeutig zu definieren und zu verwenden. Dabei unterliegen diese Definitionsversuche natürlich zudem einer alltagssprachlichen Realität, in der die Wörter durch den Gebrauch und das Verständnis ihre Bedeutung verändern. Darüber hinaus werden dieser Fachsprache immer weitere neu zu definierende Wörter hinzugefügt. D.h. die Fachsprache verändert sich ständig im Gebrauch, aber auch durch Revisionen und entsprechende Konsensbildungen. Neben diesen Veränderungsprozessen der Sprache vollzieht sich, wie schon oben angesprochen, der Prozess der Kondensierung, Vereinheitlichung und Standardisierung von Psychologie, Anamnese und Verlauf, um im Rahmen der beschleunigten gesellschaftlichen Zeiten rasch und präzise Befund und Diagnose hinterlegen zu können und eine übergreifende Kommunikation zu ermöglichen. Der Weg von Jaspers, Kraepelin, Bleuler und Weitbrecht bis zum heutigen KIS-System kann als die Geschichte psychiatrischer ›Literalität‹ verstanden werden, die neuerdings weitgehend von einem digitalen, weltenorientierten Kürzelsystem bestimmt wird. Mit diesem Kürzelsystem suggeriert der Psychiater sich selbst und anderen, dass eine quasi objektive Beschreibung psychiatrischer und psychischer Störungen möglich und die definitorische Sprache Messwerten vergleichbar sei. Diese Suggestionen sind allerdings gewissermaßen eine Form von Selbstbetrug. Erst wenn neurobiologische Befunde und Verfahren in die Alltagsdiagnostik Einzug erhalten werden – und das ist schwer genug, bleibt doch fraglich, ob die psychopathologische-psychologische Dimension mit der Neurobiologie in Einklang gebracht werden kann (s. auch Maturana & Varela 1980) –, wird man wirklich sinnvollerweise von einer objektiven Befunderfassung und Diagnostik bzgl. psychischer Störungen sprechen können. Nur dann, wenn der Genotyp den Phänotyp trifft, kann eine nosologische Identität klar von anderen abgegrenzt werden. Die Hoffnung, die besonders in der ersten Phase der biologischen Psychiatrie gehegt wurde, nosologische Identitäten auf der Basis des Genotyps, d.h. die Neurobiologie, zu schaffen, war verfehlt. Inwiefern dies im Rahmen komplexer Gen-Umwelt-Interaktionsuntersuchungen und -berechnungen in Zukunft besser gelingen mag, bleibt abzuwarten (zur skeptischen Einstellung zur biologischen Psychiatrie s. Ullrich 2006).

Ökonomisierung: ›Traum‹ oder Schreckgespenst des Psychiaters?

Der Traum des Psychiaters, ein von den anderen (medizinischen) Wissenschaftlern anerkannter Wissenschaftler oder wissenschaftlich fundierter Arzt zu sein, dürfte sich über die Operationalisierung und Standardisierung des psychopathologischen Befunds und in der nosologischen Klassifikation manifestieren. Z. B. wird aus dem weiter oben zitierten Symptombild eine Diagnose nach ICD-10 ›rezidivierende depressive Störung F33.1‹ gebildet. Im Hinblick auf das neue Entgeltsystem werden in jüngster Zeit auch die daraus folgenden Prozeduren (Behandlungsverfahren wie psychotherapeutische Einzel- und Gruppengespräche, Ergotherapie etc.) in eigenen Behandlungsprozeduren niedergelegt (OPS-Ziffern) wie z. B. 9-606.0. Die Vision dieser digital-nummerischen Verschlüsselung könnte auf der einen Seite darin bestehen, alle einem Patient zuordenbaren Daten auf folgende Ziffern zu reduzieren: AMDP Befunde 1-5, Schweregrad 1-4, F33.1, 9-606.0 oder weitere Ziffern, und damit das Krankheitsbild sowie seine Behandlung vollständig abzubilden. Auf der anderen Seite bedeutet diese Verschlüsselung auch eine größtmögliche Desillusionierung, Reduktion der Daten und Verteilung auf einzelne ›Töpfchen‹, Standardisierungen durch Operationalisierung usw. – zur Freude von Ökonomen und Bürokraten, also zur Freude von Verwaltungsangestellten im Krankenhaus sowie der Kassenärztlichen Vereinigung und schlussendlich den Kostenträgern, d. h. der Krankenkassen und Rentenversicherungen. Am Ende dieses Prozesses ist der individuelle Patient, in seinen persönlichen Reaktionen auf die Krankheit und in der Komplexität seiner psychischen Erkrankung, nur noch ein Nummern-Mix, der einen Verwaltungsvorgang wie Millionen andere darstellt und durch eine entsprechende Abrechnungsziffer repräsentiert wird: ›Schöne neue Welt‹. Eine derartige Verschlüsselung kommt einer klonierten Psychiatrie gleich, in der – ab einem bestimmten Abstraktionslevel – der individuelle Patient in seinem ›So-Sein‹ verloren geht und in der ›Psychiatriearbeiter‹, d. h. Ärzte und Pfleger, wie an einem Fließband ›Typen‹ und Daten produzieren. Letztlich schaut dann das Krankenhausmanagement (die Verwaltung und Geschäftsführung) kaum noch darauf, was ›rauskommt‹, d. h. wie die Behandlungsqualität gesichert wird, sondern nur noch auf das, was reinkommt, d. h. wie viel Geld und Bezahlung sie einnimmt. Die gegenwärtige Ökonomisierung, die sich auch in allen sonstigen Lebensbereichen in der bundesrepublikanischen Gesellschaft abzeichnet, betrifft also auch die psychiatrische Welt und das ›dysfunktionale‹ psychische Leben.

Eventuell zu starker Reduktionismus in Verlaufsbeschreibung und Behandlungspfaden

Auch die Krankheitsverläufe der Patienten während ihres stationären Aufenthaltes sind in der Kürzelsprache niedergelegt, sowohl im Hinblick auf die Psychopathologie als auch im Hinblick auf therapeutische Maßnahmen. Die Beobachtungsnotizen werden mit Urheberkürzeln versehen. Oft bestehen die Notizen aus einigen wenigen typologischen Begrifflichkeiten, ebenfalls werden die Maßnahmen wie Medikation oder ihre Änderung verschlüsselt. Alles ist grundsätzlich in ein Zahlen- und Nummernsystem (je nach weitergehendem Glossar und Definitionswerk) überführbar. Das KIS-System besteht aus kurzen ›präzisen‹ Bemerkungen/Informationen. Einige wenige Angaben zur Anamnese sind auf den Stammblättern enthalten, andere betreffen den Verlauf. Oft sind diese Einträge oberflächlich verfasst, SMS- und kürzelartig oder E-Mail-artig. Fehlinformationen werden kaum noch korrigiert, so dass sich ein Weiterwuchern des Systems beobachten lässt, durchaus dem Wuchern im Internet vergleichbar. Die Verstehbarkeit reduziert sich und der Individualfall wird schablonenartig in wenigen Worten wegrationalisiert. Heute finden sich in den Akten aufgrund der kurzen Verweildauer und des großen Arbeitsdrucks/Zeitdrucks keine kunstvollen Krankengeschichten mehr, sondern fast nur noch stichwortartige Niederschriften, die zumeist aus Checklisten bestehen. Auch bei den Verlaufseinträgen der Ärzte gibt es kaum mehr eine Systematik: Auf einen kurzen psychischen Befund folgen Freibemerkungen, Visitenbemerkungen, Beobachtungen, indirekte Rede. Die Angaben des Patienten sind knapp in indirekter Rede gehalten, flankiert von Wertungen und therapeutischen Überlegungen bzw. Therapiezielen. Auch der Arztbrief, der mittlerweile meist aus dem KIS-System hergestellt wird, enthält bis auf vielleicht den letzten Teil der Beurteilung, Therapie und Verlauf eine schablonenhafte, nur noch wenig individualisierte Form der Schilderung, die den Befund, die Diagnose und die Behandlung des Patienten umfasst. Der ärztliche Entlassungsbrief, oft auf 3 bis 4 Seiten reduziert, ist in folgende Elemente gegliedert: Anschrift des Einweisers, Patientenname, Behandlungsdauer, Diagnosen, aktuelle Anamnese/Anlass der Aufnahme, psychiatrische Anamnese, Familienanamnese, somatische Anamnese, Medikation bei Aufnahme, biographische Anamnese, allgemeiner körperlicher Befund, neurologischer Befund, psychopathologischer Befund, Labor, EEG, EKG, Konsile, MRT/Röntgen, psychologische Testung, Beurteilung, Therapie und Verlauf, Medikation bei Entlassung. Zu jedem Ordnungspunkt werden wenige Angaben oft stichwortartig gemacht.

Die Standardisierung in der Psychiatrie, der Psychopathologie (AMDP etc.), der Diagnostik und Klassifikation (ICD-10, DSM) wurde in den letzten Jahrzehnten von dem Anliegen bestimmt, die Behandlung anhand von Behandlungsleitlinien und -pfaden zu standardisieren und damit zu operationalisieren. Behandlungspfade stellen Kategorien der Selbstverständigung dar, die die Einschätzung, das Vorgehen (›Bewusstwerden‹), die klinische Erfahrung und Intuition umfassen. Sie sind rationale, formale Gerüste für Gründe und Entscheidungen im Rahmen der evidenzbasierten Medizin. Idealerweise führen sie zu einer hohen Transparenz in Kommunikation und Dokumentation und sorgen für eine bessere Versorgungspolitik (klares, gestuftes Vorgehen, Fehler- und Risikovermeidung), indem sie erlauben, Zeit und ökonomische Ressourcen besser einzusetzen und damit zu einer Effizienzsteigerung beitragen. Dick et al. (2006) führen als weitere Vorteile von Behandlungspfaden folgende Punkte auf: optimale Abfolge und Terminierung der wichtigsten diagnostischen und therapeutischen Schritte, bestmögliche Nutzung knapper wirtschaftlicher Ressourcen, die Möglichkeit, viele Patienten zugleich zu behandeln sowie auch berufsgruppenübergreifende Prozesse: wie Motivationsschub, Ownership, selbstverständlicheres und häufigeres Nutzen relevanter wissenschaftlicher Informationen im Klinikalltag, Evaluation der Prozesse und das Ermöglichen von Ergebnisse in größeren Stichproben über längeren Zeitverlauf, Lösung von Schnittstellen- und anderen Kommunikations- und Informationsproblemen: klare Information für Einweiser, Patienten, Angehörige und weitere Behandelnde, Anheben der Handlungssicherheit durch Standardisierung und Orientierung, höheres Vertrauen seitens der Patienten, Konsistenz- und Behandlungsschemata über verschiedene Bereiche hinweg, Reduktion von ineffizienten und langwierigen Behandlungsvariationen, bessere Planung und Sicherung des Versorgungskontinuums, Verbesserung der Patientenorientierung aller Berufsgruppen. Der Entwurf von Behandlungspfaden im Sinne von Stufenplänen und Therapiealgorithmen hat sich als hoch wirkungsvoll erwiesen. Allein die vorgegebene modulare, strukturierte und gestufte Abfolge von Behandlungsschritten führte zu einer signifikanten Verbesserung der Behandlungsqualität auch im Hinblick auf ökonomische Kenngrößen wie die Verweildauer. Die Therapie ist also insgesamt dadurch effektiver geworden, wie Studien bzgl. der Depression (Bauer et al. 2009) zeigen. Behandlungspfade in unserem Sinne (Juckel et al. 2013) umfassen den gesamten Behandlungsprozess eines Patienten. Patienten z. B. mit einer Schizophrenie werden in diesem Behandlungspfad von Aufnahme bis Entlassung behandelt (wünschenswert wäre eine Fortsetzung auch im ambulanten Bereich, der als teilstationärer

Bereich den Behandlungspfad beinhaltet). Der Behandlungspfad umfasst zudem alle Behandlungselemente aller Berufsgruppen, also von Ärzten, Psychologen, über Spezialtherapeuten bis zur Pflege.

Im formalisierten Gerüst eines Krankenhausinformationssystems, das dem schon geschilderten nummerischen und auf Kürzel basierenden Aufschreibesystem entspricht, ist die formale Logik eines Behandlungspfades in verschiedenen Modulen in einzelne Arbeitsschritte aufgelöst, die sich auf verschiedenen Ebenen, d.h. Dokumentationsseiten im KIS darstellen. Der Patient durchläuft quasi bestimmte KIS-Seiten in festgelegter, individuell notwendiger oder sich ergebender Reihenfolge und damit im Behandlungspfad. Ist und Soll ergeben sich aus der Anlage des Pfades in den einzelnen Modulen, ihrer Abfolge, den Arbeitsschritten auf der KIS-Seite etc. Zur Orientierung treten entsprechende Pop-Up-Menüs hinzu, die Informationen z.B. der jeweiligen S3-Behandlungsleitlinie enthalten (Leitlinien sind formalisierte evidenzbasierte Handlungsanweisen für Behandlungsprozesse; S3 bedeutet, dass die Leitlinie mit der höchsten Sorgfalt und dem derzeit höchstmöglichen Standard konsentiert wurde). Die Behandlung des Patienten wird also hierdurch ebenfalls standardisiert und operationalisiert. So entsteht auf der einen Seite ein Soll, was positiv und gewollt ist, da eine Standardisierung ja eine Verbesserung der Behandlungsqualität bedeutet. Auf der anderen Seite ist eine mehr oder minder aus dem Bauchgefühl erzeugte Vielfalt an unterschiedlichen Behandlungsverläufen und individuell angepassten Behandlungsschritten im Einzelfall quasi ›verboten‹, da sie in der genannten Ablauflogik, im so genannten Casemap-System von KIS nicht entsprechend dokumentiert werden kann, d.h. der Patient kann nicht ordnungsgemäß im Behandlungsverlauf Schritt für Schritt geleitet und der Verlauf damit nicht dokumentiert werden. Wenn die Behandlung in diesem System stattfindet, dann ist die Software für die Dokumentation, sowohl im Querschnitt als auch im Längsschnitt, ›verlaufsbestimmend‹, also normierend und bindend für den Patienten. Der Patient befindet sich auf einem ›Fließband‹ und wird von verschiedenen Behandelnden oft zum Teil nach rigiden Mustern therapiert. Im Zweifelsfall – wenn der Patient zunehmend nicht mehr in das Schema hineinpasst – muss er aus dem Behandlungspfad hinausgenommen werden; damit fällt er quasi auch vom Fließband herunter und wird möglicherweise zu Ausschussware. Hier lässt sich wiederum eine Ökonomisierung und Kapitalisierung von individuellen Behandlungsverläufen verzeichnen. Der gute Patient ist derjenige, der akkurat formbar in dieses Fließbandschema und seine entsprechenden Bearbeitungsvorgänge passt. Das medikamentöse Verfahren in so genannten Therapiealgorithmen, d.h. in Stufenplänen und Leitlinien, die die Abfolge von Medikamenten betreffen und gut dargestellt bzw. vorgeschrieben werden können, wird sehr schnell evident.

Auch die zeitgenössischen Psychotherapieverfahren können sich dem allgemeinen Zwang zur Reduktion und Ökonomisierung nicht entziehen. So macht sich die Manualisierung der Psychotherapie immer weiter breit. Neben der Verhaltenstherapie, in der die Verwendung von Manualen schon länger üblich ist, müssen sich in Zeiten der so genannten evidenzbasierten Medizin nunmehr auch tiefenpsychologisch-psychoanalytische Verfahren dieser Normierungswelle anpassen: Man hebt heutzutage auf die so genannte operationalisierte psychodynamische Diagnostik ab, die versucht, unbewusste Prozesse operational zu definieren und psychodynamisch bedeutsame Elemente, die sich noch nicht ausreichend operational beobachten und überprüfen lassen, zu erfassen. Ferner versucht man, auf einem mittleren Abstraktionsniveau, angesiedelt zwischen reiner Verhaltensdeskription und metapsychologischer Begriffsbildung – analog des ICD-10 und DSM-System –, fünf Achsen der psychodynamischen Diagnostik zu betrachten, nämlich:

I. Krankheitserleben, Behandlungsvoraussetzung, Therapieerwartung
II. Beziehung (Wechselspiel von Übertragungs- und Gegenübertragungsphänomen)
III. Konflikte (vereinheitlichte und äußerlich determinierte Situation)
IV. Struktur (Abgrenzungs- und Selbstwahrnehmungsmöglichkeiten)
V. ICD-10-Diagnosen

Die erforderlichen Informationen werden im Verlaufe eines umfassenden, d. h. in einem mehrtägigen Training zu erwerbenden Interviews und anhand eines speziellen Interviewleitfadens gewonnen (OPD-II 2009; s. auch Uzdawinis et al. 2010). Damit erfüllt die tiefenpsychologische Psychotherapie von der Diagnostik her, aber auch in ihrem Vorgehen mittlerweile alle Merkmale der Verhaltenstherapie mit der Verhaltensanalyse nach dem SORK-Modell (Kern der Verhaltenstherapie ist die individuelle Analyse einer Problematik bzgl. Stimulus-Organismus, Reaktion-Kontext; Margraf & Schneider 2008), aber auch der anderen Psychometrie-Instrumente, der Skalen und der standardisierten Beurteilungsverfahren zur Persönlichkeitsdiagnostik. In diesen finden sich oft normierte Fragen bzw. Antwortmöglichkeiten, die den Einzelfall entindividualisiert auf das Allgemeine beziehen, die ihn generalisieren und normieren. Ohne dies im Detail weiter vertiefen zu können, könnte auch im Bereich der Psychotherapie die Normierung so weit gehen, dass ›Psychotherapie-Automaten‹, z. B. im Internet hinterlegte Programme (z. B. Deprexis zur Behandlung der Depression), Betroffenen entsprechende ›Therapien‹ anbieten. Mittlerweile existieren bereits relativ ›intelligente‹ Softwareprogramme, teilweise auch Internet-basiert, die bezogen auf eine clevere, intelligente Verknüpfung von Tausenden von Antwortmöglichkeiten scheinbar eine auf den Individualfall zutreffende Antwort auswählen und so eine interaktive Kommunikationsrealität herstellen. Die ›Robotisierung‹ nicht nur der Dokumentationen, sondern auch von psychotherapeutischen Verfahren, lässt die Frage nach dem Wirkfaktor Arzt oder Therapeut in neuem Licht erscheinen. Diverse Studien, aber auch die eigenen klinischen Anschauungen melden eindeutig zurück, dass der entscheidende Wirkfaktor die Arzt-Patienten-Beziehung ist. Eine gute Beziehung führt zu Adhärenz, zu Übertragung und Gegenübertragung, vertrauensvoller Zusammenarbeit und damit zur Wirkung von Therapieverfahren von Pharmako- bis Psychotherapie. Angesichts der Verteuerung des Gesundheitssystems und der beschleunigten Welt könnten solche Verfahren, die möglicherweise im Rahmen von Psychoedukation internetbasiert als Informationstools nützlich sein können, die Therapie- und Behandlungslandschaft übernehmen. Sie sind dann scheinbar ökonomisch kostengünstiger als der Wirkfaktor Arzt, aber bzgl. des angestrebten Ziels, nämlich der Behandlungsqualität, d. h. der Verbesserung der psychischen Symptomatik und Krankheit, evtl. nur eingeschränkt bzw. langfristig nicht effektiv. Erste Studien bzgl. der Internet-Psychotherapie (Moritz et al. 2012, Deprexis) zeigen in Ansätzen eine gewisse Effektivität, die dann möglicherweise im Rahmen der Priorisierungsdebatte im Gesundheitssystem als ausreichend erscheinen mag (›Mehr gibt es halt nicht für alle‹).

Vorgehensweise des Psychiaters und Psychotherapeuten beim Schreiben

Bei der Exploration werden offene und geschlossene Fragen sowie Verhaltensbeobachtungen angewandt. Im Rahmen der operationalen Diagnostik sind für jede Kategorie exakt definierte Ein- und Ausschlusskriterien, die diagnostischen Merkmale, vorgegeben, die durch eindeutige Verknüpfungsregeln (Algorithmen) miteinander verbunden sind. Dabei spielt die Wichtigkeit z. B. des mimischen Ausdrucksverhaltens bei der Exploration eine große Rolle. Im Sinne einer objektiven experimentellen Psychopathologie werden mittlerweile Verfahren der Mimikanalyse von der Beschreibung bis hin zum beispielsweise ultraschallbasierten Messen angewandt (Juckel 1998). Dann wird ein psychopathologisches Phänomen/Symdrom auf eine zu messende motorische Kenngröße reduziert, die die Geschwindigkeit oder den Anfang, das Maximum und das Ende einer fazialen Ausdrucksbewegung (z.B. Lachen auf einen Stimulus) umfasst. Die Mimik wird so im Sinne der vermessenen Welt – bzgl. Beschleunigung, Geschwindigkeit und Reaktionszeit ausgemessen und ausgewertet. Inwiefern diese biologisch-objektiven Verfahren wirklich spezifische Messwerte für einzelne Krankheitsgruppen oder gar einzelne Patienten erfassen, bleibt dahingestellt (Juckel et al. 2005). Viele dieser Arbeiten ermöglichten nicht, einzelne Krankheiten spezifisch voneinander zu unterscheiden.

Dokumentation ist ärztliche Pflicht und sie umfasst ein weites Spektrum von der Anamnese über den Befund, die Verlaufsbeschreibung und den Abschlussbericht. Die Anamnese wird meist im Konjunktiv notiert und soll die subjektive Seite des Patienten ausdrücken. Ansonsten dominieren direkte und indirekte Rede. Befund und Verlauf werden meist in der ›objektiven Sprache‹ des psychopathologischen Befundes abgebildet, d.h. in den Urteilen des Psychiaters dargestellt. Während die Krankengeschichte bei Aufnahme vor 20 Jahren noch über 20 Seiten betrug, war sie vor 10 Jahren vielleicht 10 Seiten lang, vor 5 Jahren 5 Seiten und seit 2-3 Jahren, seit Einführung der KIS-Systeme, ist sie mit 2-3 Kurzeinträgen im KIS auf wenige Zeilen geschrumpft. Bei Anamnese bzw. Anlass der Aufnahme wird der Konjunktiv benutzt und die Sichtweise des Patienten ohne Wertung wiedergegeben. Die biographische Anamnese wird anhand eines Zeitstrahls dargestellt, auf den Fakten eingetragen werden. Sie enthält über breite Strecken möglicherweise auch indirekte Rede bzw. Konjunktive, die die Sicht des Patienten indizieren. Beobachtungen des Arztes oder Therapeuten sind meist in direkter Rede wiedergegeben und erhalten damit den Charakter von faktischen quasi objektiven Notizen.

Folgende Fragetypen werden im Patientenerstkontakt verwendet, dabei gilt grundsätzlich die Vorgabe, relativ kurze Fragen zu stellen, Dopplungen, Verneinungen und ›grammatikalische Kunststücke‹ zu vermeiden, die Alltagssprache und keine medizinischen Fachausdrücke zu verwenden sowie die begleitenden Verhaltensbeobachtungen nicht zu vergessen. Fragetypen sind orientierende Fragen und stehen als solche meist am Gesprächsanfang. Oft geht es um die deskriptive Schilderung von Zusammenhängen. Auf sie folgen exploratorische Fragen, die über den Gesprächsverlauf verteilt sind und die dazu dienen, den psychopathologischen Befund und die Diagnostik zu erheben. Der Sinn solcher Fragen ist die Offenlegung von Zusammenhängen, so dass sich der Patient möglichst zu öffnen beginnt. Erlaubt sind auch beeinflussende Fragen an besonderen Gesprächsstellen oder die korrigierende Lenkung des Patienten, die möglicherweise das Risiko einer Konfrontation bei einschränkender Wirkung und Reflexion bergen kann. Die Fragen im weiteren Gesprächsverlauf dienen der vorsichtigen Förderung des Patienten. Sie sollen die Akzeptanz steigern oder Veränderungsmöglichkeiten andeuten, den Patienten insgesamt zum Nachdenken über Implikationen bewegen und eine produktive Wirkung haben. Wichtig ist dabei die Reflexion des Untersuchers, meist des psychiatrischen Psychotherapeuten, über das eigene Erleben und Verhalten im Patientenkontakt sowie die Analyse der Gegenübertragung, siehe das psychotherapeutische Erstgespräch (Eckstädt 1995).

Auch die Schwere der psychosozialen Belastungsfaktoren modifiziert nach DSM-IV wird im Hinblick auf persönliche und berufliche Verhältnisse eingeteilt. Die Skala reicht von leicht, mittel, schwer, sehr schwer zu katastrophal und wird mit entsprechenden Zahlenwerten hinterlegt. Neben dem Fremdrating gibt es zudem Selbstbeurteilungsskalen, die ähnlich aufgebaut sind. Der gesamte Krankheitsverlauf wird in so genannten Chronorecords bzw. Life Charts ebenfalls operationalisiert notiert. Damit wird das komplexe intervallskalierte Niveau des lebendigen Lebens auf ein Ordinalniveau in numerische Abstände reduziert, standardisiert und in ein vorgefasstes Schema gepresst. Die Variabilität innerhalb dieser Notationsform ist eher gering, da alles einer entsprechenden Nummerik nach Monat und Jahr mit entsprechenden Auslegungsgraden (z. B. Richtung Depression und manischem Bild) gefügt werden muss. Im Hinblick auf Psychopathologieskalen und ihre Dokumentation muss jedoch immer darauf hingewiesen werden, dass es je nachdem, wer notiert, ob Arzt, Patient oder Angehörige, oft unterschiedliche Perspektiven auf einen Sachverhalt geben kann. Es gibt Ähnlichkeiten, aber auch Unterschiede im Hinblick z. B. auf das psychosoziale Funktionsniveau, das anhand spezialisierter PSP-Skalen für Profis, Betroffene, Angehörige gemessen wird, wie Schaub et al. (2012) zeigen konnten.

Insofern bleibt eine abwägende, dem Individualfall gerecht werdende psychiatrisch-psychopathologische Darstellung und Beurteilung heutzutage eigentlich nur noch den forensisch-psychiatrischen Gutachten vorbehalten, die im Rahmen von Strafrecht, Zivil- und Sozialrecht oder als Prognosegutachten einen spezifischen Sachverhalt aufklären sollen, der sich auf eine einzelne Person und ihre Situation bezieht. Auch hier gibt es eine gewisse Vorstrukturierung durch die Art der Angelegenheit bzw. das Delikt. Das Gutachten stützt sich auf Kenntnisse der entsprechenden Akten bzw. der ambulanten Untersuchungen, auf eigene Angaben, die somatische Anamnese, auf die psychiatrische Anamnese, die Sexualanamnese, die Angaben des Probanden zum Delikt, die entsprechenden Befunde, Zusatzuntersuchungen und zusätzliche Informationen. Das Ende des Gutachtens enthält als wichtigsten Teil die Zusammenfassung und Beurteilung bzw. die Beantwortung der Fragen vom Gericht (Nedopil 2007). Viele dieser Gutachten sind meist über 60 Seiten lang, sie entwickeln einen komplexen individualspezifischen Sachverhalt. Sie basieren zwar ebenfalls auf der standardisierten Diagnostik, dem AMDP-System und ICD-10, können den Einzelfall aber im Detail aufarbeiten und sind auch sprachlich eher an diesem Einzelfall orientiert.

Psychiatrische Wissenschaften schreiben: von der Geistes- zur Naturwissenschaft und dem Einfluss der Grundlagen- und Neurofächer

Die heutige medizinische Wissenschaft, auch die Psychiatrie als nunmehriger Teil der Neurowissenschaften, konstituiert sich einerseits durch standardisierte Drittmitteleinwerbung im Rahmen formalisierter Antragsverfahren, die meist Web-basiert erfolgen, und zeichnet sich auf der anderen Seite durch eine bestimmte Publikationspraxis aus, die Veröffentlichungen in peer-reviewed, meist englischsprachigen (auch der in Deutschland erscheinenden) Journalen mit digitalen Einreichungssystemen umfasst. Wissenschaftliche Befunde, die oft keine Einzelfalldarstellungen mehr sind, sondern empirische, gruppen-statistisch abgesicherte Daten umfassen, werden in Beiträgen veröffentlicht, die selbst hoch formalisiert sind. Sie bestehen aus den Teilen Abstract, Introduction, Methods, Results und Discussion und werden mit wenigen Abbildungen und Tabellen versehen eingereicht. Die Beiträge werden als pdf-Files anonymen Reviewern zugesagt, die dann ihre Einschätzung digital zurückmelden und sie auch in einer nummerischen Skala von 1-10 niederlegen. Bei positiver Entscheidung des Editors wird der Beitrag oft zunächst digital veröffentlicht, später auch in Druckform. Es gibt jedoch derzeit eine vermehrte Tendenz zu reinen open-access-Journalen, die Aufsätze nicht mehr drucken und auf ›altmodische‹ Weise verschicken, die klassischen Printmedien (Papierzeitschriften) scheinen damit an Bedeutung zur verlieren. In den so genannten datengestützten Original-Artikeln spielt oft der auch hinsichtlich der Diagnose ›normierte‹ Patient eine zentrale Rolle. Viele solcher Arbeiten sind wichtig z.B. für akademische Qualifikationen wie Promotionen und Habilitationen. Die normierten Schreibregeln betreffen nicht nur die Abfolge von Abstract, Keywords, Introduction, Methods, Results, Discussion /Conclusion, Acknowledgement, Disclosures, References, Tables, Figures, sondern auch die Wortanzahl u. ä. formale Merkmale eines wissenschaftlichen Textes. Bei der Auswahl der Journale spielt der Impact Factor dieser Zeitschrift sowie die Listung in Pubmed/Medline eine große Rolle. Für den einzelnen Autor ist der so genannte H-Index und Citation-Index (diese Indices beschreiben, wie häufig die Arbeiten von Autoren in Arbeiten anderer Autoren pro Jahr zitiert werden), d. h. wie oft zitieren andere eine Arbeit des Autors, immer wichtiger geworden.

Wissenschaftliche Artikel gehen vom Allgemeinen zum Besonderen über und formulieren damit die in der jeweiligen Arbeit behandelte Fragestellung. Die Angaben werden bewusst knapp gehalten. Oft werden bereits zuvor verwendete Textbausteine benutzt. Es dominiert die sachliche Darstellung vom Ziel der Studie und bis hin zur Darstellung der Messwerte. Umfängliche Übersichtsartikel, die z. B. eine grundsätzliche Fragestellung auch theoretischer Natur erörtern, werden nur noch selten, und wenn in spezifischen, dafür ausgewiesenen Zeitschriften gedruckt. Entscheidend ist auch hier die Kurzbotschaft in Form des Abstracts, der wiederum in Objective, Methods, Results und Conclusions unterteilt ist. Meistens werden nur noch die Abstracts wahrgenommen und gelesen, die in großen Indexierungsdatenbanken wie der Pubmed weltweit im Internet zugänglich sind. Dadurch ist Wissen einerseits ausgesprochen transparent und zugänglich geworden, andererseits aber auch eindimensionalisierter. Der ›Wert‹ eines Wissenschaftlers bemisst sich oft nur noch in der Quantität seiner Pubmed-Einträge, sowie des IF und H-Indexes.

Ein großer Bereich des wissenschaftlichen Arbeitens in der Psychiatrie wird durch Zeitschriften dominiert. Bücher und Lehrbücher gelten meist als veraltet. Verbreitet sind die Online-Recherche sowie das Online-Einrechnungsverfahren. Die Publikationen erfolgen meist nur noch digital; allerdings gibt es noch einige Printmedien. In den einzelnen Publikationen dominieren keine Fälle oder Fallserien mehr. Meistens finden sich statistische Analysen von Gruppen, oft herrschen psychologisch-psychiatrische Ansätze vor, selten geworden sind Studien aus der Sozialpsychiatrie. Verbreitet ist dagegen die Epidemiologie, hohe Fallzahlen werden auch im Hinblick auf Genetik angestrebt und führen zu einem weiteren Rückgang alles Individuellen. Besonders stark ist diese Tendenz im angelsächsischen Raum. Fraglich bleibt auch hier, ob die Psychiatrie überhaupt mit sinnvollen klinisch homogenen Phänotypen operiert. Es mehren sich z. B. die Hinweise, dass die so genannte Kraepelinische Dichotomie zwischen schizophrenen und bipolaren Erkrankungen keine ›Grenze‹ darstellt, sondern die Krankheitseinheiten eher ein Kontinuum bilden (Häfner et al. 2008). Dann dürfte es nicht wundern, dass in vielen empirischen Studien im Prinzip Patienten unterschiedlicher Krankheitsausprägung statistisch ›übereinander gestapelt‹ werden, also ein Mittelwert gebildet wird.

Wie schon angesprochen, verändert sich auch das Lesen klinischer und wissenschaftlicher Texte. In der Klinik werden meist nur ausgewählte Stellen im Arztbrief gezielt angeschaut oder gelesen (Befund, Diagnose, Verlauf, Medikamente). Auch das wissenschaftliche Lesen ist selektiv: Viele Leser beschränkten sich auf die Abstracts oder sogar nur auf weniger Sätze aus denselben. Das schnelle Orientieren soll durch die Reduktion auf Sachinformation, die in definierten Begriffen verschlüsselt sind, gelingen. Dasselbe gilt für die mündliche Rede, sie korrespondiert oft mit der schriftlichen. Bei Patientenvorstellungen in Frühkonferenzen oder bei Visiten herrscht – analog eigentlich zum Schriftlichen – die Kürzelhaftigkeit vor. Allerdings sollte die Psychiatrie als Lehrfach auch die Sprachbefähigung fördern: Sie sollte die Einübung in den Blick, die Einübung in der Empathiefähigkeit, die Einübung in das Erkennen des Allgemeinen im Besonderen befördern. Auch die Erhebung des psychopathologischen Befundes sollte trainiert werden. In der Regel herrscht derzeit jedoch eine Abkehr von diesen literarischen Mitteln vor, die als verdächtig und zu ungenau gelten (›Psychiatrie als richtige wissenschaftliche Disziplin der Medizin‹). Das bringt einige Nachteile mit sich: Die Verarmung der sprachlichen Ausdrucksmittel (vom individuellen zum allgemein Verständlichen und Definierten) bedeutet auch, dass die Komplexität im Einzelnen nicht angemessen verstanden werden kann. Die Normierung scheint sich damit als Effekt der Erhebungspraktiken einzustellen. Wenn nur noch das Allgemeine, die Kategorien und das Typische der Fälle in die Betrachtung einbezogen wird und nicht mehr das Besondere des individuellen Patienten, dann dürften auch die Erkenntnis- und damit die Sprachwerkzeuge der Studierenden und jüngeren Psychiater verkümmern. Das Ziel der Bemühungen sind nur noch die objektive Krankheitslogik und Messwerte. Die ›Personalisierte Medizin‹ umfasst heute Biomarker als maßgeschneiderte Diagnostik und Therapie: neurobiologische (Epigenetik) und psychosoziale Faktoren (z. B. Life Event vorhanden/nicht-vorhanden – welches ist egal) des Wahns. Es interessiert nicht mehr der individuell-biographische Inhalt, sondern nur noch formale Formen/Typen sind relevant. Allerdings verfügt der Psychiater und Psychotherapeut auch weiterhin nur über seine Beobachtungsgabe und die Übersetzung der Beobachtungen seiner Empfindungen sowie Gedanken in Sprache. Hier gibt es natürlich nicht nur patientenbezogene individuelle Unterschiede, sondern auch auf den Beobachter/Psychiater/Psychotherapeut bezogene Unterschiede.

Die Mehrdeutigkeit besteht damit weiter und kann durch das standardisierte System nicht ausgeschaltet werden. Die vollkommene Formalisierung der Sprache ist ebenfalls nicht möglich. Anders als andere medizinische Disziplinen hat die Psychiatrie kein EKG und keine Bildgebung. Dringlich scheint immer noch die grundlegende Frage, ob wir mentale Zustände und Emotionen anderer wirklich erkennen können? Diese ist bis heute eine der Kardinalfragen des Fachgebiets ›Psychiatrie und Psychotherapie‹ (Juckel & Heinz 2004). Neue Forschungen zu Sozialer Kognition, Empathie, ToM, d.h. den Intersubjektivitätsphänomenen, erbringen ebenfalls Rückschlüsse auf die Erkenntnis- und Sprachwerkzeuge des Psychiaters. Da eine Privatsprache auch bzgl. der Emotionen und der Mimik grundsätzlich erkenntnistheoretisch nicht möglich ist, besteht für den Psychiater zumindest grundsätzlich die Möglichkeit der genauen Erfassung der sprachlichen Ausdrücke des Patienten sowie des mimischen Ausdrucksverhalten und der Emotionen. Aber der Standardisierungs-, Operationalisierungs- und Normierungsdruck kann die Gefahr bringen, dass die Erkenntnis- und Sprachwerkzeuge zunehmend verkümmern und der Psychiater nur noch das schablonenhafte Allgemeine und nicht mehr das besondere Individuelle zu erkennen und sprachlich auszudrücken vermag.

Schlussfolgerungen

Aufschreibeprozesse in Psychiatrie und Psychotherapie (siehe die Urväter wie Kraepelin, Bleuler und Freud) haben eine lange Tradition. Dabei zeichnet sich die Entwicklung von der kunstvollen Krankengeschichte, die dem subjektiven Erlebnishorizont des Patienten/Klienten gewidmet ist, zu einer möglichst differenzierten und vor allem individualisierten Sichtweise und Beobachtung des Psychiaters und Psychotherapeuten ab. Heute zeigt sich eine deutliche Tendenz zur Standardisierung und Operationalisierung, die wissenschaftliche Sprache ist vereinfacht und kürzelhaft. Sie zielt eher auf das Allgemeine und nicht mehr das Besondere. Der psychologische Befund und die Anamnese werden so aufgeschrieben, dass in ihnen bereits die entsprechende allgemeine Krankheitskategorie enthalten ist. Früher war eher der Einzelfall leitend (heute gerade noch im Bereich der Psychotherapie vor allem der psychodynamischen Verfahren zu sehen bzw. bei forensischen Gutachten). Kasuistiken und der Einzelfall können heute kaum mehr im Rahmen des großen Krankenhausbetriebes mit weit über 2000 Aufnahmen pro Jahr (und 10.000 Fällen der Ambulanz) im Mittelpunkt stehen. Es dominiert die Betonung des für ein Krankheitsbild Charakteristischen. In diesem Beitrag ging es jedoch nicht um die moralische Bewertung dieses Prozesses oder darum, etwas historisch Vergangenes zu betrauern. Die Entwicklung ist Teil eines allgemeinen gesellschaftlichen Wandels, sie entsteht damit also aus einer bestimmten gesellschaftlichen Notwendigkeit heraus. Sie bietet zudem Chancen auf Verdichtungen und Standardisierungen und damit auf eine transparentere und allgemein verständlichere Dokumentation bzw. Kommunikation. Diese Entwicklung bringt Neues, in Form und Inhalt verändertes Material mit sich, dessen Untersuchung durch Wissensgeschichte und Wissenschaftsforschung, Medien- und Literaturwissenschaft noch aussteht.

Zitierte Literatur

AMDP: *Manual zur Dokumentation psychiatrischer Befunde.* 8. Aufl. Weinheim 2006.

Bauer, Michael; Pfennig, Andrea; Linden, Michael; Smolka, Michael N.; Neu, Peter; Adli, Mazda: »Efficacy of an algorithm-guided treatment compared with treatment as usual: a randomized, controlled study of inpatients with depression«. In: *Journal of Clinical Psychopharmacology* 29 (2009), H. 4, 327-333.

Damásio, Antonio R.: *Descartes' Irrtum. Fühlen, Denken und das menschliche Gehirn.* München 1994.

Dick, Beate; Sitter, Helmut; Blau, E.; Lind, Norbert; Wege-Heuser, Elke; Kopp, Ina B.: »Klinische Behandlungspfade in Psychiatrie und Psychotherapie«. In: *Der Nervenarzt* 77 (2006), H. 1, 12-22.

Eckstädt, Anita: *Die Kunst des Anfangs: Psychoanalytische Erstgespräche.* Frankfurt a. M. 1995.

Frances, Allen: *Saving Normal, Saving Normal: An Insider's Revolt against Out-of-Control Psychiatric Diagnosis, DSM-5, Big Pharma, and the Medicalization of Ordinary Life.* New York 2013.

Häfner, Heinz; an der Heiden, Wolfram; Maurer Kurt: »Evidence for separate diseases? Stages of one disease or different combinations of symptom dimensions?« In: *European Archives of Psychiatry Clinical Neuroscience* 258 (2008), Jun., Suppl. 2, 85-96.

Hinterhuber, Hartmann: *Die Seele.* Berlin 2001.

Horkheimer, Max; Adorno, Theodor W.: *Dialektik der Aufklärung. Philosophische Fragmente.* Amsterdam 1947.

Jaspers, Karl: *Allgemeine und spezielle Psychopathologie* [zuerst: Heidelberg 1913]. 9. Aufl. Berlin 1973.

Juckel, Georg: »Motorik«. In: *Neurophysiologische Untersuchungen in der Psychiatrie*. Hg. Ulrich Hegerl. Berlin 1998, 163-190.

Juckel, Georg; Heinz, Andreas: »Can we know what others feel?« In: *Philosophy and Psychiatry*. Hg. Thomas Schramme, Johannes Thome. Berlin 2004, 229-241.

Juckel, Georg; Mergl, Roland; Hegerl, Ulrich: »Kinematic movement analyses and their application in psychiatry«. In: *Psychiatrische Praxis* 32 (2005), Apr., Suppl. 1, 31-37.

Juckel, Georg; Schaub, Daniela; Fuchs, Nina; Naumann, Ute; Uhl, Idun; Witthaus, Henning; Hargarter, Ludger; Bierhoff, Hans-Werner; Brüne, Martin: »Validation of the Personal and Social Performance (PSP) Scale in a German sample of acutely ill patients with schizophrenia«. In: *Schizophrenia Research* 104 (2008), Sept., H. 1-3, 287-293.

Juckel, Georg; Morosini, Pier Luigi: »The new approach: psychosocial functioning as a necessary outcome criterion for therapeutic success in schizophrenia«. In: *Current Opinion in Psychiatry* 21 (2008), Nov., H. 6, 630-639.

Juckel, Georg; Stahl, Klaus; Norra, Christine: Entwicklung und erste Erfahrungen mit einem EDV-gestützten Behandlungspfad für Schizophrenie. In: *Der Nervenarzt* (erscheint 2013).

Kraepelin, Emil: *Psychiatrie: ein Lehrbuch für Studirende und Aerzte* [zuerst: Leipzig 1896]. 5. Aufl. Leipzig 1899.

Margraf, Jürgen; Schneider, Silvia: *Lehrbuch der Verhaltenstherapie*. Bd. 1: *Grundlagen, Diagnostik, Verfahren, Rahmenbedingungen: Grundlagen und Verfahren*. Berlin, Heidelberg 2008.

Maturana, Humberto; Varela, Francisco: *Autopoiesis and Cognition*. Dorbrecht, Boston, London 1980.

Moritz, Steffen; Schilling, Lisa; Hauschildt, Marit; Schröder, Johanna; Treszl, András: »A randomized controlled trial of internet-based therapy in depression«. In: *Behavior Research and Therapy* 50 (2012), Aug., H. 7-8, 513-521.

Nedopil, Norbert: *Forensische Psychiatrie: Klinik, Begutachtung und Behandlung zwischen Psychiatrie und Recht*. Stuttgart 2007.

OPD-II: *Arbeitskreis für OPD (Herausgeber, operationalisierte psychodynamische Diagnostik OPD II): Manual für Diagnostik und Therapieplanung*. Bern 2009.

Schaub, Daniela; Brüne, Martin; Bierhoff, Hans-Werner; Juckel, Georg: »Comparison of self- and clinician's ratings of Personal and Social Performance in patients with schizophrenia: the role of insight«. In: *Psychopathology* 45 (2012), H. 2, 109-116.

Ulrich, Gerald: »Das epistemologische Problem in den Neurowissenschaften und die Folgen für die Psychiatrie«. In: *Der Nervenarzt* 77 (2006), H. 11, 1287-1300.

Uzdawinis, Dorota; Edel, Marc-Andreas; Ozgürdal, Seza; von Haebler, Dorothea; Hauser, Marta; Witthaus, Henning; Gudlowski, Yehonala; Heinz, Andreas; Juckel Georg: »Operationalized psychodynamic diagnostics (OPD) in patients in a prodromal state of schizophrenia – an explorative study. In: *Zeitschrift für Psychosomatische Medizin und Psychotherapie* 56 (2010), H. 2, 150-162.

van Praag, Herman M.; Kahn, Rene S.; Asnis, Gregory M.; Wetzler, Scott; Brown, Serena L.; Bleich, Avraham; Korn, Martin L.: »Denosologization of biological psychiatry or the specificity of 5-HT disturbances in psychiatric disorders«. In: *Journal of Affective Disorders* 13 (1987) Jul.-Aug., H. 1, 1-8.

Wittgenstein, Ludwig: *Philosophische Untersuchungen*. Frankfurt a. M. 1953.

Andreas Mayer

Gehen, Denken, Schreiben

Balzacs Psychopathologie der Gangarten

In seinen *Ideen zu einer Mimik* (1785/86) skizzierte der Theaterdirektor und Popularphilosoph Johann Jakob Engel das Programm einer Anthropologie, die »den Ausdruck der Seele im Körper« beobachten sollte, indem sie die »vorübergehenden körperlichen Bewegungen« so genau wie nur möglich in den Blick nahm.[1] Die Form des Ganges verriete dem aufmerksamen Beobachter oder Zuschauer nicht nur den sozialen Status oder den Charakter des Gehenden, sondern bildete auch dessen jeweilige Ideenfolge getreu ab: »Der Gang erfolgt nach dunkeln Ideen, die den Willen stillschweigend lenken, und die das Gesetz ihrer Folge von den jezt herrschenden klaren nehmen: jene leiden durch den Einfluß von diesen; diese durch den Einfluß von jenen. Daher hat jede eigenthümliche Sinnesart, jede innre Bewegung und Leidenschaft ihren unterscheidenden Gang, und es läßt sich von allen Charakteren im Allgemeinen sagen, was die Gemahlin des Herkules von Lykus [in Senecas Tragödie *Hercules furens*] sagt: *Qualis animo est, talis incessu.*«[2]

Engels Schrift war nicht allein als Versuch angelegt, die Schauspielkunst auf allgemeine theoretische Regeln zu gründen, sondern sollte in einem größeren anthropologischen Rahmen ihre eigentliche Relevanz erhalten: als »Kenntnis des Menschen, die als solche ihren absoluten Werth hätte«.[3] Sie knüpfte damit an die bereits bei anderen Autoren der Spätaufklärung formulierte moralische Semiotik der menschlichen Gangarten und Gesten an, wie sie insbesondere in der umstrittenen Physiognomik Johann Caspar Lavaters oder seines Kritikers Georg Christoph Lichtenberg zu finden war. Während Lavater sich in seinen *Physiognomischen Fragmenten* nur sporadisch dem menschlichen Gang zugewandt hatte[4], kontrastierte der Lichtenbergische Kommentar zu einer

1 Johann Jakob Engel: *Ideen zu einer Mimik. Erster Theil.* Berlin 1785, 7.

2 Ebd., 98.

3 Ebd., 23.

4 »Mich dünkt also (und tägliche auffallende Bemerkbarkeiten bestätigen meine Meynung überflüßig), daß der Gang eines Menschen von der äußersten physiognomischen Wichtigkeit sey, und daß der gute Physiognomiste den Gang des Stolzen, des Demüthigen, des Herzhaften, des Furchtsamen, des Aufrichtigen, des Falschen, des Unwissenden, des Verständigen u.s.f. sicher bestimmen, oder durch

Bildserie des Berliner Zeichners Chodowiecki in pädagogischer und erkenntnistheoretischer Absicht jeweils die Körperhaltungen von Menschen in denselben sozialen Situationen: »Szenen aus dem Schauspiel, das wir täglich ansehen, und in welchem wir nicht selten mitspielen«.[5] Der Spaziergang, der mittlerweile nicht allein klar abgegrenzte Plätze und Gartenanlagen, sondern vor allem auch eine spezifische Form des korrekten und anständigen Gehens bezeichnete[6], wurde innerhalb dieser moralischen Semiotik im Hinblick auf standesspezifische oder individuell geprägten Gangarten gedeutet.

Wie sich bei Lavater, Lichtenberg und Engel deutlich zeigt, löste sich dieses neue semiotische Wissen über den menschlichen Gang von den bisherigen eher schematischen Körperidealen, wie sie im 17. und 18. Jahrhundert noch in Anstandsbüchern, medizinischen und pädagogischen Traktaten kodifiziert wurden. Jeder einzelne Schritt und jede einzelne Geste wurden nun im Rahmen eines Parallelgangs begriffen, in dem äußere und innere Bewegungen miteinander korrespondierten. Eine analoge Problemstellung kristallisierte sich auch im Projekt der neuen französischen ›Wissenschaft vom Menschen‹ heraus, die eine umfassende Erhellung der Beziehungen des Physischen zum Moralischen forderte. Zwar verfolgten deren Vertreter in der Praxis unterschiedliche Ansätze, doch war ihnen allen ein Diskurs gemein, der beanspruchte, das Erbe der Naturgeschichte und der philosophischen Anthropologie mithilfe der Beobachtung auf ein sicheres empirisches Fundament zu stellen. Die Ausgangspunkte dieser neuen Wissenschaft finden sich in der holistischen Anthropologie, wie sie in der vitalistischen Schule von Montpellier, insbesondere bei einem ihrer Hauptvertreter Paul-Joseph Barthez, entworfen wurde.[7] Charakteristisch für die Vielfalt von Positionen, die

Nachahmung ausdrücken könnte.« Johann Caspar Lavater: *Physiognomische Fragmente zur Beförderung der Menschenkenntnis und Menschenliebe. Vierter Versuch.* Leipzig, Winterthur 1778, 418f. Diese Passage findet sich bereits in seinem ersten Versuch *Von der Physiognomik.* Leipzig 1772, 183.

5 Georg Christoph Lichtenberg: »Natürliche und affektierte Handlungen des Lebens. Erste Folge«. In: *Der Fortgang der Tugend und des Lasters. Daniel Chodowieckis Monatskupfer zum Göttinger Taschenkalender mit Erklärungen Georg Christoph Lichtenbergs 1778-1783.* Hg. Ingrid Sommer. Berlin o. J. [1977], 29.

6 Vgl. dazu Gudrun M. König: *Eine Kulturgeschichte des Spaziergangs. Spuren einer bürgerlichen Praktik 1780-1850.* Köln 1996, 24ff.

7 Vgl. Roselyne Rey: *Naissance et développement du vitalisme en France de la deuxième moitié du 18e siècle à la fin du Premier Empire* [1987]. Oxford 2003; Elizabeth Williams: *The Physical and the Moral: Anthropology, Physiology, and Philosophical Medicine in France, 1750-1850.* Cambridge 1994.

sich hinter dem Diskurs der ›Wissenschaft vom Menschen‹ verbergen, ist die 1799 gegründete Pariser *Société des Observateurs de l'homme*, zu deren prominentesten Mitgliedern die stark vom Vitalismus von Montpellier geprägten *médecins-philosophes* Pierre-Jean-Georges Cabanis und Philippe Pinel zählen.[8]

Dass die Beobachtung des menschlichen Ganges ab 1800 für eine Reihe von französischen Medizinern als eines der zentralen Probleme für die ›Wissenschaft vom Menschen‹ galt, verdankte sich zu einem guten Teil kulturellen, ökonomischen und politischen Umwälzungen, die im Gefolge der Französischen Revolution die Stadt Paris zu einem komplexen Beobachtungs- und Experimentierfeld für die Medizin machten. Diese Entwicklungen sind oft mit dem Aufstieg der pathologisch-anatomischen Methode in den großen Krankenhäusern assoziiert worden.[9] Das Aufkommen neuer interventionistischer Methoden verdrängte jedoch nicht die detaillierte Beobachtung von lebenden Patienten am Krankenbett oder im Raum des Spitals. Die sprachliche, möglichst lückenlose Erfassung von allen für die Krankheit relevanten Symptomen, wozu auch charakteristische Gangarten und Gesten gehören, zählt zu den Idealvorstellungen der medizinischen Nosographie, wie sie sich im 18. Jahrhundert in der vitalistischen Medizin von Boissier de Sauvages bis Philippe Pinel herausgebildet hatte. Diese Tugenden des ärztlichen Beobachters waren auch noch für diejenigen Vertreter der ›Wissenschaft vom Menschen‹ verbindlich, die sich kritisch mit den klassischen Texten zur Mechanik der menschlichen und tierischen Bewegung auseinandersetzten. Der zunächst von Paul-Joseph Barthez unternommene Versuch einer *Nouvelle Mécanique des Mouvements de l'Homme et des Animaux* (1798), der eine Korrektur mechanistischer Theorien des Gehens anstrebte, blieb auch für die meisten vom Vitalismus geprägten Mediziner der folgenden Generation zentral. Bis in die 1830er Jahre bildete Giovanni Alfonso Borellis iatromechanischer Traktat *De motu animalium* (1680-1681) den kanonischen Bezugspunkt einer stark anwachsenden

8 Vgl. dazu Sergio Moravia: *Beobachtende Vernunft. Philosophie und Anthropologie in der Aufklärung* [1970]. Frankfurt a. M. 1989; sowie die detaillierte Studie von Jean Luc Chappey: *La Société des Observateurs de l'homme (1799-1804). Des anthropologues au temps de Bonaparte*. Paris 2002.

9 Vor allem in der einseitigen Rezeption der Studie von Michel Foucault: *Die Geburt der Klinik. Eine Archäologie des ärztlichen Blicks* [1963]. Frankfurt a. M. 1973, ähnlich jedoch auch in nicht an Foucault orientierten Arbeiten, wie etwa bei Dora Weiner und Michael Sauter: »The City of Paris and the Rise of Clinical Medicine«. In: *Osiris* 18 (2003), 23-42.

wissenschaftlichen Literatur, die sich mit der Physiologie menschlicher und tierischer Bewegung befasst.[10]

Der Diskurs der vitalistischen Bewegungsphysiologie stößt allerdings an eine Grenze, die sich nicht allein dem inneren Widerspruch verdankt, einerseits fortwährend die erschöpfende empirische Beobachtung der menschlichen und tierischen Gangarten anzukündigen und andererseits das Beobachtungsfeld in der Praxis an einigen wenigen kanonischen Texten eng abzustecken. Die epistemologische Problematik dieses medizinischen Diskurses, der semiotische und mechanische Ansätze zu integrieren sucht, erfährt in einem Text eine Zuspitzung, der in diesem Zusammenhang bisher nicht beachtet worden ist. Es handelt sich um die *Théorie de la démarche* (1833) von Honoré de Balzac, einen formal ungewöhnlichen und bisher vielfach als rätselhaft geltenden Essay, der erst spät Aufnahme in das Gesamtkorpus der *Comédie Humaine* gefunden hat.[11] Die *Théorie*, die im letzten Band der Pléiade-Ausgabe dem fragmentarisch gebliebenen Projekt der *Pathologie de la vie sociale* zugeordnet wird, ist bisher vorwiegend als ein Versuch einer Stadtsemiotik oder gar als Vorbote der modernen Kulturwissenschaften verstanden worden.[12] Diese etwas einseitige Einschätzung resultiert auch aus dem Umstand, dass Balzacs Auseinandersetzung mit der wissenschaftlichen und medizinischen Fachliteratur entweder allzu summarisch oder vorwiegend in Bezug auf explizite Verweise verfolgt worden ist.[13] Im Folgenden soll die Frage geklärt werden, welche Bezüge die *Théorie de la démarche* zu den wissenschaftlichen Physiologen der menschlichen Bewegung unterhält. Die literarische Verarbeitung medizinischen und wissenschaftlichen Wissens lässt sich dabei nicht auf eine satirische Form reduzieren. Denn die

10 Vgl. dazu ausführlicher Verf.: *Wissenschaft vom Gehen. Die Erforschung der Bewegung im 19. Jahrhundert.* Frankfurt a.M. 2013, bes. Kap. 2.

11 Honoré de Balzac: »Théorie de la démarche«. In: Ders.: *La Comédie humaine.* Bd. 12, Paris 1981, 259-302. Im Folgenden beziehe ich mich allein auf diese Ausgabe, alle Zitate sind dabei von mir übersetzt.

12 Für die erste Lesart, vgl. Karl-Heinz Stierle: *Der Mythos von Paris. Zeichen und Bewußtsein der Stadt.* München 1993, für die zweite Edgar Pankow: »Ein anderer Balzac. Der Autor der *Menschlichen Komödie* als Pathologe der Alltagskultur«. In: Honoré de Balzac: *Pathologie des Soziallebens.* Leipzig 2002, 7-36. Dort findet sich auch die meines Erachtens wenig plausible Auffassung, die *Théorie de la démarche* sei ein poststrukturalistischer Text *avant la lettre.*

13 Vgl. v.a. Madeleine Ambrière: »Balzac le chercheur d'absolu: du coté de la science«. In: Dies.: *Au soleil du romantisme: quelques voyageurs de l'infini.* Paris 1998, 213-306; dies.: *Balzac et La recherche de l'absolu.* Paris 1999, sowie Moïse Le Yaouanc: *Nosographie de l'humanité balzacienne.* Paris 1959.

Satire ist nur eine der vielen Schichten in einer vielstimmigen Komposition, in der die psychophysiologischen Relationen von Gehen, Denken und Schreiben als drei sich bedingender, aber auch interferiender Bewegungen neu artikuliert werden. In Konkurrenz zu den Physiologen der menschlichen Bewegung, die die verschiedenen Variationen des Ganges ausgehend von einer Vorstellung des natürlichen aufrechten Gehens empirisch zu fassen suchen, entwirft Balzac eine Psychopathologie der Gangarten.

Physiognomik der Gangarten: der französische Lavater

Balzacs *Théorie de la démarche*, die 1833 in vier Folgen in der kurzlebigen Zeitschrift *L'Europe littéraire* erscheint, präsentiert sich vordergründig zunächst als ein mit satirischen Einschlägen versehener Traktat, der mit einem Vorwort beginnt, in dem der Autor die Neuheit und Originalität seiner Theorie anpreist: »Ist es nicht wirklich außergewöhnlich festzustellen, dass seitdem der Mensch geht, niemand sich jemals gefragt hat, warum er geht, wie er geht, ob er geht, ob er nicht besser gehen könnte, was er beim Gehen macht, ob es nicht ein Mittel gäbe, seinen Gang Vorschriften zu unterwerfen, zu verändern, zu analysieren: Fragen, die sämtliche philosophischen, psychologischen und politischen Systeme betreffen, mit denen sich die Welt befasst hat.«[14] Nach einer ausführlichen Beschreibung der vielfachen Irrwege und Mühen, denen sich der Theoretiker bei der Beantwortung dieser Fragen ausgesetzt setzt, mündet der Text in die Diskussion von zwölf dogmatisch aufgestellten Aphorismen, die ein ›Gesetzbuch der Gangarten‹ für den Gebrauch der neuen Elite des Bürgerkönigs Louis-Philippe liefern sollen: »[...] die Ausarbeitung einer Reihe von Axiomen, um den schwachen und trägen Köpfen ihre Ruhe zu garantieren, ihnen die Mühe des Denkens abzunehmen und sie, durch die Befolgung einiger klarer Grundsätze, zur Kontrolle ihrer Bewegungen zu bringen.«[15]

Die bunte Galerie der angeführten Beispiele, die sich aus historischen Anekdoten und Balzacs eigenen Beobachtungen am Boulevard de Gand in der Nähe der Pariser Börse zusammensetzt, dient vor allem zur Illustration einer Axiomatik, die zielsicher vom äußeren auf das innere Leben schließt. Die Gangart gilt als ›Physiognomie des Körpers‹, »pensée

14 Balzac: »Théorie« (wie Anm. 11), 260.
15 Ebd., 278.

en action«[16], in deren Eigenart sich die menschlichen Tugenden und Laster, Arbeitsgewohnheiten und Krankheiten dem aufmerksamen Beobachter auf unbarmherzige Weise offenbaren. Die frisch in den Adelsstand erhobenen Pairs de France verraten auf dem Boulevard ihre wahre soziale Herkunft ebenso wie die »in Korsette geschnürten Frauen«, deren Hüftbewegungen mit einer Dampfmaschine verglichen werden, die die »abscheuliche Präzision« ihres Liebeslebens enthüllen.[17] Die unterschiedlichen Gangarten der Arbeiter, die »zur Wiederholung der immergleichen Bewegung verdammt sind«, kontrastiert Balzac mit der geneigten Kopfhaltung der Studierten.[18]

Mit diesem Entwurf einer Semiologie des Pariser Alltagslebens präsentiert sich Balzac hier, wie wiederholt bemerkt worden ist, als ein Epigone der Lavaterschen Physiognomik.[19] Die Implikationen dieser Erweiterung des physiognomischen Ansatzes auf die menschliche Bewegung erschließen sich jedoch erst, wenn in Rechnung gestellt wird, in welcher Form Balzac die Schriften Lavaters rezipiert hat. Wie aus einem Brief an seine Schwester hervorgeht, besaß Balzac die *Physiognomischen Fragmente* in einer französischen Übersetzung, die zwischen 1806 und 1809 in zehn Bänden erschienen war und bis 1835 mehrfach neu aufgelegt wurde.[20] Bereits ihr Titel macht deutlich, wie weit sie vom deutschen Original entfernt war: *L'Art de connaître les hommes par la physionomie par Gaspard Lavater. Nouvelle édition corrigée et disposée dans un ordre plus méthodique augmentée d'une exposition des recherches ou des opinions de La Chambre, de Camper, de Gall, sur la physionomie. Avec une histoire anatomique et physiologique de la face, et des articles nouveaux sur les caractères des passions, des tempéramens et des maladies, par M. MOREAU, docteur en*

16 Ebd., 280.
17 Ebd., 289 f.
18 Ebd., 291.
19 Vgl. z.B. Fernand Baldensperger: *Orientations étrangères chez H. de Balzac*. Paris 1927; Hans Ludwig Scheel: »Balzac als Physiognomiker«. In: *Archiv für das Studium der neueren Sprachen und Literaturen* 198 (1962), 227-244; Christopher Rivers: »›L'homme hieroglyphié‹. Balzac, Physiognomy, and the Legible Body«. In: *The Faces of Physiognomy: Interdisciplinary Approaches to Johann Caspar Lavater*. Hg. Ellis Shookman. Columbia 1993, 144-160; Alain Montandon: »Balzac et Lavater«. In: *Revue de littérature comparée* 74 (2000), 471-491.
20 Balzac an Laure Surville vom 20.8.1822. In: Ders.: *Correspondance I (1809-1835)*. Paris 2006, 141. Balzac besaß die Neuausgabe von 1820, die von dem Frauenarzt und Geburtshelfer Jacques-Pierre Maygrier (1771-1835) korrigiert und mit weiteren Anmerkungen versehen war. Sein Name taucht ebenfalls in der *Théorie de la démarche* auf. Vgl. Balzac: »Théorie« (wie Anm. 11), 265.

médecine.[21] Die treibende Kraft dieses aufwendigen Unternehmens war der *médecin-philosophe* und ›littérateur distingué‹ Louis-Jacques Moreau de la Sarthe (1771-1826), Professor und langjähriger Bibliothekar der Pariser *École de médecine* und Mitglied der *Société des Observateurs de l'homme.*[22] Mit seiner französischen Neufassung der *Physiognomischen Fragmente* und einer Reihe von populärwissenschaftlichen Vorträgen im Pariser *Athénée* leitete Moreau eine folgenreiche Rezeption der Physiognomik in medizinischen Kreisen ein. Lavaters Werk sollte seiner fragmentarischen und unsystematischen Form sowie seiner ›schwärmerischen‹ theologischen Züge entkleidet werden, um die Physiognomik im Lichte der *ideologues* wie Cabanis oder Destutt de Tracy zu einer wahrhaften Wissenschaft der Beobachtung menschlicher Ausdrucksbewegungen auszubilden.[23] Die Physiognomik wurde damit zu einer Art der ›transzendenten Physiologie‹ erklärt, einer »Form von sehr hoch stehenden Betrachtungen, in der die scheue und aufmerksame Beobachtung, die freie und kühne Einbildungskraft, die nützlichen Forschungen des Gelehrten und die erhabenenen Meditationen des Philosophen, einander angenähert und fast miteinander verschmolzen, sich durch wechselseitigen Austausch erhellen und bereichern«.[24]

Zwar behielt Moreau vorgeblich den Text Lavaters in seiner Gesamtheit bei, in der Tat jedoch löste sich das Original in einem neuen Textkorpus auf, das um zahlreiche Exkurse und Anmerkungen der Herausgeber sowie um Texte und Paraphrasen anderer Autoren und um an die sechshundert großteils neue Illustrationen erweitert wurde. Diese nicht immer namentlich gekennzeichneten Zusätze sollten die Physiognomik einerseits im Rahmen der vergleichenden Anatomie und Physiologie verankern, andererseits ihren empirischen Zugriff auf jene Vielfalt pathognomischer Erscheinungen ausdehnen, die Engel bereits in den *Ideen zu einer Mimik* diskutiert hatte. Folgerichtig wurden über weite Strecken manchmal stillschweigend Passagen und Illustrationen aus dessen Buch eingeschaltet oder paraphrasiert, um Lavaters sehr knappe Diskussion

21 Im Folgenden nach folgender Ausgabe zitiert: *L'Art de connaître les hommes par la physionomie par Gaspard Lavater.* Tome 1-10. Hg. Louis-Jacques Moreau de la Sarthe. Paris 1820.

22 Artikel »Moreau de la Sarthe«. In: *Dictionnaire encyclopédique des sciences médicales.* Paris 1876, 357 f.

23 Zur Rezeption der Physiognomik in Paris, vgl. Martin Staum: »Physiognomy and Phrenology at the Paris Athénée«. In: *Journal of the History of Ideas* 56 (1995), H. 3, 443-462.

24 *L'Art de connaître les hommes* (wie Anm. 21), Tome 1, 137.

der Körperhaltungen und Gangarten aus den *Physiognomischen Fragmenten* zu ergänzen.[25]

Die zahllosen individuellen Variationen des Gehens, sowie die charakteristischen Gangweisen und Körperhaltungen von Berufsgruppen und Ständen erklärt Moreau zwar zu Mischgebilden aus natürlichen und auf Nachahmung beruhenden Formen. Doch begreift er auch diese mimetischen Elemente und die daraus entstehenden Gewohnheiten als »Resultate der Natur«, die den »ursprünglichen Charakter« verstärken.[26] Die menschliche Gangart gilt dabei als einer der signifikantesten Indikatoren im Projekt einer kompletten anthropologischen Erfassung der ›vie extérieure‹ des Menschen, die dessen »äußerliche Gewohnheiten«, von der besonderen Sprechweise bis zur Kleidung und Wohnungseinrichtung, umfasst.[27] In Moreaus Kommentaren zu Illustrationen aus Engels *Ideen zu einer Mimik* und Lavaters *Physiognomischen Fragmenten* steht daher nicht so sehr die individuelle Charakteristik der jeweiligen Figuren im Vordergrund, vielmehr werden diese summarisch im Hinblick auf intellektuelle und moralische Tugenden und Defekte hin bewertet. So kontrastiert Moreau verschiedene charakteristische Körperstellungen von ›Denkern‹ exemplarisch mit Gangarten, die als ›idiotisch‹ oder ›schwachsinnig‹ qualifiziert werden. Als empirischer Beleg dient eine Reihe von zwölf männlichen Figuren, die verschiedenen Stellen von Engels Werk entnommen und neu angeordnet ist. Moreau identifiziert hier verschiedene pervertierte Formen korrekter Beobachtung und Reflexion, wie sie sich in den von ›Listen‹ und ›Berechnungsgeist‹ geleiteten Überlegungen des Weltmannes oder in ›gleichgültigen‹ und ›schwachen‹ Geistern offenbart.[28]

Moreaus Praxis des Umstellens und Entstellens der figurativen Darstellungen von Gesten und Gangarten, die auf konkrete kulturelle Be-

25 Vgl. etwa den Abschnitt »Des attitudes, de la démarche, et de la posture« im dritten Band der Ausgabe Moreaus, die eine Textmontage aus Passagen Lavaters und Engels darstellt, in die Moreau vermutlich seine eigenen Bemerkungen einschaltet. *L'Art de connaître les hommes* (wie Anm. 21), Tome 3, 15-18.

26 Ebd., 17. An anderer Stelle erklärt er die Nachahmung zu einer »unberechenbaren Kraft« (*puissance incalculable de l'imitation, une sorte d'action sympathique de l'homme sur l'homme*). Moreau de la Sarthe: »Observations sur les signes physionomique des professions«. In: *L'Art de connaître les hommes* (wie Anm. 21), Tome 6, 225.

27 »Réflexions sur les caractères physionomiques tirées de la forme de l'écriture par l'un des éditeurs (1806)«. In: *L'Art de connaître les hommes* (wie Anm. 21), Tome 3, 122-138, hier 122.

28 Vgl. *L'Art de connaître les hommes* (wie Anm. 21), Tome 3, 32 ff.

deutungsfelder verweisen, verdankt sich einer Klassifikation, die innerhalb einer hierarchisch organisierten Typologie die Kopfarbeit an die Spitze der gesellschaftlichen Berufe stellt: »Jedes Metier, jeder Beruf muss generell als eine spezielle, sich auf das ganze Leben erstreckende Erziehung angesehen werden, die einige Organe entwickelt, trainiert und stärkt, und die ein besonderes Verhältnis des Menschen mit der Natur herstellt.«[29] An Xavier Bichats Physiologie anknüpfend geht Moreau davon aus, dass die gesamte Gesellschaft sich in verschiedene Typen teilt, die jeweils durch den vornehmlichen Gebrauch bestimmter Organe dauerhaft geprägt sind. So rücken letztlich die durch konkrete physische und soziale Arbeitsbedingungen erzeugten habituellen Prägungen des Körpers zu den privilegierten Zeichen dieses physiognomischen Gesellschaftsporträts auf. Da jeder Stand »seinen Charakter und seine Ausdrucksweise« hat, »der Handwerker, der Adelige, der Nichtadelige, der Literat, der Geistliche, der Magistrat, der Soldat«,[30] findet Moreau den »wahren Grund für die Ungleichheit unter den Menschen« in der ›Diversität der Gebrauchsweisen‹, denen die Körperorgane jeweils in der Ausübung einer speziellen Aktivität unterworfen sind. Am Gipfel dieser Hierarchie stehen die Berufe, in denen das ›intellektuelle Organ‹ dominiert, in der Mitte die Künste, während die rein physischen Tätigkeiten, »die dem tierischen Leben ihre ganze Aktivität lassen«, am unteren Ende verortet werden.[31] Die zur ›transzendenten Physiologie‹ umgestaltete Physiognomik, die die Beobachtung von typischen Gesten und Gangarten zu ihrer empirischen Basis macht, präsentiert sich so, in Form eines totalisierenden Diskurses, als »physische und moralische Anthropologie«.[32]

In den Zusätzen, die Moreau de la Sarthe zu der von ihm besorgten französischen Übersetzung Lavaters verfasst hatte, war eine physiognomische Physiologie der Gangarten sowie die anhand der ›vie extérieure‹ vorgenommene Klassifikation sozialer Typen, die gemeinhin als genuiner Beitrag Balzacs gesehen wird, somit bereits weitgehend skizziert. In der *Théorie de la démarche* finden sich manche der Formulierungen Moreaus

29 Moreau de la Sarthe: »Observations sur les signes physionomique des professions« In: *L'Art de connaître les hommes* (wie Anm. 21), Tome 6, 229 f.

30 Ebd.

31 Ebd., 231 f.

32 Moreau de la Sarthe ist einer der ersten französischen Autoren, der eine umfassendere Definiton der Anthropologie als empirischer Wissenschaft versucht. Vgl. seine Rezension von Pinels *Traité médico-philosophique* in *La Décade philosophique* 29 (An IX, [1801]), 458 f.

fast wörtlich übernommen,[33] mitsamt der aus Bichats Physiologie bezogenen Hierarchisierung von Hand- und Kopfarbeit. So gilt es dem Theoretiker des Gehens als »erwiesen, dass der Arbeiter im Marmorbruch nicht von Geburt an dumm ist, sondern weil er Marmor sägt. Sein Leben verrinnt in der Bewegung der Arme, genauso wie das des Dichters in der Bewegung des Gehirns.«[34] Auch Balzacs Vorgehen, die Gangarten der Pariser Fußgänger von einem Stuhl aus auf dem Boulevard zu beobachten, lässt sich noch in eine Form anthropologischen Beobachtens einreihen, die Moreau und andere Mitglieder der *Société des Observateurs de l'homme* empfehlen, um zu einer empirischen Grundlage für eine Zeichensprache der Gebärden zu gelangen.[35] Die hypertrophen Ansprüche an eine ›vollständige‹ Wissenschaft oder ›Anthropologie‹, wie sie sich wiederholt in der *Théorie de la démarche* und den anderen fertiggestellten Teilen der *Pathologie de la vie sociale* finden, nehmen vielfach den totalisierenden Diskurs der ›transzendenten Physiologie‹ auf, wie er sich bei Autoren wie Moreau de la Sarthe findet.[36]

Die Auflistung physiognomischer Axiome, die im Text Balzacs anhand von Anekdoten und Beobachtungen auf dem Boulevard illustriert wer-

33 Vgl. auch den für die Zeitschrift *La Mode* verfassten *Traité de la vie élégante* (1830), der sich vielfach wie eine Variante von Moreaus sozialer Physiologie der Arbeitswelt liest (Balzac: *La Comédie Humaine*. Bd. 12, Paris 1981, 211-257). Stellt man diese engen Bezüge zu Moreaus Version in Rechnung, so erscheint die häufig in der Sekundärliteratur anzutreffende Auffassung, Balzac habe Lavaters Physiognomik auf originelle Weise literarisch erweitert, als wenig überzeugend. Vgl. z. B. Scheel: »Balzac als Physiognomiker«; Rivers: »›L'homme hieroglyphié‹« (wie Anm. 19).

34 Balzac: »Théorie« (wie Anm. 11), 272.

35 Vgl. neben den bereits weiter oben erwähnten Tendenzen insbesondere die »Erwägungen über die verschiedenen Methoden der Beobachtung wilder Völker« des Barons Joseph-Marie Degérando (1800), der dem reisenden Ethnographen das empirische Studium der ›Zeichen der Wilden‹ und insbesondere ihrer Gebärdensprache als erste und wichtigste der zahlreichen ›notwendigen Beobachtungen‹ vorschrieb. Zit. n. Moravia: *Beobachtende Vernunft* (wie Anm. 8), 219-251, hier 226 ff. Balzac nimmt bezeichnenderweise mehrfach auf die ethnographische Reiseliteratur Bezug und macht verschiedene Bemerkungen zum Gang der ›Wilden‹, vgl. Balzac, »Théorie« (wie Anm. 11), 282 f.

36 Vgl. Balzac: »Théorie« (wie Anm. 11), 270, ders.: »Traité des excitants modernes«. In: Ders.: *La Comédie humaine*. Bd. 12, Paris 1981, 303-328. So lautet der vollständige Titel der hier erstmals angekündigten *Pathologie de la vie sociale: Méditations mathématiques, physiques, chimiques et transcendantes sur les manifestations de la pensée, prises sous toutes les formes que lui donne l'état social, soit par le vivre et le couvert, soit par la démarche et la parole, etc.*

den, lässt sich kaum als das wirkliche Zentrum der *Théorie* begreifen: Die hier präsentierte Semiotik sozialer Typen im Stadtraum ist ihr vordergründigster Aspekt, nicht zuletzt da sie einem zeitgenössischen Lesepublikum am zugänglichsten war.[37] Die moralische Semiotik der Gangarten, die ein lokales kulturelles Alltagswissen in allgemeine Lehrsätze umzumünzen sucht, wird in Balzacs kleinem Traktat zu einem der Einsätze in einer Erzählung, die ein ganz anderes Drama schildert: Dieses Drama ist das des Theoretikers selbst, der sich in der ›Wissenschaft vom Menschen‹ fortwährend seines Gegenstandes zu vergewissern sucht.

Das Beobachterproblem: Balzac und die Physiologen der menschlichen Bewegung

Der Fassung des Beobachterproblems, das Balzacs *Théorie de la démarche* durchzieht, kommt insofern zentrale Bedeutung zu, als dieses das Ringen und Scheitern des Theoretikers begründen soll. Durchaus klassisch erfährt es zunächst eine allgemeine Bestimmung, die einerseits auf das Register der Psychologie, andererseits auf jenes der Repräsentation verweist. Die Forderung nach der Schärfung der Sinneswahrnehmung, für die Balzac auf Diderots berühmte *Lettre sur les aveugles* verweist[38], und nach einer schier unermesslichen Aufnahmefähigkeit eines ›geradezu göttlichen Gedächtnisses‹ gemahnen an den Imperativ der Aufmerksamkeit, der für Naturforscher seit dem 18. Jahrhundert zur Lebensform ge-

37 Folglich sind die hier aufgegriffenen Elemente aus der wissenschaftlichen und medizinischen Literatur mehr als bloß ›metaphorische Ressourcen‹ für eine Analyse gesellschaftlicher Realität (vgl. für diese Lesart Karl-Heinz Stierle: »Epische Naivität und bürgerliche Welt. Zur narrativen Struktur im Erzählwerk Balzacs«. In: *Honoré de Balzac*. Hg. Hans-Ulrich Gumbrecht, Karl-Heinz Stierle, Rainer Warning. München 1980, 175-218, hier: 182). Auch lassen sie sich nicht auf die Funktion reduzieren, ein ideologisches Mittel zur Naturalisierung von sozialer Ungleichheit zu sein. Kritische Studien des erst später aufkommenden Genres der literarischen Physiologien, die sich zumeist auf Walter Benjamins Paris-Studien und seine Thesen zum Flaneur berufen, haben Balzacs ›physiologische‹ Essays pauschal in diesem Sinn interpretiert. Vgl. v.a. Richard Sieburth: »Une idéologie du lisible: le phénomène des physiologies«. In: *Romantisme* 47 (1985), 39-60, bes. S. 45. Eine Korrektur dieser Tendenz versucht Martina Lauster: »Walter Benjamin's Myth of the Flâneur«. In: *Modern Language Review* 102 (2007), 139-156.

38 Balzac: »Théorie« (wie Anm. 11), 276.

worden ist.[39] Die kritische Diagnose Balzacs betrifft jedoch vor allem die aktuelle Krisensituation der ›Wissenschaft vom Menschen‹, die sich im Auseinandertreten von verschiedenen Genres der Beobachtung manifestiert, in denen unterschiedliche stilistische Darstellungsformen kultiviert und die dementsprechend als ›wissenschaftlich‹ oder ›literarisch‹ klassifiziert werden: »Die Beobachtung der Phänomene, die den Menschen betreffen, die Kunst, in ihnen die verborgensten Bewegungen aufzudecken, das Studium des Wenigen, das dieses privilegierte Wesen unfreiwillig von seinem Inneren erraten läßt, verlangen sowohl nach einem beträchtlichen Maß an Genie als auch nach dessen Verringerung: zwei Dinge, die sich ausschließen. Man muß geduldig sein, wie einst Muschenbroek und Spallanzani, oder so wie es heute Nobili, Magendie, Flourens, Dutrochet und viele andere sind. Daneben muß man aber auch über jenen Überblick verfügen, der die Erscheinungen in einem Zentrum konvergieren läßt, über jenes Denken, das sie strahlenförmig anordnet, jenen Scharfsinn, der sieht und deduziert, jene Betulichkeit, die es uns erlaubt, niemals einen Punkt des Kreises zu entdecken ohne die anderen zu beobachten, sowie über jene Raschheit, die eine Sache von Kopf bis Fuß erfaßt. / Dieses vielseitige Genie, das einige heroische Köpfe besitzen, die in den Annalen der Naturwissenschaften zu recht Berühmtheit genießen, ist beim Beobachter der moralischen Natur weitaus seltener ausgeprägt. Der Schriftsteller, der den Auftrag hat, die großen, auf den Gipfeln leuchtenden Einsichten [*les lumières*] zu verbreiten, muß seinem Werk eine literarische Form geben und den Lesern noch die trockensten Theorien interessant machen und die Wissenschaft hübsch dekorieren. So hat er sich unaufhörlich dem Diktat der Form, der Dichtkunst und der künstlerischen Utensilien zu unterwerfen. Ein großer Schriftsteller und ein großer Beobachter sein, Jean-Jacques und das Bureau des Longitudes in einer Person: das ist das Problem, das unlösbare Problem.«[40]

Die Diskussionen innerhalb der zeitgenössischen französischen Bewegungsphysiologie führen vor, dass dieses Problem anhand der Beschreibung von Gangarten äußerst virulent war. Balzac beschränkt seine eigene Auseinandersetzung mit der physiologischen Literatur auffälligerweise auf einen klassischen Referenztext: Giovanni Alfonso Borellis *De motu animalium*, dessen Hauptthesen er vermutlich aus Diskussionen

39 Vgl. Lorraine Daston: »The Empire of Observation, 1600-1800«. In: *Histories of Scientific Observation*. Hg. Dies., Elizabeth Lunbeck. Chicago, London 2011, 81-113.

40 Balzac: »Théorie« (wie Anm. 11), 277.

mit befreundeten Wissenschaftlern und Medizinern sowie aus zahlreichen Artikeln aus dem *Dictionnaire des sciences médicales* kannte.[41] Auf seine Zeitgenossen spielt er nur indirekt an, wenn er in der Nachfolge Borellis »einige medizinische Fachaufsätze« erwähnt, deren Autoren »von dem wissenschaftlichen Schweigen über unsere wichtigsten Akte entsetzt« seien: Doch hätten sie, »dem Beispiel Borellis folgend, weniger die Ursachen erforscht als die Wirkungen festgestellt«.[42] Mit diesen Bemerkungen hatte Balzac zweifellos einen Autor wie den gleichaltrigen Pierre-Nicolas Gerdy (1797-1856) im Blick, der sich zunächst in Magendies *Journal de physiologie* an einer Analyse des menschlichen Ganges versuchte, »einer der kompliziertesten Erscheinungen der tierischen Mechanik«.[43]

In seiner 1830 begonnenen *Physiologie médicale, didactique et critique* verfolgte Gerdy den ehrgeizigen Plan, in Form einer reflektierten Synthese über die bloß partiellen Gesichtspunkte verschiedener Wissenschaften und Künste hinauszugehen. Dieses Werk ist durchaus charakteristisch für eine nosographisch ausgerichtete vitalistische Physiologie, die die Beobachtung des Lebendigen gegenüber dem Tierexperiment privilegiert.[44] Die Bewegungsphysiologie Gerdys, die in einer genauen Lektüre von Borellis *De motu animalium* gründet, bleibt anatomisch-morphologisch ausgerichtet und insistiert auf der Beobachtung und Systematisierung von Details. In ihrer methodologischen Programmatik schraubt diese Physiologie ihre Ambitionen ebenso hoch wie bei der Definition ihres Gegenstandsbereichs. Ganz in der Manier der Nosographien des späten 18. Jahrhunderts entwirft Gerdy eine Klassifikation für seine ›universelle Methode‹ der Beobachtung, deren Ziel nichts Geringeres ist,

41 Dem Text der *Théorie* zufolge ist Balzac durch den Astronomen Félix Savary, der an der École Polytechnique Maschinenlehre unterrichtete und sich auch für die iatromechanischen Lehren Borellis interessierte, auf dessen Traktat aufmerksam geworden. Obwohl Balzac ausführlich den Erwerb des Bandes auf dem Quai beschreibt, erscheint es angesichts der konsequent beibehaltenen fehlerhaften Wiedergabe des Titels (*De actu animalium*) wahrscheinlicher, dass er aus anderen Quellen geschöpft hat, etwa aus dem ausführlichen Artikel »Marche« von Rullier aus dem *Dictionnaire des sciences médicales*, der ebenfalls Borellis wichtigste Lehrsätze wiedergibt (Pierre Joseph Rullier: »Marche« in *Dictionnaire des sciences médicales*. Tome 31. Paris 1819, 6-23.).

42 Balzac: »Théorie« (wie Anm. 11), 263.

43 Pierre-Nicolas Gerdy: »Mémoire sur le mécanisme de la marche de l'homme«. In: *Journal de physiologie* 9 (1829), 1-28, hier: 1.

44 Vgl. ausführlicher zu Gerdys Position: Mayer: *Wissenschaft vom Gehen* (wie Anm. 10), 88ff.

als »auf sichere und strenge Weise alles wahrzunehmen, was wahrnehmbar ist, und alles zu erfassen, was sich erfassen lässt«.[45]

Die Grenzen dieser Physiologie erweisen sich als porös, da ihre detaillierten Beobachtungen zum physischen Menschen von psychologischem, historischem und kulturellem Wissen durchsetzt sind. Wie brüchig deren Versuche einer großen Synthese sind, zeigt sich deutlich an der Textgeschichte von Gerdys *Physiologie médicale*. Nachdem 1830 das Vorwort separat gedruckt vorlag, das neben programmatischen Positionsbestimmungen und einer Reihe von angekündigten Resultaten den Plan des auf vier Bände angelegten Werkes enthielt, folgte die erste Hälfte des ersten Bandes im Jahr darauf, 1833 lag der gesamte Band zur Gänze vor. Die restlichen drei Bände, in denen Gerdy sich vor allem moralischen und psychologischen Fragen widmen wollte, wurden hingegen nie publiziert.[46] In einer Kritik geißelte der Mediziner Frédéric Dubois d'Amiens die langatmige Programmatik, die stilistische Inkohärenz des Textes, den Gebrauch von unpassenden Metaphern und Neologismen sowie das fallweise Zitieren von zweifelhaften historischen Anekdoten.[47] Die scharfe Kritik setzte vorwiegend sprachliche und stilistische Kriterien an, weil für einen unbehelligten Leser solcher Texte kaum mehr zu entscheiden war, ob es sich um ein fachwissenschaftliches Werk handelte oder um die ›Physiologie‹ aus der Feder eines Literaten.[48]

In der *Théorie de la démarche* stellt Balzac somit eine epistemologische und soziologische Problematik heraus, die auf diese polemische Zone

45 Pierre-Nicolas Gerdy: »Préface [1830]«. In: *Physiologie médicale, didactique et critique*. Tome I. 1re partie. Paris 1832, VIII-IX, hier CIII.

46 Erst 1846 publizierte Gerdy eine *Physiologie philosophique des sensations et de l'intelligence fondée sur des recherches et des observations nouvelles et applications à la morale, à l'éducation, à la politique*.

47 Frédéric Dubois d'Amiens: »*Physiologie médicale, didactique et critique* par M. P. N. Gerdy«. In: *Revue médicale française et étrangère* 4 (1831), 445-467.

48 Zwar fand die Hochblüte der literarischen Physiologien als eines satirischen Genres in Paris erst ab 1840 mit ihrer massenhaften Verbreitung im Stadtraum statt, die Walter Benjamin im Licht seiner berühmten Thesen zum Flâneur in seinen Paris-Studien interpretiert hat, doch stellte dies nur die letzte Phase einer Erweiterung des semantischen Feldes dar, die schon ab 1800 eingesetzt hatte. Dieses Feld umfasste ein breites Spektrum, das von den geschichtsphilosophischen und utopischen Thesen zum gesellschaftlichen und technologischen Fortschritt, die die Bewegung der Saint-Simonisten unter dem Schlagwort der ›sozialen Physiologie‹ im Umlauf brachten, über die bereits diskutierte spezifisch französische anatomisch-physiologische Rezeption von Lavater durch Moreau de la Sarthe bis zum mehrfach aufgelegten Bestseller *Physiologie du goût* (1825) des Richters Jean Anthèlme Brillat-Savarin reichte.

verweist, in der die Kriterien für die angemessenen Formen des Beobachtens und Beschreibens physiologischer Phänomene verhandelt wurden. In diesem Sinne mussten sich jene Mediziner, die sich mit dem Phänomen der menschlichen Gangarten befassten, notgedrungen mit einem Darstellungsproblem konfrontiert sehen. Dieses Problem rührt an die Grenzen des Diskurses und der Methoden der physiologischen ›Wissenschaft vom Menschen‹: Wie konnte der Physiologe die ihm sich auf den Pariser Straßen darbietenden »tausenden Variationen des Ganges«[49] überhaupt empirisch erfassen, im Detail beschreiben und sodann auf einige wenige Gesetze zurückführen? Wie ließ sich angesichts der zahllosen kulturell und individuell geprägten Varianten des Ganges der natürliche Mechanismus des Gehens beobachten?

Balzac macht sich in der *Théorie* den totalisierenden Diskurs der ›Wissenschaft vom Menschen‹, der eine erschöpfende Beobachtung des physischen und moralischen Menschen im Akt seiner Bewegung fordert, zu eigen, um ihn zum Scheitern zu bringen: »So viele Menschen, so viele Gangarten gibt es! Sie alle zu beschreiben käme dem Versuch gleich, sämtliche Schattierungen des Lasters, alle Lächerlichkeiten der Gesellschaft zu erforschen, die Welt in ihren niedrigen, mittleren und höheren Schichten zu durchlaufen. Ich verzichte darauf. Unter den zweihundertvierundfünfzigeinhalb Personen (einen Herrn ohne Beine zähle ich nur halb), deren Gang ich analysiert habe, konnte ich nicht einen Menschen finden, dessen Bewegungen anmutig und natürlich gewesen wären.«[50] Doch spitzt Balzac in der *Théorie* das Problem der Bewegungsphysiologie nicht nur in dieser epistemologischen und moralischen Fassung zu. Der Umstand, dass sich eine umfassende anthropologisch-physiologische Untersuchung der Gangarten letztlich nur in Form einer *Pathologie* sozial geprägter Körperbewegungen realisieren lässt (die zugleich auch Kritik

49 Nicolas-Philibert Adelon: *Physiologie de l'homme*. Tome 2. Paris 1823, 186: »Es genügt in dieser Hinsicht, verschiedene Menschen auf der Straße zu beobachten, um zu erkennen, dass es vielleicht nicht zwei gibt, die auf dieselbe Weise gehen.« Der vitalistische Mediziner, Mitherausgeber des *Dictionnaire des sciences médicales* (einer der Hauptquellen Balzacs), widmete sich hier in dem Abschnitt »Lokomotilität oder die Funktion der willkürlichen Bewegungen« auf 236 Seiten allen nur denkbaren Abweichungen vom menschlichen Vorwärtsgang in gerader Richtung: dem Seitwärts- und Rückwärtsgang, dem Gehen auf einem Bein, auf den Knien, auf den Zehenspitzen, auf Krücken, auf dem Seil, auf den Händen, und nicht zuletzt auf allen Vieren. Das Erfinden von Neologismen (»locomotilité«) ist eines der Kennzeichen dieser physiologischen Literatur, es findet sich auch in den literarischen Physiologien Brillat-Savarins und Balzacs.

50 Balzac: »Théorie« (wie Anm. 11), 295.

im Sinn der Moralisten ist), führt das Projekt noch nicht notwendigerweise an sein Ende. Mit einer rousseauistischen Wendung findet die *Théorie* die natürliche Kehrseite der durch die Zivilisation verdorbenen Pariser Städter denn auch bei den Kindern, den ›Wilden‹ und den Tieren: »Es gibt kein Tier, das interessanter wäre als ein Mensch, wenn man es nur wenig philosophisch untersucht. An ihm ist nichts Falsches! So wandte ich mich wieder zu mir selbst zu, und die Beobachtungen, die ich nun schon seit mehreren Tagen über das Gehen anhäufte, erschienen mir in einem recht traurigen Licht. Ein spöttischer Dämon rief mir jenen schrecklichen Satz Rousseaus zu: ›Der denkende Mensch ist ein entartetes Tier!‹«[51] In dieser reflexiven Wendung liegt letztlich der entscheidende Einsatz jener ›vollständigen Anthropologie‹, die das analytische Projekt der *Pathologie de la vie sociale* leisten soll: Sie gewinnt ihrem niedrigen oder frivolen Gegenstand eine bisher ungeahnte Größe ab.

Der Fall des Theoretikers: Die Bewegung als ›Abgrund‹ des Denkens

Die *Théorie de la démarche* verschärft das Problem des Beobachters der moralischen Natur des Menschen, indem es den Blick auf ein Phänomen richtet, das in seiner Totalität als *unfassbar* bestimmt wird. Bereits die Bewegung unbelebter Körper ist, wie Balzac den fiktiven Physiker Planchette in *La peau de chagrin* sagen lässt, ein ›Abgrund‹, in dem sich das Denken zu verlieren droht: »Die Bewegung stellt ein unlösbares Problem dar, vergleichbar dem Vakuum, der Schöpfung oder der Unendlichkeit, und verwirrt das menschliche Denken. Dem Menschen ist allein gegeben zu erfassen, dass er es niemals erfassen wird.«[52] Am Beginn des zweiten Abschnitts der *Théorie* verwebt Balzac das Thema in eine Parabel, die einen Verrückten und einen Geometer hinsichtlich ihrer Erfahrung des Abgrunds konfrontiert. Während sich der erste in den Abgrund stürzt, steigt der zweite auf einer Leiter mit seinem Zollstock und anderen Instrumenten hinab und begnügt sich mit der Messung seiner Tiefe und Temperatur. Balzac erklärt nun die geringste menschliche Bewegung zu einem solchen Abgrund und indiziert so den Ausnahmestatus seiner eigenen Theorie und ihres Autors, der sich selbst »zwischen dem Zollstock des Geometers und dem Schwindel des Irren« verortet: »Nur ein

51 Ebd., 296.

52 Balzac: »La peau de chagrin«. In: Ders.: *La Comédie humaine*. Bd. 10. Paris 1979, 243 f.

Mann, der kühn genug ist, sich dem Wahnsinn ohne Schrecken und der Wissenschaft ohne Furcht zu nähern, konnte diese Theorie aufstellen.«[53]

Die weitere Dramatisierung des epistemologischen Dilemmas der ›Wissenschaft vom Menschen‹, das zwischen geregelter wissenschaftlicher Vermessung und sprunghaftem Erfahrungsbericht verortet wird, vollzieht sich in der *Théorie* letztlich durch einen einfachen Kunstgriff: die konsequente Ausschlachtung der Polysemie des französischen Wortes ›démarche‹, das sowohl eine Art des Gehens und im weiteren Sinn des Handelns als auch eine methodische Vorgehensweise und Gedankengänge bezeichnet.[54] Durchaus ungewöhnlich ist allerdings die Form, in der Balzac die Formulierung seiner Theorie der Gangarten mit der Erzählung ihrer schrittweisen Entwicklung, d. h. mit dem Auftreten der jeweiligen Ideen und Hypothesen, verschränkt. Diese Erzählung, in der der Autor sich selbst zur Figur stilisiert, wird von einer allgemeinen ›Theorie unserer Gedankengänge‹ (*démarche de nos idées*) gerahmt, derzufolge jede neue Idee drei Lebensalter durchläuft. Die Idee bzw. die Theorie wird dabei wiederholt personifiziert: Sie erscheint, je nach ihrem Entwicklungsstadium, entweder als eine Jungfrau im Dornröschenschlaf, als »allzu zärtliche oder eifersüchtige Geliebte« oder als »launenhafte Kurtisane«, mit denen der Theoretiker ein von wechselnden Leidenschaften bewegtes Verhältnis unterhält.[55]

Die Auseinandersetzung mit der zeitgenössischen Physiologie des Gehens, die Balzac in ihren diversen mechanischen und semiotischen Spielarten studiert, wird somit innerhalb einer doppelten Rahmung platziert, die die theoretische Arbeit am Gegenstand (der *démarche*) in all ihren Schritten simultan als ein kühnes und frivoles Unterfangen erscheinen lässt. Die Physiognomik des Gehens gehört großteils in die Sphäre des Frivolen: Dies zeigt sich nicht allein an der Thematisierung des Äußerlichen, wie männlicher Bäuche oder der Bewegungen von Röcken und anderer weiblicher Kleidungsstücke, deren Diskussion in der *Théorie de la démarche* breiter Raum gewidmet wird.[56] Wesentlich ist, dass die physiognomische Beobachtergabe im Korpus der *Comédie humaine* wiederholt Figuren zugeschrieben wird, die auf ein offenbar selbstevidentes,

53 Balzac: »Théorie« (wie Anm. 11), 226.

54 Der letztere figurative Sinn tritt erst am Ende des 17. Jahrhunderts auf. Vgl. den Artikel »Marche«. In: *Dictionnaire historique de la langue française*. Hg. Alain Rey. Paris 1994, 2136.

55 Balzac: »Théorie« (wie Anm. 11), 266, 274. Vgl. auch bereits in der *Physiologie du mariage*: »Physiologie, que me veux-tu?«

56 Vgl. ebd., 287 ff.

nicht näher expliziertes Wissen hinweist. Der erotische Charakter dieses Wissens verdichtet sich in einer Straßenszene, in der am Beginn des Romans *Ferragus* (1833) ein männlicher Flaneur im Gang der Frau und im Spiel ihres Kleides ihre geheimsten Gedanken zu erraten meint: »An der Art, wie eine Pariserin sich in ihren Schal wickelt, an der Art, wie sie auf der Straße den Fuß hebt, errät ein geistreicher Mann das Geheimnis ihres mysteriösen Ganges. Es liegt ein unbestimmbares Beben, etwas Leichtes in der Person und ihrer Gangart: die Frau scheint leichter zu werden, sie geht, sie geht, oder besser, sie gleitet dahin wie ein Stern, und sie fliegt, davongetragen von einem Gedanken, den die Falten und das Spiel ihres Kleides verraten.«[57]

Die Szene steht in einem direkten Bezug zur zeitgleich gedruckten *Théorie de la démarche*, wo es nun ironischerweise der Theoretiker selbst ist, der den mysteriösen Gang seiner eigenen, als ›Kurtisane‹ personifizierten Theorie verfolgt. Während die Personifizierung der Theorie auf ein weithin geteiltes Wissen zielt, das Gegenstand geistreicher Konversationen im Salon ist[58], verweist die Parabel vom Irren und vom Geometer hingegen auf jene andere Sphäre, die mit dem Schrecken und den Gefahren assoziiert ist, denen sich das Denken angesichts eines unfassbaren Gegenstandes ausgesetzt sieht. Die Platzierung des theoretischen Schreibens zwischen der Sphäre des Ernsten und des Frivolen ermöglicht die fortwährenden, meist sprunghaften Registerwechsel innerhalb des vielstimmig angelegten Textes. Dabei wird die scheinbare Gewissheit der physiognomischen Axiome, die ein sozial geteiltes, sich meist auf frivole Gegenstände beziehendes praktisches Alltagswissen formalisiert, stets von den ernsten Zweifeln konterkariert, die sich der Theoretiker stellt: »Anmut verlangt nach runden Formen. / Nehmen Sie etwa nur die Schadenfreude einer Frau, die über ihre Rivalin sagen kann: ›Sie ist ganz schön kantig.‹ / Doch bei der Beobachtung der verschiedenen Gangarten erhob sich in meiner Seele ein grausamer Zweifel, der mir bewies, dass der Mensch in jeder Sparte der Wissenschaft, selbst der frivolsten, durch die unentwirrbarsten Schwierigkeiten gelähmt wird. Es ist ihm ebenso unmöglich, die Ursache und den Zweck seiner Bewegungen zu kennen

57 Honoré de Balzac: »Ferragus«. In: Ders.: *La Comédie humaine.* Bd. 5. Paris 1977, 798.

58 »Die geschicktesten Beobachter trifft man in der guten Gesellschaft. Doch da sie entweder träge sind oder sich um den Ruhm nicht scheren, gehen sie dahin, ohne diese Wissenschaft zu mehr als nur zu ihrem eigenen Nutzen gebraucht zu haben, und um abends gegen Mitternacht noch die letzten drei Gäste im Salon zum Lachen zu bringen«. Balzac: »Théorie« (wie Anm. 11), 278.

wie zu wissen, warum und wozu es Kichererbsen gibt.«[59] In diesem letzteren Register, das nach Anfangsgründen sucht, stellen sich die Fragen nach jener bisher unerkannten ›vollständigen Wissenschaft‹, die die Bezüge zwischen dem inneren und dem äußeren Menschen aufzuklären imstande ist. Hier verortet Balzac seine Auseinandersetzung mit der Wissenschaft und der Medizin, wie er sie auch in verschiedenen Romanen der physiologischen Studien der *Comédie humaine* in Szene setzt. So verweist die *Théorie de la démarche* bereits mit ihrem Motto auf die zeitgleich konzipierte *Histoire intellectuelle de Louis Lambert* (1833), der ersten Version von *Louis Lambert*, mit der Balzac in Konkurrenz zur psychiatrischen Literatur tritt: »Worauf, wenn nicht auf eine elektrische Substanz, kann man jene Magie zurückführen, mit der der Wille sich so majestätisch im Blick inthronisiert, um die Hindernisse auf Befehl des Genies zu Boden zu schmettern, oder mit der der Wille trotz all unserer Heuchelei die menschliche Hülle durchdringt?«[60] Im Zentrum des verloren gegangenen »Traktats über den Willen«, den der fiktive Theoretiker Lambert verfasst hat, steht die mesmeristische Vorstellung eines unsichtbaren Fluidums, das jeden inneren oder äußeren Akt der Bewegung begleitet und spürbar auf die Atmosphäre wirkt. Die in der *Théorie de la démarche* vorgetragene energetische These lautet nicht viel anders, nämlich dass »der Mensch durch alle seiner Bewegung geschuldeten Akte eine bestimmte Quantität an Kraft außerhalb seines Körpers projizieren könnte, die irgendeine Wirkung innerhalb der Sphäre seiner Aktivität hervorbringen müßte«.[61] Gemäß dieser »einfachen Formel« wird die Bewegung als eine Art primäres Prinzip bestimmt, das das Denken als »die reinste Handlung des menschlichen Wesens« umfasst, sowie das ›Wort‹ als dessen Übersetzung und ›Gangart und die Gebärde‹ (*la Démarche et le Geste*) als »mehr oder weniger leidenschaftliche Vollendung des Wortes«.[62]

All diese Theoreme, die Balzac in seine *Théorie* einspeist, entstammen jener okkulten ›Wissenschaft vom Menschen‹ (*Science Humaine*), die Louis Lambert zugeschrieben wird.[63] Dies wird auch in einem der enthaltenen Entwürfe zur *Théorie* deutlich, demzufolge Balzac den Text nach der Wiederholung des Mottos mit einem expliziten Verweis auf den

59 Ebd., 284 f.

60 Ebd., 261. Zu den Bezügen zwischen der psychiatrischen Literatur und *Louis Lambert* vgl. Juan Rigoli: *Lire le délire. Aliénisme, rhétorique et littérature en France au XIXe siècle*. Paris 2001, 477-517.

61 Balzac: »Théorie« (wie Anm. 11), 270.

62 Ebd.

63 Balzac: »Louis Lambert«. In: *La Comédie humaine*. Bd. 11. Paris 1980, 589-692.

fiktiven Theoretiker abzuschließen gedachte: »Und da ich das Motto zu dieser Theorie einer Idee entnommen habe, die sie zur Gänze enthielt und die Louis Lambert geschuldet ist, wird man es mir vielleicht nicht vorhalten, wenn ich mit der Erläuterung einer anderen seiner Ideen ende, die meines Erachtens eine seiner fruchtbarsten ist.«[64] Balzac verwarf diese Konzeption wohl auch deshalb, weil sie die *Théorie de la démarche* letztlich als eine satirische Variante des zur selben Zeit konzipierten Romans präsentiert hätte. Dessen ungewöhnliches Kompositionsprinzip besteht in der schrittweisen Rekonstruktion von Lamberts verloren gegangener Theorie durch einen Jugendfreund, die in der letzten Version des Textes auch eine Reihe von Fragmenten aus dem »Traktat über den Willen« wiedergibt: »Bruchstücke von Gedanken, die nur denjenigen verständlich sein werden, die es gewohnt sind, sich über den Rand von Abgründen zu beugen, in der Hoffnung den Grund zu erspähen«.[65] Lambert wird vom Erzähler als ein asketischer Mystiker geschildert, der gemäß den Maximen seiner eigenen Theorie lebt: »Er aß sehr wenig und trank nur Wasser; ferner, sei es aus Instinkt oder aus Neigung, entsagte er jeder Form der Bewegung, die eine Verausgabung der Kräfte verlangt hätte. Seine Gebärden waren spärlich und einfach, wie bei den Orientalen oder Indianern, bei denen der Ernst ein Naturzustand zu sein scheint.«[66] Lambert gilt als lebendiger Beweis für sein eigenes spiritualistisches System, demzufolge die Ideen physische Wesen sind. Die unausgesetzte Selbstkontemplation führt ihn jedoch letztlich in einen Zustand fast vollständiger Immobilität, der vom Erzähler sowohl in einem psychiatrischen als auch in einem religiösen Vokabular beschrieben wird.[67] Der Status seiner theoretischen Produktion, die nur entstellt und in Bruchstücken in einem Anhang wiedergegeben wird, bleibt damit ebenso unklar wie sein Geisteszustand.

Dieselbe Ambiguität durchzieht auch den letzten Abschnitt der *Théorie de la démarche*, nur wird sie hier zum Gegenstand einer Diskussion gemacht, die ausgehend von den Annahmen der Lambertschen Theorien These gegen Antithese stellt und so das Denken in die Aporie führt. Im Lauf der Auseinandersetzung mit der wissenschaftlichen Literatur zur

64 Zit. nach dem kritischen Apparat der Pléiade-Ausgabe (»Documents«. In: Balzac: »Théorie« [wie Anm. 11], 957).

65 Balzac: »Louis Lambert« (wie Anm. 63), 692.

66 Ebd., 639.

67 Zu Balzacs Rezeption der psychiatrischen Literatur und den verschiedenen Fassungen des Textes vgl. die subtilen Analysen von Rigoli: *Lire le délire* (wie Anm. 60).

Mechanik des menschlichen Gehens dient das Register dieser spekulativen Energetik primär dazu, die Leerstellen dieser Bewegungsphysiologie in der Nachfolge Borellis zu exponieren. Die Annahme eines ›Bewegungsfluidums‹ (*fluide moteur*) scheint die Frage zu beantworten, worin die Natur der »unbegreiflichen Willenskraft« liegt, »an der Denker und Physiologen verzweifeln«.[68] Die bereits angehäuften Elemente zu einer sozialen Pathologie der Gangarten und Gedankengängen widersprechen jedoch der einfachen energetischen Formel, die das Genie allgemein der »nahezu vollständigen Bewegungslosigkeit« und »Enthaltsamkeit« zuerkennt, wie sie sich bei den »berühmtesten Geometern, Mysteriken und Denkern« findet – ein deutlicher, wenn auch impliziter Verweis auf Lambert.[69] In der geistigen Abstumpfung der Beamten, die in ihrer Untätigkeit »vor allen anderen zu *Maschinen*« werden, sowie den Portieren, Küstern und allen sitzenden Arbeitern, die in einem »der Verblödung nahekommenden Zustand verfaulen«[70], erkennt Balzac den trivialen Gegenbeleg zur Gleichsetzung von großer intellektueller Leistung und Ökonomie der Körperbewegung. »Können Sie mir eine große menschliche Leistung nennen, die nicht ohne eine übermäßige moralische oder physische Bewegung hervorgebracht worden ist?«[71] Damit bietet auch die spekulative Energetik, die oft als das geheime Zentrum von Balzacs Werk angesehen wird[72], mit ihrer These vom ›seelischen Fluidum‹, das der »wunderbaren Eloquenz der Gangart« zugrunde liegt[73], keine sichere Grundlage.

Die Konfrontation verschiedener Ansätze zu einer Physiologie der Gangarten, wie sie im Text der *Théorie de la démarche* durchgespielt wird,

68 Balzac: »Théorie« (wie Anm. 11), 274. Für vitalistische Mediziner wie Adelon oder Gerdy konnte der natürliche Gang trotz des Anscheins eines puren Automatismus nicht rein mechanisch erklärt werden. Gerdy zählte zu den Kritikern des tierischen Magnetismus. Vgl. Ernest Bersot: *Mesmer. Le magnetisme animal. Les tables tournantes et les esprits* [1852]. 5. Aufl. Paris 1884, 66 ff.

69 Balzac: »Théorie« (wie Anm. 11), 299.

70 Ebd., 300.

71 Ebd., 301.

72 Vgl. Ernst Robert Curtius: *Balzac* [1923]. Frankfurt a. M. 1985, der die *Comédie humaine* als »*la démonstration de tout un système*« und die Energetik des Lebens als »ein vollkommen zusammenhängendes organisches Ganzes« begreift (63, ähnlich auch noch bei der Balzac-Editorin Ambrière: *Balzac et La recherche de l'absolu*). Demgegenüber ist auf der Inkohärenz dieser energetischen Vorstellungen zu insistieren sowie auf dem Umstand, dass ihnen in verschiedenen Texten jeweils unterschiedlichen Funktionen zukommen.

73 Balzac: »Théorie« (wie Anm. 11), 294.

führt zu immer neuen Widersprüchen, die in einer Kreisbewegung wieder zum Ausgangspunkt zurückkehren und den Beobachter an der Existenz seines Gegenstandes zweifeln lassen. So sieht sich der Theoretiker des Gehens einem »erschreckenden Antagonismus von zwei das Leben hervorbringenden Kräften gegenüber«, Bewegung und Stillstand, die der Wissenschaft nichts als eine Negation für jede von ihr aufgestellte Formel lassen. »*Nichts*: So wird das ewige Motto unserer wissenschaftlichen Anstrengungen lauten.«[74]

74 Ebd., 302.

Stephan Kammer

Autographien der Krankheit
Physiologie und Pathologie der Handschrift um 1900

I.

›Autographien der Krankheit‹: dieser Titel bedarf der Erläuterung. Denn zweifellos könnte er Erwartungen wecken, denen der vorliegende Beitrag nicht gerecht zu werden vermag – und denen er auch gar nicht gerecht werden will. Setzt man nämlich nur die Reichweite des Schriftbegriffs groß genug an, dann ließe sich zumindest jede nicht-flüchtige pathologische Materialisierung unter dem konzeptuellen Dach einer ›Autographie der Krankheit‹ versammeln. Die vielfältigen Spuren, die sich im Verlauf einer Erkrankung auf dem Körper oder auch im Körperinneren einzeichnen, wären dann durchaus als autographische zu verstehen – und nicht zuletzt korrespondierte vielleicht mit einem derartigen Verständnis, dass die Lehre von den Zeichen, die Semiotik also, seit der Antike einen festen Platz im medizinischen Wissen hat. Bereits in der galenischen Medizin zählt der *σημειωτικὸν μέρος* – die *pars semiotica* – zu den Hauptteilen des medizinischen Systems. Anamnese, Diagnostik und Prognostik gelten als diejenigen Lektürepraktiken, dank derer der Arzt die von der Krankheit selbst geschriebenen Zeichen entziffern und richtig deuten kann. Was der Arzt zu lesen verstehen soll, wäre dann der aus dem Syntagma der einzelnen *symptomata* gebildete, von ihr selbst geschriebene Text der Krankheit.[1]

Der Fokus dieses Aufsatzes aber liegt auf der Autographie im engeren und ganz gebräuchlichen Sinn: auf der Handschrift, den eigenhändigen Spuren menschlicher Schreiber. So verstanden, verbindet sich mit der

1 Vgl. als Überblick: Wolfgang U. Eckart: »Zeichenkonzeptionen in der Medizin vom 19. Jahrhundert bis zur Gegenwart«. In: *Semiotik/Semiotics. Ein Handbuch zu den zeichentheoretischen Grundlagen von Natur und Kultur*. Hg. Roland Posner, Klaus Robering, Thomas A. Sebeok. 2. Teilband. Berlin, New York 1998 (= HSK 13.2), 1694-1712; außerdem: Volker Hess: *Von der semiotischen zur diagnostischen Medizin. Die Entstehung der klinischen Methode zwischen 1750 und 1820*. Husum 1993; Wolfgang Schäffner: »Die Zeichen des Unsichtbaren. Der ärztliche Blick und die Semiotik im 18. und frühen 19. Jahrhundert«. In: *Das Laokoon-Paradigma. Zeichenregime im 18. Jahrhundert*. Hg. Inge Baxmann, Michael Franz, Wolfgang Schäffner. Berlin 2000, 480-510.

Vorstellung einer ›Autographie der Krankheit‹ nicht mehr, aber auch nicht weniger als die Annahme, dass Krankheiten mitschreiben können beim Schreiben menschlicher Akteure, dass sie im Extremfall womöglich die Regie über Hand und Stift sogar ganz übernehmen. Die Spuren dieser Aktivität, die Schriftzüge, werden damit selbst zum Symptom. Aus ihnen soll der Arzt die Züge der Krankheit lesen, im Extremfall wiederum sogar ganz ohne den Umweg über das kranke Individuum selbst. Man kann diese Vorstellung in ihren profiliertesten Formen während eines guten halben Jahrhunderts antreffen, etwa zwischen 1870 und 1930. Als selbstverständlich darf man sie also nicht betrachten, und zwar nicht allein aufgrund der zentralen methodischen Prämisse einer historischen Anthropologie, dass man bei der Erforschung des Wissens vom Menschen nie von Selbstverständlichkeiten ausgehen sollte, dass auch die elementarsten und natürlichsten Lebensäußerungen des Menschen weder historisch unwandelbar sind noch von der Arbeit der Kultur abgetrennt werden können. Wer vom Konzept einer Autographie der Krankheit ausgeht, wie ich es eben umrissen habe, sieht sich mit einem ganzen Geflecht von Voraussetzungen, von Annahmen, Bedingungen und Konsequenzen konfrontiert, zu denen es sich zu verhalten gilt; und dieses Geflecht hat einen dezidierten historischen Index.

Methodisch hat man es bei diesem Konzept zunächst einmal mit einer *Verschiebung des Symptoms* zu tun. Unter Symptomen versteht man in der medizinischen Semiotik Organeffekte, physiologische, neurologische oder muskuläre Abläufe, die erkennbar von den als ›normal‹ beschreibbaren Vorgängen respektive Zuständen im Organismus abweichen. Unabhängig davon, wie und mit welchen Begründungen man die Grenze zwischen Abweichung und Normalität zieht, welche Funktion den Symptomen im Verhältnis zur Krankheit zukommt: ob sie auf einen Katalog der Befunde verweisen, das Wesen der Krankheit zum Ausdruck bringen oder von einem organischen Prozess zeugen[2] – unabhängig davon sind Symptome an den Organismus gebunden, in dem sie anfallen. Zwar kennen wir die schwächere metaphorische Verwendung durchaus, der zufolge etwas ›symptomatisch‹ sein soll zum Beispiel für den Verfall der Sitten oder ein unangenehmes Sozialverhalten. Aber für die Praktiken und Diskurse, von denen das Konzept einer Autographie der Krankheit aufgebracht wird, hat diese nomenklatorische Übertragungsleistung keine Relevanz. Der Begriff gilt dabei durchaus in seinem medizinischen Sinne.

2 Zur Geschichte der medizinischen Strittigkeit des Symptombegriffs und der damit verbundenen (Des-)Ontologisierungen der Krankheit vgl. Michel Foucault: *Die Geburt der Klinik. Eine Archäologie des ärztlichen Blicks*. Frankfurt a. M. 1988.

Seine Ausrichtung aber zielt, und das ist der erste entscheidende Punkt, auf das Erzeugnis einer menschlichen Kulturtechnik. Diese Verschiebung des Symptoms ist umso bemerkenswerter, als sie in eine dezidiert am Leitfaden der Physiologie ausgerichtete Epoche des anthropologischen Wissens fällt. Die ›Physiologisierung des Menschen‹, wie das Stefan Rieger genannt und enzyklopädisch untersucht hat, »setz[t] in der Regel an einem individuierten Körper an«[3]; dies im ausgehenden 19. Jahrhundert schon allein deshalb, damit man den Apparateparks der Messung, Beobachtung und vor allem eben Aufzeichnung eine Schnittstelle für ihre Interventionen verschaffen kann. Um aber in dieser Rahmung das Produkt einer Kulturtechnik, des Schreibens, mit dem epistemischen Rang eines Symptoms zu versehen, benötigt man Verfahren einer Verdoppelung und zugleich Selektion, die dezidiert nicht-selbstverständlich sind.

Zweitens setzt deshalb das Konzept einer Autographie der Krankheit eine *Umakzentuierung des Schriftbegriffs* voraus. Diese Akzentverlagerung besteht hauptsächlich darin, dass Schrift ganz und gar nicht als graphische Fixierung gesprochener Sprache zu verstehen ist, wie das selbst heutige Nachschlagewerke noch definiert haben wollen. Vielmehr bestimmt man Schrift, überwiegend die Handschrift, zunächst als Effekt einer Körperbewegung: der psychisch und/oder physisch motivierten Bewegung der Hand und der am Schreiben beteiligten Finger zumal, dann als Effekt aller jener physischen und/oder psychischen Instanzen, die das Spiel der Hand und der Finger anleiten, regeln und koordinieren. Verdoppelung heißt so: Zur ›willkürlichen‹ Kulturtechnik des Schreibens als erlernbare und erlernbedürftige Form graphisch artikulierten Zeichengebrauchs tritt die ›natürliche‹, organische Praxis des Schreibens als Form psychomotorischer Aktivität.[4] Als Selektion bezeichne ich dann die

3 Stefan Rieger: »›Bipersonalität‹. Menschenversuche an den Rändern des Sozialen«. In: *Kulturgeschichte des Menschenversuchs im 20. Jahrhundert*. Hg. Birgit Giesecke, Marcus Krause, Nicolas Pethes, Katja Sabisch. Frankfurt a. M. 2009, 181-198, hier: 183.

4 Das ist terminologisch und von der Sache her bekanntlich die Leitdifferenz der Semiotiken seit ca. 1750; sie hat aber in den hier verhandelten Zusammenhängen nichts von ihrer regulativen Kraft verloren – ganz im Gegenteil. Zur Begründung dieses Zusammenhangs, ebenfalls in der Mitte des 18. Jahrhunderts, vgl. Verf.: »Reflexionen der Hand. Zur Poetologie der Differenz von Schreiben und Schrift«. In: *Bilder der Handschrift. Die graphische Dimension der Literatur*. Hg. Davide Giuriato, Stephan Kammer. Basel, Frankfurt a. M. 2006, 131-161; zu den Nachwirkungen um 1900 Verf.: »Symptome der Individualität. Das Wissen vom Schreiben (1880-1910)«. In: *Spuren erzeugen. Zeichnen und Schreiben als Verfahren der Selbstaufzeichnung*. Hg. Barbara Wittmann. Zürich, Berlin 2009, 39-68.

Vorkehrungen, mit deren Hilfe diese letztere organische Praxis an der Handschrift sichtbar und analysierbar gemacht werden soll. Es geht also darum, alles aus den Zügen der Schrift wegzufiltern, was als Effekte einer ›nur‹ kulturtechnischen Disziplinierung den Rahmen des individuierten Körpers zu sprengen droht: den Bezug auf das Zeichensystem der Schrift, die Sprache und die Kontingenzen der Schreibinstrumente. Übrig bleibt damit von der Handschrift das für die experimentelle Anthropologie des ausgehenden 19. Jahrhunderts überaus anschlussfähige Format einer graphischen Selbstaufzeichnung, wie es die *méthode graphique* terminologisch und epistemologisch kodifiziert hat: Die Züge der Hand werden zu einer »Curve«.[5]

II.

Ich ziehe eine erste Bilanz, die den Ausgangspunkt für meine folgenden Ausführungen bieten soll: Autographien der Krankheit treten im Dispositiv des Schrift-Wissens nur unter der Bedingung auf, dass Handschrift als eine Art Körperteil jenseits der Körpergrenzen verstanden werden kann, als graphischer Zeit- und Bewegungsspeicher zudem, der die Aktivitätsspuren innervierter Motorik aufbewahrt. Handschrift ist ein ›life still‹, wie man mit einer zwar zumindest teilweise anachronistischen Analogie zum ›film still‹ sagen könnte. Bevor ich näher auf das Schrift-Wissen des späten 19. Jahrhunderts eingehe und einige Etappen namhaft mache, an denen die Vorstellung einer Selbstaufzeichnung der Krankheiten in der Handschrift artikuliert worden ist, will ich die Verfertigung eines so gelagerten Schriftverständnisses gleichsam im Entstehen zu erhaschen versuchen. Die konzeptuellen Ausgangsbedingungen dieser besonderen Beziehungsstiftung zwischen dem Menschen und seiner Handschrift haben, mit anderen Worten, ihre eigene Geschichte.

Dies wird deutlich, wenn man einen Blick zurückwirft auf die Gründungsszene des ›organischen‹ Ineins von Hand, Schrift und Individuum:

5 So formuliert es Alfred Goldscheider: »Zur Physiologie und Pathologie der Handschrift«. In: *Archiv für Psychiatrie und Nervenkrankheiten* 24 (1892), 503-525, hier: 504; allgemein: Étienne Jules Marey: *La méthode graphique dans les sciences expérimentales et principalement en physiologie et en médecine*. Paris 1878. – Zum Paradigma vgl. Armin Schäfer: »Lebendes Dispositiv: Hand beim Schreiben«. In: *Psychographien*. Hg. Cornelius Borck, Armin Schäfer. Zürich, Berlin 2005, 241-265; ders.: »Spur und Symptom. Zur Erforschung der Handschrift in der Psychiatrie«. In: *Spuren erzeugen. Zeichnen und Schreiben als Verfahren der Selbstaufzeichnung*. Hg. Barbara Wittmann. Zürich, Berlin 2009, 21-38.

Johann Caspar Lavaters Ausführungen zur Handschrift im Zuge seiner aufsehenerregenden *Physiognomischen Fragmente.* Wenn ich angesichts dieser Zurichtung des Schreibens von einer Umakzentuierung spreche und nicht, wie beim Symptom, von einer Verschiebung, dann hat das seinen Grund. Es ist nicht so, dass um 1870 an der Handschrift Phänomenales und Kausalitäten festgemacht würden, die zuvor daran allesamt noch nie verhandelt worden sind. Wenigstens die Korrelation von Körpermotorik und Handschrift steht bereits ein Jahrhundert zuvor zur Debatte, allerdings aber in anderer Form. Lavater gilt das Individuum als »ein Complot« von Seelenregungen, Charakterzügen und Körperbeschaffenheiten – und er setzt diesen übel beleumdeten Begriff gerade deshalb an, weil die augenscheinlichen Widersprüche und Diskrepanzen individueller Artikulationen – inklusive der Handschrift – eben nur äußerlich, also als Oberflächeneffekte solche sind, im Individuum selbst sich dagegen widerspruchsfrei zu einem konstanten Verbund namens »Charakter« »zusammen verschworen« haben.[6] Damit allerdings ist auch schon die Differenz der Schriftphysiognomik zu dem Modell einer Autographie der Krankheit deutlich markiert. Die Handschrift, so wie sie in Lavaters Schriftphysiognomik konfiguiert wird, bleibt, was immer sich mit und in ihr ereignet haben mag, Charakterausdruck ihres Urhebers und als solcher unberührt von aller Kontingenz, allen Spielarten und Erscheinungsformen auch organisch-psychischer Veränderlichkeit, auf die es bei diesem Modell ja gerade ankäme. Wenn Lavater bekennt, dass ihm »nichts […] das schwache, unständige, gedehnte Wesen in [sich]« so deutlich zur Anschauung brächte wie seine eigene Handschrift, benennt er damit keine symptomatisch-pathologische Abweichung, sondern eine Charakterdefizienz. Mit anderen Worten: Eine Symptomatik der Handschrift wird durch diese physiognomische Zurichtung eher ausgeschlossen als ermöglicht. Es ist deshalb kein Zufall, dass ein Revival charakterologischer Schriftdeutung, wie man es im frühen 20. Jahrhundert beispielsweise bei Ludwig Klages antreffen wird, dezidiert und explizit gegen das psychologisch und physiologisch ausgerichtete Schrift-Wissen anschreibt und am Lavaterschen Totalitätsmodell ansetzt[7] – aller-

6 Johann Caspar Lavater: *Physiognomische Fragmente, zur Beförderung der Menschenkenntniß und Menschenliebe.* Dritter Versuch. Leipzig, Winterthur 1777. Ndr. Zürich 1969, 111.

7 Zum »Charakter« als »Bewegungsgesamtheit« vgl. die kleinere programmatische Schrift von Ludwig Klages: *Ausdrucksbewegung und Gestaltungskraft.* Leipzig, Berlin 1913, 65.

dings nicht ohne dieses Schrift-Wissen indes seinerseits extensiv zu beleihen.

Auch jenseits von Lavaters charakterbezogener Schriftphysiognomik aber liegt am Ende des 18. Jahrhunderts die Vorstellung einer Autographie der Krankheit fern. Das belegt eine berühmte Fallgeschichte, die Karl Philipp Moritz' *Magazin für Erfahrungsseelenkunde* im Jahre 1783 veröffentlicht hat. Am 31. Januar 1772 widerfährt dem Konsistorialrat und Probst der Berliner St. Nicolai-Kirche Johann Joachim Spalding Befremdliches. Wie er am Nachmittag in einem Brief an seinen Freund Johann Georg Sulzer mitteilt, wird der Gang seiner morgendlichen Amtsgeschäfte jäh unterbrochen. Er habe »in geschwinde abwechselnder Folge viele Leute sprechen, vielerlei Kleinigkeiten schreiben müssen, wobei die Gegenstände fast durchgehends von sehr unähnlicher Art waren, und also die Aufmerksamkeit ohne Unterlaß auf etwas ganz anderes gestoßen ward«, berichtet Spalding. Zum Schluss sei eine »Quittung wegen Zinsen für Kirchenarme« abzufassen gewesen – und dabei nimmt das Unheil seinen Lauf: »Ich setzte mich nieder, schrieb die beiden ersten dazu erforderlichen Wörter; aber in dem Augenblicke war ich nicht weiter vermögend, weder die übrigen Wörter in meiner Vorstellungskraft zu finden, noch die dazu gehörigen Züge zu treffen. Ich strengte aufs äusserste meine Aufmerksamkeit an, suchte langsam einen Buchstab nach dem andern hinzumahlen, mit beständigem Rückblick auf den vorhergehenden, um sicher zu seyn, ob er auch zu demselben passe, merkte aber doch und sagte es mir selbst, daß es nicht diejenigen Züge wurden, die ich haben wollte, ohne indessen im geringsten vorstellen zu können, was ihnen fehlete.«[8] Kurz: Spaldings »Seele« ist vorübergehend nicht mehr »Herr über die [...] Werkzeuge [...] des Schreibens«[9] – so wenig übrigens wie über diejenigen des Sprechens. Die einige Stunden nach dieser Störung aufgezeichnete Erinnerung ist bemerkenswert in mancher Hinsicht, ebenfalls die Kommentare und Reaktionen, die ihre Veröffentlichung auslöst.[10] Mir kommt

8 Johann Joachim Spalding: »Ein Brief an Sulzern über eine an sich selbst gemachte Erfahrung«. In: *ΓΝΩΘΙ ΣΑΥΤΟΝ oder Magazin zur Erfahrungsseelenkunde als ein Lesebuch für Gelehrte und Ungelehrte* [...]. Hg. Carl Philipp Moritz. Bd. I.2. Berlin 1783, 38-43, hier: 38 f.

9 Spalding: »Ein Brief an Sulzern« (wie Anm. 8), 40.

10 Vgl. dazu Joachim Gessinger: *Auge & Ohr. Studien zur Erforschung der Sprache am Menschen*. Berlin 1994, 347-359, sowie ders.: »Sprachkrankheiten. Moses Mendelssohns Analyse einer Sprachstörung Johann Joachim Spaldings«. In: *»Fakta, und kein moralisches Geschwätz«. Zu den Fallgeschichten im* Magazin zur Erfahrungsseelenkunde *(1783-1793)*. Hg. Sheila Dickson, Stefan Goldmann, Christof Wingertszahn. Göttingen 2011, 187-212.

es dabei aber nur auf einen Punkt an. Als sich Spaldings Aufmerksamkeits- und Vorstellungshaushalt wieder ausbalanciert hat, nimmt er sich noch einmal das Dokument vor, bei dessen Abfassung die Störung aufgetreten ist und das deshalb jetzt zum Dokument der Störung werden kann: »Hier dachte ich an meine angefangene, aber für irrig erkannte Quitung, und sahe, daß, anstatt: ›funfzig Thaler halbjährige Zinsen,‹ wie es heißen sollte, mit so reinen und geraden Zügen, als ich je in meinem Leben mochte gemacht haben, geschrieben da stand: ›funfzig Thaler durch Heiligung des Bra-‹ mit einem Abbrechungszeichen, weil die Zeile zu Ende war.«[11] Offensichtlich, so lässt sich Spaldings Bemerkung deuten, schreibt die Störung sich allein in die Semantik des Geschriebenen ein. Gestik und Instrumentalität der Schreibszene dagegen bleiben, worauf Spalding ausdrücklich hinweist, davon vollkommen unberührt. Als Antizipation eines physiologisch und psychophysiologisch gefassten Schrift-Wissens, das gute hundert Jahre nach Spaldings Aussetzer die Autographien der Krankheit in den Blick nehmen wird, taugt dieser Bericht deshalb gerade nicht.

III.

Keine Kontinuität, vielmehr ein dezidierter Bruch liegt zwischen der Epoche der Schriftphysiognomik um 1770 und derjenigen des Schrift-Wissens, die um 1870 beginnt. Allein die elementare Ausgangsvoraussetzung: den Übertrag von der innervierten Körpermotorik zum Schriftbild teilen die beiden Wissensformen; bereits die jeweiligen Motivationgefüge dieses Übertrags aber sind von Grund auf verschieden, und deshalb ebenso der semiotische Status der Handschrift in diesen beiden Unternehmungen: Während die Physiognomik auch in der Schrift Charakterausdrücke zu entdecken glaubt, hält das Schrift-Wissen Ausschau nach Normalphänomenen und Krankheitssymptomen. Oder, mit dem Titel der ersten einschlägigen deutschsprachigen Abhandlung: *Die Schrift* soll auf die *Grundzüge ihrer Physiologie und Pathologie* hin untersucht werden.[12] Damit wird

11 Spalding: »Ein Brief an Sulzern« (wie Anm. 8), 41 f.

12 Albrecht Erlenmeyer: *Die Schrift. Grundzüge ihrer Physiologie und Pathologie.* Stuttgart 1879 (Zitatnachweise daraus im Folgenden durch Seitenzahlen im fortlaufenden Text); zu Erlenmeyer vgl. Robert Schmitt: »Dr. Albrecht Erlenmeyer (1849-1926). Ein Lebensbild«. In: *Heimatkalender für den Landkreis Koblenz* 17 (1963), 69-74; Alma Kreuter: *Deutschsprachige Neurologen und Psychiater. Ein biographisch-bibliographisches Lexikon von den Vorläufern bis zur Mitte des 20. Jahrhunderts.* Bd. 1. München u. a. 1996, 304-306.

vielleicht auch schon deutlich, weshalb ich jene Disziplin bisher nicht erwähnt habe, die den physiognomischen Zugriff auf die menschlichen Schriftzüge ernsthaft zu institutionalisieren versucht – die Graphologie. Zwar fällt die Karriere der Graphologie als charakterbezogene Schriftdeutung historisch in denselben Zeitraum, den ich jetzt in den Blick nehme. Und in der Tat überschneiden sich Begrifflichkeiten, Akteure und Publikationsorte sowohl der Graphologie als auch des medizinisch-psychologischen Schrift-Wissens durchaus. Es finden sich vielerlei Umschlagpunkte und Aneignungsakte, an denen Diskurse über die Schrift das Register einer ausdrucksbezogenen mit dem einer physiologischen respektive pathologischen Thematisierung der Handschrift vertauschen (und umgekehrt), Diskursstellen, an denen die eine die andere zu okkupieren oder sich die eine mit der anderen zu überlagern anschickt. Aber allein schon aus heuristischen Gründen scheint es mir geboten, diese beiden Thematisierungsformen auseinanderzuhalten: Graphologie, wie sie in den obskuren Winkeln von Beratungs- und Diagnosepraktiken bis heute zu überleben scheint, ist auch auf dem Höhepunkt ihres fragwürdigen Ruhms in den ersten Jahrzehnten des 20. Jahrhunderts nicht mehr als eine Provinz innerhalb des vielgestaltigen Wissens-Territoriums, auf dem man sich mit dem Schreiben des Menschen beschäftigt.

Damit zur genannten Monographie von 1879: Sie ist die erste deutschsprachige, vermutlich sogar die erste Abhandlung überhaupt, die sich voll und ganz auf die Prämissen des neuen Schrift-Wissens verpflichtet. Ihr Verfasser, der Psychiater Albrecht Erlenmeyer, ist seit 1877 ärztlicher Leiter der von seinem Vater gegründeten Privatklinik ›für Gemüths- und Nervenkranke‹ in Bendorf bei Koblenz, einer Anstalt, die man den Angaben eines lokalhistorisch interessierten Biographen zufolge wohl am besten als *upper class*-Refugium für eine wohlhabende internationale Klientel bezeichnen kann – psychiatrische *Zauberberg*-Atmosphäre am Rhein gewissermaßen.[13] Erlenmeyer hat 1872 in Greifswald mit einer

13 Schmitt: »Dr. Albrecht Erlenmeyer« (wie Anm. 12), 70: »Im Jahre 1861 schon besteht die Anstalt aus einem großen, schloßartigen Gebäude mit zwei etwas niedrigeren Seitenflügeln und vielen Nebenbauten; um diese Zeit wird sie auch noch durch den Ankauf einer weiteren großen Villa erweitert. Sie beherbergte damals 45 männliche und 25 weibliche Kranke, darunter z. B. auch einen Amerikaner mit zwei eigenen Gesellschaftern, und ein Russe hatte deren sogar drei mitgebracht. Vornehme Patienten verfügten auch noch über eigenes Dienstpersonal. Das Streben nach Aufheiterung gehörte zur Therapie Dr. Erlenmeyers [des Vaters; SK] für diese Art von Kranken. Es finden gemeinsame Promenaden in dem großen hauseigenen Park statt, der sich bis zum Rhein hinzieht, oft bei Gartenmusik durch Bendorfer Musiker, es wird ein kleiner zoologischer Garten mit ausländi-

neurologischen Arbeit über die Vernarbung von Nervengewebe promoviert, daneben zur Therapie der Chloralvergiftung sowie zu verschiedenen psychopathologischen und psychiatrischen Themen publiziert,[14] gleichzeitig aber ein spezifisches Sammelinteresse für »Proben abnormer Schriftzüge« (v) entwickelt.

Das Vorhaben, diese »für eine kurze Publication systematisch zusammenzustellen«, führt ihn exakt auf die Bahn der Symptomatik: »Angesichts der mannichfachen pathologischen Formen«, die Erlenmeyer in seiner Sammlung begegnen, werfen sich ihm »so zu sagen unter der Feder eine Reihe von Fragen auf, allgemeiner sowohl, wie anatomisch-physiologischer Art, deren Beantwortung zur Erklärung jener unbedingt nothwendig ersch[eint]« (v).

Ende der 1870er Jahre ist dies für die Vorgänge des Schreibens »Pionierarbeit« (v), wie Erlenmeyer ohne falsche Bescheidenheit festhält. Das gilt insbesondere für die epistemologische Prämisse, in Schriftbildern überhaupt Abnormitäten und pathologische Formen – also Symptome – entdecken zu können. Unabdingbare Grundlage dafür nämlich ist die Einsicht in die ›normalen‹ physiologischen und psychomotorischen Vorgänge beim Schreiben. Entsprechend elementar setzt der Bendorfer Psychiater seine Erkundungen des Schreibakts an – bei der einfachen Erscheinung einer Bewegungsrichtung, deren Feststellung das erste Kapitel seiner Monographie eröffnet: »Wir schreiben von *links nach rechts*« (1). In das Beschreibungsmodell der Bewegungsphysiologie übersetzt, führt diese Beobachtung zum folgenden Befund: »Wir schreiben im Sinne der *Abduction* des schreibenden Armes vom Körper, im Sinne einer centrifugalen Bewegung desselben, also in einer Richtung, welche für die *zweckmässigste*, und darum auch für die natürlichste angesehen werden muss; denn jede in dieser Richtung sich vollziehende Muskelleistung muss jede andere, namentlich aber die centripetal laufende Adduction an Freiheit der Bewegung übertreffen, weil ihr der Stamm des Körpers nicht hindernd im Wege steht, sie vielmehr freie Bewegungsbahn findet, soweit der Arm nach aussen reicht. Diese Erscheinung, dass die centrifugalen Abductionsbewegungen die zweckmässigsten sind, können wir im fort-

schen Tieren gehalten, eine Gemäldesammlung ist vorhanden, allabendlich gibt es nach dem Essen Zusammenkünfte der Herren, wobei man sich im ›Internationalen Casino‹ in mehreren Sprachen unterhält, und manchmal wird dabei auch ein Seidel Bier verabreicht, alles streng ›nach ärztlicher Vorschrift‹ und meistens im persönlichen Beisein von Dr. Erlenmeyer.«

14 Vgl. die Bibliographie bei Kreuter: *Deutschsprachige Neurologen und Psychiater* (wie Anm. 12), 305 f.

währenden Gebrauche der Oberextremität tausendfältig beobachten, und wir sehen, dass wenn Leichtigkeit, Eleganz und Sicherheit der Ausführung geleistet werden soll, immer Abductionsbewegungen gemacht werden. In diesem Sinne der Bewegung drehen wir eine Handmühle, zünden wir ein Streichholz an der Reibefläche an, spielen wir die perlendsten Clavierpassagen, und was dergleichen leicht zu vermehrende Beispiele mehr sein mögen.«(2) Zweierlei nun gilt es an dieser scheinbar unspektakulären Übersetzung festzuhalten:

Zum einen ist zu beobachten, dass auch das physiologisch ausgerichtete Schriftwissen am Privileg der Gestik für die Erforschung der Schreibszene festhält, im Unterschied sowohl zur Lavaterschen Handschriftenphysiognomik als auch zu den graphologischen Ansätzen aber diese Bewegung nicht als synekdochisch begründeten Charakterausdruck, sondern als organisch konsequenten physischen Ablauf versteht. Entsprechend setzt Erlenmeyer bei der Gestik an, ohne indes dabei die beiden anderen Elemente der Schreibszene, Instrumentalität und Sprache[15], ganz aus dem Blick zu verlieren. Zwar ist die Kausalität, die am Ursprung der Schreibbewegung steht, keine psychologische, sondern eine motorische; sie ist aber ohne Bezug zum Zeichensystem der Schrift und zu den kulturtechnischen Habitualisierungen des Schreibwerkzeuggebrauchs nicht zu denken. *»›Rechtshändig‹ sind wir, weil unsere Schrift mit der rechten Hand nach rechts hin geschrieben werden muss«*, lautet das tautologische Dekret, mit dem Erlenmeyer sich den Nöten komplexerer Begründungsmodelle entzieht (6; i. O. gesperrt). Allerdings erwächst aus diesem Ensemble der Schreibkomponenten eine organische Konsequenz: die Privilegierung der linken Hirnhälfte, oder mit Erlenmeyers Wort, eine früh schon durch kindliche Mimesis und Übung beförderte »Linkshirnigkeit« (6) des in rechtsläufigen Schriftsystemen kultivierten Menschen.

Zum anderen bildet genau dieses von der Gestik des Schreibvorgangs aus perspektivierte Verständnis der Schreibszene den Bezugspunkt, auf den sich die Differenzierung von Physiologie und Pathologie der Schrift berufen kann. Erlenmeyer bezieht sich dabei auf ein therapeutisches Experiment, das der Breslauer Arzt Alfred Buchwald ein Jahr zuvor in der *Berliner klinischen Wochenschrift* dokumentiert hat.[16] Auch dieses Experiment mit »Spiegelschrift bei Hirnkranken« ist bemerkenswert; und

15 Dazu Rüdiger Campe: »Die Schreibszene. Schreiben«. In: *Paradoxien, Dissonanzen, Zusammenbrüche. Situationen offener Epistemologie.* Hg. Hans Ulrich Gumbrecht, K. Ludwig Pfeiffer. Frankfurt a. M. 1991, 759-772.

16 [Alfred] Buchwald: »Spiegelschrift bei Hirnkranken«. In: *Berliner klinische Wochenschrift* 15 (1878), 6-8.

zwar insofern, als es die wiederum ein Jahr zuvor von Adolf Kussmaul dezidiert geäußerte Einsicht bestätigen soll, »dass die Störungen in der Schrift- und Lautsprache sich nicht immer parallel gehen«.[17]

Buchwald machte einen Hirnschlagpatienten mit »gemischter Aphasie« und rechtsseitiger Hemiplegie »mit der linken Hand« schreiben: »Auffallend geschickt schrieb er mit derselben von rechts nach links seinen Namen etc. in Spiegelschrift. Ebenso geschickt wurden Zahlen von 1 bis 10 [...] aufgezeichnet.« Die darauf folgenden Disziplinierungsversuche, die aus der linksläufigen Spiegelschrift linkshändig geschriebene rechtsläufige Normalschrift werden lassen sollten, wollten Buchwald aber nicht ganz glücken. Zwar lässt sich die Bewegungsrichtung der Hand generell erzwingen, nicht aber die Bewegungsrichtung innerhalb der einzelnen Schriftzeichen: diese treten weiterhin als Spiegelschrift auf. Der Patient konnte, so Buchwald, »nicht bewogen werden, in anderer Weise von links nach rechts zu schreiben«. Selbst wenn ihm der Arzt Name und Zahlen vorschrieb, hatte das »nur zur Folge, dass [d]er [Patient] mit dem Nachmalen und zwar mit ungeschicktem begann, dann aber wieder in die ursprüngliche Spiegelschrift zurückverfiel«. Im Verlauf einer zweijährigen Therapie verbesserte sich zwar der Zustand des Patienten, »den Hang zur Spiegelschrift sahen wir aber fortbestehen«.[18] Erlenmeyers eigene Einlassung zu diesem dokumentierten Befund gibt der Selbsteinschätzung des Patienten – »es gehe nicht anders mit der linken Hand, meinte er, mit der rechten würde er schon richtig schreiben«[19] – im vollen Umfang recht. Ins Gefüge der differenziellen Einheit von Physiologie und Pathologie der Schrift übersetzt lautet diese Einsicht wie folgt: »Das aber scheint mir als wahrscheinlich angenommen werden zu können, [...] dass es ein Centrum für Bewegungen beider Hände nach einer Richtung hin gibt, und zwar in der der Bewegungsrichtung contralateralen Hirnhälfte. Für den nachweisbaren Fall des Ausfalles dieses Centrums müssen wir die Spiegelschrift für etwas pathologisches, in jedem andern nur für ein bequemes und zweckmässiges Aushülfsmittel ansehen. Für den letzteren Fall mag denn auch die ›*Spiegelschrift*‹ genügen, für den ersten möchte ich den Namen ›*Retrographie*‹ vorschlagen und mit ihm den Begriff einer Zwangsbewegung verbinden. *Buchwald* spricht in dem obigen Falle von dem ›Hang zur Spiegelschrift‹, es ist aber mehr als ein ›Hang‹, es ist ein pathologisch bedingter ›Zwang‹« (9). Wenn die

17 Adolf Kussmaul: *Die Störungen der Sprache. Versuch einer Pathologie der Sprache.* Leipzig 1877, 160.

18 Buchwald: »Spiegelschrift bei Hirnkranken« (wie Anm. 16), 7.

19 Ebd.

menschliche Handschrift Schrift der Hand und des Hirns gleichermaßen ist, dann kann sich die Unterscheidung von physiologischen und pathologischen Schriftspuren nicht allein auf die Opazität des Schriftbilds stützen. Phänomenale Befunde einer gespiegelten, linksläufigen Schrift können – obwohl sie formal in ihrer Schriftbildlichkeit identisch zu sein scheinen – sowohl das Resultat pathologischer als auch physiologischer Ursachen sein. Diese Relativität betrifft selbstredend auch die phänomenal normale, rechtsläufige Handschrift.

IV.

Der Fokus auf cerebrale Bewegungskoordination eröffnet nicht den einzigen Schauplatz, an dem sich die Konflikte zwischen Physiologie und Pathologie der Handschrift demonstrieren lassen. Erlenmeyer nimmt auch die muskuläre Kleinteiligkeit der Schreibbewegung zum Anlass, um die Frage nach der Schrift zu stellen – wie er es nennt: die »Mechanik des Schreibens«. Sie ergibt sich aus einem Zusammenspiel von Arm-, Hand- und Fingermuskulatur, das er als Effekt einer Pendelkonstruktion beschreibt. So stelle »der ganze Vorderarm mit der Hand bis zur Federspitze beim Schreiben einen *Pendel* dar«, dessen »stabile[r] Punkt« zwischen Ellbogengelenk und Handwurzel zu liegen kommt, dessen beide »labilen Stützpunkte« dagegen von der Federspitze und dem ausbalancierenden Nagelglied des fünften Fingers gebildet würden (13). Die physiologische Schreibbewegung, die Erlenmeyer aus dieser aufwendig-spitzfindigen Konstruktion herleitet, besteht demgemäß in einem »Kreisboge[n] [...], dessen Radius genau so lang ist, als die Entfernung von der Spitze der Feder bis zum stabilen Stützpunkt des Vorderarmes« (14).

Daran gilt es dreierlei hervorzuheben.

Zunächst den Umstand, dass für Erlenmeyer die Physiologie des Schreibens nichts, aber auch gar nichts mit pädagogisch diszipliniertem Schreiben zu tun hat, mit anderen Worten: dass die Physiologie des Schreibens und die Kulturtechnik des Schreibens Schnittmengen für Konflikte bilden, die der Psychiater auch explizit benennt: So sei beispielsweise die im Schreibunterricht andressierte Praxis, die ganze Schreibbewegung aus der Hand heraus zu führen, »entschieden unzweckmässig«, da sie zu einer »Ueberproduction von Muskelkraft« und damit zu schneller Ermüdung führe. »Ganz instinctif« würden deshalb geübte Schreiber allen Vorschriften zum Trotz »die Schreibbewegungen aus dem Handwurzelgelenk möglichst in die Fingergelenke« verlagern (12). Handschrift müsste, nach den Prämissen der Mechanik, deshalb eigentlich Fingerschrift heißen. Ähnlich konfliktträchtig ist, wie man aus Erlenmeyers Pendelkonstruktion leicht ableiten kann, die schreibdidaktische Vorschrift gerader Linienführung. »[Die] Pendelbewegung beim Schreibakte ist der Grund, weshalb das gerade Schreiben ohne vorgeschriebene Linien, oder untergelegtes Linienblatt Vielen so schwer wird; es ist eben die in einem Kreisbogen verlaufende Schrift das *natürliche* Verhalten, und die Ausführung einer geradlinigen Schrift erfordert einen corrigirenden Zwang und Augenmaass, die anzuwenden nicht Jedem gegeben ist.« (14) *Controll & Command* verwandeln damit die natürliche Mechanik des Schreibens in eine in jedem Wortsinn willkürliche Kulturtechnik, die dieser ersteren aufsitzt: Die Schreibszene insgesamt ist Schauplatz eines gleichsam protokybernetischen Prozesses, an den Alfred Goldscheider anderthalb Jahrzehnte nach Erlenmeyer die entscheidende Frage stellen wird: *»Wie kommt es nun zu Stande, dass die optische Curve die Bewegungen, welchen sie selbst erst ihre Entstehung verdankt, dirigiren kann?«*[20]

Der zweite bemerkenswerte Umstand wäre in der Selbstverständlichkeit zu finden, mit der sich auch Erlenmeyer sowohl in seinem physiologischen als auch in seinem (*avant la lettre*) kybernetischen Schreibmodell die Grenze zwischen dem Körper und seinem Außen zu vernachlässigen anschickt. So fungiert die Feder in der Pendelkonstruktion des physiologischen Schreibens ebenso als integraler Systembestandteil wie das Zusammenspiel von Auge und liniertem Papier für das kybernetische Schreiben.

Drittens schließlich nimmt Erlenmeyer seine Darstellung der physiologischen Schreibmechanik zum Anlass, die Elementarbestandteile aller Schrift neu zu formatieren. Nicht Buchstaben, sondern vier Elementargrapheme stehen am Ausgang des Schreibens: Haarstrich/Aufstrich, Grundstrich/Abstrich und Bogenstriche, wobei sich Letztere noch einmal in adduktive (nach links laufende) und abduktive (nach rechts laufende) unterscheiden lassen müssen. An diese Elementargrapheme werden sich fortan ganze Entstehungs- und Entwicklungsgeschichten der Handschrift knüpfen lassen, sie werden selbst zum Objekt teilweise beträchtlichen explorativen Aufwands. Erlenmeyer geht mit gutem

20 Goldscheider: »Physiologie und Pathologie der Handschrift« (wie Anm. 5), 504 (i. O. gesperrt). Der Ausgangsbefund, der Goldscheider zu dieser Frage zwingt, liegt im Unterschied der Handschriften-›Curve‹ zu den Selbstaufzeichnerkurven der *méthode graphique*: »Allein, während im Allgemeinen die Curven von den Bewegungen abhängig sind, ist hier [bei der Handschrift; SK] die *Curve das Bestimmende*: die Handbewegungen werden so ausgeführt, dass eine *bestimmte Curve* resultirt« (ebd.).

Beispiel voran, wenn er »einen Schreibversuch« abbildet, den er sein »3½ jähriges Töchterchen ha[t] anstellen lassen« (24). Der italienische Psychiater Giulio Obici wird seine Erkundung zur elementargraphematischen Praxis, die er in zwei oberitalienischen Modellschulen vornimmt, zum Anlass dafür nehmen, gleichsam das Emblem des Schrift-Wissens im ausgehenden 19. Jahrhunderts zu entwerfen: Emblem in jedem nur erdenklichen Sinn – in seiner technisch-apparativen Einrichtung, in seiner epistemischen Ausrichtung und schließlich in den Erkenntnissen, die Obici aus den Datenerhebungen seines ›Schreibschreibers‹ zieht.[21]

Mit Erlenmeyers Entscheidung dafür, der Physiologie des Schreibens so große Aufmerksamkeit zu schenken – die angesichts der Ausgangsmotivation seiner Monographie ja keineswegs nahe zu liegen scheint –, ist eine implizite Parteinahme in den Debatten über die Epistemologie des Symptoms verbunden. Dass seine Erschließung von Schriftpathologien von einer ausführlichen Herleitung der Schreibphysiologie ausgeht, die außerdem noch dezidiert auf die irreduzible Komplexität, die multifaktoriellen Tatbestände des Schreibvorgangs aufmerksam macht, ist keineswegs selbstverständlich. Dennoch steht Erlenmeyers Entscheidung und die damit verbundene Einsicht, dass Schreib- und Schriftpathologien nur in differenzieller Einheit zu der entsprechenden Schreib- und Schriftphysiologie angemessen wahrgenommen werden können, durchaus im Einklang mit den methodologischen Überlegungen zum Verhältnis von Physiologischem und Pathologischem, von Normalbefunden respektive -zuständen und symptomatischen Abweichungen, die im medizinisch-anthropologischen Wissen der Zeit anzutreffen sind. Bereits zu Anfang des Jahrhunderts hat der französische Arzt François-Joseph-Victor Broussais nachhaltig von einer kategorischen Unterscheidung zwischen Erscheinung und Symptom, von der ihr zugrunde liegenden kasuistischen Ontologisierung der Erkrankung als »einzelner pathologischer Entität« gewarnt, die sich in einer »unveränderlichen Symptomgruppe« Ausdruck verschafft.[22] Das Symptom müsse vielmehr als Effekt einer

21 Giulio Obici: »Di un istrumento per raccogliere le grafiche dei movimenti delle dita nella scrittura (Grafografo)«. In: *Rivista di Patologia nervosa e mentale* 2 (1897), 289-299; ders.: »Richerche sulla fisiologia della scrittura«. In: *Rivista sperimentale di freniatria* 23 (1897), 625-643 und 870-893. Vgl. dazu Verf.: »Symptome der Individualität« (wie Anm. 4), 55-58.

22 François-Joseph-Victor Broussais: *Examen des doctrines médicales et des systèmes de nosologie; ouvrage dans lequel se trouve fondé l'examen de la doctrine médicale généralement adoptée, etc.; précédé de propositions renfermant la substance de la médecine physiologique*. Bd. 2. Paris 1821, 397: »[...] ce n'est pas étudier une seule entité pathologique, ou bien une seule maladie; donc il n'est pas possible de tracer un

ökonomischen Störung des Organismus selbst beschrieben werden, als Effekt einer Irritation, von der die physiologischen Abläufe aus ihrem Gleichgewicht gebracht, aber keineswegs von Grund auf verändert werden. Im Fokus steht der Moment, an dem »der Reiz oder die Stimulation die Grenzen des Normalzustands verlassen«.[23] Die Erkenntnisstrategie, mit der solche Momente und ihre Effekte fortan analytisch erschlossen werden sollen, ist eine doppelte: Da die Symptome, im Unterschied zu einer einfacheren semiotischen Kategorie wie der des natürlichen Zeichens, nicht mehr als direkte Effekte eines ursächlichen Geschehens konzipiert sind[24], gilt es erstens die Eigenlogik ihres Erscheinens zu beschreiben, eine ›Phänomenologik‹ des Sicht- oder besser: Beobachtbaren zu entwickeln, die Erscheinungen und ihrer Funktionalität überhaupt erst den Rang des Symptomatischen zuzuschreiben erlaubt.[25] Nicht alles, was man sieht, ist schon Symptom. Aber selbst wenn man eine Erscheinung als Symptom erkannt hat, ist damit die Kausalität dieses Erscheinens noch nicht gegeben. Und deshalb muss zweitens versucht werden, einen Anhaltspunkt für die Grenzziehung zwischen Normalität und Abweichung in den physiologischen und/oder psychologischen Abläufen des Organismus zu finden. Erlenmeyer kehrt diesen epistemischen Zugang bloß um, wenn er dem psychologisch-medizinischen Diskurs und wohl

cadre nosologique parfait en offrant pour modèle un groupe invariable de symptômes, ni même en faisant subir à ce groupe des transfigurations multipliées, à moins que l'on ne rapporte ces formes diverses à l'affection des différents organes.« Vgl. dazu Foucault: *Die Geburt der Klinik* (wie Anm. 2), 201 f.

23 François-Joseph-Victor Broussais: *De l'irritation et de la folie, ouvrage dans lequel les rapports du physique et du moral sont établis sur les bases de la médecine physiologique*. Nouvelle édition. Bruxelles 1828, 23: »Les modificateurs qui mettent en jeu l'irritabilité sont appelés excitans ou stimulans, et leur effet excitation ou stimulation. L'excitation, considérée d'une manière générale, abstraction faite du lieu où elle existe et du modificateur qui la provoque, porte aussi le nom d'*excitement*. Enfin, lorsque l'excitation ou la stimulation sortent des limites de l'état normal, elles rentrent dans ce que nous avons appelé irritation, et les agens qui l'ont déterminée prennent la qualification d'irritans. C'est cette irritation qui fait aujourd'hui la base de la doctrine physiologique [...].«

24 Für die Psychiatrie des frühen 20. Jahrhunderts (und in semiologisch-kritischer Wendung gegen den psychoanalytischen Symptombegriff) wird Hans Walter Gruhle »die Erkenntnis« formulieren, »daß unserer Diagnostik keine pathognostischen, keine unfehlbaren Symptome beschieden sind«. Hans Walter Gruhle: »Die Bedeutung des Symptoms in der Psychiatrie«. In: *Zeitschrift für die gesamte Neurologie und Psychiatrie* 16 (1913), 465-486, hier: 470.

25 Von »*Phänomenologie*« spricht der eben zitierte Gruhle: »Die Bedeutung des Symptoms in der Psychiatrie« (wie Anm. 24), 471 (i. O. gesperrt).

auch seinem eigenen Ausgangsinteresse das neue Territorium des Schreibens erschließt.

V.

Doch was verspricht sich Erlenmeyer von einer auf diese Weise gewonnenen Pathologie der Schrift? In dem Kapitel über die ›practische Nutzanwendung‹ (55-70) des propagierten Schrift-Wissens greift Erlenmeyer eine Beobachtung über die »Schrift der Paralytiker« auf, die er als Ausdruck eines Steuerungsproblems beschrieben hat. Die Autographie der Paralyse ist seiner Auffassung nach durch ein »›zu *wenig*‹ und durch ein ›zu *viel*‹« gleichermaßen gekennzeichnet (44 f.). Beides bezieht sich aber nicht auf die Schreibpsychomotorik direkt, sondern auf deren Konflikt mit den Anforderungen der Grammatik. Der Paralytiker lässt »einzelne Zeichen, Buchstaben, Silben, selbst ganze Worte« (45) aus – dies das ›zu wenig‹ –, ebenso wiederholt er aber diese Elemente auf grammatisch ähnlich dysfunktionale Weise. Erlenmeyer unterstellt also auch, ja in diesem Fall nur die Sprache: die dritte Partei im instabilen Ensemble der Schreibszene, die wir bisher explizit ausgeblendet gefunden haben, der Regie des Schrift-Wissens. Als »formal richtige, allein sinnfalsche Schrift« (56) tritt die Handschrift des Paralytikers zuerst auf.

Dieser »sogenannte abnorme Schrifttypus« der Paralytiker nun stellt sich, so Erlenmeyer, im Krankheitsverlauf »ausserordentlich früh« ein (55). Entsprechend wertvoll sind Einsichten in diese Erscheinungsformen der pathologischen Handschrift für die ärztliche Diagnostik. Die Handschrift erhält dadurch ein privilegiertes symptomatisches Potenzial. Sie wird zum Sensor der beginnenden Erkrankung, führt vor den anderen, klinischen Symptomen die Diagnostik auf die richtige Spur.

Aber mit einer vergleichbaren Sensibilität machen sich die Züge der Handschrift Erlenmeyer zufolge auch für die psychiatrische Prognostik zunutze. Die Schrift »bessert sich früher als andere Symptome, und hat ausserdem noch den Vorzug der Objectivität. Ueber Gang, Sprache, Zittern der Gesichtsmuskeln, Weite der Pupille und andere Symptome ist es sehr schwer ein ruhiges, absolut objectives Urtheil zu gewinnen, zumal wenn die Beurtheilung dieser Verhältnisse durch die Hoffnung auf den Erfolg einer eingeleiteten Behandlung praeoccupirt ist; fehlen ja ausserdem auch die vergleichenden Bilder der vorhergehenden Zeit. Die Schrift übertrifft auch darin jene Symptome an Werth, indem sie sich mit früher angefertigten Proben einfach in Vergleich setzen lässt, und so die objective Entscheidung ermöglicht.« (60) An dieser Stelle nun eröffnet die Autographie der Krankheit in der Handschrift der ärztlichen Semiotik Möglichkeiten, die ansonsten nur dem psychophysiologischen Wissen in seiner experimentellen Form zur Verfügung stehen. Genauigkeit, Selbstregistratur und Vergleichbarkeit sind Kriterien, die einer beobachtungsgestützten Semiotik des Symptoms nicht ohne weiteres erschließbar sind. Wenn die Züge der Schrift psychomotorische Prozesse so festhalten, dass sie diesen Kriterien Genüge zu verschaffen in der Lage sind, dann entsprechen sie aber in der Tat den Voraussetzungen, die Mareys graphische Methode für die ›Sprache der Phänomene‹ einzulösen verspricht – dies aber eben am und vom lebenden Organismus selbst aufgezeichnet, fast ohne apparativ-experimentelle Zurichtungen. Man muss die Patienten nur schreiben lassen.

Auf die Spitze getrieben findet sich dieses Konzept einer Patho-Graphie – zumindest jenseits von charakterologisch-graphologischen Zugriffen wie etwa Cesare Lombrosos Sammlungen der Handschriften von Geisteskranken oder Verbrechern[26] – in einem 1903 publizierten *Atlas mit 81 Handschriftenproben* des Gießener Arztes Rudolf Köster.[27] Diese psychopathologische Enzyklopädie verbindet das Erzähl- und Darstellungsformat der Fallgeschichte, die klassifikatorische Topik der psychiatrischen Krankheitsbilder und die symptomatische Autographie. Das Besondere daran ist, dass Köster das genannte Format der Fallgeschichte – einmal abgesehen von einer einführenden, meist außerordentlich knapp und summarisch gehaltenen Angabe zu Anamnese und Krankheitsverlauf – ausschließlich den exemplarischen Autographien der Krankheit angedeihen lässt.

Nehmen wir den Fall Nummer 18: den 30jährigen Musiker M. J., der am 16. Oktober 1896 mit allen Anzeichen einer »genuinen Epilepsie« in die Gießener Klinik aufgenommen worden ist und fünf Jahre später dort verstirbt.[28] Am 5. Oktober 1898, »12 Uhr Mittags«, erleidet der Patient einen Krampfanfall, der zehn Minuten andauert und nach dessen Ende ihm sofort der Bleistift in die Hand gedrückt wird. Geradezu im Minutentakt soll die Krankheit sich so, »eine Probe nach der anderen«, schreiben. Die mitgeteilten Proben »stammen aus einer größeren, 16 Nummern umfassenden Serie, welche in der Weise aufgenommen wurde, daß der Patient zuerst nach Diktat schreiben und, nachdem er etwas kla-

26 Vgl. Cesare Lombroso: *Grafologia*. Milano 1895.

27 Rudolf Köster: *Die Schrift bei Geisteskrankheiten. Ein Atlas mit 81 Handschriftenproben*. Leipzig 1903.

28 Köster: *Die Schrift bei Geisteskrankheiten* (wie Anm. 27), 87-94 (Zitatnachweise daraus im Folgenden durch Seitenzahlen im fortlaufenden Text).

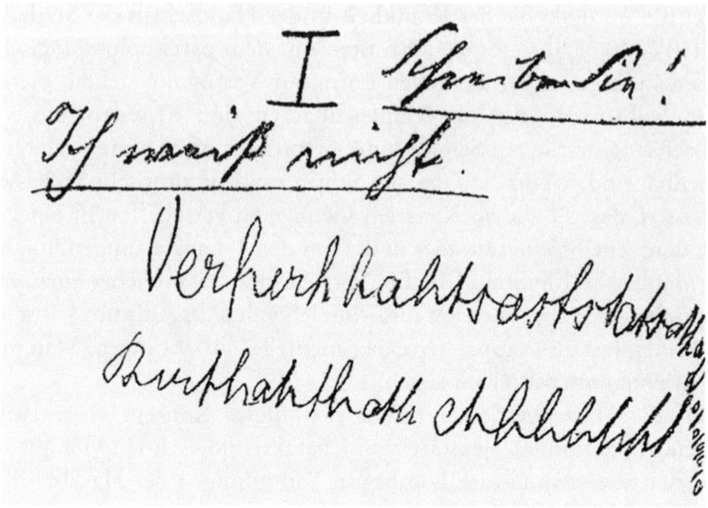

Abb. 1: Rudolf Köster: Die Schrift bei Geisteskrankheiten. Ein Atlas mit 81 Handschriftenproben. Leipzig 1903, 88 (Ausschnitt).

rer geworden, bekannte Verse etc. niederschreiben mußte.« (87) Um 12.10, unmittelbar nach dem Anfall also, erhält der Patient »den mündlichen und schriftlichen Befehl, ›Schreiben Sie: Ich weiß nicht!‹«. Aber die Krankheit scheint den Stift komplett zu übernehmen (Abb. 1). Der Arzt kommentiert: »Gleich der erste Buchstabe ist unverständlich; er besteht aus zwei spitzwinklig sich treffenden, gebogenen Grundstrichen, die die Form eines O andeuten. Dann folgt eine aus den mehrfach vertretenen Buchstaben e, r, h, a, t und s bestehende Zeile, in welcher die genannten Buchstaben anfangs groß und deutlich erscheinen, dann aber an Größe und Leserlichkeit immer mehr abnehmen, bis die letzten, übereinander stehenden Zeichen nicht mehr erkennbar sind. Die Buchstaben der zweiten Zeile sind noch schlechter geschrieben als die der oberen. Der erste derselben scheint ein großes deutsches K vorzustellen. Dann treten wieder die Buchstaben a (das erste gleichfalls deutsch), t und h mehrfach nacheinander auf. […] Eine grammatikalische Zusammenfügung zu Silben, Wörtern und Sätzen ist nirgends vorhanden.« (87 f.)

Um 12.12, zwei Minuten später, bietet die Autographie der Krankheit folgendes Bild (Abb. 2): Begonnen wird die Probe »mit besonders kräftigen Bleistiftstrichen«, man kann einige Silbenwiederholungen erkennen; dann aber löst sich »die Form der Buchstaben immer mehr auf, so daß

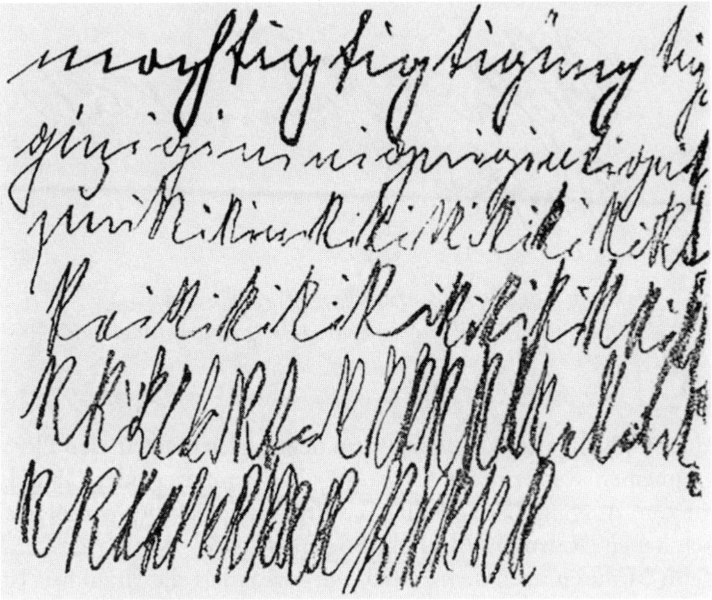

Abb. 2: Rudolf Köster: Die Schrift bei Geisteskrankheiten. Ein Atlas mit 81 Handschriftenproben. Leipzig 1903, 89 (Ausschnitt).

man bei der letzten [Zeile] zweifelhaft sein könnte, ob die gleichmäßig wiederholten Striche Reste von Buchstaben oder sinnloses Gekritzel darstellen sollen« (88). Kösters Kommentar deutet das Spannungsverhältnis zwischen einem zumindest teilweise höheren Organisationsgrad und der besagten Auflösung der Buchstabenform dieser Aufzeichnung dahingehend, dass man »hier überhaupt keinen Versuch« vor sich habe, »Sätze und Silben regelrecht zu bilden«. Vielmehr dokumentiere diese Aufzeichnung »lediglich den Ausdruck von Bewegungen, die gänzlich unabhängig von Willensimpulsen rein *automatisch* in seit früher Jugend eingelernten Bahnen abgelaufen sind. Auf den Reiz: Schreiben Sie! erfolgt eine Reaktion, die, an sich bedeutend höher koordiniert als etwa die Reaktion des Muskels auf elektrischen Reiz, dennoch die Schwelle des Bewußtseins nicht überschreitet« (89). Über die erwähnte Rolle des Automatismus im Schrift-Wissen der Zeit wäre einiges auszuführen – das muss ich mir an dieser Stelle aber versagen, da es in ganz andere Bezirke der Autographie führen würde. Festhalten möchte ich aber den Umstand, dass sich die *écriture automatique* der Epilepsie bei dem, was Kös-

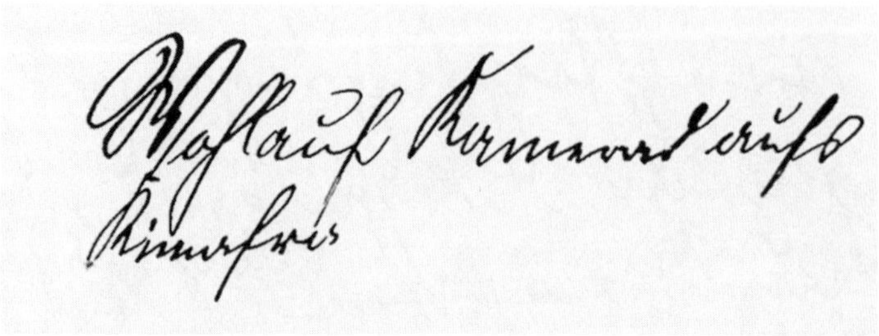

Abb. 3: Rudolf Köster: Die Schrift bei Geisteskrankheiten. Ein Atlas mit 81 Handschriftenproben. Leipzig 1903, 90 (Ausschnitt).

ter die Auflösung der Buchstabenform nennt, gleichsam an den Elementargraphemen voranzutreiben scheint, die Erlenmeyer oder Obici kurz zuvor zum Ausgangsbestand aller Schriftphysiologie und -pathologie erhoben haben: Aufstrich, Abstrich, Bogenstriche.

Zehn Minuten nach dem Anfall, um 12.20, darf die Krankheit (sich) mit Tinte schreiben (Abb. 3). Wiederum im Abstand von zwei Minuten werden die folgenden Aufzeichnungsakte notiert: »Der Vorgang«, so Köster, »ist dabei der, daß [dem Patienten] zugerufen wird: ›Schreiben Sie, wohlauf, Kameraden, aufs Pferd!‹« Langsam, so scheint es, beginnt die Krankheit von der Feder zu lassen, wenn sie auch nach wie vor zumindest teilweise die unterschiedlichen Steuerungsvorgänge des Schreibens besetzt: Einige »Wortbilder [...] werden von dem sich langsam klärenden Vorstellungsvermögen richtig aufgefaßt und auf das motorische (Schreib-)Zentrum übertragen, aber noch fehlt die Fähigkeit, sie zu einem Ganzen sinngemäß zu verarbeiten« (90 f.).

Um 12.35 schließlich bietet sich ein ganz anderes Bild (Abb. 4): Die »Aufforderung, das Vaterunser aufzuschreiben«, mit der der Patient konfrontiert wird, lässt eine Autographie der Krankheit nur noch indirekt und im Detail erahnen: konkret an einigen »Unsicherheiten motorischer und formaler Natur (Zeichen von Ataxie in dem h von ›geheiligt‹, dem U-Haken des ersten ›uns‹, dem U-Haken und dem d in ›Schuld‹; korrigierte Schreibfehler in ›Unser‹ und ›Reich‹, welches anfangs mit kleinem r geschrieben war, Auslassung wichtiger Interpunktionszeichen etc.)«. Köster wertet sie »als *Ermüdungserscheinungen* nach der starken Reizung des Zentralapparates«, die der epileptische Anfall verursacht hat (92). Zwar sind Ermüdungserscheinungen im allerdings unscharfen Grenzgebiet zwischen pathologischen und physiologischen Schriftphänomenen wohl durchaus der ersten Seite zuzuschlagen – nicht zuletzt deshalb

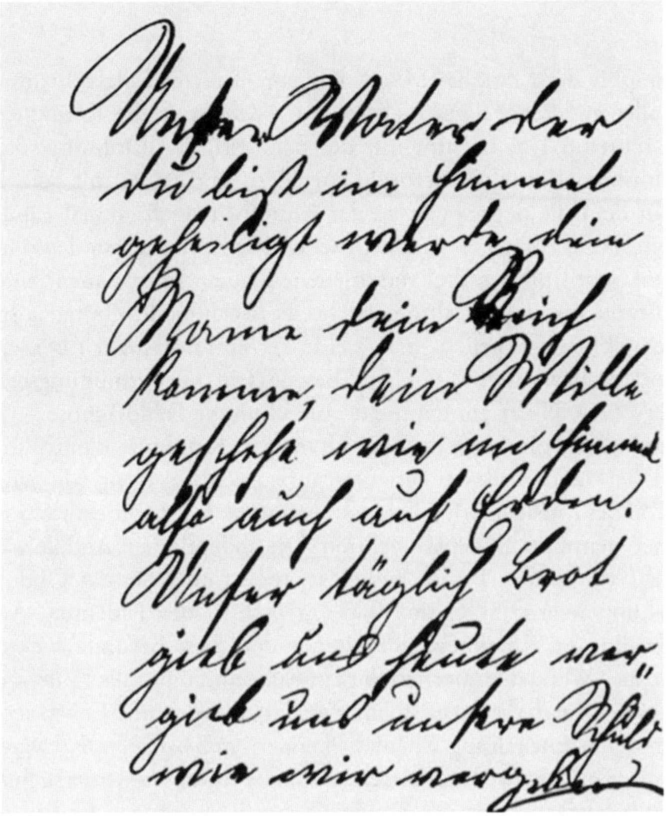

Abb. 4: Rudolf Köster: Die Schrift bei Geisteskrankheiten. Ein Atlas mit 81 Handschriftenproben. Leipzig 1903, 93 (Ausschnitt).

sollen sie gelegentlich experimentell und unter Drogeneinsatz provoziert werden, um Einsicht in die Gesetzmäßigkeiten der psychisch-physischen Abläufe beim Schreiben zu gewähren.[29] Mit einer Autographie der Krankheit aber hat man es beim ›Vater unser‹ des postepileptischen Musikers definitiv nicht mehr zu tun.

29 Vgl. z. B. Martin Mayer: »Ueber die Beeinflussung der Schrift durch den Alkohol«. In: *Psychologische Arbeiten* 3 (1901), 535-586.

VI.

Autographie der Krankheit: Im Arrangement dieser Fallgeschichte (und auch aller anderen Fallgeschichten des *Atlas*) ist es die Krankheit, die (sich) schreibt. Das beginnt mit der paratextuellen Ordnung, die den Fallnummern Krankheitsbefunde korreliert, und endet mit dem Resumee, in dem die Schreibgesetze der Krankheit noch einmal gebündelt werden. »Nach Ablauf eines epileptischen Krampfanfalls sind also in diesen fünf Schriftproben drei verschiedene Stadien zu erkennen: 1. Starke Bewußtseinsstörung mit automatischer Fortsetzung der einmal ausgelösten Schreibbewegungen, 2. mangelnde Perzeptionsfähigkeit bei wiederkehrendem Bewußtsein, 3. klares Bewußtsein mit Ermüdungserscheinungen« (92). Nicht einmal mehr eine klinische Fehldiagnose – das ist die besondere Pointe dieses Falls – kann die Krankheit daran hindern, sich in der Handschrift des Patienten aufzuzeichnen. Denn wie sich nach dem Tod des Musikers M. J. herausstellen wird, hat dieser keineswegs unter einer ›genuinen Epilepsie‹ gelitten. Die epileptischen Anfälle wurden vielmehr von einem Tumor ausgelöst; man findet bei der Obduktion eine »hühnereigroß[e] Cyste« (94) im Gehirn des Patienten. An der Autographie der Krankheit, so Köster, ändert diese Befundkorrektur indes nichts: »Wenn demmach in diesem Falle ein Tumor die Epilepsie auslöste und es durch diese Feststellung gelang, die ›genuine Epilepsie‹, d. h. solche, deren Entstehung wir nicht kennen, *ätiologisch aufzuklären* und sie klinisch anders zu klassifizieren, so ist das für unsere Untersuchungen absolut belanglos. Denn die *Erscheinungen* der ›genuinen Epilepsie‹ waren *klinisch* tatsächlich *vorhanden*, und damit bestand eben die Diagnose zu recht, welche nur einen *Symptomenkomplex* und keinen Krankheitsbegriff sui generis bezeichnen will. So sind auch unsere Schriftproben kein Beispiel etwa für beginnenden Tumor cerebri, sondern vielmehr in hohem Grade für das Verhalten der Epileptiker nach *typischen, epileptischen Krampfanfällen* charakteristisch.« (94)

Das letzte Wort, zum Schluss: »charakteristisch«. So bezeichnet Köster das Erscheinungsbild seiner Autographie der Krankheit, und damit ist vielleicht nicht das Ende, aber ein Ende meiner Geschichte dieses Dispositivs erreicht. Mit der Handschrift als Körperteil hat sie begonnen, ihr Zentrum gefunden in einem komplexen, hochsensiblen Arrangement von motorischen, psychischen, kulturtechnischen, apparativen und sprachgebundenen Faktoren, am Ende angelangt ist sie beim selbst aufgezeichneten Erscheinungsbild einer diagnostischen Einheit. Alle an diesen Akzentverlagerungen beteiligten und von ihnen betroffenen Akteure, die menschlichen so gut wie die nicht-menschlichen, haben dabei andere

Formen und Funktionen angenommen. Die Hand beim Schreiben: Diese elementare Einrichtung haben wir beispielsweise in dieser Geschichte in drei ganz unterschiedlichen Zurichtungen kennen gelernt. Als Silhouettiervorrichtung für Charakterbewegungen dient sie Lavaters Schriftphysiognomik, als präzises Registrierinstrument für Minimaldifferenzen bei Erlenmeyers Versuch, die differenzielle Einheit von physiologischem und pathologischem Schreiben zu bestimmen, als Kanal schließlich für die Autographie der Krankheit taucht sie in Kösters Atlas der Patho-Graphien auf.

Nicht immer lassen sich diese Funktionen und Zuschreibungen allerdings im Schrift-Wissen um 1900 so sauber von einander trennen, wie ich dies in meiner Geschichte versucht habe. Davon zeugt das erwähnte letzte Wort von Kösters Krankheitsautographie Nummer 18: »charakteristisch«. Es ist das Signalwort der schriftphysiognomischen und graphologischen Okkupationen der Schriftzüge. Es ist um 1900 aber auch seinerseits ein Symptom dafür, dass das Schrift-Wissen seinen Status zu verändern und zumindest zu verdoppeln beginnt. Nicht mehr nur die unverwechselbaren Eigentümlichkeiten individueller Schriftzüge will man nun in den Aufzeichnungen der Hand entdecken, sondern auch Typen, Muster, Klassen, die ihnen vorausgehen. Jenseits der psychophysiologischen Erkundung der elementaren Komponenten des Schreibens wird sich das Schrift-Wissen ab 1900 in zwei widerstreitende Fraktionen aufteilen: Die eine richtet ihren Blick ausschließlich identifikatorisch auf die Individualität und Situativität des Schreibereignisses, die andere will hinter das Schreibereignis zurück auf die Dispositionen seines menschlichen Urhebers gelangen. Schriftforensik und Graphologie werden die Namen sein, die man mit den beiden Fraktionen verbindet. Doch dies wäre eine andere Geschichte.

Cornelia Ortlieb

Hirnpalimpseste

Rauschphantasien und andere Schreib-Krankheiten von De Quincey bis Bernhard

Schreiben ist eine Krankheit. Oder zumindest der Ort und Ausdruck diverser Störungen, deren früheste erst die Koordination von Kopf, Auge und Hand ermöglicht: Für das Schreibenlernen im Kindesalter muss der menschliche Körper buchstäblich zugerichtet werden, und der Anblick krampfhaft umklammerter Stifte und ungelenker Formen auf widerspenstigem Papier bestätigt nicht nur bei der Beobachtung schreibender und zeichnender Kinder immer wieder neu die Behauptung, diese Kulturtechnik der Zeichenproduktion verdanke sich zunächst einer mechanischen Hemmung.[1] Noch dem leichthändigen Tippen im digitalen Zeitalter liegt diese Hemmung und Koordinierung zugrunde, und weitere Neurosen können sich hier anlagern, weil der vermeintlich harmlose muskuläre Akt mit den »triebgebundenen Tiefenschichten des Körpers« verbunden ist.[2] Auch Sigmund Freuds Konzept des Verschreibens argumentiert bereits mit dieser untergründigen Verbindung: Als Teil des Alltagslebens setzt die Fehlleistung, wie Freud sehr plastisch beschreibt, bereits auf der untersten Ebene des gewöhnlichen Schreibens an, beim Notieren, bei der hinterlassenen Nachricht, dem Einkaufszettel, der Anrede im Brief, und sie produziert anstelle von stabilen Texteinheiten bestenfalls sprechende Verschiebungen.[3] Wenn also das Schreiben in diesem Sinn eine mühselige, quälende und störanfällige Angelegenheit ist, mag es ein geradezu verführerischer Gedanke sein, dass eine bestimmte Disposition des Hirns dazu befähigen könnte, ohne nachzudenken, mühelos und wie im Rausch bedeutungsvolle Zeichen zu produzieren, in einer Art ›Schreiben ohne Hände‹, ohne Stockungen und Blockaden.

1 Vgl. Roland Barthes: *Variations sur l'écriture / Variationen über die Schrift*. Frz.-Dt. Dt. v. Hans-Horst Henschen. Mainz 2006, 137 ff.

2 Ebd., 11.

3 Freud bietet mit einer Serie nummerierter Beispiele zugleich eine Typologie dieser Fehlleistungen an, vgl. das Kapitel ›Verschreiben‹ in: Sigmund Freud: *Zur Psychopathologie des Alltagslebens. Über Vergessen, Versprechen, Vergreifen, Aberglaube und Irrtum*. Frankfurt a. M. 2000, 177-194.

Von einem solchen glücklichen Verfahren erzählt zumindest Alice Flaherty in ihrem Buch *The midnight disease* als autobiographische Fallgeschichte.[4] Flaherty ist *Associate Professor of Neurology* und *Associate Professor of Psychiatry* am Massachusetts General Hospital (Boston), die deutsche Ausgabe ihres Buches ist aber im Berliner Verlag *Autorenhaus* erschienen, in dessen Programm man normalerweise Anleitungen zum besseren Schreiben oder zum so genannten kreativen Schreiben findet. Und tatsächlich greift die Autorin in ihrer medizinischen Diagnostik eines pathologischen Falls von Schreibrausch nicht zufällig auf Beispiele aus der europäischen Literaturgeschichte seit der Romantik zurück, in der sich zahlreiche Schilderungen quälender Schreibversuche und euphorischer Schreibrauschzustände finden, die man wiederum unschwer als Re-Aktualisierung des antiken *mania*-Konzepts der Inspiration wiedererkennen kann.[5] Diese Verbindung von Literaturgeschichte und Diagnostik will ich im Folgenden in drei Schritten nachzeichnen, nicht nur aus Gründen des historischen Interesses oder wegen der augenfälligen Verbindung von medizinischer Erklärung und Literatur(zitat) bei Flaherty, sondern auch, weil das Buch neue Einsichten in das überaus heikle Thema des Schreibens als Vollzug verspricht, in eine Praxis also, die nicht kontrolliert zu beobachten ist und unter Laborbedingungen nur mit erheblichen Abstrichen simuliert werden kann.[6]

4 Alice W. Flaherty: *The Midnight Disease. The Drive to Write, Writer's Block, and the Creative Brain*. Boston, New York 2004. Ich zitiere im Folgenden nach der deutschen Ausgabe: A. W. Flaherty: *Die Mitternachtskrankheit. Warum Schriftsteller schreiben müssen. Schreibzwang, Schreibrausch, Schreibblockade und das kreative Gehirn*. Dt. v. Käthe H. Fleckenstein. Berlin 2004.

5 Dessen klassische Formulierung geht auf Platon zurück: *»Denn ein leichtes Wesen ist ein Dichter [...] und nicht eher vermögend zu dichten, bis er begeistert worden ist und bewußtlos und die Vernunft nicht mehr in ihm wohnt. Denn solange er diesen Besitz noch festhält, ist er unfähig zu dichten oder Orakel zu sprechen.«* Platon: *»Ion«*. Dt. v. Friedrich Schleiermacher. In: Werke in acht Bänden. Griech. u. Dt. Hg. Gunther Eigler. Bd. I. Darmstadt 2001, 533 e-534 b.

6 Für die Geschichte des Schreibens ist nicht zuletzt aus diesem Grund keine wissenschaftliche Disziplin ausschließlich zuständig oder verantwortlich. Während die Literaturwissenschaft bis vor Kurzem Schreibprozesse zumeist teleologisch als Akte der Hervorbringung von Texten und Werken in eine entsprechende Logik von Entwurf und Ausführung gebracht hat, ist die Editionsphilologie mit den Materialien solcher Entstehung und Entwicklung befasst, die sie je nach editorischem Prinzip in eine vorgegebene Ordnung bringt. Neuere Forschungsrichtungen wie die französische *Critique génétique* oder die Schreibprozessforschung fokussieren dagegen, wie auch wissenschaftsgeschichtliche Arbeiten, diese Materialien selbst, die sie als Spur eines Prozesses und Ausdruck bestimmter Eigen-

In der Rekonstruktion der Argumentation für eine Lokalisierung des Schreibens im Hirn wird sich allerdings der paradoxe Effekt einstellen, dass eben die Texte, die das Phantasma eines Schreibens im Kopf umkreisen, die Medien und Materialien von Aufzeichnungen an je verräterischer Stelle wieder ins Spiel bringen müssen, um die Leerstelle zwischen Kopf und Papier zu füllen, die in materialen Konzeptionen des Schreibens die Bewegungen der schreibenden Hand und die Interaktion mit ihren Werkzeugen einnehmen.

1. Schreiben als Trauma

Was Alice Flaherty in ihrem Buch als »Mitternachtskrankheit« identifiziert, ein Name, dessen Erfindung sie ohne Nachweis dem amerikanischen Schriftsteller Edgar Allan Poe zuschreibt,[7] ist zunächst eine manifeste psychische Erkrankung, die sie selbst nach einem mehrfach traumatisierenden Ereignis befallen hat: Nach der verfrühten Geburt ihrer Zwillingssöhne, die kurz nach der Entbindung starben, erkrankte sie an einer postnatalen Depression mit manischen Zügen. Ihre autobiographische Fallgeschichte beginnt jedoch mit dem Bekenntnis eines anderen Leidens: »Ich habe schon immer etwas mehr geschrieben, als normal, doch ich war in der Lage, meine Neigungen zu verheimlichen.«[8] Ihre erste Selbstdiagnose, noch als Studentin der Medizin, lautet entsprechend: »Hypergrafie«, nachdem sie nach Art eines klassischen Hypochonders den griechischen Terminus als Angebot des medizinischen Diskurses angenommen hat.[9] Dort bezeichnet der Begriff »das überwältigende

gesetzlichkeiten begreifen. Medizinische Wissenschaften wie Neurologie und Psychiatrie interessiert das Schreiben in seinen pathologischen Formen, weil es Rückschlüsse auf bestimmte Krankheitsverläufe und -entstehungsbedingungen zu geben verspricht. Auf all diesen Gebieten ist die Literatur in den letzten Jahrzehnten ständig angewachsen; vgl. zur Einführung beispielsweise *Schrift: Kulturtechnik zwischen Auge, Hand und Maschine.* Hg. Sybille Krämer, Gernot Grube, Werner Kogge. München 2005; *Wissen im Entwurf.* Hg. Christoph Hoffmann, Barbara Wittmann. 4 Bde. Zürich, Berlin 2008-2011.

7 Flaherty: *Die Mitternachtskrankheit* (wie Anm. 4), 22.

8 Ebd., 18.

9 »In der medizinischen Fakultät, als ich erstmals von der Existenz der Hypergrafie hörte, fing ich an, mich zu fragen, ob meine eigene Schreiberei hypergrafisch wäre – teils weil leicht zu beeinflussende Medizinstudenten dazu neigen zu glauben, sie hätten jedwede Störung, die sie gerade im Unterricht durchnehmen und teils weil mein Schreiben tatsächlich zwingender wurde.« Ebd., 19.

Schreibverlangen, den Schreibrausch«.[10] Nach dem Tod der beiden Söhne sei sie »zehn Tage voller Trauer« gewesen, bis zur entscheidenden Wendung: »Dann plötzlich, als hätte jemand einen Schalter umgelegt, war ich total aufgedreht, voller Ideen, die alle danach drängten, niedergeschrieben zu werden. Die Welt war überflutet von Bedeutung.«[11] Eine längere Passage hatte zuvor diese Fülle in eine Reihe suggestiver Bilder gefasst: »[M]ein Schreiben fühlte sich an wie eine Krankheit: Ich konnte nicht aufhören, es riss mich fort von meiner Familie und meinen Freunden. Empfindungen jenseits der Sprache vertrockneten: Musik wurde irritierend unharmonisch, die visuelle Welt verblasste. [...] Für die nächsten vier Monate war ich täglich zwischen Euphorie und Entsetzen hin und her gerissen. An guten Tagen weckten mich die Gedanken um vier Uhr früh, Wortranken ringelten sich um mich herum wie schweres Parfüm. Es war, als hätte sich eine Tür dem heißen Wind der Tropen geöffnet, jener Art von Wind, der Schiffe antreibt, die Pfauenfedern und Rubine transportieren, und Affen und Weihrauch. An schlechten Tagen waren die Worte wie ein Beinhaus, das ich nach den Leichen von Menschen, die ich liebte, durchsuchen musste. In jedem Fall war das Schreibverlangen überwältigend. [...] Der Anblick einer Computertastatur oder einer unbeschriebenen Seite gab mir den gleichen Kick[,] den Drogenabhängige bekommen, wenn sie ihr herumliegendes Spritzbesteck sehen.«[12]

Trotz der eingestreuten Warnhinweise zum quälenden Suchtcharakter dieser Handlungen und Zustände macht diese emphatische Beschreibung ein verführerisches Angebot: Ohne das mühselige Handwerk körperlicher Schreibakte schreiben sich hier offenbar ganze Texte wie von selbst. Die Passage fügt aber auch zusammen, was sich in Texten der europäischen Romantik an Bildvorstellungen vielfach wiederfinden lässt: orientalische Phantasie und tote Knochen, euphorischen Höhenflug und Drogen. Das verräterische Adjektiv »unbeschrieben« für die leere Seite neben dem ungenutzten Schreibwerkzeug kündigt jedoch bereits drohend die Rückkehr zur Depression an, die unweigerlich auf einen solchen manischen Aufflug folgen muss: Die weiße Seite ist das Sinnbild der Schreibblockade im analogen Zeitalter, heutzutage mimetisch nachgebildet in Lichtzeichen auf einem Bildschirm, die immer noch das fatale

10 Ebd., 8. Abseits des expliziten Zitats werde ich medizinische Termini im Folgenden nach Art ihrer alltagssprachlichen Verwendung ohne eine weitere Reflexion des medizinischen Diskurses nutzen; ihre Differenzierung und Spezifizierung kann nicht Ziel dieses Aufsatzes sein.

11 Ebd., 19.

12 Ebd., 10.

weiße Rechteck in seiner verheißungsvollen und bedrohlichen Leere zeigen.[13] Tatsächlich berichtet auch Flaherty im Anschluss an diese eröffnende Beschreibung ihrer postnatalen Hypergraphie von einer Depression, die sie nach dem ersten manischen Anfall für einen Monat befallen habe: »[D]ie damit einhergehende Apathie war irgendwie fast eine Befreiung. Als die Welt versank, verloren Worte ihre Bedeutung; es war kein Antrieb mehr da, zu schreiben. Ich war eigentlich keine blockierte Schriftstellerin, ich war überhaupt keine Schriftstellerin mehr. Es war friedvoll – bis ich versuchte, zu sprechen oder zu schreiben. Dann war es, als ob meine Lungen voll Wasser wären, erstickten.«[14]

Schreiben ist mithin eine Art anderes Sprechen und so lebensnotwendig geworden wie Atmen, seine Verhinderung wird zur existenziellen Bedrohung, zur Todesgefahr. Für dieses manische Schreiben gegen die Blockade hat die Filmgeschichte ein überaus eindrucksvolles Bild parat: Wenn in einer zutiefst unheimlichen wiederholten Szene in Stanley Kubricks *Shining* Jack Nicholson auf einer mechanischen Schreibmaschine tagaus, tagein laut klappernd immer den selben Satz tippt, der in der deutschen Synchronisation sinnigerweise lautet: »Was du heute kannst besorgen, das verschiebe nicht auf morgen«[15], wird das manische Handwerk des Schreibens zum Ausdruck des Wahns und zur denkbar gewaltsamen Überwindung einer Schreibblockade, die womöglich nicht nur in diesem Fall der Euphorie des Schreibrausches vorausgeht und zugrunde liegt. Diese Beobachtungen legen eine erste Annahme nahe: Nicht nur im medizinischen Sinn ist die Manie nicht ohne die darauffolgende Depression zu haben, entsprechend der Schreibrausch nicht ohne anschließende Lähmung, und die literarischen Schilderungen des glücklichen Schreibens im Rausch sind regelmäßig als Erzählungen von einer möglichen Überwindung der lähmenden Furcht vor der Blockade, vor dem leeren Blatt angelegt.

Ein erstes prominentes Beispiel aus der Literatur der Romantik kann diesen Verdacht bestätigen: Thomas De Quinceys autobiographische Fallgeschichte *Confessions of an English Opiumeater*. Vor deren Betrachtung lohnt jedoch noch ein Blick auf den eigentümlichen Verlauf, den

13 »Jede Schreibhemmung, jeder ›writer's block‹, beginnt mit einer weißen Seite, einem leeren Blatt, einem blanken Bildschirm.« Thomas Macho: »Shining oder: Die weiße Seite«. In: *Weiß*. Hg. Wolfgang Ullrich, Juliane Vogel. Frankfurt a. M. 2003, 17-28, hier: 17.

14 Ebd., 20 f.

15 Vgl. zur englischen Fassung und ihrer Interpretation Macho: »Shining« (wie Anm. 13).

Flahertys Erzählung und Buch nehmen: Auf das erste traumatische Ereignis des Todes ihrer Zwillingssöhne folgt nach kurzer Zeit eine zweite Schwangerschaft und eine zweite Frühgeburt, diesmal von Zwillingsmädchen, die überleben. Dieses nicht erfundene autobiographische Detail verleiht der erzählten Geschichte einen märchenhaft-magischen Schimmer und ihr Pathos erhält nun geradezu antike Größe.[16] Innerhalb der medizinischen Selbst-Diagnostik nimmt sich diese ungleiche Wiederholung wie ein Glücksfall aus: Ein zweites Mal folgen auf dieselben hormonellen Veränderungen dieselben Symptome, wieder beginnt elf Tage nach der Geburt »ein ähnlich aufgeregtes postnatales Stadium [...], schließlich gefolgt von einer ähnlichen Lethargie«.[17] Diesmal jedoch nimmt die Schriftstellerin und Ärztin Medikamente, die auch eine freilich fatale Wirkung zeigen: Sie dämpfen den Erregungszustand, lösen dabei aber eine für die Patientin unerträgliche Schreibblockade aus. Wie Flaherty mit einem drastischen Vergleich beschreibt, war ihr Kopf voller Gedanken, »aber diesmal konnte ich sie nicht artikulieren. Der Druck in meinem Kopf stieg weiter an, bis er einem klopfenden Abszess glich, das ich mit aller Gewalt entleeren wollte«.[18] Gedanken, die nicht geschrieben werden können, sind also eine Art Eiter, dessen Ansammlung schmerzhaft ist, und mit diesem Selbstversuch ist ein erster Nachweis erbracht, dass eine Stimulation des Gehirns durch bestimmte Medikamente auch das Schreiben beeinflusst. Der beobachtete therapeutische Effekt legt mithin den Verdacht nahe, der durch zahlreiche neurowissenschaftliche Experimente auch bestätigt wird, dass es eine bestimmte Region des menschlichen Hirns gibt, die speziell für das Schreiben zuständig ist, wie auch andere Hirn-Areale mit spezifischen Leistungen wie Sprache oder Gedächtnis verbunden sind.

Das Buch macht daher im Folgenden das Angebot, über eine solche Verortung nachzudenken, genauer gesagt, über den Schläfenlappen, gestützt unter anderem auf gezeichnete Schaubilder der einzelnen Hirn-

16 Die griechische und römische Mythologie kennt einige Brüderpaare oder brüderlich verbundene enge Freunde, die zu den prominentesten Figuren überhaupt gehören, wie Romulus und Remus, Castor und Pollux; die mit symbolischen Zahlen vermehrten Geschwister sind im europäischen Märchen omnipräsent. Der Verlust der Kinder ist in der griechischen Tragödie mit dem Nimbus größtmöglichen Unglücks versehen, wie ohnehin weite Teile der abendländischen Literatur von Familienverbünden und -konflikten berichten. Vgl. Karl Heinz Bohrer: *Das Tragische. Erscheinung, Pathos, Klage*. München 2009; Peter von Matt: *Verkommene Söhne, missratene Töchter. Familiendesaster in der Literatur*. München 1997.

17 Flaherty: *Die Mitternachtskrankheit* (wie Anm. 4), 21.

18 Ebd.

Regionen, wie sie aus anderen Kontexten seit der Frühen Neuzeit bekannt sind.[19] Extrem verkürzt kann man die Hypergraphie, den Schreibzwang, als eines von fünf Persönlichkeitsmerkmalen bei Patienten mit Schläfenlappenepilepsie fassen, bei Menschen mit solchen Krampfanfällen, wie sie auch ansonsten Gesunde bei großer Überlastung und anderem Stress befallen können.[20] Die Schläfenrinde scheint besonders empfänglich für elektrische Reize von anderen Neuronen zu sein, da mit der Weitergabe elektrischer Impulse chemische Neurotransmitter durch die Synapsen freigesetzt werden.[21] Krampfanfälle bewirken als eine Art »elektrische Stürme« in diesem Bereich unvorhersehbare Veränderungen des Schläfenlappens, die in einem quasi messbaren Sinn auch die Persönlichkeit beeinflussen.[22] Eine Beurteilung der Evidenz oder Reichweite dieser Erklärung ist nicht das Ziel meiner Überlegungen; Flaherty selbst zieht das vorsichtige Fazit: »Hypergrafie an sich ist vielleicht nur eine neurologische Merkwürdigkeit«, meint aber in einem etwas gewagten Umkehrschluss, sie, die Hypergraphie »[könnte uns] etwas über die Neurologie der literarischen Kreativität sagen«.[23]

Hier stößt jedoch nicht nur die Literaturwissenschaft an ihre Grenzen, sondern auch die medizinische Diagnostik, denn nun ist nicht mehr die Rede von einem sozusagen ungerichteten Ausleben eines Schreibzwangs, der ja auch im endlosen Niederschreiben des selben Satzes wie in *Shining* oder in einer sinnlosen Reihung von Buchstaben und Wörtern befriedigt werden könnte, sondern nun geht es im emphatischen Sinn um ein produktives, herstellendes Schreiben, sozusagen mit einem vorzeigbaren Ergebnis. Sprechend ist das Adjektiv ›kreativ‹ – im Sinn einer Charakterisierung dieses Schreibens als schöpferisch, hervorbringend, erschaffend – ja auch schon im Hinblick auf die autobiographische Erzählung Flahertys, die Geburt und Schreiben so zusammenbringt, wie es eine prominente Reihe männlicher Schriftsteller traditionell getan hat. Das vielleicht berühmteste deutschsprachige Beispiel für diesen Topos in der Moderne ist Franz Kafkas Tagebuchnotiz, nachdem er in einer einzigen Nacht die Erzählung *Das Urteil* verfasst hat: »Nur so kann geschrieben werden, nur in einem solchen Zusammenhang, mit solcher vollständigen

19 Ebd., 32 und pass.
20 Ebd., 28ff.
21 Ebd., 34f.
22 Ebd., 35.
23 Ebd., 36.

Öffnung des Leibes und der Seele.«[24] – Nur zwei Tage später wird Kafka notieren: »Vom Schreiben mich mit Gewalt zurückgehalten. Mich im Bett gewälzt. [...] Heute abend mich vom Schreiben weggerissen.«[25]

Ein solches eruptives Hervorbringen künstlerischer Werke in der gewaltsamen Ausstülpung des Inneren ist also eine Erlösungsphantasie, die nicht nur bei Kafka die Qual des Schreibens vorzieht, um nicht der eigentlichen Schreibkrankheit, der Blockade zu verfallen. Das Schreiben zwischen diesen beiden Extremen anzusiedeln und somit auch mit einem existenziellen Pathos zu versehen, ist sicher in der Moderne eine Erfindung der europäischen Romantik, wie unter anderem Thomas De Quinceys Arbeiten eindrucksvoll belegen können. In seinen autobiographischen Skizzen und Opium-Texten zu Beginn des 19. Jahrhunderts hat er als Patient und Diagnostiker in einer Person als Erster den Schreibrausch beim Wort genommen und als moderne Version des Schreibens im künstlich erzeugten Rauschzustand beschrieben. De Quincey schildert das Glück des Drogenrauschs und das Entsetzliche seiner düsteren Visionen unter dem programmatischen Titel der *Confessions*, wählt also nach Augustinus und Rousseau die Gattung des Bekenntnisses wie diese für eine schonungslose autobiographische Erzählung, die nach heutigen Begriffen auch die einer Serie von Traumatisierungen ist. Den Konnex zur zeitgenössischen Medizin und zugleich deren Überbietung stellt bereits die Selbsttitulierung als Opiumesser her: Das meist in Form einer Tinktur in niedrigeren Dosierungen eingenommene Opium gilt den Zeitgenossen buchstäblich als Allheilmittel für häufige Beschwerden wie Husten und Atemnot, aber auch Gelenkschmerzen und rheumatische Erkrankungen.[26] Für eine zweite Auflage hat De Quincey den autobiographischen Teil seiner Fallstudie noch einmal um das Dreifache vermehrt, doch seinen Nachruhm verdankt er heute eher den vergleichsweise schmalen Opium-Texten im Anhang und seiner Ankündigung, das Opium verherrlichen zu wollen, nämlich »seine Macht über die großartige und düstere Welt der Träume«.[27] Dort finden sich auch bereits die Elemente, die in der Bildsprache Flahertys wieder aufgenommen werden

24 Franz Kafka: »Tagebucheintrag 23.9.1912«. In: *Gesammelte Werke in zwölf Bänden. Nach der Kritischen Ausgabe*. Hg. Hans-Gerd Koch. Bd. 10: *Tagebücher*. Bd. 2: 1912-1914 in der Fassung der Handschrift. Frankfurt a. M. 1994, 101.

25 Ebd., 103.

26 Vgl. zur Kulturgeschichte dieser und anderer Drogen Alexander Kupfer: *Die künstlichen Paradiese. Rausch und Realität seit der Romantik. Ein Handbuch*. Stuttgart, Weimar 1996.

27 Thomas De Quincey: *Bekenntnisse eines englischen Opiumessers*. Dt. v. Peter Meier. Leipzig, Weimar 1992, Einleitung [1822], 10.

und eine fremdartige Welt orientalischer Verzauberung, in der zugleich ein namenloser Schrecken haust, evozieren – wie auch in Flahertys Metaphern für den Schreibrausch der »heiße[n] Wind der Tropen«, Schiffe mit Kostbarkeiten antreibend, unversehens durch ein Leichenschauhaus ersetzt wird.

De Quinceys Rauschvisionen gleichen endlosen Alpträumen. Im Rausch, berichtet der autobiographische Ich-Erzähler, habe sich etwas in seinem Kopf verändert: »[E]in Theater schien plötzlich in meinem Gehirn eröffnet und beleuchtet zu werden, das nächtliche Schauspiele von mehr als überirdischem Glanz bot. [...] [S]o wurden alle visuell vorstellbaren Dinge, an die ich in der Dunkelheit nur dachte, sofort zu Phantomen für mein Auge; und in einem offensichtlich nicht weniger zwangsläufigen Prozeß wurden sie, wenn sie einmal in undeutlichen und visionären Farben aufgespürt waren, wie etwas mit sympathetischer Tinte Geschriebenes durch die wilde chemische Kraft meiner Träume in einem unerträglichen Glanz, der mein Herz zerfraß, ans Tageslicht gebracht«.[28] Auch De Quincey betont somit das Quälende und untergründig Schmerzhafte solcher inneren Schreibvorgänge, bei aller Begeisterung über die unendliche Reihe glanzvoller Bilder, die sie hervorbringen. Offenbar überwiegt auch in diesen Bildern zumal der körperliche Schrecken (»physical horror«), der von bestimmten Tieren ausgeht:[29] »[J]etzt waren die Hauptakteure häßliche Vögel, Schlangen oder vor allem Krokodile. Das verfluchte Krokodil wurde für mich mehr als alles andere zum Gegenstand größeren Schreckens. Ich war gezwungen, mit ihm zu leben, und zwar (wie es in meinen Träumen immer der Fall war) jahrhundertelang. Manchmal entfloh ich ihm und fand mich in chinesischen Häusern wieder mit Tischen aus Korbgeflecht und so weiter. Alle die Füße von Tischen, Sofas und so weiter wurden bald von Leben erfüllt; der widerwärtige Kopf des Krokodils, seine schielenden Augen schauten nach mir aus, in zehntausendfacher Wiederholung multipliziert und ich stand da, voll Abscheu und gebannt.«[30]

28 Ebd., 237.

29 Ebd., 245. Vgl. Thomas De Quincey: *Confessions of an English Opium-Eater*. London 1971, 109.

30 Ebd. »But here the main agents were ugly birds, or snakes, or crocodiles; especially the last. The cursed crocodile became to me the object of more horror than almost all the rest. I was compelled to live with him; and (as was always the case almost in my dreams) for centuries. I escaped sometimes, and found myself in Chinese houses, with cane tables, &c. All the feet of the tables, sofas, &c. soon became instinct with life: the abominable head of the crocodile, and his leering eyes, looked out at me, multiplied into a thousand repetitions: and I stood loathing and fascinated.« De Quincey: *Confessions* (wie Anm. 29), 110.

Der Opiumrausch wird mithin zum eigentlich dichterischen Zustand, denn offensichtlich folgt diese Bilderserie klassischen Konstruktionsprinzipien der Rhetorik: Als Belebung des Unbelebten wird gemeinhin das Verfahren der Personifikation gefasst, die plastische Schilderung des abscheulichen Krokodils ist zugleich eine Art Ekphrasis oder klassische Bildbeschreibung und die Konstruktion eines verdichteten Symbols des orientalischen Schreckens, die prononcierte Aufzählung mit ihren mehrfachen »und so weiter« folgt einer alten Strategie der sprachlichen Markierung potenziell unendlicher Reihen. In einem einzigen Wort verdichten sich beide Ebenen, unübersetzbar: Die chinesischen Tische heißen im Original ›cane tables‹, und ›cane‹ ist dabei der Fachbegriff für das Schilfrohr, wie es auch für den Rohrstock verwendet wurde oder für Korb-Geflecht, bezeichnet also ein organisches Material, das als Rohstoff für gebräuchliche Dinge des Alltags dient. Das Verb ›to cane‹ wird aber außer im Sinn von ›züchtigen, bestrafen‹ auch noch metaphorisch für den Drogenmissbrauch verwendet. Das mehrdeutige Wort, das in der deutschen Übersetzung weggelassen wurde, stellt mithin auch aus, dass sich das visuelle wie das sprachliche Bild des furchteinflößenden Tisches und das Gefühl der Angst – womöglich vor der Bestrafung, die der Rohrstock ankündigt und symbolisiert – eben der Droge verdanken, die ihr Ursprung war.

Wie in anderen Träumen auch, legt De Quincey hier nahe, dass es Gefühle wie Schuld und Scham sind, die das monströse Andere in den Traumbildern der Tiere und Mischwesen hervorrufen, und eine Passage seines Kommentars deutet an, dass hier eine Art psychische Krankheit sich sozusagen selbst schreibt, in einem Vokabular, das achtzig Jahre vor Freuds *Traumdeutung* schon erklärt, warum das Ich nur bestenfalls *ein* Herr im eigenen Haus ist: »Der Träumer findet in sich selbst hausend, in irgend einem separaten Zimmer seines Gehirns, so bezogen, wie es war, ein schreckliches fremdartiges Wesen, das von diesem Platz aus einen heimlichen und hassenswerten Handel mit seinem eigenen Herzen treibt. Was, selbst wenn es einfach nur seine eigene Natur wäre, in Wiederholung, […] sogar in dieser bloß numerischen Verdopplung seines eigenen Bewußtseins zu mächtig wäre, um es auszuhalten. Aber wie dann, wenn das fremde Wesen seinem eigenen widerspricht, mit ihm kämpft, es verblüfft und verwirrt? Und was, wenn nicht *ein* fremdes Wesen beteiligt wäre, sondern zwei, oder drei, oder vier, oder fünf in das eingedrungen sind, von dem er dachte, es sei ein unbezwingbarer Schutzraum in ihm selbst?«[31]

31 »The dreamer finds housed within himself – occupying, as it were, some separate chamber in his brain – holding, perhaps, from that station a secret and detestable

Trotz dieser verstörenden Erfahrung einer Art kollektiven Autorschaft im geteilten Gehirn des Berauschten, scheint das Opium demnach also die genuin poetische Fähigkeit zu haben, fremde, ungekannte Bilder heraufzubeschwören, die sich zu einem bedeutungsvollen Zusammenhang fügen. De Quincey selbst hat das Schreiben seiner visionären Texte mit der Komposition musikalischer Werke verglichen: Da diese Bilder und Szenen direkt aus der Welt der Träume stammten, könne, wie in der Musik, ein einziger falscher Ton das ganze Stück ruinieren; er benötige hierfür als neue Sprache eine ›impassioned prose‹, eine leidenschaftliche Prosa, unter der ganz wörtlich eine ›Prosa des Leidens‹ zu verstehen ist. Zudem entspringen die unwillkürlich aufsteigenden Opium-Bilder De Quinceys der Erinnerung an längst Vergangenes und nicht etwa einem produktiven Delirieren, bei dem sich literarische Texte quasi von allein herstellen würden. Bei näherem Hinsehen zeigt sich vielmehr eine Art Schichtenmodell dieser visionären Leidensprosa. 1845 hat De Quincey eine Serie von Opium-Texten in der Zeitschrift *Blackwoods Magazin* veröffentlicht, darunter eine erinnerte Vision, die zugleich eine Vision der Erinnerung ist, wie sie für die erweiterte Ausgabe der *Confessions* dann typisch sein wird. In einer kurzen Einleitung erklärt De Quincey, dass verschüttete Kindheitserlebnisse im Traum oder Rausch plastisch wieder hervorgehoben werden; die vermeintlich neue Bilderflut verdankt sich also regelmäßig dem, was irgendwo untergründig gespeichert war, besonders »psychologische Erfahrungen von tiefem Leiden oder Freude«.[32]

Nicht zufällig steht auch hier das ›tiefe Leiden‹ am Anfang, das in schmerzlicher Wiederholung in den Bildern der Vision aufgerufen werden wird. Denn in seinen autobiographischen Skizzen hat De Quincey gleich mehrfach den Tod seiner Schwester geschildert, wie er sich in einer Reihe unzusammenhängender Bilder in seinem Gedächtnis erhalten hatte, in Bildern allerdings, die er jeweils einzeln in verschiedenen Opium-Visionen wieder aufsteigen sieht. So in der Gestalt eines über-

commerce with his own heart – some horried alien nature. What if it were his own nature repeated, – still, if the duality were distinctly perceptible, even that – even this mere numerical double of his own consciousness – might be a curse too mighty to be sustained. But how if the alien nature contradicts his own, fights with it, perplexes and confounds it? How, again, if not one alien nature, but two, but three, but four, but five, are introduced within what once he thought the inviolable sanctuary of himself?« Thomas De Quincey: *Confessions of an English Opium-Eater.* The collected writings. Hg. David Masson. Edinburg 1889-90. Bd. XIII, 292, meine Übers.

32 Thomas de Quincey: *Selections Grare and Gay, from the Writings.* London 1853-60, Bd. I, 10.

großen Kindermädchens, das sich schaurig neben einem Bett erhebt, in dem das stöhnende kleine Mädchen liegt, das er in einem anderen Erinnerungsbild als starren Leichnam in demselben Bett liegen sieht, flankiert wiederum von einem riesig drohenden Kindermädchen an seiner Seite.[33] Das Krankenzimmer – oder der Raum, in dem die Tote aufgebahrt war – erweitert sich in seinem Opium-Rausch scheinbar zu einem riesigen Gewölbe, das sich plötzlich zum Himmel öffnet; in einer anderen solchen Vision meint er gar, dort oben eine Art Thron zu sehen, auf dem jedoch niemand sitzt und der sich mit rasender Geschwindigkeit von seinem Betrachter entfernt.[34] Dann wieder geht sein Blick nach unten in das offene Grab der Schwester, er hört den Priester die klassische Formel »Erde zu Erde, Asche zu Asche, Staub zu Staub« sprechen und glaubt für einen Moment, das schutzlos nach oben gewandte Gesicht der Schwester dort zu sehen, wo der Sarg mit Deckel und Schmuck eigentlich für die Ewigkeit versiegelt ist.[35] Diese verstreuten Bild-Fragmente der Erinnerung an ein traumatisches Geschehen, das sich seinerseits sozusagen in diverse Einzel-Traumata aufgespalten hatte, fügt jedoch erst eine große Opium-Vision zusammen, die De Quincey in einer gedrängten Prosa – *Leidens-Prosa* – zu fassen sucht, in der man förmlich zu spüren meint, wie der Schreibakt beschleunigt sein muss, um die flüchtigen Bilder des Rausches einfangen zu können: »Wieder einmal [...] streckte sich mein früheres Kinderzimmer vor mir aus: Meine Schwester stöhnte im Bett und ich wurde rastlos aus einer Furcht, die ich mir nicht erklären konnte. Wieder einmal stand das ältere Kindermädchen vor mir, aber nun zu riesigen Ausmaßen gedehnt, stand wie auf einer griechischen Bühne mit ihrer erhobenen Hand und schlug mich, hoch aufragend wie die herrliche Medea über ihren Kindern im Kinderzimmer in Corinth, besinnungslos zu Boden. Wieder bin ich in dem Zimmer mit dem Leichnam meiner Schwester, wieder steigt die Pracht des Lebens in aller Stille auf, der Glanz des Sommers, das syrische Sonnenlicht, die Kälte des Todes.«[36]

33 De Quincey: *Confessions* (wie Anm. 29), 32. De Quincey weist an dieser Stelle explizit darauf hin, dass seine frühkindlichen Ängste und Alpträume sich nach Art und Qualität nicht von denen des Opium-Rauschs unterscheiden lassen; der Traum von der »schrecklichen Größe eines bevorzugten Kindermädchens« sei für ihn daher besonders interessant, denn »it demonstrates my dreaming tendencies to have been constitutional and not dependent upon laudanum«, ebd.

34 Ebd., 42.

35 Ebd., 44.

36 »Once again [...] the nursery of my childhood expanded before me: my sister was moaning in bed; and I was beginning to be restless with fears not intelligible to

Die Abfolge der Bilder und Assoziationen scheint hier tatsächlich einer Art von Traumlogik zu gehorchen: Nicht willkürlich aneinandergereiht, sondern durch Analogien sukzessiv generiert, werden sie, quasimusikalisch, zu Variationen eines einzigen Themas. Das riesenhaft vergrößerte Kindermädchen, das den Jungen mit einer einzigen vernichtenden Bewegung zu Boden schlägt, scheint aus dem Stöhnen der Schwester und der namenlosen Furcht des Kindes erzeugt zu werden; ihre Überlagerung mit der Medea des Euripides macht aus der kolossalen Gestalt die mordende Mutter, deren Bewegungen zugleich für die Ewigkeit eingefroren – die dramatisch erhobene Hand – und in der plötzlichen Raserei unendlich beschleunigt sind.

Eine eingehendere Untersuchung des Textes könnte zudem zeigen, welche poetischen und rhetorischen Gesetze in dieser Beschreibung einer ›Vision der Visionen‹ der Erinnerung am Werk sind. Von größerer Bedeutung für die Geschichte des Phantasmas eines Schreibens im Kopf ist jedoch, dass die Utopie eines sich selbst schreibenden Textes hier gleich mehrfach korrigiert wird, denn tatsächlich verdankt sich De Quinceys literarische Vision, wie angedeutet, einer Art Schichtmodell: Aus früheren autobiographischen Texten in der von ihm so genannten Prosa des Leidens gewinnt De Quincey das Material für seine Visionstexte, so wie auch deren Material aus dem Abrufen verschütteter Erinnerungsbilder durch das Opium generiert worden sein soll. Daher ist es nur konsequent, wenn De Quincey einerseits das menschliche Gehirn mit einem Palimpsest vergleicht, mit einem alten Pergament, bei dem unter der lesbaren Schrift ältere Schichten des Geschriebenen verborgen sind als gelöschte Zeichen, unsichtbar und dennoch präsent[37], und andererseits

myself. Once again the elder nurse, but now dilated to colossal proportions, stood as upon some Grecian stage with her uplifted hand, and, like the superb Medea towering amongst her children in the nursery at Corinth smote me senseless to the ground. Again I am in the chamber with my sister's corpse, again the pomp of life rise up in silence, the glory of summer, the Syrian sunlight, the frost of death. Dream forms itself mysteriously within dreams; within these […] dreams remouds itself continually the trance in my sister's chamber – the blue heavens, the everlasting vault, the soaring billows, the throne steeped in the thought (but not the sight) of ›Who might sit thereon‹; the flight, the pursuit, the irrevoerable steps of my return to earth. Once more the funeral procession gathers; the priest in his white surplice stands waiting with a book by the side of an open grave; the sacristan is waiting with his shovel; the coffin has sunk; the dust to dust has descendet.« Ebd., 49.

37 Der ›Geist‹ jedes einzelnen Menschen sei demzufolge das, was die Heilige Schrift als »Buch des Gerichts« bezeichnet: »In ihm gibt es, dessen bin ich mir sicher,

seine Beschreibung einer eindrucksvollen Obsession mit einem ähnlichen Bild einleitet: »Und jetzt trat eine ungeheure Veränderung ein, die sich langsam wie eine Schriftrolle viele Monate lang entfaltete und eine fortdauernde Qual zu werden versprach; und sie verließ mich auch nie ganz«[38] – die »Tyrannei des menschlichen Gesichts«, im schaurigen Bild einer Meeresoberfläche, die mit »Tausenden« Gesichtern bedeckt ist, darunter »flehende, grimmige, verzweifelte«, und so vorbereiten, was als Bild maximalen Schreckens die Klimax bildet, »der widerwärtige Kopf des Krokodils«, nun »in zehntausendfacher Wiederholung«.[39]

Das alte Trauma des Kindertods wird so in Euphorie und Horror der künstlichen Opium-Manie in eine seltsame Mischung aus orientalischen Bildern und darunter verborgenen Leichnamen übersetzt, und auch wenn die Droge eine Art Schreiben ohne Hände zu ermöglichen scheint, sind es hier wieder die verräterisch eingestreuten Hinweise auf Schreibflüssigkeit und Beschreibstoff, ›sympathetische Tinte‹ und ›Palimpsest‹, die jenseits ihrer Funktionalisierung für die metaphorische Evokation magischer Zeichenerscheinung buchstäblich auf die Materialität des Schreibakts zurückverweisen.

2. Rausch-Protokolle zwischen Selbstaufzeichnung und Poetologie: Baudelaires Haschisch-Studien

Erst durch Charles Baudelaires Übersetzung und Bearbeitung wurden die *Bekenntnisse* De Quinceys europaweit bekannt. Baudelaires Interesse gilt dabei offensichtlich der impliziten Poetologie des Textes, dessen autobiographische Passagen er entschieden kürzt zugunsten der weiträumigeren Entfaltung der Visionen und der Erklärung ihrer Herkunft aus den dunklen Schichten der Erinnerung an vergangene Schmerzen und Leiden. De Quinceys Text erweist sich somit in seiner französischen Übersetzung noch stärker als Versuch, das delirierende Schreiben aus der Perspektive der Selbst-Beobachtung zu erfassen. Den entscheidenden Schritt zum Schreiben *des* Rauschs – und seines Ausbleibens – vollzieht dann erst Baudelaire, der als erster Autor die Verwendung bestimmter

kein endgültiges Vergessen; Spuren, die einmal dem Gedächtnis eingeprägt wurden, sind unzerstörbar; tausend Zufälle können lediglich einen Schleier zwischen unser gegenwärtiges Bewußtsein und die geheimen Inschriften in unserem Geist legen, und sie tun es auch«. De Quincey: *Bekenntnisse* (wie Anm. 27), 238.

38 Ebd., 242.

39 Ebd.

Drogen für das Schreiben einer radikalen Kritik unterzogen hat und dabei zugleich das Rausch-Schreiben als poetisches Verfahren erfindet.

In einem essayartigen Text mit dem eigenwilligen Titel *Poème du hachisch* (*Gedicht vom Haschisch*), der wie De Quinceys ›Prosa des Leidens‹ mit eindrucksvollen poetischen Bildern angereichert ist, will Baudelaire den ersten Teil einer geplanten »Monographie des Rauschs« vorlegen, mit der wiederum bahnbrechenden Idee, dessen Eigenart nach dem Muster einer Sammlung medizinischer Fallgeschichten von der je individuellen Person des Drogennutzers abzulösen. In einem vorangestellten Widmungsschreiben formuliert Baudelaire sein Anliegen daher auch im teils drastischen Vokabular der Medizin: »[D]er gesunde Menschenverstand sagt uns, daß die Dinge dieser Welt nur wenig existent sind und daß die wahre Wirklichkeit in Träumen lebt. Um sowohl das natürliche wie auch das künstliche Glück zu verdauen, muß man zuvor den Mut haben, es herunterzuschlucken. Doch die, welche das Glück vielleicht verdienen würden, sind genau jene, auf welche das Glücklichsein […] immer die Wirkung eines Brechmittels ausgeübt hat«.[40]

Und noch in einem anderen, existenzielleren Sinn stellt Baudelaire den nachfolgenden Text in das Zeichen der Krankheit: Adressiert ist das Schreiben an eine nicht genannte Frau, in der man unschwer seine langjährige Geliebte Jeanne Duval erkennen kann, und es heißt dort über diesen Akt der Zueignung des Buches: »Ist es unerläßlich daß es für jemanden geschrieben wurde? Ich selbst habe so wenig Sinn für die lebendige Welt, daß ich […] gerne nur für die Toten schreiben würde. Aber es ist keine Tote, der ich dieses kleine Buch widme. Ich widme es einer, die, obwohl sie krank ist, doch immer tätig und lebendig in mir lebt« – einer Kranken, die auch heilen kann, die nämlich »einstmals seine [des Autors] schweißbedeckte Stirn abwischte und seine vom Fieber pergamentenen Lippen erfrischte«, in einer ungenannten Krankheit, die »Alpträume« und »entsetzlichen Schlaf« verursacht hat und einem Drogenrausch zum Verwechseln ähnlich sieht.[41]

40 »Le bon sens nous dit que les choses de la terre n'existent que bien peu, et que la vraie réalité n'est que dans les rêves. Pour digérer le bonheur naturel, comme l'artificiel, il faut d'abord avoir le courage de l'avaler, et ceux qui mériteraient peut-être le bonheur sont justement ceux-là à qui la félicité, telle que la conçoivent les mortels, a toujours fait l'effet d'un vomitif.« Charles Baudelaire: *Sämtliche Werke / Briefe. In acht Bänden*. Hg. Friedhelm Kemp, Claude Pichois. Bd. I: *Die künstlichen Paradiese. Opium und Haschisch*. München, Wien 1989, 399.

41 Ebd. »Pour tout dire enfin, indispensable qu'il ait été écrit pour *quelqu›un*? J'ai, quant à moi, si peu de goût pour le monde vivant que […] volontiers je n'écrirais que pour les morts. Mais ce n'est pas à une morte que je dédie ce petit livre; c'est

Wie schon bei De Quincey und Coleridge, dessen Kubla Khan-Legende vom unbewussten Dichten im Opium-Schlaf De Quincey adaptiert und indirekt zitiert[42], verbinden sich hier die Krankheit, die Droge als Medizin und neue Krankheit und das Schreiben zu einer unauflöslichen Mischung und es ist umso bemerkenswerter, dass der solchermaßen eingeleitete Text in der Gestalt einer Reihe von Protokollen präsentiert wird. Denn anders als noch De Quincey und Coleridge, die ihre je individuelle Disposition und die Momente der Inspiration in autobiographischen Erzählungen zu einzigartigen, besonderen Erfahrungen stilisieren, handelt Baudelaire vom Allgemeinen des Drogenrauschs, den er zudem anders einordnet als seine beiden Vorgänger. Deren Versuch, den Drogen-Gebrauch therapeutisch zu legitimieren, da sie beide die Opium-Tinktur als Heilmittel gegen ein akutes Leiden eingenommen haben wollen, stellt Baudelaire seine pathologisierende Beschreibung des Berauschten entgegen, die minutiös jedes typische Körperzeichen in eine physiognomische Schilderung integriert, die großen Augen, das blasse Gesicht, die kurzatmig eingestülpten Lippen.[43]

Zur Arbeit an diesem Allgemeinen gehört zudem auch die Einteilung des Rauschs in verschiedene Phasen, die Baudelaire systematisch und sehr präzise beschreibt; der Text bietet somit eine Fülle von Einsichten in eine vermeintlich nicht mitteilbare Erfahrung. Diese sind verpackt in Berichte von typisierten Figuren wie ›einer Dame‹, einer ›anderen Dame‹ und eines ›Literaten‹ und werden von einem ungenannt bleibenden Erzähler so als Fallgeschichten präsentiert, die sich freilich leicht als fingierte entlarven lassen. Die unterschiedlichen Figuren erzählen nämlich alle dasselbe: Sie berichten, in einheitlichem Duktus mit übereinstimmender Wortwahl, wie sie nach dem Genuss von Haschisch, das im 19. Jahrhundert tatsächlich in vergleichsweise hohen Dosen geschluckt wurde, die erstaunlichsten Veränderungen ihrer Sinneswahrnehmungen erlebten. So schildert eine Probandin, nur als ›reife Frau‹ eingeführt, wie sie nach dem Genuss von Haschisch im prächtigen Schlafzimmer eines

à une qui, quoique malade, est toujours active et vivante en moi […], qui essuyait naguères son front baigné de sueur et *refraîchissait ses lèvres parcheminées par la fièvre*«.

42 Vgl. Samuel Taylor Coleridge: »Kubla Khan«. In: *Poetical Works*. Hg. Ernest Hartley Coleridge. London 1967, 297 f.; Reuven Tsur: *›Kubla Khan‹. Poetic Structure, Hypnotic Quality and Cognitive Style. A study in mental, vocal and critical performance*. Amsterdam, Philadelphia 2006.

43 Charles Baudelaire: *Die künstlichen Paradiese. Die Dichtung vom Haschisch*. Dt. v. Hannelise Hinterberger. Zürich 1988, 37. Die deutsche Übersetzung zitiere ich im Folgenden nach dieser Ausgabe.

kleinen Schlosses übernachtete, dessen Wände »mit hohen, schmalen Spiegeln bedeckt«, waren, dazwischen Holztäfelungen, »mit Landschaften bemalt«, und anderer Zierrat wie prächtig schimmernde Vögel und Blumen, die durch »täuschend echt gemaltes Gitterwerk« getrennt und verbunden sind, eine vergoldete Decke und das auch in den Zwischenräumen an den Wänden omnipräsente Gold. Die Eindrücke des Rausches sind erkennbar von diesem eigentümlich geschmückten Interieur geprägt: »Der Mond schien so hell, daß die ganze Verzierung, selbst nachdem ich die Kerze ausgelöscht hatte, noch sichtbar blieb. Sie war [...] von der schönen Nacht erhellt, deren Schimmer sich über all die Verzierungen aus Gold, Spiegeln und bunten Farben ausbreitete. Ich war zunächst sehr erstaunt zu sehen, wie sich vor mir, neben mir und ringsum weite Räume auftaten. Klare Flüsse und grünende Landschaften spiegelten sich in ruhigen Gewässern. [...] Als ich die Augen hob, sah ich einen Sonnenuntergang, der geschmolzenem, sich abkühlendem Metall glich. Es war das Gold des Deckengewölbes. Das Gitterwerk jedoch flößte mir den Gedanken ein, ich befinde mich in einer Art Käfig oder in einem nach allen Seiten hin offenen Haus und sei von all den Wundern nur durch die Stäbe meines prächtigen Gefängnisses getrennt. [...] Ich dachte, ich wäre für lange Zeit, für Tausende von Jahren vielleicht, in diesem prunkvollen Käfig, inmitten dieser zauberhaften Landschaften, zwischen diesen prachtvollen Horizonten eingeschlossen. Ich träumte von Dornröschen, von einer mir auferlegten Sühne – von künftiger Erlösung. Über meinem Kopf flatterten schillernde tropische Vögel«.[44]

Diese Bilderfolgen und die begleitenden Vorstellungen nehmen sie eine ganze lange Nacht buchstäblich gefangen, in einem Kosmos freilich, in dem unsere Begriffe von Raum und Zeit offensichtlich immer schon aufgehoben sind. Ihr sprechendes Fazit lautet: »Man sagt, die Begeisterung der Dichter und schöpferischen Menschen gleiche dem, was ich empfunden habe [...]. Wenn aber die poetische Begeisterung jener gleicht, die mir ein Kaffeelöffel voll Konfitüre verschafft hat, dann scheint mir, die Freude, ein Publikum zu haben, werde von den Dichtern sehr teuer erkauft.«[45] Der Bericht macht trotz einer auffällig eingezogenen zweiten Schicht aus Deutung und Kommentar, der die vermeintlich unwillkürlich aufsteigenden Bilder an die profanen Umstände von Wandmalerei und Zimmereinrichtung zurückverweist, ein neues verführerisches Angebot: Der Schreibrausch ist ganz einfach künstlich herzustellen und verspricht das Glück dichterischen Schaffens, zumal in

44 Ebd., 48 ff.
45 Ebd., 52.

der Erfindung einer neuen faszinierenden Bildwelt, die hier sogar ohne scheußliche Krokodile, Monster und Untote auskommt. Der Visionstext radikalisiert demnach wiederum das Konzept eines Schreibens ohne Hände mit seinen beglückenden Momenten – mit dem einzigen Nachteil allerdings, dass am Ende nichts auf dem Papier steht.

Dieser Befund, den die anderen vorgeblichen Berichte der mit Haschisch experimentierenden Damen und Literaten bestätigen, lässt sich nun in zwei Richtungen wenden, und Baudelaires kurze *Dichtung vom Haschisch* eröffnet tatsächlich gleichermaßen beide Möglichkeiten. Auf der Seite der Medizin lassen sich die minutiösen Schilderungen der Rauschwahrnehmung als das lesen, was Baudelaire programmatisch angekündigt hatte: Der Text liefert dann einen Katalog von Symptomen, der sich zur Monographie des Rauschs erweitern lässt – *jedes* Rauschs. Denn anders als noch De Quincey und Coleridge, die ihre je individuelle Disposition und die Momente der Inspiration in autobiographischen Erzählungen zu einzigartigen, besonderen Erfahrungen stilisieren, handelt Baudelaire in den fiktiven Rauschprotokollen vom Allgemeinen des Drogenrauschs, und zur diagnostischen Arbeit an diesem Allgemeinen gehört zudem auch die Einteilung des Rauschs in verschiedene Phasen, die Baudelaire systematisch und sehr präzise beschreibt; der Text bietet somit eine Fülle von Einsichten in eine eigentlich unaussprechliche Erfahrung.[46]

Die andere Seite, Richtung oder Möglichkeit eröffnet sich der Dichtung oder, profaner, den pragmatischen Hinweisen zum Schreiben. Denn bereits die Visions-Schilderung zeigt – ähnlich wie bei Coleridge und De Quincey –, dass es genuin poetische oder rhetorische Mittel sind, die anwendet, wer vom Unsagbaren des Drogenrauschs berichten will. Und vor allem eine prominente Figur identifiziert Baudelaire in den ähnlich lautenden Berichten: Die Allegorie, »diese so spirituelle Art, die [...] eine der urtümlichsten und natürlichsten Formen der Dichtung ist« und

46 In dieser Hinsicht lässt sich der Text auch als Antwort auf das berühmte Buch eines Arztes und medizinischen Experimentators lesen, der den Kreis der Pariser Dichter und Haschischesser auch mit der Droge versorgt haben soll: Joseph Moreau de Tours: *Du Hachisch et de l'aliénation mentale.* Paris 1845. Vgl. zu den poetologischen Implikationen dieser Auseinandersetzung Michael Einfalt: *Zur Autonomie der Poesie. Literarische Debatten und Dichterstrategien in der ersten Hälfte des Second Empire.* Tübingen 1992, zur Anlage der Drogen-Texte Baudelaires als aneignende Übersetzung vgl. Claude Pichois: »Autour des ›paradis artificiels‹. Baudelaire, de Musset et de Quincey«. In: *Baudelaire. Études et témoignage.* Neuchâtel 1967, 141-144.

»im vom Rausch erleuchteten Geist ihre legitime Herrschaft antritt«.[47] Physisch und emotional erfahrbar werden soll diese, wenn sich das Haschisch »wie ein magischer Firnis« über das ganze Leben ausbreitet: »Es verschönt es mit Festlichkeit und erhellt seine ganze Tiefe. Ausgezackte Landschaften, fliehende Horizonte, Ansichten von Städten, die weiß sind durch die leichenhafte Fahlheit eines Gewitters oder erhellt von den konzentrierten Gluten der Sonnenuntergänge, Tiefen des Raums, Allegorien der Tiefe der Zeit […].«[48] Unter einer solchen Allegorie versteht Baudelaire demnach offenbar in einem sehr allgemeinen Sinn die Möglichkeit einer bedeutsamen Bildersprache, für die jede Vorgabe der Umgebung gleichermaßen genutzt werden kann: Alles wird sprechend, alles verheißt Sinn und Bedeutung.

Bereits die ›reife Frau‹ hatte ja, wie schon vor ihr De Quincey, geschildert, wie sich im Haschischrausch das tote Dekor eines Zimmers plötzlich zu beleben scheint, in einer Form der Verlebendigung, die man mit der rhetorischen Figur der Personifikation fassen kann. Den umgekehrten Vorgang schildert Baudelaire ohne dafür die Fallgeschichte eines fiktiven Probanden vorzuschieben, indem er seine potenziellen Leser als Haschischesser im Kollektiv vertraulich anredet: »Manchmal geschieht es, daß die Persönlichkeit entschwindet und daß die Objektivität […] sich in euch so regelwidrig entfaltet, daß die Betrachtung der äußeren Gegenstände euch eure eigene Existenz vergessen läßt und daß ihr euch alsbald mit ihnen verwechselt. Euer Auge richtet sich auf einen vom Wind harmonisch hin und her gebogenen Baum. In einigen Sekunden wird das, was im Hirn des Dichters nur ein ganz natürlicher Vergleich wäre, in eurem Geist zu einer Tatsache. Zunächst leiht ihr dem Baum eure Leidenschaften, euer Verlangen und eure Melancholie. Ihr macht euch sein Ächzen und sein Sich-hin-und-her-Bewegen zu eigen, und bald seid ihr der Baum. […] Ich stelle mir euch sitzend und rauchend vor. […] Durch eine sonderbare Zweideutigkeit, eine Art Übertragung […] fühlt ihr, wie ihr euch verflüchtigt. Dann werdet ihr eurer Pfeife (in der ihr euch wie Tabak zusammengekauert und versammelt fühlt) die sonderbare Fähigkeit zugestehen, *euch zu rauchen*.«[49] Auch hier liegt die Pointe in der kühlen Auflistung der genuin dichterischen Leistungen des vom Haschisch Berauschten – *jedes* vom Haschisch Berauschten, denn die Phasen des Rausches sollen ja für alle Nutzer der Droge angeblich identisch ablaufen: Dazu gehören vor allem der einfache Vergleich, das

47 Baudelaire: *Die künstlichen Paradiese* (wie Anm. 43), 63.
48 Ebd.
49 Ebd., 43 f.

Personifizieren und schließlich die im letzten Beispiel beschriebene umgekehrte Personifikation. In dieser letzten Figur kann man jedoch unschwer die erweiterte Allegorie der berühmten ersten Gedichtsammlung Baudelaires *Les fleurs du mal* (*Die Blumen des Bösen/des Schlechten/des Kranken*) finden: Etliche Gedichte führen genau diese umgekehrte Personifikation vor, beispielsweise *Spleen* (*Melancholie*), in dem es heißt: »Ich bin ein Friedhof, beschienen vom Mondlicht, Ich bin eine alte Kammer, gefüllt mit verblühten Rosen«[50], oder das Gedicht mit dem schlichten Titel *La pipe (Die Pfeife)*, in dem die Pfeife selbst als neues Subjekt schildert, wie sie ihren Besitzer, einen Schriftsteller, in ihre heilsamen blauen Schwaden hüllt.[51]

Man könnte also vermuten, dass mit dem Haschisch-Genuss unter definierten, laborartigen Bedingungen, die Baudelaire zu Beginn der *Dichtung vom Haschisch* sehr detailliert wie in einer Gebrauchsanweisung beschreibt, ein Mittel gefunden ist, um einerseits immer wieder neu poetische Bilder im ›Hirn‹ produzieren zu können, andererseits in deren Reflexion bestimmte Techniken der Rhetorik einzuüben – freilich mit dem nach wie vor ungelösten und in diesem Szenario unlösbaren Problem der Aufzeichnung.[52] Denn auch ein solches Dichten ohne Hände erfordert ja ein Medium und ein Material der Speicherung, wenn die flüchtigen Bilder nicht ebenso schnell verflogen sein sollen wie der Rausch selbst. In den rauschhaften Auflösungsmomenten ist aber offensichtlich kein Schreibender da, mithin auch kein Schreiben möglich: Die aufgezeichneten Texte sind immer nur nachträgliche Rausch-*Erzählungen*, wie ja auch jeder aufgezeichnete Traum die Traumerzählung notiert und nicht die ungeordnete Bilderflut selbst.

50 Baudelaire: »Spleen« In: *Sämtliche Werke/Briefe*. Bd. I (wie Anm. 40), 73.

51 Baudelaire: »La pipe«, ebd., 189. Als Zersplitterung des Ichs in einem »Feuerstoß flüchtiger und einander ersetzender Allegorien« ist dieses Verfahren auch ein melancholisches, vgl. Jean Starobinski: *Melancholie im Spiegel. Baudelaire-Lektüren*. München, Wien 1992, 32.

52 Schon die klassische Studie Béguins formuliert diese Aporie jedes visionären Schreibens, da sich die mystischen Formen der Erkenntnissuche »im dichterischen Schaffen« mit dem »Verlangen nach dem Werk, mit dem Wunsch, einen Gegenstand hervorzubringen, etwas Gestaltetes in die Welt zu setzen und im Bilde zu sagen, was sich im Innern offenbart hat« verbinden. Alfred Béguin: *Traumwelt und Romantik. Versuch über die romantische Seele in Deutschland und in der Dichtung Frankreichs*. Bern, München 1972, 482.

Auch wenn Baudelaires Text häufig als eine Art Programm des Schreibens aus einer gezielt entfesselten Einbildungskraft gelesen wird,[53] kommt die *Dichtung vom Haschisch* daher zu einem anderen Ergebnis: Am Ende des Experiments, nach all den technischen Hinweisen und poetischen Evokationen zum Haschisch-Rausch steht die dezidierte Verwerfung jeder künstlichen Stimulation der Einbildungskraft, soweit sie sich mit der Hoffnung auf einen mühelosen Zugang zum künstlichen Paradies der Dichtung oder, allgemeiner, des Schreibens verbindet. Denn was der Haschisch-Rausch ermöglicht, ist bestenfalls eine schlechte Nachahmung der höchsten kreativen Fähigkeiten, die Baudelaire mit dem traditionellen Vokabular der Philosophie als ›Analyse‹ und ›Synthese‹ benennt und der Einbildungskraft oder Phantasie zuordnet.[54] Angewiesen auf die Reize der Außenwelt, produziert der Berauschte nämlich nur quasi mechanisch solche Bilder, die noch diese Reize aufnehmen und transformieren; zugleich gelähmt und in seiner Willenskraft behindert, gelingt es ihm dann noch nicht einmal, diese Bilder aufzuzeichnen. Die Utopie einer künstlichen Steigerung der produktiven Einbildungskraft und eines entsprechend mühelosen poetischen Schreibens muss demnach verabschiedet werden – wie schon das Fehlen jeder Schreibszene in diesen vorgeblich treu protokollierten Berichten verrät.

3. Schreibrausch zwischen Zettelwahn und Blockade: Thomas Bernhards *Beton*

Wie bereits eingangs skizziert, kehrt das Phantasma eines Schreibens im Kopf in je unterschiedlichen historischen Konstellationen beständig wieder, mit gleichfalls historisch konstanter und individuell ausgestalteter

53 Vgl. zusammenfassend Kupfer: *Die künstlichen Paradiese* (wie Anm. 26), 588 ff. Kupfer sieht Baudelaires Projekt, die Droge als Mittel der poetischen Arbeit zu nutzen, als gescheitert an, argumentiert aber nicht mit dessen schreibpragmatischen Konsequenzen, sondern mit seinen metaphysischen Implikationen. Die ältere Forschungsliteratur nimmt dagegen in der Regel die Schlusswendung des Essays beim Wort, um Baudelaires angebliche moralische Verwerfung des Drogengenusses zu betonen, vgl. bspw. Günter Witschel: *Rausch und Rauschgift bei Baudelaire, Huxley, Benn und Burroughs*. Bonn 1988. Zu den biographischen Hintergründen der Drogentexte vgl. Sibylle Bieker: *Die künstlichen Paradiese in der französischen Literatur des 19. Jahrhunderts*. Bonn 1992, 80-118.

54 Baudelaire: »Salon von 1859«. In: *Sämtliche Werke / Briefe*. Bd. 5/6 (wie Anm. 40), 141, vgl. dazu ausführlich Verf.in: *Poetische Prosa. Beiträge zur modernen Poetik von Baudelaire bis Trakl*. Stuttgart 2001, 23-56.

Akzentuierung seiner pathologischen Anteile. Dass Schreibrausch und -blockade zwei Seiten derselben Medaille sind, hat vor Flahertys Buch beispielsweise schon eindrucksvoll Thomas Bernhards romanlange Erzählung *Beton* vorgeführt, die wie die Drogen-Texte Coleridges, De Quinceys und Baudelaires den prekären Zustand des Schreibens im Vokabular des Pathologischen fasst, aber zusätzlich das dort bestenfalls angedeutete Gegenbild des Nicht-Schreibens als Leiden und Qual überaus plastisch ausmalt. Anders als der Titel suggerieren mag, geht es auch hier hauptsächlich um eine Form des Schreibens, genauer: des wissenschaftlichen Schreibens, das dezidiert als Teil einer Krankheit beschrieben wird. Der Ich-Erzähler breitet in Bernhard-typischem unendlichem Monolog in schonungsloser Selbst-Analyse die Symptome dieser doppelten Krankheit aus: In mönchischer Einsamkeit in einem großen düsteren Haus permanent am Schreibtisch sitzend, widmet er sein Leben ausschließlich einem endlos missglückenden Schreibprojekt und einer geregelten Folge von Tabletteneinnahmen.

Diese quälende Schilderung einer monströsen Schreibblockade, von der nach landläufiger Meinung auch eine nicht zu unterschätzende Ansteckungsgefahr ausgeht, lässt sich auch als eine Art Handbuch zur falschen Praxis und Anleitung des zuverlässigen Misslingens lesen. Schon der erste Satz, der über eine Seite umfasst und mit seinen vielen Schleifen buchstäblich nicht zitierfähig ist, erläutert unter anderem, dass der Schreiber »große Mengen Prednisolon einzunehmen hatte, um meinem zum dritten Mal akut gewordenen morbus boeck entgegenzuwirken« – einer schweren Lungenkrankheit –, dass er von überall her Bücher und Schriften zusammengetragen hat über Felix Mendelssohn-Bartholdy, um endlich eine wissenschaftliche Veröffentlichung in Angriff zu nehmen, die alles übertreffen sollte, was er bislang geschrieben habe, eine »seit zehn Jahren geplante, aber immer wieder nicht zustande gekommene Arbeit«,[55] für die nun nur noch die Abreise der Schwester abgewartet werden muss, deren Anwesenheit im Haus das Schreiben verhindert.[56]

Schon in dieser Ausgangskonstellation sind offensichtlich ein paar typische Fallen für das Gelingen des Schreibprojekts eingebaut: Die Krankheit, die Tabletten, die vielen Bücher, die zehn Jahre Vorlauf und natürlich der Vorsatz, eine alles bisherige übertreffende Arbeit zu verfassen, sind einschlägige Mittel zur Begründung und Auslösung von lang andauernden Schreibblockaden. Von diesen bietet der Text im Folgenden noch eine Fülle an, darunter ein prominentes Motiv, das gleichfalls

55 Thomas Bernhard: *Beton.* Frankfurt a. M. 1995, 7.
56 Ebd., 7f.

bereits zu Beginn eingeführt wird. Die Schwester ist abgereist, doch der Ich-Erzähler horcht noch angespannt, ob sie etwa zurückkehren wird und verwickelt sich dann in eine aporetische Reflexion über den ersten zu schreibenden Satz: »[I]ch [...] dachte dann wieder an meine Arbeit, vor allem, *wie* ich diese Arbeit beginnen werde, was der erste Satz dieser Arbeit sein wird, denn ich wußte noch immer nicht, wie dieser erste Satz lauten solle und bevor ich nicht weiß, wie der erste Satz lautet, kann ich keine Arbeit anfangen und so quälte es mich die ganze Zeit, zu horchen, ob meine Schwester nicht wieder zurückgekommen sei und was für einen ersten Satz ich über Mendelssohn Bartholdy zu schreiben habe, immer wieder horchte ich und war verzweifelt und immer wieder dachte ich über den ersten Satz meiner Arbeit über Mendelssohn nach, genauso verzweifelt.«[57] Auch die nachfolgende Schilderung seines Erschöpfungsschlafs, des Erwachens mit schlechtem Gewissen und der Vorsätze zu Ritualisierungsmaßnahmen ist auf diese Praxis des Schreib-Handwerks bezogen: »Ich stand auf und wickelte mich in die Decke, in die von meinem Großvater mütterlicherseits ererbte Pferdedecke, ich schnürte die Decke mit dem Ledergurt, den ich genauso wie die Decke von meinem Großvater geerbt habe, so fest als möglich zu, so fest, daß ich gerade noch atmen konnte und setzte mich an den Schreibtisch. [...] Mit einem Glas Wasser schluckte ich die mir von meinem Internisten vorgeschriebenen Prednisolontabletten und glättete das Papierblatt, das ich vor mich hingelegt hatte. Ich werde mich beruhigen und anfangen, sagte ich mir. Immer wieder sagte ich mir, ich werde mich beruhigen und anfangen, aber als ich es an die hundertmal gesagt hatte und ganz einfach nicht mehr hatte aufhören können das zu sagen, gab ich auf. Mein Versuch war mißlungen.«[58]

Hier ist vieles von jener schlechten Metaphysik am Werk, mit der auch Nicht-Schreibende ihren Alltag und ihr Leben bestreiten: Der Schreibort muss ein ganz bestimmter sein, die Rahmenbedingungen eingerichtet, hier das Einschnüren in die überaus symbolträchtige geerbte Pferdedecke, um am Schreibtisch zugleich geborgen und gefangen zu sein, bis hin zur Atemlosigkeit, die dem Lungenkranken wiederum vertraut und bedrohlich zugleich ist; noch die Einnahme der Tabletten scheint in diesem Szenario mit der literaturhistorisch unterfütterten Hoffnung auf ein gelingendes Schreiben unter Drogeneinfluss zu verweisen. Doch vor allem der fatale Glaube an den ersten Satz, den einen und einzigen, der die Arbeit eröffnen soll, ist ein todsicheres Mittel, um das weiße Papierblatt für im-

57 Ebd., 9 f.
58 Ebd., 11.

mer leer zu halten – schriftstellerische Praktiken und Ratschläge zur Beförderung des kreativen Schreibens versuchen seit jeher, eben diese Fixierung aufzubrechen.[59] Über viele Seiten variiert der Text dann in einer Art manischem verschriftetem Selbstgespräch dieses Szenario, unter anderem auch in einer eindrucksvollen Vision: Der Erzähler schildert, wie er aus einer Entfernung von neun Metern vom ersten Stock seines Hauses auf den Schreibtisch unten blickt, um zu sehen, ob dort alles in Ordnung sei, bis er nach langer Beobachtung sich selbst am Schreibtisch sitzen sieht: »[I]ch sah, wie ich mich, meiner Krankheit entsprechend, vorbeugte, um zu schreiben. Ich sah, daß ich eine krankhafte Körperhaltung habe, aber ich bin ja auch nicht gesund, ich bin ja auch durch und durch krank, sagte ich mir. So wie du da sitzt, sagte ich mir, hast du schon ein paar Seiten über Mendelssohn Bartholdy geschrieben, vielleicht schon zehn oder elf Seiten, so sitze ich am Schreibtisch, wenn ich zehn oder elf Seiten geschrieben habe, sagte ich mir. Ich rührte mich nicht und beobachtete meine Rückenhaltung. [...] Dann war das Bild weg, ich saß nicht mehr an meinem Schreibtisch, der Schreibtisch war leer, das Blatt Papier darauf war genauso leer.«[60] Diese eindrucksvolle Schilderung des Nicht-Schreibens ist selbst im Modus des manischen Schreibens verfasst, wie in einem einzigen Schreib-Rausch. Sie bereitet einen vorläufigen Befund vor, der mir für die Geschichte literarischer Schreibfigurationen außerordentlich wichtig zu sein scheint. Der Ich-Erzähler bedenkt, dass womöglich seine Vorbereitung des Schreibens zu exzessiv war, die »Hunderte und Tausende von Zetteln« mit Notizen, all die Nachforschungen, all die Ideen, der Versuch, alles zugleich im Kopf zu behalten, und er resümiert: »Wenn ich sage, ich habe die ganze Schrift oder was immer für ein Werk im Kopf, kann ich es naturgemäß auf dem Papier nicht mehr verwirklichen.«[61]

59 So verwenden Autoren beispielsweise bereits beschriebene oder bedruckte Papiere als Schreibpapier oder lassen die jeweilige Tagesarbeit bewusst oben auf einer angefangenen Seite enden; Schreibratgeber empfehlen, nicht auf dem mystifizierten Anfang zu beharren, sondern zu »schreiben, was sich schreiben lässt«, vgl. Wolfgang Fritz Haug: »Sieben Tips fürs Schreiben«. In: *Lust und Last des wissenschaftlichen Schreibens. Hochschullehrerinnen und Hochschullehrer geben Tips.* Hg. Wolf-Dieter Narr, Joachim Stary. Frankfurt a. M. 1999, 71-76, hier: 73.

60 Bernhard: *Beton* (wie Anm. 55), 22 f.

61 Ebd., 46. Die Differenz zwischen Sprechen und Schreiben stellt der Text durchgängig heraus; die Literaturwissenschaft tendiert dagegen gelegentlich dazu, sie (programmatisch) zu verwischen, beispielsweise in der Formulierung einer »literarischen Rede als genuin dichterisches Sprechen« für Bernhards Romanschreiben, vgl. Oliver Jahraus: *Das monomanische Werk. Eine strukturale Werkanalyse des Œuvres von Thomas Bernhard.* Frankfurt a. M. 1992, 291.

Wie Flahertys autobiographische medizinische Schilderung, so ist auch diese Erzählung offensichtlich ein mehrfach selbst-reflexiver Text, nicht nur, weil sie als Paradox geschrieben ist, um von der Unmöglichkeit des Schreibens zu berichten, sondern auch, weil in beiden Fällen das delirierende Schreiben oder Nicht-Schreiben aus der Perspektive einer Selbst-Beobachtung geschildert ist. Und noch Bernhards im monologischen Fluss der simulierten Mündlichkeit verborgene Wendung vom »Werk im Kopf« zu Zetteln, Schrift und Papier findet sich, nicht zufällig, in zeitgemäßer Wiederholung bei Flaherty, auch wenn die Schilderung ihres zweiten Hypergraphie-Schubs wiederum bei ›Geist‹ und ›Kopf‹ ihren Ausgang nimmt: »Schreiben und Elternschaft sind in meinem eigenen Geist, seit dem Tod meiner beiden Zwillingssöhne, miteinander verwoben, und erneut, nach der Geburt meiner Zwillingstöchter, drängt Schreiben alles andere aus meinem Kopf. Weil meine Töchter Frühchen waren, waren sie handlich klein genug, um in eine Schublade auf meinem Schreibtisch zu passen, wo sie schliefen, während ich schrieb«,[62] wie sie auch nachts an ihrer Seite gelegen hätten, wenn sie im Bett im Schein einer kleinen Leselampe oder gar auf dem Fußboden weiter geschrieben habe.[63] Ein Detail dieser Schilderung unablässigen, rauschhaften Schreibens ist jedoch besonders bemerkenswert: »Aus irgendeinem Grund schrieb ich in winzig-winziger Schrift auf winzig-winzige Post-its, die ich an die Wand klebte, um sie morgens einzusammeln. Mein Mann […] sagte, dass das Vorhaben, ein ganzes Buch auf winzigsten Post-its zu schreiben, ihn am meisten davon überzeugt hätte, dass ich hochgradig gestört wäre«.[64] Die modernen Klebezettel im Kleinformat sind ein beliebiges, zufälliges und denkbar ungeeignetes Schreibmaterial, das im größtmöglichen Gegensatz zur Fiktion des weiträumigen ›Werks‹ steht, und diese Wahl illustriert eindrücklich die Stärke des Schreibdrangs und die Passivität der Unterwerfung der Schreibenden unter eine unablässig strömende Schrift, die sich bei Tag und Nacht unaufhaltsam von allein schreibt – ein beunruhigendes und zugleich faszinierendes Schreib-Szenario.

Wie schon die Einsicht von Bernhards ewig blockiertem Schriftsteller, verdeutlicht jedoch auch diese Szene unwillentlich, was die Experimente mit Drogen und ihre poetologische Rahmung als unlösbares Problem umkreisten: Das Schreiben ist per definitionem nicht etwas, das im Kopf stattfindet, auch nicht, wenn wir uns diesen Kopf selbst nach Art eines

62 Flaherty: *Die Mitternachtskrankheit* (wie Anm. 4), 136.

63 Ebd.

64 Ebd.

Palimpsests denken, wie De Quincey es vorgeschlagen hat, der das menschliche Gehirn als Schichtung gelöschter und überschriebener Zeichen konzipiert und hofft, mit der Droge Opium an diese verschwundenen Zeichen und Bilder heranzukommen. Auch dann nicht, wenn vermeintlich künstlich inspirierte Schreibende, wie Baudelaire es aufzeigt, sich eingestehen müssen, dass die so quasi experimentell gewonnenen Texte in ihren poetischen Verfahren hinter dem zurückbleiben, was das Sprachvermögen des Alltagsmenschen und das Erbe der Rhetorik immer schon an Techniken bereitgestellt haben. Und nicht einmal dann, wenn die moderne Medikamententherapie gezielt das Hirnareal manipulieren könnte, in dem möglicherweise Ursprung und Stärke des Schreibdrangs verortet werden können. Die Qual des Schreibens und erst recht die Qual des Nicht-Schreibens lässt sich daher nur an einem Ort überhaupt lindern: auf dem Papier.

II.
Medizinische und literarische Schreibweisen

Carsten Zelle

Einleitung

Der zweite Teil des Bandes legt den Schwerpunkt auf einzelne Gattungen medizinischer Schreibweise[1], deren Regularien und Erkenntnisleistung. Damit fügen sich die Beiträge in Anstrengungen ein, den Gattungs- bzw. Genre- oder Textsortenbegriff gegenüber dekonstruktiver und kulturwissenschaftlicher Vergleichgültigung wissenspoetologisch zu rehabilitieren.[2] Wissen ist in Textsorten nicht nur architextuell signifikant (und wiedererkennbar) formatiert, vielmehr bringt die über die Satzebene hinausgehende Kohäsion einzelner Informationen überhaupt erst eine bestimmte Form, d. h. Ordnung des Wissens hervor.[3] Angeknüpft wird mit solchen Überlegungen zum ›Gattungswissen‹[4] an den von Gianna Pomata geprägten Begriff des ›epistemic genre‹, das als ein Textwerkzeug aufgefaßt wird, das einer geistigen Anstrengung eine literarische, d. h. poetische oder rhetorische Form und dadurch, daß es dies tut, ihr Gestalt und Richtung gibt.[5] In Erweiterung des Vorschlags Pomatas, die die soziale

1 Zum Begriff der ›medizinischen Schreibweise‹ vgl. Nicolas Pethes, Sandra Richter: Einleitung. In: Dies. (Hg.): *Medizinische Schreibweisen. Ausdifferenzierung und Transfer zwischen Medizin und Literatur (1600-1900).* Tübingen 2008, 1-11. Eine Vermittlung des medizinischen mit dem genologischen Schreibweise-Konzept im Anschluß an Klaus W. Hempfers *Gattungstheorie* (München 1973) bliebe zu leisten. Vgl. Rüdiger Zymner: *Gattungstheorie. Probleme und Positionen der Literaturwissenschaft.* Paderborn 2003, bes. 172-175 und 181-190.

2 Vgl. Alexander Košenina, Verf. (Hg.): *Kleine anthropologische Prosaformen der Goethezeit* (1750-1830). Hannover 2011, bes. »Einleitung«, VII-XIX.

3 Vgl. hierzu aus anthropologischer Sicht das Kap. »Sinn machen« in Karl Eibls *Animal poeta. Bausteine der biologischen Kultur- und Literaturtheorie* (Paderborn 2004, 253 ff.). Eibl geht hier vor allem auf das Kohärenzieren bzw. »Verschnüren« von Informationen durch das »*Erzählen*« (ebd., 255-260), d. h. goethisch gesprochen auf die ›Naturform‹ des Epischen ein, ohne freilich zu merken, daß er hier zu einer epistemisch inspirierten, anthropologischen Gattungstheorie beiträgt.

4 Der Begriff des ›Gattungswissens‹ wird derzeit auf Tagungen wie denjenigen von Michael Gamper (GattungsWissen: Wissenspoetologie und literarische Form. Tagung an der Leibniz Universität Hannover, 8.-10. Dezember 2011) oder Gunhild Berg (Wissenstexturen. Literarische Gattungen als Organisationsformen von Wissen. Workshop an der Universität Konstanz, 21.-22. März 2013) lanciert.

5 Gianna Pomata: »Sharing Cases: The *Observation* in Early Modern Medicine«. In: *Early Science and Medicine* 15 (2010), 193-236, bes. 196 f. (siehe die Übersetzung dieses Aufsatzes in unserem Band, 20-63, bes. 23 f.). Vgl. Dies.: »Observation Rising:

Praxis beim Gebrauch epistemischer Textsorten verfolgt und z. B. untersucht, wie frühneuzeitliche *observationes* in der Gelehrtenkommunikation mit dem Ziel zirkulieren, einen sozialen und geistigen Raum hervorzubringen, an dem die Gelehrten, die dieses Genre benutzen, gemeinsam partizipieren und über das sie sich als Gruppe mit einem kollektiven Denkstil definieren, wird hier der Begriff deskriptiv gewendet und über gelehrte Gebrauchsformen[6] hinausgehend verallgemeinert – nicht zuletzt auch auf das gattungsspezifische Wissen der Literatur[7] im engeren Sinn.

Die hier versammelten genologischen Fallstudien gelten den Krankheit schreibenden Textsorten Gutachten, Protokoll, Lehrgedicht, Casus, Märchen und Roman.

Poetik und Pragmatik des psychiatrischen Gutachtens um 1900 verfolgt Armin Schäfer (Hagen) und betont dabei dessen medizinisch-juristischen Doppelcharakter, einerseits eine Diagnose im Sinn eines klinischen *casus* zu stellen, andererseits zugleich ein Urteil im Rahmen eines forensischen Falls zu fällen. Insofern die Regularien dieser Textsorte vom Kampf zwischen Psychiatern und Juristen um die Entscheidungshoheit im Strafprozeß[8] geprägt sind, wird im Genre des Gutachtens im Medium der Diagnose die psychiatrische Definitionsmacht über den Wahnsinn gegenüber dem Recht zur Geltung gebracht. Das Scharnier zwischen medizinischer Beschreibung und juristischem Machtspruch bildet, wie Schäfer an einem Gutachten Kraepelins von

Birth of an Epistemic Genre, 1500-1650«. In: *Histories of Scientific Observation*. Ed. Lorraine Daston, Elizabeth Lunbeck. Chicago, London 2011, 45-80, bes. 48.

6 Pomata: »Observation Rising« (wie Anm. 5), 48, nennt über die *observationes* hinaus z. B. die mittelalterlichen Textsorten *quaestiones disputatae, lectiones, tractatus* und *commentaria*.

7 Zum ›weiten‹ wissenspoetologischen Wissensbegriff, der einen durch die Koordinaten von *episteme, phronesis* und *aisthesis* eröffneten Raum umfaßt, zuletzt Joseph Vogl: »Poetologie des Wissens«. In: *Einführung in die Kulturwissenschaft*. Hg. Harun Maye, Leander Scholz. München 2011, 49-71, bes. 51. Der Begriff der ›medizinischen Schreibweise‹ geht im übrigen weit über einen engen, mittelst eines Fiktionalitätskriteriums definierten Literaturbegriff hinaus und unterläuft dadurch die von Tilmann Köppe (»Vom Wissen *in* Literatur«. In: *Zeitschrift für Germanistik*. N. F. 17, 2007, 398-410) seinerzeit angezettelte Diskussion über das ›Wissen der Literatur‹. Über der aufgeregten Debatte droht das ›klassische‹ Werk Heinz Schlaffers (*Poesie und Wissen. Die Entstehung des ästhetischen Bewußtseins und der philologischen Erkenntnis*. Frankfurt a. M. 1990) zum Thema in Vergessenheit zu geraten.

8 Den »weitreichenden Kompetenzstreit zwischen Ärzten und Juristen« über die Beurteilung der Zurechnungsfähigkeit für die Strafrechtspraxis im deutschsprachigen Raum verfolgt Ylva Greve: *Verbrechen und Krankheit. Die Entdeckung der ›Criminalpsychologie‹ im 19. Jahrhundert*. Köln 2004, bes. 291 ff. und pass., hier: 290.

1892 herausarbeitet, eine »Zitatpolitik« indirekter Rede, in der sich konstative und normative bzw. narrative und performative Ebenen überlagern.

Ganz ähnlich wie das Gutachten ist auch das Protokoll organisiert, wie Michael Niehaus (Dortmund) an einem Verhörprotokoll aus der Inquisitionsakte über den Fall einer Leipziger Dienstmagd aus dem Jahr 1743 belegt. Das Protokoll integriert zwei Stimmen, d. h. es bewegt sich zwischen den Polen der Sprache des Verhörten und der Sprache des Verhörenden. Es zeichnet die Aussage des Inquisiten auf, perspektiviert sie aber zugleich durch Formen der Raffung, Bewertung und Ergänzung – z. B. der Nennung mehr oder weniger für signifikant gehaltener Begleitumstände der Aussage, d. h. gewissermaßen deren dramatische Nebentext – und präsupponiert dadurch das Urteil des lesenden Richters (und des Historikers, der die im Archiv abgelegte Inquisitionsakte heute wieder öffnet).

Während die expositorischen (und die bisher verfolgten und noch zu verfolgenden belletristischen) Textsorten Krankheit in Prosa schreiben, führt Reinhold Glei (Bochum) die iatroliterarische Thematik in seinem Abriß der klassischen Tradition der Lehrdichtung von Lukrez' *De rerum natura* über Vergils *Georgica* bis zum neulateinischen *Syphilis*-Werk des Dichterarztes Girolamo Fracastoro eng. Fracastoro *dichtet* Krankheit, d. h. er schreibt über *de morbo Gallico* in gebundener Rede. Er begreift sich dabei bewußt als Erneuerer der antiken Lehrgedichtstradition, deren drei große Stränge (Arat/Cicero, Lukrez, Vergil) er in einer Synthese zusammenzubringen trachtet. Die ausführliche Vorstellung der drei Bücher des *Syphilis*-Werks zeigt, wie deskriptiv-medizinische Passagen, in denen u. a. Symptome und Therapie – namentlich die Quecksilbertherapie und die damals als Wundermittel begrüßte Guajakkur – dargestellt werden, gegenüber kausalen und teleologischen Aspekten des Themas in den Hintergrund treten: Das dritte Buch bietet mit der Erzählung vom Hirten Syphilis einen »Mythos vom Ursprung der Krankheit« und deutet sie insgesamt kritisch als göttliche Rache für den zerstörerischen Imperialismus der christlichen *Konquistadoren.*

Dem in der einschlägigen Forschung zum Verhältnis von Literatur und anthropologischem bzw. medizinisch-psychiatrischem Wissen inzwischen in den Mittelpunkt gerückten Genre des *casus* widmet sich Carsten Zelle (Bochum), und zwar namentlich am Beispiel einer umfangreichen Fallsammlung Friedrich Hoffmanns.[9] Der Aufsatz analysiert

9 Vgl. zur Fallerzählung zuletzt *Der ärztliche Fallbericht. Epistemische Grundlagen und textuelle Strukturen dargestellter Beobachtung*. Hg. Rudolf Behrens, Carsten

die unhintergehbar auf Darstellung angewiesenen Verfahren empirischer Datensammlung durch Experiment, Beobachtung und Selbstbeobachtung im Rahmen des frühaufklärerischen Empiriorationalismus Wolffscher Prägung bei Medizinern wie Friedrich Hoffmann, Johann Gottlieb Krüger, Andreas Elias Büchner oder Johann August Unzer. Die Untersuchung, wie im Genre der Fallerzählung empirische und diskursive Anthropotechniken verbunden sind, führt Zelle zur Aufdeckung einer spezifisch aufklärerischen Anthro*poietik*, d. h. zur Beobachtung, wie der Habitus eines ›ganzen Menschen‹ um 1750 Gestalt annimmt. Dabei wird an der brieflichen Konsultationspraxis Unzers deutlich, daß es nicht der pietistische, sondern der naturwissenschaftliche Diskurs war und vornehmlich das Observationsmodell der Medizin, das die Nobilitierung des inneren Sinns mit seiner Technik der Selbstbeobachtung beförderte.

Eine medizingeschichtlich informierte Auflösung interpretatorischer Widersprüche bei der Behandlung von Tiecks *Der blonde Eckbert* (1797) gelingt Max Bergengruen (Genf), indem er die beiden bisher dominierenden Lesarten, die ›Märchennovelle‹ entweder als Gestaltung des Wunderbaren oder als Ausdruck eines Deliriums zu vereindeutigen, durch eine medizinhistorisch legitimierte, psychopathologische Lektüre ergänzt. Den Referenzrahmen der für die Erzählung charakteristischen Verbindung von Realität und imaginärer Überformung bietet die zeitge-

Zelle. Wiesbaden 2012; zum *casus* ›um 1800‹ vgl. Christiane Frey: »Am Beispiel der Fallgeschichte: Zu Pinels *Traité medico-philosophique sur l'aliénation*«. In: *Das Beispiel. Epistemologie des Exemplarischen.* Hg. Jens Ruchatz, Stefan Willer, Nicolas Pethes. Berlin 2007, 263-279, sowie dies.: »Der Fall Anton Reiser: Vom Paratext zum Paradigma«. In: *Karl Philipp Moritz: Signaturen des Denkens.* Hg. Anthony Krupp. Amsterdam 2010, 19-43; speziell zu Hoffmann jetzt auch Jürgen Helm: »›observatio‹ und ›experientia‹ – Fallgeschichten in der Medizin des 18. Jahrhunderts«. In: *»Aus Gottes Wort und eigener Erfahrung gezeiget«. Erfahrung – Glauben, Erkennen und Handeln im Pietismus.* Hg. Christian Soboth, Udo Sträter. 2 Bde. Halle/Saale 2012, Bd. I, 361-375, bes. 368 ff. Ob es sinnvoll ist, den Begriff ›Fallgeschichte‹ bzw. ›fallweises Schreiben‹ als ein Genre bzw. eine Schreibweise zu verstehen, das Literatur und Wissenschaft übergreift, ist derzeit strittig. Vgl. Nicolas Pethes: »Ästhetik des Falls. Zur Konvergenz anthropologischer und literarischer Theorien der Gattung«. In: *»Fakta, und kein moralisches Geschwätz«. Zu den Fallgeschichten im ›Magazin zur Erfahrungsseelenkunde‹ (1783-1793).* Hg. Sheila Dickson, Stefan Goldmann, Christof Wingertszahn. Göttingen 2011, 13-32 (pro), und Rüdiger Zymner: »Bemerkungen zur Theorie der Fallgeschichte«. Vortrag im Rahmen der Ringvorlesung »Fallgeschichten« im *Centre for Anthropoetic Studies* (*CAS*) an der Ruhr-Universität Bochim im WS 2012/13 am 30. Januar 2013 (unveröffentlichtes Ms., 19 S., contra). Ich danke Rüdiger Zymner (Wuppertal) sehr herzlich für die freundliche Überlassung des Vortragsmanuskripts.

nössisch, z. B. von Karl Philipp Moritz, Philippe Pinel oder Johann Christian Reil beschriebene ›Geisteszerrüttung‹ des Verfolgungswahns, der sich typischerweise durch eine – so Reil in den *Rhapsodieen* 1803 – »partielle Verkehrtheit des Vorstellungsvermögens« auszeichne – ein psychopathologischer Interpretationsschlüssel, in den sich auch auf den ersten Blick resistente und die Deutung irritierende Textphänomene wie die von Bergengruen selbst geltend gemachten hereditären und kindheitsmemorialen Aspekte integrieren lassen.

Daß es im Blick auf literarische und medizinische Schreibweisen in epistemischen Textsorten zu nichts führt, zu versuchen, Medizinisches und Literarisches durch einen ›sauberen‹ Schnitt voneinander zu trennen[10], führt eindrücklich der »Werkstattbericht‹ Stefan Goldmanns (Potsdam) vor, der – ausgehend von Johann Ludwig Caspers *Klinischen Novellen* (1863) – die Wechselbeziehung zwischen *historia morbi* und Novelle herauspräpariert. Dabei führt ihn Freuds bekannte Formel, daß sich dessen Krankengeschichten wie Novellen lesen würden, dazu, den im Zentrum psychologischer oder psychoanalytischer Modelle stehenden Begriff des ›Konflikts‹ auf die (dramenaffine) Novellenpoetik des 19. Jahrhunderts zurückzubeziehen.

Während bei Tieck medizinisches Kontextwissen den Gehalt eines literarischen Werks erschließt und in den Krankengeschichten und Novellen des 19. Jahrhunderts Medizinisches und Literarisches so zirkuliert, daß eine Grenzziehung zwischen den beiden Genres kaum statthaft erscheint, stellen die zwei an den Schluß dieses Bandes gesetzten Beiträge auf komplementäre Weise heraus, wie Aufschreibeverfahren der Medizin in Romanen des 19. und 20. Jahrhunderts thematisiert bzw. formbildend aufgegriffen werden.

Daß Emile Zolas Romanzyklus *Les Rougon-Macquart* (1871-1893) grundlegenden erkenntnistheoretischen Methodiken des positivistischen Wissenschaftsprogramms, insbesondere der Observation und des Experiments sowie den damit verbundenen Darstellungsformen verpflichtet ist, darin besteht eine Art wissenspoetologischer Konsens. Die genaue Untersuchung des den Zyklus abschließenden Romans, *Le docteur Pascal*, durch Rudolf Behrens und Marie Guthmüller (beide Bochum) vermag freilich aufzuzeigen, wie dessen literarisch-ästhetische Strategien unreflektierte Begründungszusammenhänge des positivistischen Lebens-

10 Zum ›Wechselverhältnis‹ von Literatur und Medizin zusammenfassend Verf.: »2.6 Medizin«. In: *Literatur und Wissen. Ein interdisziplinäres Handbuch*. Hg. Roland Borgards, Harald Neumeyer, Nicolas Pethes, Yvonne Wübben. Stuttgart, Weimar 2013, 85-95.

begriffs aufdecken, vitalistische Elemente in seinem Inneren sichtbar werden lassen und seine methodologischen Grundlagen wahrnehmungstheoretisch infrage stellen.

Kommt bei Behrens/Guthmüller die kritische Dimension der Literatur als Hinterfragungsinstanz medizinischen bzw. naturwissenschaftlichen Dogmenwissens ins Spiel, bringt umgekehrt Nicolas Pethes (Bochum) das serielle Aufschreibeverfahren medizinischer Fallsammlungen als Generator moderner Romanform zur Geltung, und zwar besonders anhand zweier exemplarisch herausgegriffener Romane Thomas Bernhards – *Frost* (1963) und *Verstörung* (1967). Paradigma der Beobachtung, daß die materielle und serielle Aufzeichnungstechnik der empirischen Medizin eine genuin belletristische Schreibweise von Krankheit in der Moderne etabliert, ist freilich Adalbert Stifters Werk *Die Mappe meines Urgroßvaters*. An diesem Erzählungszyklus, an dem Stifter sein halbes Leben lang schrieb, wird einsichtig, daß der seriellen Form des spröden Protokollstils (zumal in der lieferungsweisen Publikation des Erstdrucks 1841/42) strukturell die ärztliche Routine der Praxisjournale und Fallsammlungen des medizinischen Empirismus eingeschrieben ist.

Die Literatur (im Falle Zolas) generiert medizinisches Wissen und die Medizin (bei Stifter und in Bernhards Romanen) literarische Formen.

Armin Schäfer

Das psychiatrische Gutachten um 1900

Die Psychiatrie hat seit ihren Anfängen zwei verschiedene Funktionen inne, die einander überlagern und durchdringen: Sie übt eine medizinisch-ärztliche Funktion aus, die in der Erforschung und Therapie psychischer Krankheiten besteht. Und sie nimmt polizeilich-juridische Funktionen wahr, indem sie Menschen in eine Anstalt oder Klinik einschließt. Die Einschließung ist die von der Öffentlichkeit am häufigsten wahrgenommene Funktion der forensischen Psychiatrie, wenn auch der tatsächliche Aufgabenbereich viel breiter ist und vom Strafrecht bis zum Rentengutachten reicht. Der formale Kern der forensischen Tätigkeit besteht in einer Beurteilung zu nichttherapeutischen Zwecken, in der das Gutachten eine Schlüsselstellung innehat. Das psychiatrische Gutachten ist eine Textsorte, die zwar die Funktionen der Psychiatrie bzw. Forensik widerspiegelt, aber weder medizinische noch juristische Gesichtspunkte erklären sämtliche Spielregeln, denen die Textsorte folgt. Im Folgenden sollen Grundzüge des psychiatrischen Gutachtens aus einer literatur- und kulturwissenschaftlichen Perspektive diskutiert werden. Zunächst sollen zentrale Erträge der historischen Forschung zum psychiatrischen Gutachten kurz rekapituliert und dessen rechtliche Grundlagen skizziert werden. Vor diesem Hintergrund soll eine Politik des psychiatrischen Gutachtens, die Emil Kraepelin verfolgt, in den Blick genommen werden. Abschließend sollen anhand von zwei Beispielen für Gutachten, die Emil Kraepelin abgegeben hat, einige charakteristische Merkmale der Textsorte ›psychiatrisches Gutachten‹ aufgezeigt werden.

1.

Seit der ersten Hälfte des 19. Jahrhunderts werden vermehrt psychiatrische Gutachten für Strafprozesse erstellt. Das Gericht muss die Schuldfähigkeit und die Schuld eines Täters feststellen. Die Strafe richtet sich nach der Schwere der individuell zurechenbaren Schuld des Täters; deshalb wird die Schuldfähigkeit manchmal auch als Zurechnungsfähigkeit bezeichnet. Das Gesetz geht davon aus, dass ein Täter in der Regel schuldfähig ist. Was Schuld ist, definiert es nicht, sondern legt nur fest, wann keine Schuld vorliegt. Zum einen sieht es die Möglichkeit einer Exkulpation, d. h. einer Aussetzung der Schuld vor, zum anderen besteht die Möglichkeit einer Dekulpation, d.h. einer Minderung der Schuld. Seit dem 19. Jahrhundert gibt es in den meisten europäischen Strafgesetzbüchern jeweils Paragraphen, die das Aussetzen der Strafe vorschreiben. So gibt es seit 1810 im französischen Strafrecht, dem *Code pénal,* den *Article 64*, der die Möglichkeit einer Entschuldung des Täters vorsieht: »Il n'y a ni crime ni délit, lorsque le prévenu était en état de démence au temps de l'action, ou lorsqu'il a été contraint par une force à laquelle il n‹a pu résister.«[1] Wer eine Straftat in einem Zustand begeht, der eine Schuld ausschließt, darf nicht bestraft werden. Die spezifischen Formulierungen der jeweiligen Paragraphen unterliegen einem historischen Wandel. So hieß es seit 1872 im deutschen Reichstrafgesetzbuchs: »§ 51. Eine strafbare Handlung ist nicht vorhanden, wenn der Täter zur Zeit der Tat wegen Bewußtseinsstörung, wegen krankhafter Störung der Geistestätigkeit oder wegen Geistesschwäche unfähig ist, das Unerlaubte der Tat einzusehen oder nach dieser Einsicht zu handeln.«[2] Vom 1. Januar 1934 bis zum 1. Januar 1975 lautete die Formulierung: »§ 51. (1) Eine strafbare Handlung ist nicht vorhanden, wenn der Täter zur Zeit der Tat wegen Bewußtseinsstörung, wegen krankhafter Störung der Geistestätigkeit oder wegen Geistesschwäche unfähig ist, das Unerlaubte der Tat einzusehen oder nach dieser Einsicht zu handeln. (2) War die Fähigkeit, das Unerlaubte der Tat einzusehen oder nach dieser Einsicht zu handeln, zur Zeit der Tat aus einem dieser Gründe erheblich vermindert, so kann die Strafe nach den Vorschriften über die Bestrafung des Versuchs gemildert werden.«[3] Und im derzeit geltenden Strafrecht heißt es: »§ 20 Schuldunfähigkeit wegen seelischer Störungen: Ohne Schuld handelt, wer bei Begehung der Tat wegen einer krankhaften seelischen Störung, wegen einer tiefgreifenden Bewußtseinsstörung oder wegen Schwachsinns oder einer schweren anderen seelischen Abartigkeit unfähig ist, das Unrecht der Tat einzusehen oder nach dieser Einsicht zu handeln. § 21 Verminderte Schuldfähigkeit: Ist die Fähigkeit des Täters, das Unrecht der Tat einzusehen oder nach dieser Einsicht zu handeln, aus einem der in § 20 bezeichneten Gründe bei Begehung der Tat erheblich vermindert, so kann die Strafe nach § 49 Abs. 1 gemildert werden.«[4]

1 Code Pénal de 1810. Édition originale en version intégrale, publiée sous le titre: Code des Délits et des Peines. Zitiert nach <http://ledroitcriminel.free.fr/la_legislation_criminelle/anciens_textes/code_penal_1810/code_penal_1810_1.htm> [27.10.2012].

2 Zitiert nach: *Strafgesetzbuch für das deutsche Reich vom 15. Mai 1871. Historisch-synoptische Edition.* Hg. Thomas Fuchs. 6. Aufl. Mannheim 2011, 225.

3 Ebd.

4 Zitiert nach Thomas Fischer: *Strafgesetzbuch und Nebengesetze. Kommentar.* 59. Auflage, München 2012.

Diese Formulierungen waren bzw. sind die rechtlichen Voraussetzungen für eine Einholung psychiatrischer oder psychologischer Gutachten. Der Gesetzgeber gibt mit diesen Formulierungen nur Eingangskriterien vor, wie z. B. »Bewusstseinsstörung«, »krankhafte Störung der Geistestätigkeit«, »Geistesschwäche« oder »Unfähigkeit die Tat einzusehen«. Aber er definiert nicht, was er unter den Begriffen versteht. Wie die Eingangskriterien ausgelegt werden können und sollen, ist naturgemäß strittig. Jedenfalls sind die Begriffe, in denen der Gesetzgeber die Eingangskriterien fasst, keine unmittelbar psychiatrischen Begriffe: Sie sind zwar auch im Vokabular der Psychiatrie zu finden, aber sie stehen nicht im Zentrum der psychiatrischen Begriffsbildung. Während seit Ende des 19. Jahrhunderts die psychiatrische Nosologie einem stetigen Wandel unterliegt, besitzt das Recht eine lange Dauer: Es nimmt keine Rücksicht auf ungeklärte Fragestellungen in Psychiatrie, Psychologie, aktuelle Kontroversen und kurzfristige Moden, sondern delegiert die Debatte über die Auslegung der Eingangskriterien an die Fachwissenschaft.

Der Gesetzgeber hat seit dem Ende des 19. Jahrhunderts versucht, die Rolle und Funktion des psychiatrischen Gutachtens im Strafprozess zu klären: Das psychiatrische Gutachten hat den Status eines Beweises inne. Der Richter stellt dem Psychiater eine Frage – zum Beispiel ob die ›Geistestätigkeit‹ des mutmaßlichen Täters zum Zeitpunkt der Tat krankhaft gestört war – und erwartet von ihm eine schriftliche Antwort und gegebenenfalls eine mündliche Auskunft im Gerichtsverfahren. Der Richter fragt jedoch nicht, ob der mutmaßliche Täter zum Zeitpunkt der Tat schuldfähig oder schuldunfähig war. Der Richter, so heißt es in den Kommentaren zum Strafrecht, hat »den Sachverständigen anzuleiten, in dem, *was* er erforschen soll, nicht aber in der Arbeitsweise, *wie* er es erforschen soll: Diese muss der Sachverständige von sich aus in angemessener Weise beherrschen, wenn er sachverständig ist.«[5] Sachverständig ist, wer dafür gilt und deshalb als Sachverständiger bestellt wurde. Das Recht definiert also keine Kriterien, die den Sachverstand definieren, sondern überlässt Auswahl, Bestellung und Kontrolle der Sachverständigen den Verfahrensregelungen. Insgesamt zielen die Formulierungen, welche die Rolle und Funktion des psychiatrischen Sachverständigen beschreiben, auf eine strikte Aufgabenverteilung. Die Kompetenzabtretung der juristischen Zunft an Sachverständige ist, so sieht es jedenfalls das Recht,

5 Hans-Ludwig Kröber: »Qualitätssicherung bei der Schuldfähigkeitsbegutachtung«. In: *Psychologische Begutachtung im Strafverfahren. Indikationen, Methoden und Qualitätsstandards.* Hg. Max Steller, Ders. 2., überarb. u. erw. Aufl. Darmstadt 2005, 21-37, hier: 26.

keine Abtretung der Entscheidungsmacht, die einzig beim Gericht liegt. Dementsprechend hat das Recht den sachverständigen Gutachter auch als den »Gehilfen des Richters«[6] bezeichnet. Das Recht geht grundsätzlich davon aus, dass der Richter den medizinischen Ausführungen kritisch folgen kann und insofern seine Entscheidungskompetenz auch nicht an den Gutachter abtritt.

Die Historiker haben das psychiatrische Gutachten zumeist unter drei Aspekten diskutiert: unter dem Gegensatz von Therapie und Strafe, der Medikalisierung des Rechts und der strukturellen Kopplung von Recht und Psychiatrie. Doris Kaufmann hat in ihrer Studie zur *Erfindung der Psychiatrie* gezeigt, dass sich seit dem späten 18. Jahrhundert in Strafjustiz und Psychiatrie zwei unterschiedliche »Bezugs- und Beurteilungssysteme« für abweichendes Verhalten ausbilden, die miteinander kollidieren: Die Juristen wollen empirische Tatsachen feststellen und strafen, die Psychiater wollen Krankheiten erkennen und Patienten therapieren.[7] Die Historikerin Ute Frevert hat von einer Medikalisierung des Rechts gesprochen. Sie definiert »Medikalisierung« als »all jene Prozesse und Strukturen«, »die auf die Einbindung von Individuen, Familien, Schichten und Klassen in ein komplexes System medizinischer Institutionen hinzielten«. Im Zuge der Medikalisierung des Rechts sei es zu einer »Ausdifferenzierung einer besonderen Krankheitsrolle« und zur »Etablierung medizinischer Beurteilungskriterien und Differenzschemata« auf der »Ebene der Normen und Deutungsmuster« gekommen. Im 19. Jahrhundert habe sich eine Medikalisierung des kriminellen Verhaltens durchgesetzt und die Logik des Justizsystems sei »von abschätzenden, diagnostischen, prognostischen, normativen Beurteilungen des kriminellen Individuums« überlagert worden.[8] Urs Germann ist in seiner Studie zur forensischen Psychiatrie in der Schweiz unter Rückgriff auf Überlegungen aus Niklas Luhmanns Systemtheorie von einer strukturellen Kopplung von Strafjustiz und Psychiatrie ausgegangen, die durch den

6 Hans-Ludwig Schreiber: »Juristische Grundlagen«. In: *Psychiatrische Begutachtung. Ein praktisches Handbuch für Ärzte und Juristen*. Hg. Ulrich Ventzlaff. Stuttgart, New York 1986, 3-77, hier: 3.

7 Doris Kaufmann: *Aufklärung, bürgerliche Selbsterfahrung und die ›Erfindung‹ der Psychiatrie in Deutschland, 1770-1850*. Göttingen 1995 (= *Veröffentlichungen des Max-Planck-Instituts für Geschichte*, 122), 255.

8 Ute Frevert: *Krankheit als politisches Problem 1770-1870. Soziale Unterschichten in Preußen zwischen medizinischer Polizei und staatlicher Sozialversicherung*. Göttingen 1984 (= *Kritische Studien zur Geschichtswissenschaft*, 62), passim.

(Rechts-)Begriff der Zurechnungsfähigkeit vorgenommen werde.[9] Germann fragt nun, wie die Kopplung der beiden Bezugssysteme funktioniert, die zwei verschiedene binäre Codierungen ›Recht‹/›Unrecht‹ und ›Krank‹/›Gesund‹ besitzen. Auch er beschreibt eine zunehmende Medikalisierung des Rechts und kann die These bestätigen, dass seit dem 19. Jahrhundert eine Kompetenzausweitung der psychiatrischen Sachverständigen stattgefunden hat, die sich »zunehmend auch über die Zweckmässigkeit und die Dauer von Behandlungs- und Sicherungsmaßnahmen«[10] äußern mussten.

Der historische Rahmen, in dem das Gutachten auftaucht, lässt sich ungefähr wie folgt abstecken: Die nach 1800 von den deutschen Territorialstaaten erlassenen Strafprozessordnungen, insbesondere die preußische *Criminalordnung* von 1805, verpflichteten die Richter in der Regel, dem Gemütszustand des Angeschuldigten besondere Beachtung zu schenken und gegebenenfalls einen Arzt zu konsultieren. Zwar wurde den Ärzten die Kompetenz zugebilligt, Gutachten über Geisteszustände abzugeben. Die Entscheidungskompetenz über die ärztlichen Gutachten lag jedoch bei den Justizbehörden. Der Psychiater musste also nicht nur ein Gutachten erstellen, sondern auch die Richter und gegebenenfalls die Geschworenen von der Plausibilität seiner Ausführungen und Schlussfolgerungen überzeugen. In Frankreich kam es um 1830 zu einer heftigen Auseinandersetzung zwischen Juristen und Psychiatern. Die Juristen warfen den Psychiatern vor, aufgrund ungesicherter Kenntnisse Täter zu exkulpieren und der gerechten Strafe zu entziehen. Diese Debatte wurde in Deutschland breit rezipiert, und die Juristen beklagen, dass die Ärzte in ihren ›Gemütszustandsgutachten‹ von einer ›falschen Humanität‹ ausgingen. Die Juristen forderten, dass die Kompetenz zur Beurteilung der Zurechnungsfähigkeit dem Richter, nicht dem Arzt zukommen müsse. Die Psychiater beharrten unterdessen auf ihrer Sachkompetenz. In der zweiten Hälfte des 19. Jahrhunderts wurde schließlich von den Psychiatern eine neue Definition des Wahnsinns entwickelt, die mit Vorschlägen zur Strafrechtsreform einhergingen: Die Strafe und die Art und Weise ihres Vollzugs sollte sich nicht mehr an der Schuld des Täters, sondern an dessen ›Gefährlichkeit‹ ausrichten.

9 Urs Philipp Germann: *Psychiatrie und Strafjustiz. Entstehung, Praxis und Ausdifferenzierung der forensischen Psychiatrie in der deutschsprachigen Schweiz 1850-1950.* Zürich 2004.
10 Ebd., 27.

Das Recht hat zwar Kriterien für die Schuldunfähigkeit definiert und gibt mit der Strafprozessordnung feste Regeln vor, wie es im Prozess zu verwenden ist. Doch ist die Kompetenzaufteilung in der Praxis keineswegs so eindeutig, wie es die Regelung verspricht. Die Macht, die die Psychiatrie innehat, wird an der rechtlichen Regelung selbst nicht unmittelbar sichtbar. Der Zustand der Zurechnungsfähigkeit eröffnet den Weg des klassischen Gerichtsverfahrens: Der Beklagte erscheint öffentlich vor dem Gericht; es wird eine öffentliche und mündliche Verhandlung geführt und es gibt eine öffentliche Vernehmung der Zeugen; es gibt einen öffentlichen Bericht und eine öffentliche Befragung der gutachtenden Sachverständigen und schließlich auch eine öffentliche Verkündigung des Urteils, das, im Fall des Schuldspruchs, mit einer zeitlich definierten Gefängnisstrafe belegt wird. Die Feststellung der Schuldunfähigkeit nach §20 StGB mit der Rechtsfolge der Unterbringung nach § 63 StGB leitet ein Unterbringungsverfahren ein, das (meistens) öffentlich durchgeführt wird (jedoch nicht bei Jugendlichen). Diese Feststellung »bestimmt«, wie Louis Althusser in polemischer Absicht und vor dem Hintergrund des französischen Strafrechts formuliert, »den Mörder im voraus und direkt für die Einweisung in ein psychiatrisches Krankenhaus«.[11] Der Täter wird im Falle der Einweisung für eine undefinierte Zeit in der psychiatrischen Klinik oder Anstalt eingeschlossen. Die Strafe hingegen »tilgt« das Verbrechen; der Täter kann nach Verbüßung seiner Haftstrafe, nach Begleichung seiner Schuld als freier Mensch in die Gesellschaft zurückkehren. Der geisteskranke Täter hingegen darf und kann nicht mehr am öffentlichen Leben teilnehmen. Er ist *»verschwunden«*[12]. Der Status des in der Psychiatrie internierten Angeklagten ist ein ganz anderer als der des verurteilten Schuldigen: Er ist der Öffentlichkeit entzogen. An die Stelle des Urteils und der Begleichung der Schuld durch die Strafe tritt im Falle der Einlieferung eine evolutive Diagnose, die fortlaufend mit der Therapie abgestimmt werden muss und eine ständige Überprüfung der Prognose fordert.

Die Textsorte des psychiatrischen Gutachtens besitzt seit dem 19. Jahrhundert eine formal und rechtlich verbindlich geregelte Stellung. Wie aber das Zusammenspiel von Justiz und Psychiatrie zu rekonstruieren ist und welche Spielregeln die Textsorte des Gutachtens prägen, ist weitgehend unklar. Die Schwierigkeiten sind m. E. folgende:

11 Louis Althusser: *Die Zukunft hat Zeit. Die Tatsachen. Zwei autobiographische Texte*. Hg. Olivier Corpet, Yann Moulier Boutang. Übers. Hans-Horst Henschen. Frankfurt a. M. 1993, 27.

12 Ebd., 31.

Erstens besteht zwischen Recht und Psychiatrie ein Übersetzungs- und Auslegungsproblem. Die Rechtsbegriffe müssen von den Psychiatern ausgelegt und in psychiatrische Begriffe übersetzt und psychiatrische Begriffe wiederum in Rechtsbegriffe übersetzt werden. Man kann die Geschichte des psychiatrischen Gutachtens als eine Geschichte der Auslegung der Eingangskriterien schreiben und wird feststellen, dass es eine zunehmende Biologisierung der Kriterien gab, die ihren Höhepunkt in der Monographie des Psychiaters Kurt Schneider fand, der 1948 in *Die Beurteilung der Zurechnungsfähigkeit* das so genannte Somatosepostulat aufstellte. Schneider forderte, dass nur eine Krankheit, die in der »Sphäre des Leiblichen« gründe, der Bezugspunkt der Schuldunfähigkeit sein könne; das Somatosepostulat versuchte also die Anerkennung der Schuldunfähigkeit auf diejenigen Fälle einzugrenzen, in denen klare anatomische oder physiologische Ursachen einer psychischen Erkrankung auszumachen seien.[13]

Die zweite Schwierigkeit, die einer Rekonstruktion des Zusammenspiels von Psychiatrie und Justiz entgegensteht, liegt in der kasuistisch-biographischen Methode der psychiatrischen Begutachtung. Die Aufgabe der psychiatrischen Sachverständigen ist strukturell mit der Tätigkeit eines Arztes verwandt, der eine Diagnose stellt. Michael Niehaus hat die These formuliert, dass das psychiatrische Gutachten gar das Pendant zur Fallgeschichte sei.[14] In der Tat definieren die Forensiker bis heute das Gutachten als die Beantwortung einer Frage, die im Hinblick auf einen einzelnen Fall gestellt wird. In der neuesten Auflage des einschlägigen Handbuchs zur Forensik heißt es: »Begutachtungen sind neben Diagnose und Therapie die dritte Säule ärztlicher Tätigkeit in sämtlichen Fachgebieten. Ein ärztliches Gutachten liegt vor, wenn der Arzt aufgrund seiner medizinischen Kenntnisse und Erfahrungen aus Tatsachen und Zuständen, die er selbst oder ein anderer wahrgenommen hat, mit Hilfe seiner Sachkunde im Hinblick auf eine bestimmte Fragestellung im Einzelfall Schlüsse zieht.«[15] Insofern das Gutachten aber auf den einzelnen Fall zielt, teilt es die grundsätzliche Problemstellung von Kranken-

13 Kurt Schneider: *Die Beurteilung der Zurechnungsfähigkeit: Ein Vortrag*. Stuttgart 1948 u. ö.

14 Michael Niehaus: »Gutacherlichkeit«. In: *Literatur und Recht im Vormärz*. Hg. Claude D. Conter. Bielefeld 2010 (= *Forum Vormärz Forschung* 15, 2009), 23-40.

15 Harald Foerster, Klaus Dressing: »Aufgaben und Stellung des psychiatrischen Sachverständigen«. In: *Psychiatrische Begutachtung. Ein praktisches Handbuch für Ärzte und Juristen*. Hg. Dies. 5. Aufl. München 2009, 3-15, hier: 3.

geschichte und Kasuistik.[16] Auch die retrospektive Tatsachenfeststellung – es geht ja immer um die Zurechnungsfähigkeit zum Tatzeitpunkt – erfordert, wie die Diagnose, die Subsumption des einzelnen Falls unter Oberbegriffen und die Prüfung, inwiefern die Oberbegriffe den einzelnen Fall erfassen. Das epistemische Hindernis, vor dem die Forensiker lange Zeit stehen, ist dasselbe, vor dem auch die Kliniker stehen: nämlich die Art und Weise, wie der Krankheitsbegriff konstruiert wird. Sind Krankheiten natürliche Einheiten oder sind sie empirische Verallgemeinerungen? Die Frage nach dem Krankheitsbegriff, der in der Fallgeschichte eine zentrale Rolle spielt, scheint im Gutachten zugunsten einer stärkeren persönlichkeitsdiagnostischen Orientierung hintanzustehen: Das Gutachten tendiert zur Projektion der psychischen Erkrankung auf die Biographie des Probanden.

Eine dritte Schwierigkeit, die eine Analyse des psychiatrischen Gutachtens erschwert, kann als Medialität des Rechts bezeichnet werden. Die Textsorte des psychiatrischen Gutachtens gewährt keinen Einblick in das Gerichtsverfahren selbst: Das Recht folgt den Grundsätzen der Öffentlichkeit und Mündlichkeit. Im Prinzip findet nicht nur jede Verhandlung öffentlich statt, sondern das Urteil ergeht auf Grundlage der mündlichen Verhandlung.[17] Der Sachverständige wird hierbei wie ein Zeuge gehört und trägt sein Gutachten mündlich der Öffentlichkeit vor. Und dieser mündliche Bericht, nicht das schriftliche Gutachten, ist für das Urteil relevant. Zwar wird der mündliche Bericht des Sachverständigen zumeist nur wiederholen und zusammenfassen, was bereits im schriftlichen Gutachten steht. Dennoch kommt es im Gerichtssaal immer wieder vor, dass, wie es im Jargon heißt, ein ›Gutachter umfällt‹. Die Analyse des psychiatrischen Gutachtens setzt eine Geschichte der Strafprozessordnungen und der Medien des Rechts voraus, die noch wenig erforscht sind.

16 Vgl. Verf.: »Die Archivfunktion in der Psychiatrie (Kraepelin, Jaspers)«. In: *Gewalt der Archive. Studien zur Kulturgeschichte der Wissensspeicherung*. Hg. Thomas Weitin, Burkhardt Wolf. Konstanz 2012, 235-254.

17 Vgl. Cornelia Vismann: *Medien der Rechtsprechung*. Hg. Alexandra Kemmerer, Markus Krajewski. Frankfurt a. M. 2011.

2.

Michel Foucault hat dem psychiatrischen Gutachten in seinen Vorlesungen zur Geschichte der Psychiatrie eine ausführliche Analyse gewidmet.[18] Er kann zeigen, dass die gerichtliche Psychiatrie und insbesondere das Gutachten weder in Rechtsbegriffen noch in medizinischen Begriffen zu fassen sei. Vielmehr handele es sich bei dem psychiatrischen Gutachten um eine Machttechnik, die im Rahmen der Normalisierung angesiedelt sei. Die Psychiatrie übernehme im 19. Jahrhundert eine polizeiliche Funktion, die sie als spezialisierter Teil der öffentlichen Hygiene ausübe. Diese These lässt sich an einer neuartigen Beschreibung des Wahnsinns festmachen, die den Aufstieg der forensischen Psychiatrie und eine intensive Zusammenarbeit von Psychiatrie und Recht begründet. Im Kern besagt diese neue Beschreibung des Wahnsinns: Der Wahnsinnige ist kein harmloser Irrer, sondern er ist gefährlich. Und umgekehrt gilt: Hinter jeder Straftat lauere die Gefahr des Wahnsinns. Die Psychiatrie trägt insofern zu einer Neudefinition des kriminellen Täters bei, die unter der Bezeichnung des Delinquenten gefasst wurde. Vielleicht hilft die Etymologie das Eigentümliche dieser Bezeichnung zu fassen: Das Wort »Delinquent« wird im 16. Jahrhundert durch Entlehnung des Partizips *delinquens* des lateinischen Verbs *delinquere* (›sich vergehen, verschulden‹) gebildet. Das substantivierte Partizip verweist darauf, dass mit der Bezeichnung auf die Teilhabe des Täters an seiner Tat verwiesen wird. Während nämlich das Strafrecht nicht die Person des Täters, sondern die Schuld an einer Tat beurteilen soll, geraten in der Delinquenz gerade die Teilhabe des Täters und dessen Person in den Blick. Der Delinquent wird im 19. Jahrhundert zu einer gefährlichen Persönlichkeit, der einer staatlichen Fürsorge bedarf und vor dem die Gesellschaft geschützt werden muss. Der Täter ist gefährlich wie eine ansteckende Krankheit. Trotz der Kritik, der Foucault von Seiten der Medizin- und Psychiatriegeschichte ausgesetzt ist, scheint mir seine These für Frankreich im Kern völlig zutreffend: Ich verweise nur auf den Titel der wichtigsten französischen Zeitschrift für Gerichtsmedizin, die zwischen 1829 und 1922 erschien: *Annales d'hygiène publique et de médicine légale.* Im 19. Jahrhundert wird der Wahnsinn als eine Gefahr codiert, und diese Gefährlichkeit rechtfertigt die Einsperrung des Wahnsinnigen. Die Psychiatrie hat sich nicht erst dann für den Kriminellen interessiert, als sie vonseiten des Rechts

18 Michel Foucault: *Die Anormalen. Vorlesung am Collège de France 1974-1975* [frz. 1999]. Hg. François Ewald, Alessandro Fontana. Übers. Michaela Ott, Konrad Honsel. Frankfurt a. M. 2007, 13-75.

gezwungen wurde, die Eingangskriterien für die Unzurechnungsfähigkeit auszubuchstabieren. Vielmehr bearbeitet die Psychiatrie von Anfang an die internen Probleme des Rechtssystem mit: Die psychiatrischen Gutachten, die in dem Probanden einen Delinquenten erkennen, suchen nach einer Ähnlichkeit von Tat und Subjekt. Man erkennt, dass die Tat schon in der Existenz und im Vorleben des Täters gegenwärtig ist. Die Psychiatrie hofft, in einer Biographie den künftigen Täter zu entdecken, noch bevor er tätig werden kann. Sie wird, nicht zuletzt auf statistischer Grundlage, zu einer »Verbrechervorhersage«.[19]

Im 19. Jahrhundert wird das Individuum zu einem Objekt der Wissenschaft. Die Wissenschaft kann nicht nur neue Daten am einzelnen Menschen erheben, sondern verfügt auch über neue Techniken des Aufzeichnens, Auswertens und Vergleichens, die einen systematischen Zugriff auf den Einzelnen ermöglichen. Dieser Wandel gerät dann in den Blick, wenn ein spezifischer Typus der Wissensproduktion analysiert wird. Zwar hat die Wissenschaftsgeschichte »die Geschichte der Experimente« nachgezeichnet. Jedoch sind die Techniken und Verfahren der Erhebung eines Wissens vom Einzelfall kaum erforscht: »Wer jedoch wird die allgemeinere, unschärfere, aber entscheidendere Geschichte der Prüfung schreiben – der Prüfung mit ihren Ritualen, ihren Methoden, ihren Rollen, ihren Frage und Antwortspielen, ihren Notierungs- und Klassifizierungssystemen? In dieser winzigen Technik steckt nämlich ein ganzer Wissensraum und ebenso ein ganzer Machttyp.«[20] Die »kleinen Notierungs-, Registrierungs-, Auflistungs- und Tabellierungstechniken« haben die »epistemologische Blockade der Wissenschaften vom Individuum aufgehoben«[21] und nicht zuletzt eine »epistemologische Enthemmung der Medizin«[22] ausgelöst. Die Medizin gewinnt seit dem 19. Jahrhundert ein szientifisches Wissen vom einzelnen Fall. Auch in der Psychiatrie ist die Schwelle, an der die Wissenschaftlichkeit beginnt, am Anfang des 20. Jahrhunderts abgesenkt worden und verläuft seither mitten durch das einzelne Individuum: Jetzt tritt das Individuum (und nicht mehr die Spezies) »in das Feld des Wissens«[23] ein. Der Fall *ist* »das

19 Vgl. Wolfgang Schäffner: *Die Ordnung des Wahns. Zur Poetologie psychiatrischen Wissens bei Alfred Döblin*. München 1995 (= *Materialität der Zeichen*, Reihe A, 13), 139-169.

20 Michel Foucault: *Überwachen und Strafen. Die Geburt des Gefängnisses* [frz. 1975]. Übers. Walter Seitter. Frankfurt a. M. 1977, 238.

21 Ebd., 245 f.

22 Ebd., 239.

23 Ebd., 246.

Individuum, wie man es beschreiben, abschätzen, messen, mit anderen vergleichen kann – und zwar in seiner Individualität selbst«.[24] Es geht im einzelnen Fall »nicht mehr um ein Monument für ein künftiges Gedächtnis, sondern um ein Dokument für eine fallweise Auswertung«.[25] Diese Aufschreibung wirklicher Existenzen, die nichts mehr mit einer Heroisierung zu tun hat, erfolgt insbesondere in der Textsorte der Fallgeschichte, die jedem seine eigene Individualität als Stand zuweist.

3.

Im Jahr 1880 legt der in der Fachwelt noch unbekannte 24-jährige Psychiater Emil Kraepelin seine erste größere Publikation vor: *Die Abschaffung des Strafmaßes. Ein Vorschlag zur Reform der heutigen Strafrechtspflege.*[26] Die herrschenden moralphilosophischen und rechtsphilosophischen Begründungen des Strafens werden vehement zurückgewiesen: Der Begriff der Zurechnungsfähigkeit setze voraus, so Kraepelin, dass der Täter aus einer »zweckbewussten Absicht«[27] und aus freiem Willen gehandelt habe. Die Psychologie und Psychiatrie erschüttere jedoch »den Satz von der freien Selbstbestimmung des Menschen in seinen Grundvesten«.[28] Außerdem verfehle die Strafe ihren Sinn und Zweck: Wenn das Strafen als Vergeltung aufgefasst werde, falle der Staat letztlich in einen Zustand der Barbarei zurück. Die konkurrierende Auffassung des Strafens als einem Instrument zur Besserung des Täters werde hingegen von der herrschenden Praxis ihres Vollzugs konterkariert. Kraepelin fordert stattdessen eine Orientierung der Strafe an der »Gemeinschädlichkeit«[29] der Tat. Das Recht solle nicht einfach gleiche Fälle

24 Ebd., 246.

25 Ebd., 247.

26 Siehe Eric J. Engstrom: »Der Verbrecher als wissenschaftliche Aufgabe: Die kriminologischen und forensischen Schriften Emil Kraepelins«. In: Emil Kraepelin: *Kriminologische und forensische Schriften: Werke und Briefe*. Hg. Wolfgang Burgmair, Eric J. Engstrom, Matthias M. Weber. München 2001, 353-389; ders.: »Die Psychologie als Argument für die Abschaffung des Strafmasses«. In: *Psychologie als Argument in der juristischen Literatur des Kaiserreichs*. Hg. Mathias Schmoeckel. Baden-Baden 2009, 43-55.

27 Emil Kraepelin: »Die Abschaffung des Strafmaßes. Ein Vorschlag zur Reform der heutigen Strafrechtspflege«. In: Ders.: *Kriminologische und forensische Schriften* (wie Anm. 26), 15-97, hier: 28.

28 Ebd., 22.

29 Ebd.

gleich und ungleiche Fälle ungleich behandeln, sondern Psychiater sollen den Täter explorieren und eine individuelle Prognose abgeben: Die Strafe muss »genau so lange dauern aber auch nur so lange dauern, als von dem betreffenden Individuum noch irgend welche Gefahren drohen«.[30]

Kraepelins Reformvorschlag will nicht das Strafen abschaffen, sondern zielt auf eine Aufhebung der im Gerichtsurteil festgesetzten begrenzten Dauer einer Strafe: »Der Schwerpunkt des ganzen hier von uns verteidigten Systems«, so Kraepelins Klarstellung, »liegt in der Unbestimmtheit des Entlassungstermins.«[31] Die Psychiater sollen in Kooperation mit den Juristen bestimmen, wie lange ein Täter verwahrt werden soll. Sein Verhalten soll fortwährend evaluiert und in regelmäßigen Abständen soll geprüft werden, welche »Gemeingefährlichkeit«[32] von ihm ausgeht. »Selbstverständlich«, erklärt Kraepelin, »vermag über diesen Punkt im Allgemeinen nicht der Richter von vornherein zu entscheiden, sondern eine genaue Beobachtung während der Gefangenschaft ist allein im Stande, den Zeitpunkt zu ermitteln, in welchem die anfangs vorhandene Gemeingefährlichkeit als beseitigt anzusehen ist.«[33] Nicht die Unzurechnungsfähigkeit, sondern die Gemeingefährlichkeit dient als Kriterium für die Zumessung der Strafe: »In Wirklichkeit«, schreibt Kraepelin, »kann ja die That eines Unzurechnungsfähigen genau so gemeingefährlich sein, als die des intelligentesten Verbrecherveteranen«.[34]

Krapelins Programm zielt auf eine »individualisierende Behandlung aller Arten gemeinschädlicher Individuen«.[35] Grundlage für diese geforderte Individualisierung des Strafens ist das psychiatrische Gutachten. Dem Gutachten kann »nicht mehr die Bedeutung eines Entlastungszeugnisses zukommen, sondern dasselbe wird lediglich über den ferneren Verbleib des für gemeingefährlich befundenen Verbrechers zu entscheiden haben, ohne dabei ›Straflosigkeit‹ im heutigen Sinne zu erwirken.«[36] Diese neue Zielsetzung werde, so erwartet Kraepelin, sowohl die »Objektivität der Gutachten« als auch »das Vertrauen, welches die Juristen denselben entgegen bringen, nur steigern können«.[37]

30 Ebd., 47.
31 Ebd., 79.
32 Ebd., 47.
33 Ebd., 47.
34 Ebd., 52.
35 Ebd., 56.
36 Ebd.
37 Ebd.

Der Psychiater soll zum Modulator der Strafe werden. Der Vorschlag fand kein Gehör. Die Psychiater mussten das Primat des Rechts anerkennen. Dennoch setzte Kraepelin seine Klage über die verfehlte Auffassung von Rolle und Funktion der Psychiatrie im Rechtssystem fort: »Es muss indessen betont werden«, schreibt er 1904 über den Unterricht in der forensischen Psychiatrie, »dass die Zahl der wirklich Sachverständigen im Verhältnisse zu der Nachfrage nur eine sehr kleine ist.«[38] Er beklagt, dass es eine »tiefe, unüberbückbare Kluft« zwischen der Auffassung des »naturwissenschaftlich denkenden Irrenarztes« und der des »Strafgesetzes« gebe und der »Irrenarzt« verführt sei, »die Grenzen krankhafter Störung der Geistestätigkeit ›im Sinne des Gesetzes‹ anders zu ziehen, als es der Gesetzgeber beabsichtigt hat«.[39] Kraepelin schickt sich in seine Aufgabe, »einfach das Gesetz anzuwenden, nicht aber seine Fehler und Mängel zu verbessern«.[40] Dennoch wird er unablässig herausstellen, dass »in der Frage nach dem Vorhandensein einer Geistesstörung« der Standpunkt der Juristen nur der des »Laien« sei: »Es gibt aber kaum ein Gebiet menschlichen Wissens, auf der die volkstümlichen Anschauungen sich so weit von der Wirklichkeit entfernen, wie dasjenige des Irreseins«.[41] Er kritisiert insbesondere, dass das Gutachten von einem Ermittlungsrichter, Untersuchungsrichter oder Richter in Auftrag gegeben wird und es der Justiz obliegt, über die Hinzuziehung eines Sachverständigen zu entscheiden.

4.

Der Sachverständige unterliegt der ärztlichen Schweigepflicht. Das psychiatrische Gutachten war und ist ein aktenmäßiger Vorgang. Das heißt, es gibt einen rekursiven Anschluss des Gutachtens an eine Aktenlage, welcher der gutachtende Psychiater die so genannte Anknüpfungs- und Befundtatsachen entnehmen muss. Seit dem 19. Jahrhundert erfordert die Erstellung eines Gutachtens eine persönliche Exploration des Probanden. Sie ist der Kern der gutachterlichen Tätigkeit und umfasst sowohl eine Erhebung von körperlichen als auch von psychischen Befun-

38 Emil Kraepelin: »Der Unterricht in der forenischen Psychiatrie«. In: Ders.: *Kriminologische und forensische Schriften. Werke und Briefe* (wie Anm. 26), 191-204, hier: 192.

39 Ebd., 193.

40 Ebd., 194.

41 Ebd.

den: Es werden u. a. Intelligenz bzw. kognitive Fähigkeiten, Affekte (Gefühl, Gemüt) und Willenssphäre geprüft. Der Psychiater führt ein Gespräch oder ein Interview mit dem Probanden. Die Begutachtung muss also immer wieder durch das Nadelöhr der Kommunikation und der Sprache. Und weil der Proband das Recht hat zu lügen, hat sich an dieser Stelle nicht zuletzt eine ganze Aussagepsychologie entzündet. Nach der Befunderhebung erfolgt die abschließende gutachterliche Beurteilung.

Kraepelin selbst hat nur vergleichsweise wenige Gutachten erstellt. 1892 erstellte er in Heidelberg ein Gutachten über Johann Behringer, der des »Verbrechens« der »Nothzucht« und »Blutschande« angeklagt war.[42] Behringer hatte im Zuge der Ermittlungen zunächst die Tat bestritten, aber noch vor der Begutachtung und Eröffnung der Gerichtsverhandlung die Vergewaltigung seiner Stieftochter gestanden. Das Gutachten folgt dem typischen Aufbau, wie er allgemein seit 1900 zu finden ist.[43] Der erste Teil des Gutachtens gibt zunächst die Anknüpfungs- und Befundtatsachen wieder. Hierbei handelt es sich um eine Zusammenfassung der den Akten zu entnehmenden Tatsachen. Was nicht in den Akten steht und erst im Zuge der Exploration des Probanden zutage gefördert wird, taucht in diesem Teil des Gutachtens noch nicht auf. Kraepelin schreibt in seinem Gutachten: »Bei der Untersuchung gab diese letztere [die Stieftochter des Angeklagten, A. S.] wiederholt übereinstimmend an, daß Behringer sich an ihr an einem nicht mehr genau zu bestimmenden Tage, während seine Frau und die Geschwister abwesend waren, beim Bettemachen genähert, sie mit Gewalt auf das Bett geworfen, ihr die Hände festgehalten, die Röcke aufgehoben, die Beine auseinandergedrängt und die geschlechtliche Vereinigung herbeigeführt habe.«[44] Kraepelin gibt hier die Anschuldigung wieder. Entscheidend in seiner Redewiedergabe ist aber die Formulierung: »an einem nicht mehr genau zu bestimmenden Tage«. Denn der Gutachter muss die Frage beantworten, ob der Angeklagte zum Zeitpunkt zurechnungsfähig war, obwohl der Zeitpunkt der Tat nur ungefähr zu benennen ist.

Das auffälligste sprachliche Merkmal des ersten Teils des Gutachtens ist die indirekte Rede. Der Gutachter muss, weil er an die Aktenlage anknüpft, fortwährend die Rede eines Dritten anführen, und er muss mit

42 Emil Kraepelin: »Gutachten über Johann Behringer«. In: Ders.: *Kriminologische und forensische Schriften. Werke und Briefe* (wie Anm. 26), 333-345.

43 Zum Aufbau des »nervenfachärztlichen Gutachtens« siehe Wolfram Kurth: *Das Gutachten. Anleitung für Mediziner, Psycholgen und Juristen.* München, Basel 1980, 22-29.

44 Kraepelin: »Gutachten über Johann Behringer« (wie Anm. 42), 333.

sprachlichen Mitteln markieren, dass er eine Rede anführt und auf sie Bezug nimmt. Die Probleme, die in der Redeanführung und Bezugnahme liegen, sind offensichtlich, denn es gibt keine allgemeinen Regeln, wie im Einzelfall von einer Rede auf die angeführte Rede zu schließen ist. Die Redeanführung kann den Verweis auf den Sender abziehen und opake Kontexte herstellen, die weder eine Identifikation des Senders noch den Rückschluss auf die direkte Rede erlauben. Die Regeln, wie die direkte Rede in die indirekte zu verwandeln sei, sind nicht allein fragwürdig hinsichtlich ihres normativen Gehalts und von begrenzter Reichweite, sondern täuschen auch über die grundlegende Dissymmetrie von direkter und indirekter Rede hinweg.

Indem das Gutachten die indirekte Rede gebraucht, vermischt es den narrativen (erzählenden) und performativen (handelnden) Modus der Rede. Das *verbum dicendi*, das den Sprechakt einleitet, überträgt seine performative Funktion auf das gesamte Gefüge des Satzes: Weder sind dann die Funktionen der Redewiedergabe und der Redeinszenierung klar zu trennen, noch lassen sich konstative und performative Anteile der Rede, Sagen und Tun, Feststellung und Handlung, eindeutig scheiden. Die indirekte Rede vermag Semantik und Referenz der Sprache einzutrüben und sogar in systematische Unbestimmtheit zu verstricken. Die grammatischen Regeln, wie eine direkte in die indirekte Rede zu transformieren sei, sind weniger wegen ihres normativen Gehalts fragwürdig, sondern weil sie über die grundlegende Dissymmetrie von direkter und indirekter Rede hinwegtäuschen. Jeder Hörer oder Leser muss den Schluss, wie von der indirekten auf die angeführte Rede zu schließen sei, für sich selbst vollziehen. Jeder Versuch einer Rekonstruktion der Rede, die der indirekten zugrunde liegt, muss die Umstände, in denen eine Äußerung ergangen ist, in Betracht ziehen, die Einstellung des Sprechers erschließen und die Kontexte berücksichtigen. Die Anführung der Rede ermöglicht ein Spiel mit der Kommunikationssituation, mit der Semantik und Referenz sowie der Handlungsdimension und Inszenierung, und sie verleiht hierdurch der Sprache eine (zusätzliche) Wirkmacht, die weit ins Soziale und Politische hineinreicht. Insofern ist sie eine eigenständige Handlung, die mehr und anderes ist, als die Erwähnung oder der Gebrauch einer vorgängigen Rede. Während das Zitat als die strengste Form der Anführung, weil es einen Quellenbeleg erbringen können muss, in seiner modernen Form – mit Markierung durch Anführungszeichen – eine vergleichsweise junge Erfindung ist, die aus dem 16. Jahrhundert stammt, kann das Weitersagen als eine primäre Sprachfunktion begriffen werden: Die Rede ist immer schon in eine Zirkulation geworfen, die verschiedene Medien durchläuft und von ihnen angetrieben wird.

Wer etwas weitersagt, verkompliziert also die Beziehungen zwischen der Äußerung und ihrer Produktionsinstanz, indem er in seine Rede eine zweite sendende Instanz einträgt und somit eine Nahtstelle von Sprache, Diskurs und Machtverhältnissen kenntlich macht. Kraepelin schreibt in seinem Gutachten beispielsweise: »Behringer selbst stellte bei der Vernehmung durch den Gendarmen sowol [sic!], wie beim ersten Verhör die Richtigkeit der Beschuldigung in Abrede. Die Angaben der Galleri [der Stieftochter, A. S.] seien durchaus erlogen; er könne nicht begreifen, wie man ihm so etwas nachsagen könne, da er niemals den Beischlaf mit jener vollzogen habe.«[45] In der Passage wird nicht zwischen einer Tatsache und deren sprachlicher Wiedergabe entschieden und es bleibt unklar, welche Formulierungen von Kraepelin stammen und welche Behringer geäußert hat.

Neben den Anknüpfungstatsachen gibt der erste Teil eines psychiatrischen Gutachtens die sogenannten Befundtatsachen wieder. Das Gutachten fasst zunächst die vorgängigen medizinischen Untersuchungen und Gutachten zusammen, die im Zuge der Ermittlung Eingang in die Akten gefunden haben. Kraepelin zitiert aus dem Gutachten, das der »Bezirksarzt Medicinalrath Dr. Hofmann«[46] erstellt hatte. Hoffmann schildert den Angeklagten Behringer als einen »›Menschen von geringer Bildung‹«[47], aber hält ihn für zurechnungsfähig. Hoffmann »meint«, so das von Kraepelin verwendete *verbum dicendi*, »daß nach seiner Ueberzeugung«[48], eine »Vergewaltigung der Gallerei nicht stattgefunden habe«[49]. Hofmann hatte dem Ermittlungsrichter, da die »Sachlage doch nicht genügend geklärt erschien«, die »Ueberführung Bs. in die Heidelberger Irrenklinik zum Zweck der Beobachtung seines Geisteszustands nach § 81 der Str.P. O.«[50] empfohlen.

Kraepelins psychiatrisches Gutachten verfolgt eine regelrechte Zitatpolitik. Die Redewiedergabe bzw. das Weitersagen erzeugt verteilte, gekoppelte und indirekte Aussagen, in denen Äußerungsinstanzen auseinandertreten oder sich überlagern und hierdurch Äußerungen den Status

45 Ebd., 334.
46 Ebd., 337.
47 Ebd.
48 Ebd., 334.
49 Ebd., 337.
50 Ebd., 338. Die Herausgeber des Gutachtens geben folgende Erläuterung: »§ 81 der deutschen Strafprozeßordnung ermöglicht bei dringendem Tatverdacht die Unterbringung und Beobachtung des Beschuldigten in einer psychiatrischen Klinik für maximal sechs Wochen zur Vorbereitung des Sachverständigengutachtens über dessen Schuldfähigkeit.« (338, Anm. 8).

von Aussagen und Tatsachenfeststellungen verleihen: Wenn das Gutachten ein psychologisch-ethisches Doppel einer virtuellen Tat erstellt, dann wäre die Politik des Weitersagens ihr erstes Element.

Kraepelin enthält sich im zweiten und dritten Teil seines Gutachtens, in dem er seinen eigenen Befund erstellt und seine Stellungnahme abgibt, einer Bewertung des Tathergangs. Stattdessen berichtet er im zweiten Teil über die Exploration Behringers, der zur Beobachtung in die Heidelberger Klinik eingewiesen wurde. Er erkennt in Behringer einen Fall von Querulantenwahnsinn, den Kraepelin dem Formenkreis der Paranoia zurechnet. Er stützt sich auf eine in der Akte überlieferte Anknüpfungstatsache: Behringer hat mehrfach den Bürgermeister des Ortes, an dem er lebt, polizeilich angezeigt. Der zweite Teil des Gutachtens gibt die körperlichen und psychischen Befunde wieder und stellt heraus, dass Behringer unter einem Verfolgungswahn leide. Im dritten Teil des Gutachtens erfolgt schließlich die Stellungnahme zur Schuldfähigkeit zum Zeitpunkt der Tat. »Es ist wahr«, schreibt Kraepelin, »daß die inkriminierten Handlungen nicht in unmittelbaren logischen Beziehungen zu den Verfolgungsideen B.s stehen. Diese letzteren sind auch nicht etwa die Krankheit; sie sind nur ein einzelnes Symptom der ganzen tiefgreifenden und unheilbaren Umwälzung, welche die Krankheit in dem Angeklagten hervorgerufen hat.«[51] Und er erläutert seine Diagnose wie folgt: »Der Querulantenwahn entwickelt sich regelmäßig langsam und allmählich, so daß die Anfänge desselben fast immer übersehen werden«.[52] Das Gutachten schließt: »Ich gebe daher mein Gutachten dahin ab, daß sich B. sehr wahrscheinlich schon damals, als er die inkriminierten Handlungen beging, in einem Zustande krankhafter Störungen der Geistestätigkeit befand, durch welche seine Willensbestimmung ausgeschlossen war.«[53] Der Angeklagte wurde verurteilt, aber in der Revision freigesprochen; über das Gerichtsverfahren selbst und den weiteren Verbleib Behringers ist mir nichts bekannt.

Kraepelins Gutachten verfolgt eine doppelte Strategie.

Einerseits stellt es eine Diagnose, mit der die etablierte Grenzziehung zwischen Psychiatrie und Justiz infrage gestellt wird. Der Querulantenwahnsinn ist um 1890 eine vergleichsweise neue Diagnose und gilt als eine Form der Paranoia. Die Psychiatrie entlastet mit der Erfindung dieser Krankheitseinheit das Rechtssystem und die Verwaltung. Querulieren ist, im Unterschied zu einer Vergewaltigung, keine Straftat, sondern

51 Kraepelin: »Gutachten über Johann Behringer« (wie Anm. 41), 334.

52 Ebd., 345.

53 Ebd.

ein sozial auffälliges Verhalten. Die Psychiatrie hatte im letzten Drittel des 19. Jahrhunderts die Justiz entlastet und erklärt dieses Verhalten als krankhaft. Jedoch war dieser Komplizenschaft kein dauerhafter Erfolg beschieden: Die nosologische Einheit des Querulantenwahns konnte sich in der Psychiatrie selbst nicht durchsetzen. Indem Psychiatrie, Forensik und Recht die Signifikanz, nosologische Stellung und klinische Wertigkeit des Querulantenwahns in der Schwebe hielten, konnte die Psychiatrie ihre Professionalisierung und Ausdifferenzierung vorantreiben. So wenig Recht und Verwaltung das Problem des Querulierens mit ihren eigenen Mitteln lösen konnten, sondern es an die Psychiatrie delegierten, so sehr diente das Querulieren in der Psychiatrie als Anlass für eine permanente Diskussion diagnostischer und nosologischer Fragen, welche die ontologische Dignität, den Konstruktcharakter und die Abgrenzung klinischer Einheiten betrafen.

Andererseits verschiebt Kraepelin den Fokus von der Tat und dem Zeitpunkt der Tat auf den Lebenslauf des Probanden, in dem ein krankhaftes querulatorisches Verhalten erkannt wird. Er verfolgt in seinen Gutachten die Strategie einer Projektion von Anknüpfungstatsachen und Explorationsergebnissen auf einen Lebenslauf, der dann insgesamt pathologisiert wird. Die Diagnosen sind vielfach vage und allgemein gehalten, und insbesondere wird der Psychopathie-Begriff zum wichtigsten Instrument der Diagnosestellung. In älteren psychiatrischen Gutachten wird vielfach deutlich, dass der Psychiater den Aussagen des Probanden keinen Glauben schenkt. Die sozialen Vorurteile der Psychiater sind leicht zu erkennen. Der einzig tragfähige Grundsatz, der heute anzuerkennen ist, lautet natürlich: Man muss dem Probanden Glauben schenken, obwohl er das Recht zu lügen besitzt. Kraepelin enthält sich im Fall Behringer jeder Moralisierung des Täters und der Tat und vermeidet auch die typischen Unterstellungen, wie sie die Formulierung »es ist anzunehmen, dass« ausspricht. Schließlich vermeidet er die Applikation einer Pseudotheorie bzw. des allgemeinen Menschenverstands, hält Abstand von sprachlicher Diffamierung und leistet sich nicht, wie sein Kollege Hofmann, fortwährend Übergriffe in den juristischen Sprachgebrauch. Jedoch ist für eine sprach- und kulturwissenschaftlich orientierte und gendersensible Analyse des Falls Behringer offensichtlich, dass die Tat der Vergewaltigung für den Gutachter keine Rolle spielt bzw. die Tat bagatellisiert wird.

Kraepelins Gutachten scheinen von einem psychiatrisch-politischen Phantasma angetrieben: Man könne gefährliche Täter erkennen, bevor sie tätig werden. Seit Anfang des 20. Jahrhundert spielen erbbiologische und rassenhygienische Vorstellungen eine immer größere Rolle in der

Tätigkeit der psychiatrischen Sachverständigen, wie vielleicht eines der bekanntestes Gutachten, das Kraepelin erstellte, demonstriert: Ernst Toller wurde am 16. Juli 1919 vor dem Münchener Standgericht des Hochverrats angeklagt; im Falle der Verurteilung drohte Toller die Todesstrafe, die an weiteren Angeklagten übrigens auch vollstreckt wurde. Toller wurde nicht zuletzt aufgrund der Aussage seines früheren Lehrers Max Weber, der ihm, obwohl er die politische Haltung Tollers scharf verurteilte, »absolute Lauterkeit« bescheinigte, zu fünf Jahren Festungshaft verurteilt wurde; das Gnadenangebot hat Toller abgelehnt.

Kraepelin war mit der psychiatrischen Begutachtung Tollers betraut. Das Gutachten folgt dem üblichen Aufbau. Zunächst Anknüpfungs- und Befundtatsachen. Dann die Exploration während Tollers viertägigem Klinikaufenthalt, der vom 22. Juli bis 26. Juli 1918 (also ein Jahr vor Prozessbeginn) erfolgte. Kraepelin gibt in indirekter Rede den Verlauf des oder der Gespräche wieder und beschließt den zweiten Teil des Gutachtens wie folgt: »Auf die Frage, ob er sich für geisteskrank halte, erklärte Toller, das zu beurteilen müsse er den Ärzten überlassen. Was er aber wirklich getan habe, wolle er wohl verantworten.«[54] Und er zitiert Toller mit den Worten: »›Ich zuppe auf keinen Fall zurück, ich bin freilich verantwortlich.‹«[55] Kraepelin gelingt im dritten Teil eine Synthese seiner fachwissenschaftlichen, wissenschaftspolitischen und gesellschaftlichen Zielsetzungen. Er diagnostiziert Toller, der »aus einer mit geistigen Störungen schwer belasteten Familie«[56] stamme, als eine »psychopathische und hysterische Persönlichkeit«[57]: »Eine Geistesstörung liess sich bei ihm weder aus den Akten, noch aus der persönlichen Befragung über seine Vorgeschichte, noch aus Untersuchung und Beobachtung feststellen.«[58] Toller befinde sich »lediglich in einem Zustand mangelhafter Charakteranlage und Anpassung verschiedener Grundeigenschaften der Seele an die Notwendigkeit der Selbsterhaltung und des sozialen Zusammenlebens.«[59] Dieser Zustand stelle einen »geistigen Defekt, keine Geistesstörung, keine Geisteskrankheit im engeren Sinne des Wortes«[60]

54 Emil Kraepelin: »Gutachten Ernst Toller«. In: Ders.: *Kraepelin in München II: 1914-1921.* Hg. Wolfgang Burgmair, Eric J. Engstrom, Matthias M. Weber. München 2009, 145-177.

55 Ebd., 171.

56 Ebd., 173.

57 Ebd., 175.

58 Ebd.

59 Ebd.

60 Ebd.

dar, die im »Allgemeinen nicht die Voraussetzungen des § 51 R. S.G.B.«[61] erfülle. Kraepelins Schlussformulierung ist bemerkenswert: Das psychiatrische Gutachten ist so formuliert, dass der Richter auf seine Frage, ob Toller schuldfähig ist, keine fachliche Antwort erhält, die ihm als Grundlage für die richterliche Entscheidung dienen kann. Vielmehr gebraucht Kraepelin eine psychiatrische Begrifflichkeit, die von so großer Allgemeinheit ist, dass der Richter sie nicht wird auslegen können. Was die Psychiater um 1920 unter einer psychopathischen Persönlichkeit verstehen, wissen nur sie selbst. Die Diagnose »Psychopathie« wurde seit dem frühen 20. Jahrhundert inflationär gebraucht und diente als Sammelbezeichnung für sozial unerwünschtes Verhalten. Kraepelin gibt seinem Befund deshalb auch sogleich seine eigene Auslegung mit und entscheidet selbst darüber, dass Toller schuldfähig ist.

Das psychiatrische Gutachten ist eine Textsorte, die dem Prinzip der Individualisierung folgt und ein Komplement zur Fallgeschichte bietet: Die Logik der Kasuistik bzw. Subsumption des Falls wird hierbei von einer Aushandlung zwischen Psychiatrie und Recht überlagert. Es geht in den Gutachten nicht allein darum, eine Diagnose zu stellen und zu klären, ob zum Tatzeitpunkt eine Geistesstörung vorlag. Die Gutachten spiegeln zwar einerseits wider, wie die epistemologische Schwelle der Psychiatrie so weit abgesenkt wurde, dass die ärztliche Kunst zu einer Wissenschaft vom Einzelfall wurde. Andererseits geht diese Absenkung der epistemologischen Schwelle mit dem Versuch einher, gegenüber dem Recht die Definitionsmacht des Wahnsinns zu behaupten. Die zentrale Strategie hierfür ist die Operation des Weitersagens: In einer kleinteiligen Wiedergabe von Äußerungen kommt es in den Gutachten zu Reformulierungen, Verschiebungen und Interpretationen, die der Psychiatrie einen Spielraum eröffnen, den sie mit ihren eigenen Begriffen ausfüllt und für die sie selbst entscheidet, wie sie in Rechtsbegriffe zu übersetzen sind.

61 Ebd.

Michael Niehaus

Krankheit umschreiben

Protokoll eines Inquisitionsverfahrens

I.

Im Folgenden wird eine Inquisitionsakte aus dem Jahre 1743 vorgestellt. Indem dies geschieht, kehrt die junge Frau, um die es in dieser Inquisitionsakte geht, nach über zweihundertfünfzig Jahren vollkommener Vergessenheit als ein Revenant in unsere Welt zurück. Es ist nicht überflüssig, das zu betonen. Das Inquisitionsverfahren, wie es auf deutschem Boden bis ins 19. Jahrhundert in Gebrauch war, ist ein schriftliches Verfahren. Es gibt keine mündliche Verhandlung. Das Urteil wird nach Aktenlage von einem urteilenden Gericht gefällt. Alles, was in dem Verfahren von Relevanz sein kann, muss aufgeschrieben worden sein – insbesondere müssen die Aussagen der Zeugen und der Inquisiten protokolliert und zu den *Akten* genommen werden.[1] Wenn das Inquisitionsverfahren seine Aufgabe gründlich verrichtet – wie es hier der Fall ist –, dann gibt es kein besseres Material, um ein Stück Vergangenheit wieder auferstehen oder besser *aufblitzen* zu lassen.

In einem Inquisitionsverfahren geht es nicht darum, *Krankheit* zu schreiben, sondern die Grundlage für die *Verurteilung* eines Inquisiten zu schaffen, indem von Amts wegen (*ex officio*) die materielle Wahrheit erforscht wird. Durch seine Aussagen im Verhör trägt nicht zuletzt der Inquisit selbst zu seiner möglichen Verurteilung bei. Er befindet sich in der Subjektposition dessen, der die Folgen dessen, was er sagt und wie er sich beträgt, nicht abschätzen kann. Das ist nicht selbstverständlich. Im förmlichen Anklageprozess ist das anders; dort kann der Angeklagte schweigen. Das Verfahren *per inquisitionem* – zunächst ein kirchliches Disziplinarverfahren – ist als ein *außerordentliches* Verfahren im 13. Jahrhundert eingeführt worden[2], kam dann im großen Maßstab bei der

1 Vgl. zu dieser »Medientechnik« des Rechts grundlegend Cornelia Vismann: *Akten. Medientechnik und Recht.* 2. Aufl. Frankfurt a. M. 2010, 147-154.

2 Vgl. Winfried Trusen: »Der Inquisitionsprozeß. Seine historischen Grundlagen und frühen Formen«. In *Zeitschrift der Savigny-Stiftung für Rechtsgeschichte. Kanonische Abteilung* 74 (1988), 169-230.

Ketzerverfolgung zum Einsatz[3] und hat allmählich auch im weltlichen Strafverfahren die festen Formen angenommen, bei denen allein eine gewissenhafte Aktenführung und eine genaue Protokollierung die Rechtsförmigkeit verbürgen können.

Das Inquisitionsverfahren ist nicht denkbar ohne das Verfahren der Verschriftlichung mündlicher Äußerungen. Es hängt an der Textsorte Verhörprotokoll. Daher wurden schon sehr früh Regeln dafür aufgestellt, wer ein solches Protokoll führen darf und wie es auszusehen hat.[4] Aber diese Regeln sind notwendigerweise uneindeutig. Die Textsorte Protokoll hat als Medium des Rechts einen unsicheren epistemologischen Status[5], der sich noch in der heute geläufigen Unterscheidung von Ergebnisprotokoll und Verlaufsprotokoll spiegelt. Auf das Verhörprotokoll bezogen heißt das: Sollen die tatsächlichen Sprechereignisse protokolliert werden (dann rückt das Protokoll in die Nähe einer selektionslosen technischen Aufzeichnung) oder soll die Aussage als selektives Fertigprodukt zu Protokoll *gegeben* werden (dann rückt das Protokoll in die Nähe einer Urkunde)? Hat der Verhörte eine Kontrolle darüber, was ins Protokoll kommt, oder hat er diese Kontrolle nicht? Soll das Verhörprotokoll in der Sprache des Verhörten sprechen oder des Verhörenden? Das Verhörprotokoll des Inquisitionsverfahrens bewegt sich zwischen diesen beiden Polen. Am deutlichsten wird das bei der seit dem 14. Jahrhundert in vielen Strafprozessordnungen und Verfahrensanleitungen aufgeführten, in der Praxis aber wenig zur Anwendung gekommenen Vorschrift, auch besonders auffallende – gewissermaßen pathologische – *Begleitumstände* der Aussage wie das Erröten oder das Erbleichen, das Stammeln oder das Weinen, die Wankelmütigkeit oder das Stocken in das Verhörprotokoll aufzunehmen (zunächst vor allem, um daraus gegebenenfalls ein Indiz zu gewinnen, das zur Verhängung der scharfen Frage, der Tortur, berechtigt).[6]

3 Vgl. etwa Lothar Kolmer: *Ad capiendas vulpes. Die Ketzerbekämpfung in Südfrankreich in der ersten Hälfte des 13. Jahrhunderts und die Ausbildung des Inquisitionsverfahrens.* Bonn 1982.

4 Vgl. Verf.: »Wort für Wort. Zu Geschichte und Logik des Verhörprotokolls«. In: *Das Protokoll. Kulturelle Funktionen einer Textsorte.* Hg. Michael Niehaus, Hans-Walter Schmidt-Hannisa. Frankfurt a. M. 2005, 27-48.

5 Vgl. Verf.: »Epochen des Protokolls«. In: *Zeitschrift für Medien- und Kulturforschung* 2011, H. 2, 141-156.

6 Vgl. zu dieser später »Gebärdenprotokoll« genannten Einrichtung genauer und mit weiteren Literaturhinweisen Verf.: *Das Verhör. Geschichte – Theorie – Fiktion.* München 2003, 242-265.

Einerseits also sind Protokolle wie in der hier vorgestellten Akte keineswegs ein schlichtes Abbild des Verhörverlaufs. Der Gerichtsschreiber – der Aktuarius – entscheidet, unter mehr oder weniger großer Anteilnahme des Untersuchungsrichters – des Inquirenten –[7], was in welcher Form ins Protokoll kommt und was nicht. Andererseits hat das Protokoll das zu verzeichnen, was gesagt worden ist. Es liegt daher in der Logik des Inquisitionsverfahrens, dass es reichhaltig ist, dass *mehr* Umstände erhoben und zu Protokoll gebracht werden als für die Urteilsfindung nötig sind. Und dieser notwendige Überschuss kann auch zweihundertfünfzig Jahre später zum Anstoß für ein Nachdenken über diesen Fall werden, das zwar nicht an einer Urteilsfindung, wohl aber ebenfalls an der Wahrheit interessiert ist: Der Leser einer Inquisitionsakte befindet sich automatisch in der Position des urteilenden Gerichtes, das sich auf der Grundlage eben dieser Akte ein *Bild* vom Inquisiten oder von der Inquisitin gemacht und sein Urteil gefällt hat.

Unter dieser Voraussetzung kann eine Akte mit ihren Protokollen die Frage nach der Krankheit auf zweierlei Weise aufwerfen. Erstens muss das Gericht sich möglicherweise mit der Frage auseinandersetzen, ob der Inquisit oder die Inquisitin aufgund einer seelischen Erkrankung unzurechnungsfähig ist und folglich gar nicht *unter das Gesetz* fällt. Wenn es den Inquisiten oder die Inquisitin unter das Gesetz fallen lassen will, muss es die Krankheit *um*schreiben. Zweitens wird das Gericht aber nicht umhin kommen, die Spuren einer etwaigen Krankheit aufzuzeichnen. Insofern dies aber nicht im medizinischen Diskurs geschieht bzw. die Akten dem medizinischen Diskurs nicht überstellt werden, könnte man sagen, dass die Akten die Krankheit um*schreiben*.

II.

Am Dienstag, den 18. Juni 1743 gegen 10 Uhr morgens schneidet die 22 Jahre alte Dienstmagd Anna Louyse Pape dem knapp einjährigen jüngsten Kind des Krämers Francke, ihres Dienstherrn in der Sandgasse zu Leipzig, die Kehle durch und macht sich anschließend auf den Weg zum Gericht, um sich zu stellen. Am selben Nachmittag findet das sogenannte »summarische Verhör« statt, wie es in der ersten Phase des Ver-

7 Der Anteil des Inquirenten an der Entstehung der Protokolle wächst im Laufe des 18. Jahrhundert, bis das Verfertigen des Protokolls im 19. Jahrhundert endgültig dem Kompetenzbereich des Inquirenten zugerechnet wird, der dem Gerichtsschreiber das Protokoll diktiert; vgl. Verf.: »Wort für Wort« (wie Anm. 4), 42 f.

fahrens, in der *Generalinquisition*, im 18. Jahrhundert üblich ist.[8] Im summarischen Verhör werden die Fragen des Inquirenten in der Regel nicht aufgeschrieben. Im Protokoll erscheint das Verhör daher weitgehend als eine zusammenhängende und freie Erzählung der Inculpatin. Die Vermitteltheit dieser Erzählung wird dabei durch den gebräuchlichen indirekten Stil kenntlich gemacht. Auf zwölf eindringlichen Seiten (fol. 2r-7v) schildert die junge Frau die Vorgeschichte und die Umstände der Tat.[9]

Sie sei die eheliche Tochter »Johann Carl Papens, eines Accis Visitatoris aus Halle«[10], und habe sich nach Leipzig in Dienst begeben, nachdem ihre Stiefmutter, mit der sie »in sehr guten Vernehmen gestanden«, ihr dies freigestellt habe, weil es »ein wenig knapp zu Hauße zugegangen«. So kommt sie Ostern 1743 als Kindermagd zur Familie Francke. Nach diesen kurzen einleitenden Mitteilungen beginnt die erste Szene. Vor zwei Tagen, am letzten Sonntag, sei sie mit dem »jüngsten Franckischen Knaben, so noch kein Jahr alt sey, vor der Haußthüre gesessen«. Die siebenjährige Schwester habe ihrem achtjährigen Bruder, dem ältesten der Franckischen Kinder, »eine Hand voll Staub, in das Gesichte geschmißen, und zu ihn gesaget, er solte schnuppen, es wäre Schnupftoback!« Der Bruder wird handgreiflich, das Mädchen schreit, die Mutter erscheint und wirft der Papin vor, nicht auf die Kinder aufzupassen. Diese aber erwidert, das Mädchen wäre nur so ungezogen, weil sie, »die Franckin keine beßere Kinderzucht hielte. Worauf die Franckin hinauf gegangen, und den Jungen sehr abgeprügelt«. Dann sei auch der Vater »heraus kommen, hätte gefraget, was es wäre? und da sie ihme die Sache erzehlet, und hinzugefüget, daß die Frau den Jungen oben bald todt schlüge, das Mädgen« hingegen »ungestraffet liese; so hätte Francke dem Mädgen, den Hintersten vollgeschlagen, dabey aber ihr vermeldet, daß sie sich« bis zum bevorstehenden Johannistag »nach einem andern dienst umthun könnte«, womit sie in diesem Augenblick »wohl zufrieden gewesen« sei.

8 Den maßgeblichen deutschen Strafprozessrechtlern des 17. Jahrhunderts zufolge sollten in der ersten Phase nur Zeugen summarisch verhört werden, der Verdächtige war folglich formell auch nur Zeuge. Im Laufe des 18. Jahrhunderts nimmt die Generalinquisition mit ihren formlosen Verhören immer weiteren Raum ein; derjenige, gegen den inquiriert wird, heißt in dieser Phase noch Inculpat und noch nicht Inquisit; vgl. Verf.: *Das Verhör* (wie Anm. 6), 225-241.

9 *Acta Marien Louysen Papin*. Stadtarchiv Leipzig. Richterstube I, Nr. 711. Der Umfang der Akte beträgt 120 Blatt.

10 Ein ›Accis-Visitator‹ muss die korrekte Besteuerung von Handelswaren insbesondere auf den Märkten kontrollieren.

Die Suche nach einem neuen Dienstverhältnis gestaltet sich jedoch nicht so einfach. Und als die Papin noch am heutigen Dienstagmorgen die Frage der als Arbeitsvermittlerin tätigen Schuhflickerin, »Ob sie einen Karpffen sieden? und einen Braten an Spies stecken könte?«, verneinen muss und diese ihr antwortet, dass sie es dann hier in der großen Stadt Leipzig schwer haben würde, da »wären ihr diese dinge« bei ihrem Rückweg zum Franckischen Haus »insgesammt in Kopffe herum gegangen«. Die Franckin habe, nachdem sie von ihren Fehlschlägen erfahren habe, gemeint, »es wäre mit ihr in diensten nichts«, sie solle am besten wieder zu ihren Eltern nach Halle zurückkehren. Sie habe sich erfolglos aufs Bitten verlegt, und erklärt: »nach hauße gehe ich nicht, und solte ich eher sterben!«

Und dann erzählt die Papin den Hergang der Tat:

»Nachdem nun ohn gefehr nach einer Viertel Stunde die Franckin aus der Stube hienunter gegangen, und ihren Sohn, Andreen, welcher ihr nachgeschrien, mitgenommen, wäre sie nach ihren Wegseyn, 2 mahl in die Stube hin und hergangen, und habe darüber: daß sie noch keinen Herren kriegen können, die Franckin auch sie nicht behalten wollen, geweynet, hätte sich sodann auf das in der Stube stehende Bette gesetzet, und ein Band an ein Kinder Mützgen angenehet; erinnert hier bey, es hätte das, in der Boye liegende und schlaffende Knäbgen, Carl Heinrich, noch vorhero, ehe sie sich auf das Bette gesetzet, und das Band angenehet, und da sie noch in der Stube herum gegangen, seine Augen aufgeschlagen, und sie angesehen, dahero sie die Boye aufgemachet und ihn herausnehmen wollen, weil derselbe aber gleich wieder eingeschlaffen, hätte sie ihn liegen laßen, und die Boye wieder zugedeckt, sich aber, wie vorhero gesaget, auf das Bette gesetzet, und das Band an das Kinder Mützgen genehet. Als sie nun damit fertig gewesen, hätte sie der Franckin gewöhnliches Tischmeßer, im Fenster liegen sehen, solches genommen, und damit den Zwirnfaden am Mützgen abgeschnitten. Es wäre ihr aber sogleich in die Gedancken kommen, daß sie den, in der Boye liegenden Franckischen Kinde, mit diesen Meßer, die Kehle abschneiden, und es damit ums Leben bringen wolte, weil solcher gestalt das Kind sogleich ein Engel im Himmel würde, und sie es daselbst wieder sehen würde, welcher Vorsatz auch um so viel mehr dadurch bestärcket worden, weil sie in der Welt, indem sie nichts gelernet, sich nicht getrauet fortzukommen, und also ihres Lebens müde und überdrüßig gewesen. Sie wäre demnach von ihren Bette, darauf sie geseßen, aufgestanden, habe die Boye aufgedecket, und mit den in der rechten Hand habenden Meßer dem, in der Boye schlaffenden Franckischen Kinde einen Schnitt durch die Kehle gegeben, wovon es auch ohne zu schreyen oder zu zappeln, verstorben. Nach verrichteter That, hätte sie das Meßer von sich in das Bette hingeschmißen, wäre herunter gangen, habe ihre Schürtze umgethan, und wäre fortgegangen, in Meynung auf das Rathhauß zu gehen, und sich und die begangene that selbst anzugeben.«

Diese Erzählung kann das Gericht nicht ganz zufrieden stellen: Das Protokoll vermerkt die Rückfrage nach der »wahre[n] Uhrsache dieser unternommenen Mordthat«. Die Papin beharrt jedoch auf ihrer Darstellung. Vor allem bestreitet sie auf weitere Nachfragen hin, dass »Rache gegen ihre Dienstherrschaft« der Antrieb zur Tat gewesen sei oder dass sie »besonders gegen das entleibte Kind, einen Haß gehabt«, sie habe es vielmehr »hertzlich geliebet«, und es sei ihr »recht schmertzlich gefallen, daß sie dieses gute Kind den gantzen tag nicht nehmen können«, als sie vor »ohngefehr 4 Wochen« aus Ärger über den Ungehorsam und das Geschrei der übrigen Kinder »in ohnmacht verfallen, und sogar das böse wesen« – also einen epileptischen Anfall – bekommen hätte.

Auf die Frage des Gerichtes nach der ›wahren Ursache‹ antwortet die Inculpatin also mit dem Verweis auf das Zusammentreffen von verschiedenen Umständen, in dem die ›wahre Ursache‹ gerade ungreifbar ist; sie erklärt, dass »das Unglück nicht geschehen seyn würde, wenn die Franckin sie in Dienste behalten«, denn dann würden ihr »diese bösen Gedancken nicht eingekommen seyn«, und sie hätte »an ihren Fortkommen in der Welt nicht zweiffeln« brauchen, »es würde auch nicht geschehen seyn, wenn sie anderwärts wieder einen Dienst bekommen« hätte. Die Papin kann also keine ›wahre Ursache‹ benennen, sie kann nur das Ineinandergreifen verschiedener Momente schildern, die die Tat als »Unglück« erscheinen lassen. Diese kontingenten Momente können niemals zu einem zureichenden Grund der »Uebelthat« zusammenwachsen, weil sie keinerlei Beziehung zum Tatopfer aufweisen. Vielmehr wird sich jeder Versuch, das Ereignis der Tat zu erklären, in der Beschreibung einer Szene erschöpfen müssen, in der sich der Einbruch des Unerklärlichen, der Kontingenz vollzieht. Weil es keine wahre Ursache gibt, erscheint der Entschluss des Subjekts zur Tat zugleich wie der Entschluss eines anderen. Die Versuche der Inculpatin, dies dem Gericht begreiflich zu machen, indem sie auf die in dessen Augen bedeutungslosen Details der Szene zurückkommt, sind von einer bewunderswerten Genauigkeit. Und das Gericht zeichnet das, was es nicht verstehen kann, mit bewundernswerter Treue auf, indem es sogar die metaphorische Stimme des Entschlusses zur Tat in wörtlicher Rede einrückt:

»Sie hätte auch zu dieser Übelthat nicht ehr Rath und Anschlag gefaßet, als da sie auf dem Bette geseßen, und das Band an das Kinder Mützgen genehet, und mit dem Meßer den Faden abgeschnitten, da es denn nicht anders gewesen, als wenn iemand hinter ihr stünde, und ihr zugeruffen: Thucks, / i. e. thue es / es ist nicht schwer! es ist gantz leichte! Dahero sie sich endlich zur That entschloßen. Es habe ihr auch niemand Rath und Anschlag darzu gegeben, sondern sie alleine habe es beschloßen, und alleine vollbracht.«

Die Angeschuldigte, die Inculpatin, kann zwar die »wahre Uhrsache« der »Uebelthat« nicht benennen, aber sie will die Schuld übernehmen und das »Unglück« *als* »Übelthat« *verantworten*: Sie *erklärt sich* zur Ursache. Und sie bekennt, dass sie sich gegen »das 5de Geboth und an Gott gröblich versündiget«, doch würde ihr jeder »das Zeugniß geben müßen, daß sie fromm und gottesfürchtig gelebet« habe, und sie »wiße auch gewiß, daß sie zu Gott kommen, und das gute Kind wiedersehen wollte«. So, wie sie ihr Opfer in ein anderes Leben befördert hat, wird auch sie, wie sie am Schluss des Verhörs zu wissen kundtut, am Ende des Verfahrens in ein anderes Leben befördert werden; und sie »bittet nur, ehe sie wieder sterben müßte, um Erlaubnüß, daß sie einen Brieff an ihre Eltern schreiben dürffte«.

III.

Das Gericht kann sich nicht damit begnügen, bei feststehendem objektivem Tatbestand das Todesurteil zu sprechen, das ihm vom geständigen Verhörten in den Mund gelegt wird. Es muss den zureichenden Grund für das Urteil in seiner eigenen Tätigkeit finden; es muss selbst entscheiden können, wann die Wahrheit in ausreichendem Maße erhellt worden ist. Die mangelnde Klarheit über die subjektive Tatseite, über den Antrieb zum Mord wird zum Antrieb einer Suche, die insofern ins Leere laufen muss, als sie an der rechtlichen Beurteilung des Falles nichts ändern wird. Der Überschuss – der Reichtum der Details im Protokoll – bildet Anhaltspunkte für die weitere Untersuchungstätigkeit, für die Vermehrung des Überschusses.

Gegen Ende des ersten Verhörs (fol. 7r) erzählt die Papin: »Sie wüste aber auch dieses, daß sie die Zeit über alhier von ihrer NebenMagd, der Reginen vieles ausgestanden, in dem dieselbe sie beklatschet, und gegen ihre Dienstfrau verkleinert« habe; auch habe sie ihr den im Franckischen Hause zur Miete wohnenden Soldaten namens Kahle »auf den Halß gehetzet, da sie demselben und auch der Herrschaft vorgebracht, als ob Kahle sie heyrathen wolte, welches sie doch niemahlen gesaget, auch nicht möglich sey, weil Kahle schon eine Frau habe, dahero dieser sie bedrohet: er wolte sie dafür schon kriegen!« Die Nebenmagd sei aber »um deswillen verdrüßlich auf sie«, weil sie auf ihren Vorschlag, mit ihr nach Schönefeld zu ziehen, nicht eingegangen sei.

Das ist die einzige Passage im Verhörprotokoll, an der der Untersuchungsrichter nachträglich verschiedene Stellen am Rand markiert hat. Hier will er weiterfragen. Hier will er über das hinausgehen, was die Papin zu Protokoll gegeben hat. Am nächsten Tag wird die Nebenmagd Johanna Regina Bröllerin als Zeugin geladen und ausführlich befragt (fol. 10r-13v). Und auch hier zeigt sich, dass auf der Suche nach dem Antrieb zum Mord Dinge für aufzeichnungswürdig erachtet werden, die unter anderen Umständen unbeachtet geblieben wären. Die Bröllerin war dabei und erinnert sich noch gut, mit welchen Worten die Franckin kurz vor der Tat die Papin abgefertigt hat: »Maria! ihr seyd unter denen Leuten nichts nütze, ihr könnet nichts, und betrincket euch! es ist nicht beßer mit euch, als: ihr gehet auf Johannis wieder nach Hauße!« Diese aber habe darauf gesagt: »ehe ich nach Hauße gehe, so gehe ich sonst einen Weg!«

Erstmals ist hier von Trunkenheit die Rede. Das Gericht will Näheres wissen. In den bereitwilligen Erläuterungen der Bröllerin taucht auch der rätselhafte epileptische Anfall wieder auf: »vor ohngefehr 4 Wochen, da sie mit denen Kindern Ärgernüß gehabt, und darüber mit der Herrschafft in Verdruß gerathen«, sei die Papin »gleich einen Menschen der von bösen Wesen befallen wird, hingefallen«, habe »mit Händen und Füßen um sich geschlagen, und gestosen, den Kopf hin und her geworffen, gekreischet und geschrien, auch den Daumen manchesmahl dabey eingeschlagen und endlich sich erbrochen, daß man den bey sich gehabten Brantewein gar sehr gerochen«. Aber die Bröllerin weiß auch, dass sich ein solcher »Zufall« am Tag vor der Tat morgens wiederholt hat; »von etlichen persohnen« hat sie »gehalten werden müssen« und sich wieder erbrochen, »wobey man das eingenommene Zimmet Waßer gar sehr gerochen«; dann habe sie »bis Mittags um 4 uhr« geschlafen.

Auch bei diesen Anfällen kann die wahre Ursache nicht benannt werden. Die unversehens zu Protokoll gebrachte Krankheit ist zweifelhaft. Schon den Umstehenden war unklar, ob die »beyden Zufälle würklich von einen bösen wesen hergerühret, oder ob solches gar Verstellung, und von der Trunckenheit hergerühret«. Die Bröllerin erzählt, der Hausherr Francke habe bei einem der Anfälle »gesaget: er wüste nicht, wie es komme, daß dieselbe keinen Gischt vor den Munde hätte, welcher doch sonst bey dergleichen Leuten gewöhnlich wäre; so hätte dieselbe augenblicklich zu sprudeln angefangen, dahero Francke fast auf die Gedancken kommen, daß es mit dieser Kranckheit bey der Papin, Verstellung sey«.

Das Gericht erfährt von der Bröllerin noch eine weitere Episode aus der Zeit zwischen Kündigung und Tat, die die Inquisitionsakte zunehmend als Umschrift einer Krankenakte lesbar zu machen scheint. Die Papin wird sie später bestätigen. In einer Nacht sei die Papin aus dem gemeinsamen Bett aufgestanden und habe Verschiedenes gebetet, während sie selbst sich schlafend gestellt habe. Am nächsten Morgen aber »hätte die Papin zu ihr angefangen: Regina! du kanst recht sanffte schlaffen! ich habe heute Nacht vor dich gebethet! Gelt! du hast es nicht gehöret?« Sie habe »geantworttet: Ja, ich habe es auch nicht gehöret; So hätte die Papin erwiedert: du hast recht süße geschlaffen. Wenn bey den Menschen die unruhigen Nächte angehen, so ist es aus«. Es sei im Übrigen das »beste, so an der Papin sey«, dass sie »unvergleichlich bethen, und als ein Pfarrherr aus der Schrifft reden könte, hätte auch immer in geistlichen Büchern gelesen, und sich gerühmet, daß sie in Halle mit in deren Pietisten Bethstunden gegangen sey«.

Auf der anderen Seite sei die Papin (und darin stimmen alle Beteiligten überein) aber »von sehr hitziger Gemüthsart gewesen, hätte sich nicht viel sagen laßen, und wäre gleich voller Gifft gewesen, daß sie augenblicklich mit denen achseln gezucket, und vor innerlichen Eifer allerhand Bewegung an des Leibes gemachet«. Die Bröllerin erklärt, sie habe nicht so recht »gewust, was sie von der Papin halten sollen, und hätte dieselbe öffters reden geführet, daraus man nicht klug werden können«. So habe sie »in Halle einen Liebsten« gehabt, einen Unteroffzier, »von welchen sie bald vorgegeben, daß er gestorben sey, bald aber, daß er noch lebete«. Sie habe gesagt, »sie wüste wohl, was sie in ihren Kopfe, und in ihren Hertzen hätte«; aber wenn sie gefragt wurde: »was denn? So hätte sie erwiedert: das erführe niemand«. Über den Antrieb zum Mord kann die Bröllerin nichts sagen. »Das ermordete Kind hätte dieselbe jedenfalls über alle maase lieb gehabt, und wäre nichts bey ihr gewesen, als: Mein liebes Carlgen! Mein allerliebstes Carlgen! Du bist doch mein liebst Carlgen! und so ferner. Hätte auch mehr, als ein mahl gesaget: daß sie Carlgen, wenn sie einmahl wegzöge, mitnähme, welches man damahls vor Spaas Reden an genommen.«

Das Verhältnis zwischen den beiden Mägden ist ein Hauptthema der Befragung Johann Andreas Franckes, die am nächsten Tag, dem 20. Juni 1743 stattfindet (fol. 16r-20v). Seit einem Vorfall kurz vor Pfingsten seien die beiden im Streit miteinander gelegen: Eine Auseinandersetzung der Papin mit ihrer Dienstherrin über die richtige Art des Fensterputzens war dahingehend eskaliert, dass die Franckin der Bröllerin, als diese sich schützend vor die Papin stellte, »die Kanne mit Waßer über den Kopff zu gießen gedrohet, und ihr den Dienst auf Johannis a. c. aufgekündiget«.

Die beiden etwa gleichaltrigen Mägde hatten ihren Dienst bei der Familie Francke erst an Ostern angetreten. Sie schliefen in einem Bett. Nun war der einen im Verlaufe einer Szene gekündigt worden, in der sie für die andere Partei ergriffen hatte. Die Symmetrie war gestört. Dies, so Francke, »mögte die Bröllerin verdroßen haben, und hätte dahero die Papin aufgehetzet, daß sie auch nicht in Dienste bleiben, sondern mit ihr« in ihre Heimat »nach Schönefeld ziehen, und das Knopffmachen erlernen sollte«.

Als auch der Papin der Dienst – und ebenfalls zu Johannis – aufgekündigt wird, gibt sie der Bröllerin die Schuld. Und die Papin hat, wie Francke erzählt, sowohl unmittelbar vor wie nach der Tat »über die Bröllerin geklaget«, wohingegen sie ihn, Francke, »mit Küßung der Hand, um Verzeihung gebethen« und »sich zu 100 000 mahl vor alle geweßene Wohlthaten und Liebe bedancket« und ihn mit den Worten zu trösten versucht habe: »Herr Francke! betrüben Sie sich nicht. Ihr Carlgen ist im Himmel, und ist ein Engelgen.«

Auch die beiden Anfälle der Papin hatten mit der Bröllerin zu tun. Ihnen ging jeweils ein Streit zwischen den beiden Mägden voraus. Vor allem beim Anfall am Vortage des Mordes habe sich »die Papin mit der Bröllerin oben, eine treppe hoch, wiße nicht worüber, sehr gezancket«, die Papin sei dann zu ihm, Francke, heruntergekommen und habe »geklaget, daß die Bröllerin sie so herunter riße, und sie eine Schinder und RackerLuder hiese, und sie schlagen wollte«. Er habe ihr daraufhin »zugeredet: sie mögte die kurtze Zeit noch zufrieden seyn«, schließlich wären sie »ja sonst gute Freunde gewesen«.

Zwischen diesem Zureden und dem bald darauf folgenden Anfall muss die Papin dann heimlich einen »ziemlichen Schluck vom Zimmetwasser« zu sich genommen haben, das in einer der Stuben stand. Bei dem Anfall selbst hätte sich bei ihm und dem herbeigerufenen Kahle der schon beim ersten Anfall gehegte Verdacht verstärkt, »daß es mit der Papin Kranckheit, wenigstens grösten Theils, eine Verstellung sein müste«. Beim ersten Anfall sei ihm unter anderem merkwürdig vorgekommen, dass die Papin auf seinen Zuruf hin »die Augen gegen ihn aufgeschlagen, ihn gekannt, und mit Nahmen genennet, auch mit denen Wortten: Ach! Hr. Francke, trincken! trincken! zu trincken gefordert.« Im Übrigen habe man der Papin vieles nachgesehen, »weil sie Liebe zu denen Kindern gehabt«.

Die Zeugenbefragungen haben eine Fülle von Material ergeben, mit dem die Papin noch am selben Nachmittag in einem zweiten langen Verhör (fol. 20r-26v) bekannt gemacht wird. Sie hat einiges hinzuzufügen, aber weniges einzuwenden und lässt auch die Charakterisierung ihrer

Person gelten – dass sie »von hitziger Gemüthsart sei«, dass sie »sich nicht viel sagen lassen«, dass sie »gleich voller innerlicher Boßheit gewesen, daß sie mit denen Achßeln gezucket, und vor innerlichen Eyfer allerhand Bewegungen des Leibes gemachet«. Sie erklärt, sie sei anfangs entschlossen gewesen, mit der Bröllerin nach Schönefeld zu ziehen, aber Kahle habe ihr »wiederrathen, und gesaget: die Bröllerin würde sie verführen«. Sie bestreitet, einen Selbstmord erwogen zu haben, denn bei diesem gebe es »keine Gelegenheit zur Buße«. Bei ihrer Tat »aber könte sie ihre Sünde bereuen, und dem armen unschuldigen Kinde schade es auch nicht, weil es dadurch ein Engelgen im Himmel worden, und in der Welt nicht sündigen könne«.

Ein Hauptthema des Verhörs sind die beiden Anfälle, die sich das Gericht noch einmal in allen Details vornimmt. Die Papin gibt zu, beide Male zuvor Alkohol zu sich genommen zu haben. Auf die Frage, »ob sie nicht bekennen müße, daß es mit dieser ihrer Kranckheit, eine pure Verstellung gewesen?«, gibt sie zur Antwort: »Nein, gantz nicht, iedoch wolle sie nicht läugnen, daß etwas Verstellungen dabey gewesen«, sie sei aber nicht betrunken gewesen, denn »das bißgen Brantewein« habe ihr »den Kopff gar nicht eingenommen gehabt. Die innerliche Gifft und Boßheit aber, die sie darüber gehabt, wenn sie die Bröllerin so gar sehr herunter gerißen, mögten diese Zufälle, am meisten veruhrsachet haben.« Sie betont, dass sie »prave Eltern« gehabt habe, aber »wenn sie sich auf selbige beruffen, so habe die Bröllerin verächtlich« über sie gesprochen.

Sie wird auch auf ihre von der Bröllerin kolportierten dunklen Bemerkungen über einen »Liebsten« befragt, den sie in Halle habe. Sie erklärt, es handle sich dabei um einen Grenadier namens Grau. »Mit diesen sey sie vor 2 Jahren, mit ihrer Eltern Einwilligung, öffentlich verlobet worden, sie könten aber noch nicht zusammen kommen, weil Grau keinen Trauschein bekommen könnte« (es bleibt unklar, ob die Papin mit diesem Verlobten, der »ihres Wißens, annoch am Leben sey«, zur Zeit noch in Kontakt steht). In diesem Zusammenhang wird auch deutlich, dass die Papin ihr Dasein als Magd als eine Deklassierung empfunden hat: Es habe sie »bey betrachtung ihres Zustandes gejammert, daß sie andern Leuten unterthänig seyn solte, da sie doch hübsche Eltern hätte, und wenn ihre Heyrath zustanden kommen, selbst in Stande wäre, Gesinde zu halten«.

Mit der zweiten Vernehmung der Täterin ist – zwei Tage nach dem Mord – die erste Phase der Verhöre beendet. Die Befragungen werden erst zwei Wochen später wieder aufgenommen. Inzwischen schreibt das Stadtgericht unter anderem an den Rat der Stadt Halle (fol. 29r-30v), wobei man eine kurze Darstellung des Falles gibt und sich mehr oder weniger auf mangelnde Lebensaussichten als Tatmotiv festlegt. Man möchte möglichst viel vom »Leben und Wandel« der Papin erfahren und vor allem wissen, ob die Eltern tatsächlich ihre Einwilligung in eine Verlobung und später in ihr Dienstverhältnis in Leipzig gegeben hätten.

In den Tagen zwischen dem 4. und 12. Juli 1743 wird dann die Generalinquisition abgeschlossen. Es werden verschiedene Nebenfiguren zu einzelnen Punkten befragt (und eine zweite Vernehmung der Bröllerin dient der Absicherung der Ergebnisse). Die älteste Tochter der Familie Francke berichtet, wie sie die Leiche gefunden hat (fol 36r-36v). Durch die Aussagen der Arbeitsvermittlerin (fol. 47r-47v) und einer anderen Frau (fol. 49r-49v) wird deutlich, dass die Papin bei ihren Bemühungen um eine neue Dienststelle keine einzige wirkliche Abfuhr erhalten hatte, als sie mutlos kurz vor der Tat um zehn Uhr bei Franckes wieder auftauchte. Die Dienstherrin Maria Christina Francke gibt an (fol. 31v-36r), ihr Mann habe bei einem Gespräch mit der Papin durchblicken lassen, dass die von ihm ausgesprochene Kündigung nicht unbedingt sein letztes Wort sei. Der Barbier Johann Georg Bräunlich, der zum ersten Anfall der Papin gerufen worden war, erklärt, er habe den Anfall »mehr vor Verstellungen gehalten«; für ihn habe sich die Papin »vielmehr als ein Mensch so in voller Wuth ist, sich bezeiget, und mit denen Zähnen geknirschet« (fol. 31r-31v) – ein ärztliches Gutachten bezüglich dieser Anfälle wird freilich nicht eingeholt; auch eine Untersuchung des körperlichen und geistigen Gesundheitszustandes der Inquisitin wird nicht erwogen.

Der Mieter im Franckischen Hause, der 48 Jahre alte Soldat Gottfried Kahle wird ebenfalls vernommen – allerdings nicht vom Stadtgericht, sondern im Stabsquartier von seinen Vorgesetzten (fol. 37r-45v). Er hat unter anderem ein interessantes Detail über den ersten Anfall der Papin beizusteuern. Diese habe, »wenn sie des Kindes, des von ihr ermordeten Karls ansichtig worden, selbiges zu sich begehret, und es immer ein mahl über das andere, mein liebstes Carlgen geheißen, darauf sie die Augen wieder zugemachet, und von neuen gestrampelt und gekreischet; welcher Zustandt denn von früh Morgens biß Nachmittags gewähret«.

Schließlich läuft das Antwortschreiben aus Halle ein. Es enthält das Protokoll einer Befragung des Vaters und der Stiefmutter (fol. 54r-56r), die über die Mordtat ihrer Tochter bereits informiert sind. Die Befragungen sind nicht ausführlich, aber sie enthalten Informationen, die das ganze Drama in einem anderen Licht erscheinen lassen. Während die Papin vor dem Untersuchungsrichter behauptet, »prave Eltern« zu haben und mit ihrer Stieffmutter »in sehr guten Vernehmen gestanden« zu sein, erklärt der 63 Jahre alte Vater, seine Tochter – offenbar ein Einzelkind – »hätte sich in ihrer Jugend eben nicht allzu wohl aufgeführet«. Und die zwanzig Jahre jüngere Stiefmutter sagt aus, ihre Stieftochter sei ein »elends Kind gewesen«, und als Erwachsene sei sie zwar »zur Arbeit angehalten« worden, man habe Mädchen kommen lassen, »so ihr nähen sollen lernen, sie hätte aber sich nicht recht darzu bequehmen wollen, sondern hatte sich aufs liederliche leben gewandt«.

Begonnen hat es mit der vom Vater genehmigten Verlobung mit dem Unteroffizier Grau, der die Heiratserlaubnis nicht bekommen habe. Entgegen dem elterlichen Verbot habe sie dann aber »nachgehends mit diesem Menschen als Frau gelebt«, habe ihnen dafür, »was sie bekommen können aus dem Hause geschleppet« und dem »Kerl zugestecket«. Weil die Eltern »solches nicht zugeben wollen«, haben sie eine im 18. Jahrhundert weithin bestehende Möglichkeit genutzt: die Indienstnahme staatlicher Disziplinierungsanstalten zur Unterstützung der elterlichen Erziehungsgewalt. Die Eltern haben ihre bereits 20-jährige und mit einem Mann zusammenlebende Tochter »aufs Zuchthauß bringen laßen alwo sie auf ein Jahr Lang gesessen« ist. Erst als sie »beßerung versprochen«, hat der Vater sie im Spätsommer 1742 wieder zu sich nach Hause geholt. Sie habe sich dann »wohl auf geführet also daß er ihr nichts böses nachzusagen« wisse, bis sie sich dann zu Ostern mit Genehmigung des Vaters um einen Dienst im nicht weit entfernten Leipzig bemüht hat.

IV.

Der Vorhalt dieser von der Papin bislang verschwiegenen Umstände ist einer der wenigen neuen Punkte des so genannten *artikulierten Verhörs* (fol. 57r-73v) mit der Inquisitin am 24. Juli. Dieses bildet im gemeinrechtlichen Inquisitionsverfahren des 18. Jahrhunderts den Schlusspunkt der eigentlichen Untersuchung. In gewissem Sinne lässt sich das artikulierte Verhör als das Surrogat der *Verhandlung* auffassen, die es im Inquisitionsverfahren nicht gibt.[11] Das artikulierte Verhör dient folglich nicht dazu, etwas Neues zu Tage zu fördern, sondern das bereits Bekannte zusammenzufassen und zu gliedern. Zu diesem Zweck werden vorab ›Frageartikel‹ aufgesetzt, in denen die aus Sicht des Gerichts relevanten Momente des Falles in einer chronologischen Ordnung zusammengefasst werden (die Zahl dieser Frageartikel steigt übrigens im Laufe des 18. Jahrhunderts stetig an). Auf diese Weise stellt das Verhör zugleich eine Art ›Erzählung‹ des Falles aus der Sicht des Gerichts dar. Diese Version wird

11 Vgl. Verf.: *Das Verhör* (wie Anm. 6), 237 f.

dem Verhörten sozusagen zum Zweck ihrer Ratifizierung vorgelegt.[12] Äußerlich betrachtet ähnelt das Protokoll des artikulierten Verhörs, weil es die Fragen wie die Antworten enthält, weit mehr einem gesprächsförmigen Dialog als das summarische Verhör, wo nicht die Fragen, sondern höchstens die Nachfragen verzeichnet werden. Aber dieser Eindruck täuscht natürlich: Es handelt sich im Grunde um eine Scheinkommunikation, bei der die Antworten bereits im Voraus kalkuliert worden sind.

Dem chronologischen Frageschema entsprechend kommt man gleich zu Anfang der insgesamt 103 Frageartikel auf den noch nicht thematisierten biographischen Komplex zu sprechen. Die Inquisitin leugnet, dass sie sich »nicht zur Arbeit bequemen wollen« und sich statt dessen »auf ein liederliches Leben gewendet« habe. Sie bestätigt, dass sie mit dem Soldaten Grau »ordentlich als Eheweib gelebet«, behauptet aber, dass »ihr ihre Mutter geheißen, sie solte zu ihm gehen«. Dass die Eltern andererseits dadurch »veranlaßet worden, bey der Obrigkeit Ansuchung zu thun, damit sie ins Zucht-Hauß gebracht werde«, will sie nicht abstreiten.

Auf die Frage, was sie zu ihrer Tat veranlasst habe, erklärt sie nun (Artikel 76), sie habe »geglaubt, sie wär verlassen«, werde »keinen Dienst bekommen« und habe »nach Hauße zu ihren Eltern nicht wieder gehen wollen«. Die Familie Francke wäre ihr »bey der That nicht einmahl in Sinn gekommen, sondern die wahre Uhrsache sey gewesen, weil sie geglaubet, sie wäre verlaßen, und hätte weder aus, noch eingewust«. Für das Gericht ist dieser Hauptgrund ebenso ein »Vorwand« wie die von der Papin geltend gemachte »Neben Ursache« (Artikel 84), »daß das Kind, wenn sie es umbs Leben brächte, sogleich ein Engel im Himmel würde, und sie es allda wieder zu sehen bekäme«.

Für das Gericht sind alle Ausführungen der Inquisitin zum Antrieb für einen Mord, bei dessen Begehung sie laut eigenem Bekunden (Artikel 85) »in ihrem Gemüthe« keinen »Zweiffel empfunden«, offensichtlich unzureichend. Vor allem kann das Gericht – ohne jedoch selbst eine überzeugende Annahme über den Antrieb zur Tat zu besitzen – nicht glauben (Artikel 90), dass ihr die Tat einfach unvorhersehbar, »alß sie auf dem Bette in der Stube geseßen, und einen Zwirn Faden, wormit sie an ein Mützgen ein Band angenehet, abgeschnitten, in die Gedancken kommen«.

12 Folgerichtig hat Christian Thomasius das artikulierte Verhör mit dem »Disputiren in Frag und Antwort« in Zusammenhang gebracht; vgl. Christian Thomasius: *Höchstnöthige Cautelen, Welche ein Studiosus Juris, Der sich zu Erlernung der Rechts-Gelahrtheit, Auff eine kluge und geschickte Weise vorbereiten will/zu beobachten hat.* Halle 1713, 220.

Dann werden die Akten an den *Leipziger Schöppenstuhl* verschickt, dem damals berühmtesten Spruchkollegium auf deutschem Boden. Auch die Richter erklären in der Begründung ihres Urteils (fol. 75r-80v), das (zum Preise von drei Thalern und 18 Groschen) am 6. August 1743 beim Stadtgericht eingeht, den von der Täterin angegebenen Lebensüberdruss für unbegründet. Die junge Frau kann das fällige Motiv für ihre Tat nicht vorweisen. Aber die Unvernunft, die unter diesen Umständen aus der Tat spricht, ist keinesfalls eine im Sinne des Gesetzes. Die Inquisitin ist nicht krank, oder genauer: Ihre mögliche Krankheit hat mit ihrer Straffähigkeit nichts zu tun. Es gibt nichts, »woraus zu schliessen« wäre, dass der Inquisitin »bey ausgeübter Mißethat, oder sonst jemahls, der Gebrauch ihrer Vernunfft gemangelt« habe. Sie sei daher »mit dem Schwerdte vom Leben zum Tode zu richten und zu straffen«.

Noch am selben Tag wird der Inquisitin das Urteil im Beisein mehrerer Richter eröffnet (fol. 81r); neben der ihr gewährten Bedenkzeit bittet sie darum, »daß sie mit ihrer Stieffmutter reden dürffe. Es wär dieselbe zwar ihre StieffMutter, sie hätte ihr aber viel gutes gethan, und beklage nur, daß sie von derselben nicht beßer in der Zucht gehalten worden.« Eine Woche später (fol. 81v) wird die Delinquentin mit einem ihr *ex officio* bestellten Verteidiger bekannt gemacht.

Obwohl die Papin keinen Einspruch gegen das Urteil erheben will, richtet der Defensor eine längere Schrift an das Stadtgericht (fol. 84r-99v). Er hält – wie nicht anders zu erwarten – dafür, dass bei »Lebensüberdruss« als Tatmotiv nicht die Todesstrafe zu verhängen sei, »weil er einmal eine Art der Sinnlosigkeit ist« (fol. 93r) und weil bei ihm die niederen Beweggründe zur Tat fehlen. Die Inquisitin gehöre zu jenen als Melancholiker einzustufenden Selbstmördern, »die wegen Überdruß des Lebens morden um wieder erwürget zu werden« (fol. 95r-95v). In früherer Zeit habe man nicht geglaubt, dass die »actiones solcher delinquenten ad voluntarias zu rechnen« seien (fol. 93v-94r), man sei der Meinung gewesen, es sei »mehr Mitleiden mit ihm zu haben als die strenge der Rechte an ihm zu exequiren«.[13] Dies habe sich erst mit dem Überhandnehmen der Selbstmörder in der neueren Zeit geändert. Die seelische

13 Dieses Argument ist freilich in sich widersprüchlich und lässt sich daher ebenso umkehren: Wenn man mit diesen indirekten Selbstmördern bzw. Selbstmörderinnen wirklich ›Mitleiden‹ hat, soll man ihnen ihren Willen lassen und sie exekutieren. Das strukturelle Problem besteht eben darin, dass das, was der Delinquent will, mit dem zusammenfällt, was das Gesetz vorsieht. Ein Beobachter kann oder muss genau dieses Ineinandergreifen der Wünsche als Zeichen einer Krankheit auffassen.

Krankheit der Delinquentin, die der Defensor den Akten entnehmen zu können glaubt, verhält sich spiegelbildlich zu der ihr vom Gericht attestierten seelischen Gesundheit: Weder die eine noch die andere Seite benötigt für ihre Argumentation den Reichtum der Details, die in den Protokollen festgehalten sind. Beide Seiten argumentieren abstrakt. Freilich: Anders geht es nicht, wenn man zu einem *Urteil* kommen möchte.

In einem – wie in solchen Fällen üblich – bei der Leipziger Juristenfakultät eingeholten Rechtsgutachten (fol. 101r-105r) werden die Überlegungen des Defensors verworfen, und die Delinquentin betont bei Eröffnung dieses endgültigen Spruches noch einmal (fol. 106-106v), dass sie mit dem Urteil übereinstimme, denn – so erklärt sie, selbst das maßgebliche Gesetz zitierend – »wer Menschen Blut vergieße des Blut solle wieder vergoßen werden, Sie glaube aber daß durch Christi Blut alle ihre Sünden abgewaschen« seien. Sie dankt dem Gericht »vor alle gehabte große Mühe, die es in ihrer Sache angewendet habe«. Nur eines steht noch aus – der Besuch ihrer Stiefmutter hat nicht stattgefunden, und daher bittet sie, »ihr noch zu verstatten daß sie an ihre Eltern schreiben möge«. Ob ein solcher Brief jemals geschrieben, ob er jemals abgeschickt, angekommen, gelesen worden ist, wird im Dunkeln bleiben. Eine Antwort hat die Papin jedenfalls nicht erhalten.

Noch einmal – am 5. September – meldet sie sich zu Wort (fol. 107r-107v). Sie hat Angst, »weil ihr von denen Gefangenen hinterbracht worden, daß sie nach ihrem Tode nicht in die Erde kommen, sondern auf die anatomie geschafft werden würde«. Sie wird mit den doppeldeutigen Worten beruhigt, sie solle sich »um den Leib, vor deßen Beerdigung nach ihren Tode schon Sorge getragen werden würde«, nicht »bekümmern«, und die Delinquentin bedankt sich »mit gebogenen Knien vor die Gnade so ihr von denen Gerichten biß anhero erzeiget worden«. Am 13. September findet die *Hegung des hochnotpeinlichen Halsgerichtes* mit der Hinrichtung statt (fol. 109v-119r). Das letzte Blatt ist eine Aktennotiz desselben Tages (fol. 120r-120v); darin wird unter anderem mitgeteilt, dass der Leichnam nach der Hinrichtung den Professoren der Anatomie überstellt worden ist.

V.

Am 13. September hat sich also, folgt man den eher halbherzigen Ausführungen des Verteidigers, das Schicksal vollendet, dem er mit seiner Defensionsschrift hatte in den Arm fallen wollen: Die Täterin hat gemordet, »um wieder erwürget zu werden«. So gesehen hat ihr also der

Urteilsspruch von Gesetzes wegen nur den Tod zugeteilt, den sie sich selbst nicht geben konnte. Sie ist mit dem Gesetz *d'accord.* Der knapp vierteljährige Zeitraum dazwischen, über den sich die Akte erstreckt, war eine folgenlose Totzeit, die Zeit der Untersuchung, in der sich die Fäden verwirrt haben.

Man kann nämlich nicht sagen, dass die Untersuchung ihr natürliches Ende dadurch gefunden hat, dass sie die Fäden entwirrte – im Gegenteil: Je länger die Untersuchung gedauert hat, desto verwirrender stellt sich der Fall dar. Denn die neu auftauchenden Momente lassen sich nicht in ein schon bestehendes Muster einfügen, weil es innerhalb der verfügbaren Beschreibungskategorien keinen Mittelpunkt gibt, auf den sie bezogen werden können. An die Stelle dieses Mittelpunktes tritt die *Szene* der Tatausführung, in der alle Bezüge gekappt, alle Zusammenhänge durchtrennt sind. Die Papin hat die Tat vollbracht, ohne dass sie dabei ihre Eltern, die Franckes oder die Bröllerin im Sinn gehabt hätte. Einen Bezug gab es allein zum Opfer, dem schlafenden Kind.

Ein Inquisitionsverfahren ist darauf ausgerichtet, den Täter zu überführen und die Frage nach dem Vorsatz zu klären: Ein freies Subjekt hat eine bestimmte Tat vollbracht, und diese Tat fällt unter das Gesetz. Wenn diese beiden Fragen schon von Anfang an geklärt sind, läuft das Verfahren ins Leere und erzeugt dabei den Überschuss an Aussagen, Gesichtspunkten und Details, den es nicht verarbeiten kann. Die Frage nach dem Mord ohne Motiv hat ein knappes Jahrhundert später zur Ausbildung der französischen Kriminalpsychiatrie und der deutschen Kriminalpsychologie beigetragen. Michel Foucault hat in seiner Vorlesung *Die Anormalen* zu zeigen versucht, dass dabei die Frage nach dem *Trieb* im Mittelpunkt stand. Der Fall, den er als paradigmatisch anführt, um die Stellung des Triebes im Diskurs der Kriminalpsychiatrie zu demonstrieren, hat mit demjenigen der Papin einiges gemein: Die junge Henriette Cornier schneidet 1826 ohne erkennbaren Grund dem kleinen Kind ihrer Nachbarin die Gurgel durch und erklärt später vor Gericht: »Das war so eine Idee.«[14] In Henriette Cornier lässt sich der Trieb, Foucaults diskursanalytischer Rekonstruktion zufolge, als das Monster in uns lokalisieren, und sie selbst erscheint als ein ›verantwortliches Monster‹, das seiner Krankheit Raum gegeben hat.[15]

14 Michel Foucault: *Die Anormalen. Vorlesungen am Collège de France* [1974/75]. Frankfurt a. M. 2007, 144.

15 Vgl. Verf.: »Das verantwortliche Monster«. In: *Monströse Ordnungen. Zur Typologie und Ästhetik des Anormalen.* Hg. Achim Geisenhanslüke, Georg Mein. Bielefeld 2009, 81-102, bes. 87 f.

1743 gibt es keine etablierte wissenschaftliche Disziplin, der die Inquisitin Marie Louyse Pape überstellt werden könnte, um ihre Krankheit zu schreiben. Es werden keine Ärzte herangezogen, die sie untersuchen. Von einem wie auch immer gearteten Trieb ist nicht die Rede. Daher lässt sich das Material, das in diesem Verfahren erhoben wird, auch nicht im Hinblick auf eine allgemeine Kategorie anordnen. Man kann aus Sicht dieser gerichtlichen Untersuchung keine einfache Frage an dieses Material richten und man kann es auch in keine folgerichtige narrative Ordnung bringen. Vielmehr erscheinen die verschiedenen Vorkommnisse, die die Untersuchung zu Tage fördert und immer wieder umkreist, selbst in ein rätselhaftes Licht getaucht, das sie undurchdringlich macht. Sie alle scheinen in irgendeinem – aber eben nicht lesbaren – Bezug zur Frage nach dem Antrieb zum Mord zu stehen. Sie werden zum Material einer nicht vollzogenen Analyse.

Das ist aber nicht das Problem des Leipziger Stadtgerichtes im Sommer 1743, es ist *unser* Problem. Wir sind es, die diese Akte als Umschrift und Umschreibung eines krankhaften Zustandes zu entziffern versuchen. Das Inquisitionsverfahren hingegen muss nach Maßgabe einer einfachen Frage vorgehen, weil es dem Subjekt stets unterstellt, die Wahrheit zurückzuhalten. So auch hier. Im artikulierten Verhör wird die Inquisitin an der entscheidenden Stelle gefragt, »Ob sie nicht vielmehr eine geraume Zeit vorhero diese Mordthat zu begehen sich in den Sinn genommen?« (Artikel 91) Die *Szene* der Tat soll nicht abgetrennt sein, sie soll ihrer puren Ereignishaftigkeit entkleidet und in die Welt der vernünftigen Handlungen überführt werden, über die Recht gesprochen werden kann. Die Minimalform dieser Wiedereingliederung läuft unter dem Stichwort ›Lebensüberdruss‹ – ein pures Abstraktum, das sich aber in der Unterstellung konkretisieren lässt, die lebensüberdrüssige Täterin habe sich ihr Opfer schon zuvor auserkoren. Nach dieser zureichenden Begründung hätte sich die Täterin den Prinzipien der Vernunft gemäß zur »wahren Uhrsache« ihrer Tat gemacht. Nur gegen den *Verstand* wäre die Tat insoweit gewesen, als der Lebensüberdruss selbst auf einem Fehlschluss und einer falschen Einschätzung beruhte. Auf diese Weise kann der Tat sowohl die Kontingenz wie die Notwendigkeit abgesprochen werden. Es greift die »Vernunftvermutung«, d.h. die »juristische Form, mit welcher der Kausalitätsbezug zwischen Tat und Täter ausgedrückt wird«.[16]

16 Pierre Legendre: *Das Verbrechen des Gefreiten Lortie. Abhandlung über den Vater.* Freiburg i.Br. 1998, 53.

Die Vernunftvermutung situiert das Subjekt auf der Achse des Gesetzes und nicht auf der Achse der Psychologie. Allerdings ist der hier in Anspruch genommene ›Lebensüberdruss‹ der äußerste Grenzfall dessen, was sich unter eine so aufgefasste Vernunftvermutung subsumieren lässt. Auf der einen Seite nimmt das Subjekt den Standpunkt des Gerichtes ein, insofern es die Tat im Sinne des Gesetzes verantworten will. Auf der anderen Seite aber nimmt das Gericht nicht den Standpunkt des Subjekts ein, insofern es den Lebensüberdruss nicht aus der Perspektive des Subjektes auffasst, sondern *um*schreibt. Das Gericht will sich nicht in das Subjekt versetzen. Daher muss es zum Beispiel der Äußerung der Inquisitin, sie wolle lieber sterben als zu ihren Eltern zurückkehren, verständnislos und ohne einen Imperativ des Verstehens zu verspüren gegenüberstehen.

VI.

Kann man nun aber – da der Inquisitionsgedanke gleichsam über den Standpunkt des Gerichtes hinausragt, da der Gerichtsschreiber Joseph Adam Engeschall dies alles zu Papier gebracht hat – hier und jetzt in einer zweiten Umschrift versuchen, sich an die Stelle der Täterin zu versetzen, um ihre Lebensgeschichte nachzuvollziehen und sich einen Zugang zu ihrer Tat zu verschaffen?

Es ist nicht allzu schwer, diesen Lebensweg stichwortartig in eine Krankengeschichte umzuschreiben – diesen Lebensweg, der offensichtlich schon im Elternhaus begonnen hat, aus der Spur zu geraten, weil die Wege, die aus dem Elternhaus fortführten, zu Sackgassen wurden. Marie Louyse Pape wächst in geordneten und materiell gesicherten Verhältnissen auf, sie ist das einzige Kind – und ein »elends« *Kind* in den Augen der Stiefmutter, ungezogen oder verzogen. Aber die Mechanismen im Elternhause sorgen dafür, dass sie dort – weder erwünscht noch unerwünscht – bis zum Alter von zwanzig Jahren bleibt, ohne etwas zu lernen, womit sie sich außerhalb ihres Elternhauses bewähren könnte. Stattdessen liest sie geistliche Bücher und beschäftigt sich in pietistischen Zirkeln mit sich selbst und ihrem Verhältnis zu Gott. Dann scheitert ihr Versuch, sich im Einverständnis mit den Eltern von ihrem Elternhaus zu lösen: Ihr Verlobter bekommt die Heiratserlaubnis nicht. Sie lebt mit ihm in wilder Ehe. Ihr Weg aus dem Elternhaus entbehrt damit der gesetzlichen Grundlage. Deshalb kann er rückgängig gemacht werden. Die Papin wird zum Gegenstand einer einschneidenden Maßnahme – die eigenen Eltern bringen sie ins Zuchthaus. Es handelt sich nicht um eine ihr zugemessene Strafe für den Bruch eines Gesetzes, sondern um eine unbestimmte Maßnahme, mit der über das Leben der Papin *verfügt* wird. Wenn die Obrigkeit sich zum verlängerten Arm der elterlichen Disziplinierungsmaßnahmen macht, wird die ganze Welt in das Zwielicht ihres Elternhauses getaucht.[17]

Erst als die Tochter Besserung verspricht, nehmen die Eltern sie wieder zu sich. Sie sind gnädig. Aber die junge Frau ist überzählig und überfällig. Als die Situation im Elternhaus unhaltbar wird, flüchtet sie sich – wieder mit Genehmigung ihres Vaters – in ein Dienstverhältnis nach Leipzig. Bei sich aber denkt sie, dass sie, »wenn ihre Heyrath zustanden kommen, selbst in Stande wäre, Gesinde zu halten«. Dann würde nicht über sie verfügt, dann könnte sie über andere verfügen. Stattdessen ist sie aber wieder in einem Elternhaus gelandet. Im Hause der Franckes, wo augenscheinlich eine unkalkulierbare Mischung aus Nachsicht und Strenge herrscht, erweist sich schnell, dass sie als Dienstmagd nicht viel taugt. Sie führt sich eher wie ein unerzogenes oder verzogenes Kind auf, zuweilen auffahrend, zuweilen unterwürfig. Der Plan, sich weiter vom Elternhaus zu entfernen und zusammen mit ihrer Nebenmagd – ihrer Nebenbuhlerin und Zwillingsschwester – fortzuziehen, wird auf väterlichen Ratschlag des Soldaten Kahle abgeblasen.

Auf narzisstische Kränkungen reagiert sie mit hysterischen Anfällen, mit denen sie die Aufmerksamkeit ihrer Dienstherrschaft auf sich lenkt, wie es einer Magd nicht zusteht, wobei die Grenzen zwischen Krankheit und Verstellung verschwimmen. Als ihr gekündigt wird, möchte sie lieber sterben als den Rückweg in ihr Elternhaus antreten. Sie macht sich auf den Weg, um nach einem neuen Dienst zu suchen. Aber wird nicht auch dieser neue Dienst wie ein Elternhaus sein? Und dann steht dort eine Frau am Wegesrand und prophezeit ihr, dass dieser Weg umsonst sein wird.

Insoweit kann man sich vielleicht an die Stelle der Papin versetzen, kann man ihren ›Lebensüberdruss‹ nachvollziehen. Man kann es, weil die Welt des Zwielichts, in der sich die Papin bewegt, eine Welt der Zwänge, der Mechanismen, der fremden Einflüsse, der psychischen Kausalitäten

17 Die Lösung von Erziehungsproblemen durch elterlichen Antrag auf polizeiliche Einsperrung zu Besserungszwecken war im 18. Jahrhundert vor allem in Paris weit verbreitet. Vgl. *Familiäre Konflikte: Die ›Lettres de cachet‹ aus den Archiven der Bastille.* Hg. Arlette Farge. Frankfurt a. M. 1989; für Deutschland vgl. Ulrich Eisenbach: *Zuchthäuser, Armenanstalten und Waisenhäuser in Nassau. Fürsorgewesen und Arbeitserziehung vom 17. bis zum Beginn des 19. Jahrhunderts.* Wiesbaden 1994, 220.

ist, die allein einem psychologischen Verständnis zugänglich sind. Sich an die Stelle der Papin versetzen heißt dann: entlang ihrer Lebengeschichte verstehen, warum es so gekommen ist. Und im äußersten Horizont dieser Welt des Zwielichts ließe sich dann auch die ambivalente Beziehung verstehen, die die Inqusitin bis zuletzt zu ihrem Elternhaus unterhält – dass sie einerseits den Tod der Rückkehr ins Elternhaus vorzieht, andererseits aber schon im ersten Verhör und später mehrmals »um Erlaubnüß« bittet, dass sie vor ihrer Hinrichtung »einen Brieff an ihre Eltern schreiben dürffte«; dass sie einerseits von ihren Eltern ins »Zuchthauß« gebracht wird, andererseits noch kurz vor ihrer Hinrichtung beklagt, von ihrer Stiefmutter »nicht beßer in der Zucht gehalten worden« zu sein. Die ostentative Wertschätzung des Elternhauses ist nur die Kehrseite der ohnmächtigen Versuche, einen Ausweg aus ihm zu finden. Denn in der kranken Welt des Zwielichts, in der dem Subjekt das Gesetz vorenthalten worden ist, bleiben die Familienbande der Ort der Verschlingung – ein Ort, wie Pierre Legendre sagt, »der Nichtentwirrbarkeit einer unauflösbaren Situation, wo jeder sich mit jedem verwechselt und wo nicht mehr entscheidbar ist, wo der eine anfängt und der andere aufhört«.[18]

So weit könnte also ein psychologisches Verständnis reichen – ein Verständnis, wie es sich im Anschluss an die sich im 19. Jahrhundert entwickelnde Kriminalpsychologie entfalten lässt, ein Verständnis, wie es sich einstellt, wenn man beginnt, die Protokolle eines Inquisitionsverfahrens als Umschrift einer Krankengeschichte zu lesen. Und man kann sagen, dass die Lektüre der Inquisitionsakte als Umschrift einer Krankengeschichte letztlich nur eine Folge oder eine Weiterentwicklung der Inquisitionsmaxime ist, die diese Protokolle hervorgebracht hat. Doch die Psychologie eröffnet keinen Zugang zur Tat selbst als *Szene*, zum Mord an ihrem allerliebsten »Karlgen«, von dem sie – die jetzt 22 Jahre alt ist und selber ein Kind im Alter dieses Knaben haben könnte – mehrmals gesagt hat, dass sie es, »wenn sie einmahl wegzöge, mitnähme«. Nur von *außen* kann man erwägen, was hier laut Protokoll geschieht, welche Folgen die Tat für die *Subjektposition* der Täterin hat:

Die Papin spielt Schicksal[19]. Sie ist Atropos, diejenige der drei *Moiren*, der *Fatae*, die den Lebensfaden *ohne Grund* abschneidet. Der Moment, in dem ihr Blick sinnend auf das Messer in ihrer Hand fällt, mit dem sie

18 Legendre: *Das Verbrechen des Gefreiten Lortie* (wie Anm. 16), 106.

19 Vgl. zum theoretischen Kontext Verf.: »Schicksal sein. Giftmischerinnen vom *Pitaval* bis zum *Neuen Pitaval*«. In: *Internationales Archiv für Sozialgeschichte der Literatur* 31 (2006), 133-149.

eben jetzt den Faden des Kindermützchens abgeschnitten hat – dies ist der Moment der Eingebung, des Tatentschlusses. Sie wird den Lebensfaden des Kindes abschneiden. Sie wird sein Fatum beschleunigen, es in den Himmel bringen. Der Mord an sich, der Mord ohne Motiv lässt sich als »der reinste Ausdruck der Allmacht«, als »Ausdruck des unmittelbarsten Bezugs zum Absoluten« auffassen.[20] Im Moment dieses Entschlusses ist der Schnitt schon vollzogen, der auch sie ins Jenseits bringen, der Schnitt, der alle Bindungen durchtrennen soll, die sie mit dem Leben verbinden, dessen sie überdrüssig ist, der Schnitt, mit dem sie sich aus der kranken Welt des Zwielichts zu befreien sucht, in der die psychische Kausalität waltet.

Indem sie dem Kind den Tod gibt, nimmt sie ihren eigenen Tod vorweg. Indem sie sich die Allmacht anmaßt, unterwirft sie sich dem Gesetz. Der Henker wird sein Werkzeug bei ihr an der gleichen Stelle ansetzen wie sie bei dem Kind. Und der Zufall will, dass sich diese Wiederholung auf ein weiteres makaberes Detail ausdehnt. Allem Anschein nach ist entgegen der Behauptungen der Papin auch der Schnitt, mit dem sie alle Verbindungen gekappt hat, kein einfacher Schnitt gewesen: Der ärztliche Sektionsbericht weist aus, dass sie das Messer mehr als einmal angesetzt hat. Und das letzte Blatt der Akte vermerkt, dass der Scharfrichter zwei Versuche für die Exekution benötigt habe, weil der erste Schlag nur die Schulter getroffen hat. Als gäbe es keine sauberen Schnitte mehr auf dieser Welt.

20 Legendre: *Das Verbrechen des Gefreiten Lortie* (wie Anm. 16), 32.

Reinhold F. Glei

Krankheit dichten

Kranker Mensch und kranke Natur im lateinischen Lehrgedicht

Der römische Dichter Titus Lucretius († ca. 55 v. Chr.), verfasste sein Werk *De rerum natura* (»Über die Natur der Dinge«), eine Darstellung der epikureischen Naturphilosophie, im Stil und im Versmaß des damals maßgeblichen römischen Epikers Quintus Ennius. Warum er für sein Werk nicht die schlichte Prosa Epikurs oder die der ionischen Naturphilosophen wie Demokrit wählte, sondern den heroischen Hexameter, verrät er uns selbst: Er strebe nach Dichterruhm, heißt es, und wolle daher seine Lehren mit musischer Anmut versehen:

Primum quod magnis doceo de rebus et artis
religionum animum nodis exsolvere pergo,
deinde quod obscura de re tam lucida pango
carmina Musaeo contingens cuncta lepore.
Id quoque enim non ab nulla ratione videtur:
sed veluti pueris absinthia taetra medentes
cum dare conantur, prius oras pocula circum
contingunt mellis dulci flavoque liquore,
ut puerorum aetas inprovida ludificetur
labrorum tenus, interea perpotet amarum
absinthi laticem deceptaque non capiatur,
sed potius tali pacto recreata valescat,
sic ego nunc, quoniam haec ratio plerumque videtur
tristior esse quibus non est tractata, retroque
volgus abhorret ab hac, volui tibi suaviloquenti
carmine Pierio rationem exponere nostram
et quasi Musaeo dulci contingere melle,
si tibi forte animum tali ratione tenere
versibus in nostris possem, dum perspicis omnem
naturam rerum, qua constet compta figura. (1,931-950)

»Erstens, weil ich über bedeutende Gegenstände lehre und mich anschicke, den Geist von den engen Fesseln des Aberglaubens zu befreien, zweitens aber weil ich über einen dunklen Gegenstand so lichte Verse schmiede, indem ich alle mit musischer Anmut versehe. Und das scheint ja auch nicht unvernünftig: Denn wie die Ärzte, wenn sie Kindern bittere Medizin zu verabreichen suchen, zuvor den Becherrand rings mit der gelben Flüssigkeit süßen Honigs bestreichen, so dass die Kinder, arglos wie sie sind, sich an den Lippen täuschen lassen, inzwischen aber die bittere Flüssigkeit der Medizin austrinken – überlistet, aber nicht betrogen, sondern eben um auf diese Weise gesund zu werden: Ebenso wollte ich dir jetzt, da diese Lehre ja denen, die es nicht gewohnt sind, meistens zu bitter erscheint und das gemeine Volk davor zurückschreckt, in schmeichelnd säuselndem Gedicht unsere Lehre erklären und sie gleichsam mit süßem Musenhonig bestreichen, ob ich vielleicht auf diese Weise deinen Geist bei unseren Versen halten könne, während du die ganze Natur der Dinge durchschaust, in welcher Gestalt sie geordnet besteht.«[1]

Die bittere Lehre Epikurs (also z. B. dass die Seele aus Atomen besteht, sterblich ist, und es somit kein Leben nach dem Tod gibt)[2], wird durch den Honig der Dichtung versüßt. Das Auseinanderklaffen von dichterischer Form und philosophischem Inhalt, die vom Autor wie von einem allwissenden Arzt in täuschender, allerdings therapeutischer Absicht zusammengebracht werden, ist jedoch ein scheinbares. Denn wie an anderen Stellen des Werkes deutlich wird, schmeckt die Lehre nur auf den ersten Schluck bitter, nach und nach aber und in höheren Dosen genossen verschafft sie die höchste Lust, deren der Mensch fähig ist, nämlich frei von Schmerzen, wir könnten auch sagen: frei von Krankheiten zu sein. Damit sind bei Lukrez zwar auch, aber nicht in erster Linie Krankheiten des Körpers, sondern Krankheiten der Seele gemeint, genauer gesagt die vielfachen Ängste, die den Menschen plagen: Nach der Therapie durch die lukrezische Dichtung, so das Versprechen, werde der Patient frei von allen Ängsten sein: frei von der Angst vor dem Tod, da er uns nichts angeht, frei insbesondere von der Angst vor den Göttern, an die uns allenthalben der Aberglaube (*religio* wird von Lukrez synonym zu *superstitio* gebraucht) fesselt. Denn nur wer frei von Angst ist, kann das Leben genießen, und nur wer erkennt, was die Welt im Innersten

1 Text nach Joseph Martin: *T. Lucreti Cari De Rerum Natura Libri Sex* [1953]. 5. Aufl. Leipzig 1969 (Übersetzung von mir selbst). Eine befriedigende deutsche Übersetzung des Lukrez gibt es nicht; die verbreitete Reclam-Übersetzung von Karl Büchner: *Titus Lucretius Carus, De rerum natura. Welt aus Atomen.* Stuttgart 1973, ist metrisch und für heutige Zwecke nahezu unbrauchbar.

2 Als Überblick vgl. zum Beispiel Malte Hossenfelder: *Die Philosophie der Antike 3: Stoa, Epikureismus und Skepsis.* München 1985 (= *Geschichte der Philosophie*, III), 100-146.

zusammenhält, kann sich von seinen Ängsten befreien. Wenn wir die Natur, die allegorisch in der Göttin Venus/Aphrodite hymnisch gepriesen wird, verstehen, gelangen wir zu jener Lust, von der die schmeichelnd säuselnde Dichtung uns bereits einen Vorgeschmack bietet: Erkenntnis ist die wahre Medizin, ja das wahre Aphrodisiakum.[3] Denn das lateinische Wort *sapientia* (Weisheit, Erkenntnis) kommt ja auch von *sapere* (schmecken): Erkenntnis hebt immer mit den Sinnen an. Durch das Hören angenehmer Töne dringt die Botschaft besser und ungehinderter in die Seele, denn gute Dichtung besteht aus glatten, runden Schallatomen, während hässliche Töne und unschöne, trockene Sprache aus harten und spitzigen Atomen besteht, die die Gehörgänge verletzen und darin stecken bleiben können. Die Seele erleidet so Unterbrechungen im Hör- bzw. Gedankenfluss und kann nur unvollständig verstehen, lässt es an Aufmerksamkeit fehlen oder blockiert sogar den weiteren Aufnahmeprozess. Dichtung ist demnach besser als Prosa, da sie ›eingängiger‹ ist.[4]

Der nüchterne Aristoteles, dessen Schriften zu lesen oder gar zu hören bei den meisten nicht dazu führt, ›Lust‹ an der Philosophie zu empfinden, wollte freilich von diesem Zusammenhang zwischen Dichtung und Lehre nichts wissen. Im ersten Kapitel der Poetik weist er die verbreitete Auffassung zurück, Dichtung sei an den Vers, d. h. die dichterische Form gebunden: »Allerdings verknüpft die *communis opinio* das Dichten mit dem Vers, und man nennt die einen Elegiendichter, die anderen Ependichter, wobei man sie nicht im Hinblick auf die Nachahmung [worin Aristoteles selbst das Wesen der Dichtung sieht], sondern pauschal im Hinblick auf den Vers als Dichter bezeichnet. Denn auch, wenn jemand etwas Medizinisches oder Naturwissenschaftliches in Versen darstellt, pflegt man ihn so zu nennen. Homer und Empedokles haben indes außer dem Vers nichts Gemeinsames; daher wäre es richtig, den einen als Dichter, den anderen aber eher als Naturforscher denn als Dichter zu bezeichnen.«[5]

Dieser künstlichen Abtrennung von Form und Inhalt, die, wie wir gesehen haben, zumindest für Lukrez gänzlich fehlgreift, steht nicht nur Aristoteles' eigener Hylemorphismus, auf den wir an dieser Stelle

3 Vgl. dazu Verf.: »Erkenntnis als Aphrodisiakum. Poetische und philosophische *voluptas* bei Lukrez«. In: *Antike & Abendland* 38 (1992), 82-94.

4 Vgl. Lukrez, *De rerum natura* 2,402-433. Zum Lehrgedicht des Lukrez im Allgemeinen vgl. die Sammlung älterer wichtiger Aufsätze in *Probleme der Lukrezforschung*. Hg. Carl Joachim Classen. Hildesheim 1986, sowie den neuen *Cambridge Companion to Lucretius*. Hg. Stuart Gillespie, Philip Hardie. Cambridge 2007.

5 Aristoteles: *Poetik* 1,1447b13-20.

nicht eingehen können, sondern auch eine ungebrochene antike (und mittelalterliche und neuzeitliche, wie wir sehen werden) Gattungstradition entgegen. Von den frühesten Anfängen griechischer Dichtung bis ins 18. Jahrhundert und darüber hinaus gibt es eine Unzahl von griechischen bzw. lateinischen, später auch volkssprachlichen Lehrgedichten, deren vorerst letztes Exemplar, soweit bekannt, Bertolt Brechts (unvollendeter und unveröffentlichter) Versuch ist, in der Muße des Exils von Santa Monica das Kommunistische Manifest in Verse zu bringen.[6]

I.

Für die Antike kann man die Geschichte der Gattung an einem Schema ablesen (Schema 1).[7] Es beginnt wie immer in Griechenland, und zwar an der Wende vom 8. zum 7. Jahrhundert v. Chr. mit dem Dichter Hesiod, der etwa zur Zeit des Odysseedichters lebte und als erste Dichterpersönlichkeit für uns wirklich greifbar ist. Er verfasste ein Lehrgedicht mit dem Titel *Erga kai hemerai* (»Werke und Tage«) über die Landwirtschaft, um seinen missratenen Bruder Perses und die korrupte Adelsgesellschaft seiner Zeit über die Arbeit des Bauern zu belehren und ihnen so sittliche Werte wie Ehrlichkeit, Fleiß, Beharrlichkeit und Frömmigkeit zu vermitteln. Im 6. und 5. Jahrhundert finden wir die philosophischen Lehrgedichte *Peri physeos* (»Über die Natur«) der Vorsokratiker Xenophanes, Parmenides und Empedokles, die wie Hesiod im Stil des homerischen Epos ihre physikalischen und metaphysischen Lehren vortragen. Das 4. Jahrhundert steht dann ganz im Zeichen von Platon und Aristoteles, also der philosophischen Prosa, das Lehrgedicht kommt weitgehend zum Erliegen. Erst in der Zeit des Hellenismus, also mit der Wende zum 3. Jahrhundert, erlebt das Lehrgedicht dann eine neue Blüte, angestoßen durch das berühmte Gedicht des Arat über die Himmelsphänomene (*Phainomena*). Nach dieser etwa 500jährigen Geschichte geht die Gattung an die Römer über, die wie auch in anderen Gattungen die griechische Literatur quasi rückwärts abarbeiten, und zwar in etwa zehnfacher Geschwindigkeit, d. h. in rund 50 Jahren. Es beginnt mit Ciceros Über-

6 Vgl. Wolfgang Rösler: »Vom Scheitern eines literarischen Experiments. Brechts ›Manifest‹ und das Lehrgedicht des Lukrez«. In: *Gymnasium* 82 (1975), 1-25.

7 Zum Folgenden vgl. Verf.: »Lehrgedicht«. In: *Der Neue Pauly* 7 (1999), 26-32, sowie insbesondere zum hellenistischen Lehrgedicht Bernd Effe: *Dichtung und Lehre. Untersuchungen zur Typologie des antiken Lehrgedichts.* München 1977 (= *Zetemata*, 69).

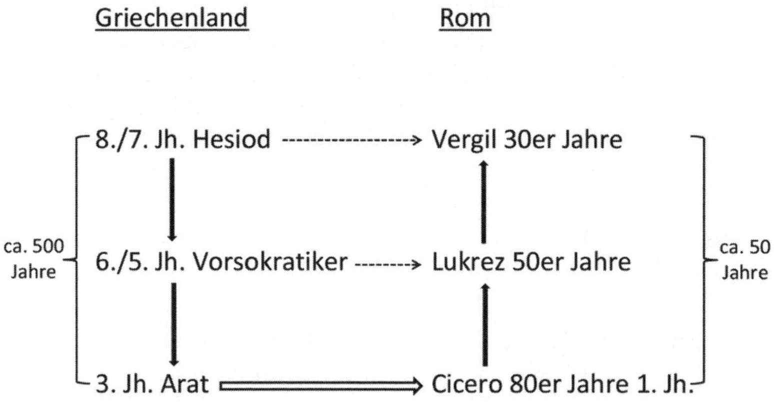

Schema 1

setzung der *Phainomena*, ein Jugendwerk aus den 80er Jahren des 1. Jahrhunderts v. Chr. Lukrez hinterlässt sein vor allem an Empedokles anknüpfendes Gedicht *De rerum natura* unvollendet 55 v. Chr., und Vergil schreibt seine *Georgica* (»Landbau«), ein landwirtschaftliches Lehrgedicht in der Nachfolge Hesiods, in den 30er Jahren. Alle lateinischen Lehrgedichte nach Vergil orientieren sich an einem dieser drei Autoren: Arat bzw. Cicero, Lukrez oder Vergil selbst; das gilt auch für das Mittelalter und die Neuzeit.

Wenn wir nun fragen, welche Rolle Krankheit in der Lehrdichtung spielt (mit den bitteren Tränken der Ärzte haben wir ja schon Bekanntschaft gemacht), so ist zunächst zu bemerken, dass im Lehrgedicht grundsätzlich *jeder* Gegenstand thematisiert werden kann. Das ist nicht selbstverständlich, da im Epos beispielsweise Krankheit grundsätzlich nicht dargestellt wird, weil sie mit der Würde und der Stilhöhe des Epos unvereinbar ist. Zwar geht es gleich zu Beginn der *Ilias* um eine von Apollon gesandte Seuche, die im Heer der Griechen wütet, aber diese Krankheit wird nur ganz kurz erwähnt, nicht geschildert, und als Apollo besänftigt ist, hört auch die Krankheit plötzlich auf und bleibt anscheinend folgenlos. Außerdem betrifft sie allenfalls den gemeinen Soldaten; epische Helden dagegen werden niemals krank. Auch in der Tragödie gilt, ebenso wie im Epos: Kranke Helden gibt es nicht. Zwar leidet Philoktet an einer nicht heilenden Wunde, Ödipus sticht sich die Augen aus, Medea vergiftet ihre Nebenbuhlerin, Herakles verätzt sich die Haut, aber Krankheiten im engeren Sinn sind das alles nicht. (Die verschiedenen Formen des Wahnsinns stehen auf einem anderen Blatt.) Mir ist durchaus bewusst, dass die Definition und die Abgrenzung dessen, was wir unter Krankheit verstehen, im Einzelfall schwierig ist, und ich gehe hier von einem intuitiven, gemeinsprachlichen Verständnis von Krankheit aus. Für unsere Untersuchung und für die Beispiele, in denen es um Seuchen gehen wird, kommt es nicht auf Grenzfälle oder begriffliche Haarspaltereien an.

Anders als in den hohen Gattungen Epos und Tragödie kann im Lehrgedicht, das die antike Stiltheorie zum *genus medium* zählte[8], wie gesagt im Prinzip jeder beliebige Gegenstand thematisiert werden. Im griechischen Lehrgedicht ist das Thema Krankheit zwar nicht unbekannt, aber – jedenfalls in den uns erhaltenen Gedichten – nicht prominent. Immerhin führt Aristoteles, sicher mit gutem Grund, gerade medizinische Lehrgedichte als typisch an; leider ist uns davon kein Beispiel erhalten. Als Ausgangspunkt einer möglichen Krankheitsthematik im Lehrgedicht darf man allerdings Hesiods berühmten Mythos vom Fass der Pandora ansehen, in dem es heißt: »Denn früher lebten die Geschlechter der Menschen auf Erden ohne Übel und ohne die beschwerliche Plage der schmerzhaften Krankheiten, die den Menschen den Tod brachten. Als Pandora aber mit den Händen den großen Deckel des Fasses abnahm, verstreute sie sie und bedachte die Menschen mit traurigem Leiden: [...] Unzählige (Krankheiten) wandern unter den Menschen umher, denn voll ist die Erde mit Übeln, voll auch das Meer. Die einen Krankheiten folgen den Menschen bei Tag, die anderen bei Nacht, ganz von selbst, und bringen Verderben über die Sterblichen.«[9] Damit war vom Archegeten der Lehrdichtung gleichsam eine Richtung vorgegeben, in die dann spätere Dichter gegangen sind. Das erste fassbare Beispiel sind die pharmakologischen Gedichte des Nikander von Kolophon, eines (angeblichen) Zeitgenossen des Arat. Die anekdotische Überlieferung[10] berichtet dazu Folgendes: Am Hof des makedonischen Königs Antigonos II. Gonatas (277-239 v. Chr.), der als Gönner Philosophen und Naturwissenschaftler um sich versammelte, befanden sich auch Arat und Nikander. Arat war eigentlich Arzt (von ihm sind anatomische Schriften bezeugt, erhalten ein Fragment über die Schädelnähte), Nikander war Astronom. Der König forderte die beiden heraus, ein Gedicht über das Fachgebiet des jeweils anderen zu verfassen: So schrieb Arat die berühm-

8 Ursprünglich ein Begriff aus der Rhetorik, vgl. Quintilian: *Institutio oratoria* 12,10,58.

9 Hesiod: *Erga kai hemerai* 90-103.

10 Es handelt sich um antike Viten, die den Ausgaben der *Phainomena* vorangestellt waren: vgl. Georg Knaack: »Aratos (6)«. In: *Paulys Real-Encyclopädie der classischen Altertumswissenschaft*. 3. Halbbd. Stuttgart 1895, 391-399, hier: 393.

ten *Phainomena*, deren Fehler spätere Astronomen eifrig sammelten und berichtigten – auch Cicero bemerkt einmal, Arat habe schön gedichtet, ohne etwas von Astronomie zu verstehen[11] –, Nikander seinerseits, der Astronom, verfasste u.a. die *Theriaka*, ein Gedicht über giftige Tiere, über die Wirkungen der verschiedenen Gifte und über die entsprechenden Gegengifte, sowie die *Alexipharmaka*, in denen dasselbe Thema in Bezug auf pflanzliche Gifte durchexerziert wird. Wenn diesen Gedichten auch ein Gutteil spielerische und epideiktische Intention anhaftet, so ist doch unbestritten, dass sie durchaus auf soliden medizinischen bzw. pharmakologischen Kenntnissen beruhen. Eine nennenswerte Nachwirkung war ihnen im Gegensatz zum Sterngedicht des Arat allerdings nicht beschieden, vermutlich weil das Thema doch zu abwegig war.

Prominent wird das Krankheitsthema erst mit Lukrez, und zwar nicht primär durch die Gattungstradition, sondern von ganz unerwarteter Seite, nämlich durch den Einfluss aus einer anderen Gattung. In seiner historischen Monographie über den Peloponnesischen Krieg hatte Thukydides die furchtbare Seuche beschrieben, die in Athen im zweiten Jahr des Krieges (Sommer 430 v. Chr.) wütete. Wie immer bei Krankheitsbeschreibungen durch medizinische Laien ist es sehr schwierig bis unmöglich, eine exakte Ferndiagnose, zumal über diachrone Distanzen, zu stellen. Seuchenhistoriker vermuten, dass es sich bei der beschriebenen Krankheit nicht, wie man immer wieder liest, um die eigentliche Pest, d.h. die durch das Bakterium *Yersinia pestis* ausgelöste Infektionskrankheit gehandelt hat; die wahre Natur der Krankheit war freilich schon damals umstritten (und ist es bis heute).[12] Thukydides weist selbst auf diesen Gelehrtenstreit hin und bemerkt dazu: »Es möge nun jeder, Arzt oder Laie, nach Gutdünken über sie seine Meinung sagen, woher sie wahrscheinlich ihren Ursprung genommen hat und welche Ursachen einer so gravierenden Störung er für stark genug hält, diese Veränderungen herbeizuführen; ich werde nur beschreiben, wie sie verlief.«[13] Der Historiker ist eben primär nicht an den medizinischen Ursachen, geschweige denn an Symptomatik und Therapie, sondern an den historischen Folgen der Seuche für den Kriegsverlauf interessiert, und nur aus diesem Grunde widmet er der Darstellung breiten Raum.

Für Lukrez bestand zunächst einmal kein Anlass, diese Seuchenschilderung in sein Lehrgedicht zu übernehmen, denn die Geschichte Athens

11 Cicero: *De oratore* 1,69.

12 Vgl. etwa die kurze, aber sehr treffende Darstellung von Kai Sammet: »Thukydides und die Attische Seuche«. In: *Hamburger Ärzteblatt*, 10. Januar 2008, 21.

13 Thukydides: *Historiae* 2,48,3.

im 5. Jahrhundert ist natürlich nicht sein Thema, und für die Römer der späten Republik hatte dieses historische Ereignis keinerlei Bedeutung mehr. Dennoch dichtete Lukrez eine lange Passage über diese Seuche, und es kommt noch hinzu, dass er ihr sogar einen prominenten Platz in seinem Gedicht einräumte, da sie das grandiose, düstere Finale des gesamten Werkes bildet. Im Gegensatz zum Historiker Thukydides ist der rationalistische Naturforscher Lukrez sehr wohl an den Ursachen der Krankheit interessiert, und er stellt eine Theorie auf, die bis in die Neuzeit bestimmend bleiben sollte:

> Nunc ratio quae sit morbis aut unde repente
> mortiferam possit cladem conflare coorta
> morbida vis hominum generi pecudumque catervis,
> expediam, primum multarum semina rerum
> esse supra docui quae sint vitalia nobis,
> et contra quae sint morbo mortique necessest
> multa volare; ea cum casu sunt forte coorta
> et perturbarunt caelum, fit morbidus aër.
> Atque ea vis omnis morborum pestilitasque
> aut extrinsecus ut nubes nebulaeque superne
> per caelum veniunt aut ipsa saepe coorta
> de terra surgunt, ubi putorem umida nactast
> intempestivis pluviisque et solibus icta. (6,1090-1102).

> »Jetzt will ich darlegen, welche Ursache (*ratio*) die Krankheiten haben und woher so plötzlich eine Krankheit erregende Macht entstehen und dem Menschengeschlecht und den Viehherden todbringendes Unheil herbeiwehen kann. Zunächst habe ich ja oben gezeigt, dass es von vielen Dingen Atome gibt, die für uns lebensnotwendig sind; andererseits müssen aber auch viele umherfliegen, die Krankheit und Tod bringen. Wenn diese sich einmal durch Zufall zusammengeballt und den Himmel verseucht haben, wird die Luft Krankheit erregend. Diese ganze Gewalt der Krankheiten und die Pestilenz kommen entweder von außen wie Wolken und Nebel von oben durch die Luft herab oder erheben sich oft auch zusammengeballt aus der Erde, wenn diese, von übermäßigem Regen feucht geworden und von der Sonne erwärmt, Fäulnis hervorgebracht hat.«

Das heißt: Krankheitserreger bestehen aus Atomen (oder Atomverbindungen), die wie alle anderen Atome stets überall alles erfüllen. Wenn diese sich durch Zufall (z. B. durch bestimmte klimatische Bedingungen wie außerordentliche Regen- und/oder Hitzeperioden) zusammenballen, verseuchen sie die Luft und verursachen dadurch Krankheiten bei Mensch und Tier. Krankheitskeime sind also eine normale, stets präsente Naturerscheinung und werden erst in ihrer Häufung gefährlich. Medizinisch interessant an dieser Erklärung ist, dass zwar richtigerweise die Existenz von Krankheitskeimen (*semina*) – heute würden wir von Bakterien und Viren sprechen – angenommen wird, die Übertragungswege aber unbekannt waren und auch nicht ins Kalkül gezogen wurden: Da man davon ausging, dass die Keime überall in der Luft verteilt sind, hielt man offenbar eine ›Ansteckung‹ für unvermeidlich und Schutzmaßnahmen für sinnlos.

Mindestens genauso wichtig wie der medizinische Aspekt ist aber für Lukrez der philosophische: Dem rationalistischen Weltbild der Epikureer gemäß verursachen nicht etwa die Götter solche Zusammenballungen (etwa als Strafe für die Menschen), sondern rein zufällige (d.h. unvorhersehbare und unberechenbare, also gewissermaßen chaotische, aber durchaus nicht akausale) Naturvorgänge. Was Lukrez also zeigen will, ist, dass auch schreckliche Seuchen wie die berühmte ›Pest von Athen‹ natürliche Ursachen haben. Wen eine solche Seuche trifft, der war nur zur falschen Zeit am falschen Ort und hat schlicht Pech gehabt. Das ist eine der ›bitteren‹ Lehren, die Lukrez dem Hörer oder Leser zumutet und schmackhaft machen muss, und das grauenhafte Szenario am Ende des Werkes ist gewissermaßen ein Härtetest für den Leser, ob er auch im Angesicht von Krankheit und Tod an der epikureischen Lehre festhält, die ja ›Ataraxie‹, seelische Unerschütterlichkeit, verspricht.[14] Die Krankheitsdarstellung ist mithin nicht Ausdruck eines medizinischen Interesses, sondern erfolgt zum Zweck der Demonstration rationalistischer Erklärungspotenziale bei gleichzeitiger teleologischer Marginalisierung der Krankheit.[15] Nicht zu vernachlässigen ist außerdem der gattungsbedingte Impetus, die eher technische Materie sprachlich bzw. literarisch anspruchsvoll zu präsentieren: Krankheitssymptome und -verlauf können somit zwar durchaus Gegenstand des Lehrgedichts werden, entwickeln aber (noch) kein Eigenleben (etwa im Sinne einer ›Ästhetik des Ekels‹) und bleiben stets der philosophischen und literarischen Intention untergeordnet.

Kommen wir zu Vergil, dem zweiten und in der Folgezeit am meisten rezipierten lateinischen Lehrdichter. Vergil stand einerseits ebenfalls

14 Vgl. Charles Segal: *Lucretius on Death and Anxiety. Poetry and Philosophy in* De Rerum Natura. Princeton 1990, 228-237.

15 Vgl. die Studie von Hans Blumenberg: *Schiffbruch mit Zuschauer. Paradigma einer Daseinsmetapher*. Frankfurt a.M. 1979.

dem Epikureismus nahe – in seiner Jugend soll er beim Epikureer Siron in Neapel studiert haben –, war aber andererseits ein Anhänger des alten römischen Götterglaubens. So übernahm er zwar vieles aus dem Lehrgedicht seines Vorgängers, den er bewunderte, konnte ihm aber in seinem strikten Atheismus bzw. Rationalismus nicht folgen. Auch bei Vergil gehört die Krankheit grundsätzlich zur Natur, ist aber aufgehoben in einem göttlichen Gesamtplan, der auch das Leiden letztlich nicht sinnlos werden und einem zynischen Zufall unterworfen sein lässt. In seiner berühmten ›Theodizee‹ (man verzeihe den anachronistischen Terminus) im ersten Buch der *Georgica* lehrt Vergil, Jupiter selbst habe den Menschen das Leben erschwert, damit sie nicht in einem Schlaraffenland geistig verkümmerten, sondern zum Nachdenken und zum technischen Fortschritt gezwungen würden.[16] Der Bauer hat deshalb stets mit den Widrigkeiten der Natur zu kämpfen, wozu auch Schädlinge sowie Pflanzen- und Tierkrankheiten gehören. Dazu gibt Vergil allerlei Ratschläge, die im alltäglichen Geschäft auch leidlich nützen und in der Regel gewissen Erfolg zeitigen. Manchmal allerdings ist alle menschliche Kunst machtlos, und als Beispiel führt Vergil eine schreckliche Viehseuche an, die einst ganze Landstriche entvölkert haben soll. In der literarischen Darstellung orientiert sich Vergil eng an der lukrezischen Schilderung der ›Pest von Athen‹. Dazu ein Textauszug:

> Morborum quoque te causas et signa docebo. [...]
> Hic quondam morbo caeli miseranda coorta est
> tempestas totoque autumni incanduit aestu
> et genus omne neci pecudum dedit, omne ferarum,
> corrupitque lacus, infecit pabula tabo. (3, 440. 478-481).

> »Auch die Ursachen (!) und Anzeichen der Krankheiten will ich dich lehren. [Es folgen zunächst Beispiele für verbreitete Krankheiten wie Räude (*scabies*) und deren Therapie, dann der Übergang zur großen Viehseuche:] Hier ballte sich einst durch eine Krankheit des Himmels eine elendige Luftströmung zusammen und erhitzte sich mit der ganzen Kraft der Herbststürme. Allen Arten von Vieh brachte sie den Tod, allen Arten von Wildtieren; sie verdarb die Gewässer und vergiftete die Weideplätze.« [Hierauf folgt eine detaillierte Schilderung der Krankheitssymptome].[17]

16 Vergil: *Georgica* 1,121-124.

17 Text nach R. A. B. Mynors: *P. Vergili Maronis Opera recognovit brevique adnotatione critica instruxit.* Oxford 1969 (Übersetzung von mir selbst).

Wir sehen, dass Vergil die wissenschaftliche Erklärung des Lukrez übernimmt, wonach eine Zusammenballung von Keimen in der Luft und nachfolgend auch in Wasser und Erde ursächlich für die Seuche war. Auch Vergil gibt also eine rationale Erklärung und bemüht nicht die Götter als Verursacher der Krankheit. Im Gegensatz zu Lukrez aber wird die Theodizeefrage nicht kurzerhand aus der Welt eskamotiert, sondern bleibt virulent, da Vergil im Folgenden das Geschehen aus der Sicht des unwissenden Bauern betrachtet, der dem Ganzen hilflos gegenübersteht und an seiner altväterlichen Religion zu verzweifeln droht. Eine Antwort gibt der Dichter nicht, aber der Tod behält nicht das letzte Wort: Das Lehrgedicht Vergils endet nicht wie das des Lukrez mit der Seuche, sondern mit der Geburt neuen Lebens aus Tod und Verwesung im vierten Buch: Dort entstehen auf wundersame Weise Bienen aus einem verwesenden Rindskadaver. Noch gibt es keinen unmittelbaren Zusammenhang zwischen Krankheit und Rettung, wie er später Gestalt gewinnt, aber die Seuche ordnet sich so letztlich in den Kreislauf der Natur ein und stellt ein zwar extremes und in seiner Heftigkeit unverstandenes, aber letztlich nicht ›unnatürliches‹ Ereignis dar. Auch bei Vergil ist das Interesse an der Krankheit nicht medizinisch, anders als bei Lukrez aber auch nicht primär rationalistisch (die Ursachenerklärung wird unbesehen übernommen); es geht dem Lehrdichter vielmehr um eine Inklusion des Krankheitsgeschehens in einen sinnvollen Weltzusammenhang.[18]

II.

In der Folgezeit werden im Lehrgedicht natürlich oftmals Krankheiten erwähnt, aber in der Regel nicht zum zentralen Thema erhoben.[19] Um nur ein beliebiges Beispiel zu nennen: Im Lehrgedicht des Grattius, eines Zeitgenossen Ovids, mit dem Titel *Cynegetica* (»Über die Jagd mit Hunden«)[20]

18 Vgl. Verf.: *Der Vater der Dinge. Interpretationen zur politischen, literarischen und kulturellen Dimension des Krieges bei Vergil.* Trier 1991 (= *Bochumer Altertumswissenschaftliches Colloquium*, 7), 272-277.

19 Eine Ausnahme bildet das spätantike Lehrgedicht *De mortibus boum* (»Über das Rindersterben«) des christlichen Rhetors Endelechius, aber auch hier steht das Medizinische nicht im Vordergrund: vgl. Monika Baron: *Spätantike Bukolik zwischen paganer Tradition und christlicher Verkündigung. Das Carmen* De mortibus boum *des Endelechius.* Trier 2000 (= *Bochumer Altertumswissenschaftliches Colloquium*, 48).

20 Petrus Johannes Enk: *Gratti Cynegeticon quae supersunt. Cum prolegomenis, notis criticis, commentario exegetico.* Teil I/II. Zutphaniae 1918, Nachdruck Hildesheim 1976.

wird auch über Hundekrankheiten wie Tollwut, Wundstarrkrampf, Keuchhusten, Gicht oder Räude gesprochen; zu Letzterer, besonders häufigen Krankheit bei Hunden wird in einem Exkurs (V. 430 ff.) von einer Heilung in der Grotte des Vulcanus berichtet, deren öliges Wasser eine Besserung der Räude bewirkt habe. Das Motiv der wundersamen Rettung oder Heilung stammt, wie wir gesehen haben, ursprünglich aus Vergils viertem *Georgica*buch und wird uns unten noch näher beschäftigen. Aus der Spätantike und dem Mittelalter gibt es zwar zahlreiche Lehrgedichte[21], doch handelt es sich dabei in erster Linie um Versifikationen bestimmter Wissensgebiete wie etwa der Sieben Freien Künste, nicht um philosophische Welterklärungen wie bei Lukrez oder künstlerisch anspruchsvolle, mehrschichtig-transparente literarische Kunstwerke wie bei Vergil. Erst im 16. Jahrhundert erlebt die lateinische Lehrdichtung eine Wiedergeburt aus dem Geist der antiken Vorbilder[22], und einem dieser Werke, dessen Thema erstmals und explizit eine Krankheit ist, wenden wir uns jetzt zu: Es handelt sich um Girolamo Fracastoros (ca. 1478-1553) Lehrgedicht *Syphilis sive de morbo Gallico* in drei Büchern, erstmals im Druck erschienen in Verona 1530.[23]

Es ist hier nicht der Ort, auf die von der Forschung viel behandelte Frage nach dem tatsächlichen Ursprung der Syphilis einzugehen, denn es ist bis heute umstritten, ob die sich seit 1493/94 in Europa rasant verbreitende Krankheit tatsächlich durch die Matrosen des Kolumbus aus der Neuen Welt eingeschleppt wurde, wie vielfach angenommen wurde und wird.[24] Fracastoros Gedicht hat nicht unbeträchtlichen Anteil an

21 Vgl. dazu die umfassende Monographie von Thomas Haye: *Das lateinische Lehrgedicht im Mittelalter. Analyse einer Gattung.* Leiden 1997 (= *Mittellateinische Studien und Texte*, 22).

22 Vgl. dazu Walther Ludwig: »Neulateinische Lehrgedichte und Vergils *Georgica*«. In: *Litterae Neolatinae. Schriften zur neulateinischen Literatur.* Hg. Ludwig Braun u.a. München 1989 (= *Humanistische Bibliothek*, I 35), 100-127. Auf die weitere Geschichte des (medizinischen) Lehrgedichts kann hier nicht eingegangen werden; die vorerst letzten lateinischen Beispiele sind die Werke von Malcolm Flemyng: *Neuropathia sive de morbis hypochondriacis et hystericis libri III.* York 1740, und Johann Ernst Hebenstreit: *De homine sano et aegroto carmen. Sistens physiologiam, pathologiam, hygienen, therapiam, materiam medicam.* Leipzig 1753.

23 Ausgaben und Übersetzungen: Geoffrey Eatough: *Fracastoro's Syphilis. Introduction, Text, Translation and Notes with a computer-generated word index.* Liverpool 1984 (= *ARCA series*, 12); Georg Wöhrle: *Girolamo Fracastoro, Lehrgedicht über die Syphilis. Herausgegeben und übersetzt.* Bamberg 1988 (= *Gratia*, 18); 2., erw. Aufl. Wiesbaden 1993.

24 Vgl. das Standardwerk von Jon Arrizabalaga, John Henderson, Roger French: *The Great Pox. The French Disease in Renaissance Europe.* New Haven 1997. Eine gute

dieser Theorie, obwohl der Verfasser, der seit 1505 als Arzt in seiner Heimatstadt Verona praktizierte, in der Ursachenerklärung gerade nicht auf eine Erklärung durch Ansteckung setzte. Das erscheint uns heute schwer verständlich, aber man wusste eben nicht, dass es sich bei der Syphilis um eine Infektionskrankheit, ausgelöst durch das Bakterium *Treponema pallidum* und übertragen fast ausschließlich durch Geschlechtsverkehr, handelt[25], und die früh aufgekommene, auch von Fracastoro erwähnte Bezeichnung der Krankheit als *Pudendagra* (etwa »Krankheit der Schamteile«)[26] bezieht sich nicht auf den Ansteckungsweg, sondern auf die Symptomatik der Krankheit, die meist von den Schamteilen ihren sichtbaren Ausgang nimmt. Den Namen *Syphilis* hat übrigens Fracastoro frei erfunden, dazu werden wir später noch kommen. Was aber sah Fracastoro als Ursache der Syphilis an? In seinem Gedicht nimmt er dazu eindeutig Stellung.

Cuius forte suo si cunctas ordine causas
nosse cupis, magni primum circumspice mundi
quantum hoc infecit vitium, quot adiverit urbes.
Cumque animadvertas tam vastae semina labis
esse nec in terrae gremio nec in aequore posse,
haud dubie tecum statuas reputesque necesse est,
principium sedemque mali consistere in ipso
aere, qui terras circum diffunditur omnes,
qui nobis sese insinuat per corpora ubique,

Darstellung der Frühgeschichte der Syphilis in Europa und ihrer Erklärung(en) bietet auch Dagmar M. H. Hemmie: *Ungeordnete Unzucht. Prostitution im Hanseraum (12.-16. Jahrhundert) Lübeck – Bergen – Helsingør.* Köln u. a. 2007 (= *Quellen und Darstellungen zur Hansischen Geschichte*, 57), 306-320. Vgl. außerdem Krisztina Rábai: »*Morbus Gallicus*, Focusing on the Sixteenth-Century Written Sources«. In: *Acta Conventus Neo-Latini Budapestinensis. Proceedings of the Thirteenth International Congress of Neo-Latin Studies.* Ed. Joaquin Pascual Barea u. a. Tempe, Arizona 2010 (= *Medieval and Renaissance Texts and Studies*, 386), 583-591.

25 Erst in seinem späteren medizinischen Prosawerk *De contagione et contagiosis morbis et eorum curatione* (1546) erklärt Fracastoro, dass die Ansteckung von Mensch zu Mensch, bevorzugt beim Geschlechtsverkehr, erfolge. Vgl. Wilmer Cave Wright: *Hieronymi Fracastorii De contagione et contagiosis morbis et eorum curatione libri III. Translation and notes.* New York, London 1930 (= *History of Medicine Series*, 2), 134. – Vermutungen über einen Zusammenhang zwischen Syphilis und Geschlechtsverkehr gab es freilich schon früher: vgl. den erhellenden Aufsatz von Loes L. Raimond-Waarts und Catrien Santing: »Sex: a Cardinal's Sin. Punished by Syphilis in Renaissance Rome«. In: *Leidschrift* 25 (2010), H. 3, 169-182.

26 Vgl. Rábai: *Morbus Gallicus* (wie Anm. 24), 583.

suetus et has generi viventum immittere pestes.
Aer quippe pater rerum est et originis auctor,
idem saepe graves morbos mortalibus affert,
multimode natus tabescere corpore molli
et facile affectus capere atque inferre receptos. (1,116-129)

»Willst du vielleicht der Reihe nach alle Gründe dieser Krankheit erkennen, schau zuerst, welch großen Teil der Welt dieses Unheil befallen, wie viele Städte es angegriffen hat. Wenn du dann beobachtest, dass die Keime einer so schlimmen Seuche nicht im Schoß der Erde oder im Meer sein können, musst du zweifellos bei wiederholter Erwägung zu dem Schluss kommen, dass der ursprüngliche Sitz des Übels in der Luft selbst ist, die alle Länder rings umflutet, in unsere Körper überall eindringt und gewöhnlich dem Menschengeschlecht auch solche Krankheiten beibringt. Denn die Luft ist der Vater aller Dinge und der Urheber der (Krankheits-)Entstehung. Sie bringt den Sterblichen oft schwere Krankheiten, weil sie durch ihre feine Beschaffenheit vielfach zur Fäulnis neigt und leicht Zustände aufnehmen und aufgenommene weitergeben kann.«[27]

Ursache ist also eine Verderbnis der Luft. Wir sehen, wie wirkmächtig die antike Tradition ist: Weil Lukrez und ihm folgend Vergil die Ursache der Seuche in der Luft sahen, neigt auch Fracastoro – man möchte sagen: gegen alle Evidenz – dieser Theorie zu und verdeutlicht dies mit eindeutigen sprachlichen Anklängen vor allem an das Lehrgedicht des Lukrez (die Belege im Einzelnen haben die Kommentatoren gesammelt). In einem Punkt geht Fracastoro allerdings noch weiter als Lukrez: Während dieser die Luftverderbnis auf eine zufällige Zusammenballung von Krankheitskeimen zurückführt, nimmt Fracastoro eine astronomisch-meteorologische Ursache an, nämlich den Einfluss der Planeten auf den irdischen Luftraum: Nach weit verbreiteter Meinung war eine Planetenkonjunktion von Jupiter und Saturn am 25. November 1484 (tatsächlich am 18.11., der Unterschied erklärt sich aus der Differenz zwischen Julianischem und Gregorianischem Kalender) ursächlich für mannigfaches Unheil, namentlich auch die Syphilis-Pandemie zehn Jahre später. Dieser Zusammenhang wird bereits in einem Flugblatt behauptet, das der Nürnberger Stadtarzt Dietrich Ülzen (Theodoricus Ulsenius) 1496 veröffentlichte und das neben einem Gedicht auf die (damals natürlich noch nicht so genannte) Syphilis (*In epidemicam scabiem vaticinium* »Weissagung einer epidemisch auftretenden Hautkrankheit«) einen Dü-

27 Text und Übersetzung (leicht modifiziert) nach Wöhrle (wie Anm. 23), 30 f.

rer zugeschriebenen Holzschnitt enthielt, der einen syphilitischen Mann zeigt, über dem ein Himmelsglobus mit der Jahreszahl 1484 schwebt.[28] Fracastoro nimmt auf diese Planetentheorie in ganz eigener dichterischer Weise Bezug, indem er in einer epischen Götterversammlung nach dem Vorbild Vergils die Planetengötter Jupiter, Saturn und Mars[29] auftreten und Jupiter selbst die Ausbreitung der Krankheit prophezeien lässt. (Im Übrigen lässt sich an der Planetenkonstellation auch ablesen, dass es sich dem primären Verständnis nach gerade nicht um eine ›Venuskrankheit‹ handelt, wie sie später genannt wurde.)

Die Verknüpfung der lukrezischen Seuche mit astronomischen Themen ist nicht nur Ausweis der guten einschlägigen Fachkenntnisse Fracastoros (er hatte beim Medizinstudium in Padua Nikolaus Kopernikus kennen gelernt und verfasste auch drei Prosaschriften zur Astronomie), sondern auch eine literarische Demonstration: Fracastoro begriff sich als Erneuerer des antiken Lehrgedichts und schuf in der *Syphilis* eine Synthese aus den drei großen Strängen des antiken Lehrgedichts: Arat/Cicero, Lukrez und Vergil. Fracastoros humanistische Vorgänger hatten sich jeweils auf einen einschlägigen Typus beschränkt: Giovanni Pontano (1426-1503) verfasste ein Lehrgedicht über Astronomie (*Urania*), das Fracastoro im Übrigen kennt und rühmt, außerdem ein landwirtschaftliches, also vergilisches Lehrgedicht über den Anbau von Zitrusfrüchten (*De hortis Hesperidum*, »Über die Gärten der Hesperiden«); Marco Girolamo Vida (ca. 1480-1566) schrieb ebenfalls ein vergilisches Lehrgedicht über die Seidenraupenzucht (*Bombyces*) sowie eines über das Schachspiel (*Ludus Scacchiae*).[30] Fracastoro wollte sie übertreffen und war der erste, der auch Lukrez einbezog und alle drei antiken Typen kombinierte. Diese Besonderheit hat auch Auswirkungen auf die Darstellung der Krankheit: Gattungs- und autorspezifische Elemente spielen hier also gleichermaßen eine Rolle.

28 Vgl. Philipp Portwich: »Das Flugblatt des Nürnberger Arztes Theodoricus Ulsenius von 1496«. In: *Berichte zur Wissenschaftsgeschichte* 21 (1998), 175-183.

29 Fracastoro bezieht sich hier auf eine zeitnähere Konjunktion im Jahre 1504, an der neben Jupiter und Saturn auch Mars beteiligt war. In der Literatur hat die Verwechslung der beiden Konjunktionen zu einiger Verwirrung geführt; vgl. dazu erhellend Stephan Heilen: »Fracastoros Götterversammlung im Krebs (*Syph.* 1,291-246)«. In: *In pursuit of* Wissenschaft. *Festschrift für William M. Calder III zum 75. Geburtstag.* Hg. Stephan Heilen u.a. Hildesheim 2008, 143-176.

30 Vgl. Ludwig: »Neulateinische Lehrgedichte« (wie Anm. 22), 107-113 (zu *De hortis Hesperidum* und *Bombyces*); zum Schachgedicht vgl. Verf.: Thomas Paulsen: »›... und sie spielt sich doch!‹ Zur Rekonstruierbarkeit der Schachpartie in Vidas ›Scacchia Ludus‹«. In: *Neulateinisches Jahrbuch* 1 (1999), 65-97.

Wie stellt sich das Lehrgedicht über die Syphilis im Einzelnen dar? Betrachten wir zunächst den Aufbau des ersten Buches:

Inhalt Buch I:

1-31 *Proömium*: Themenangabe, Widmung, Musenanruf
32-260 *1. Hauptteil*: Ursachen der Krankheit
- 32-79 Umstrittene Herkunft der Krankheit
- 80-129 Ursache ist eine Verderbnis der Luft
- 130-218 Einfluss der Planeten auf den irdischen Luftraum
  - 186-196 Exkurs: Rückblick auf die Pestepidemie von 1347
  - 210-218 Huldigung an Pontano und die ›Urania‹
- 219-260 Finale: Götterversammlung Jupiter-Saturn-Mars

261-412 *2. Hauptteil*: Symptome der Krankheit
- 261-293 Überleitung: Verschiedenartigkeit der Kontagien
- 294-318 Zwischenproömium
- 319-381 Beschreibung der Symptome
- 382-412 Exkurs: Der cenomanische Jüngling

413-469 *Finale*: Klage über das Unglück Italiens

Nach dem ausführlichen ersten, mehr als die Hälfte des Buches umfassenden Hauptteil, in dem die Ursachen der Krankheit, insbesondere die Planetentheorie, thematisiert werden, geht es im zweiten Hauptteil um die Symptome der Krankheit. Nach vergilischem Vorbild schaltet Fracastoro aber auch typische Elemente wie Exkurse ein, so hier die Erzählung vom so genannten cenomanischen Jüngling: Der Dichter erzählt die traurige Geschichte von einem schönen, begehrten Jüngling aus seiner Heimat zwischen Oglio, Etsch und Po, den die Krankheit in der Blüte seiner Jugend entstellte und schließlich dahinraffte: »Ihn beweinten die benachbarten Alpen und die fließenden Ströme, ihn beweinten gemeinsam die Göttinnen des Oglio und die Mädchen des Po, die Göttinnen der Wälder, die Mädchen des Landes, und der Iseosee stöhnte aus der Tiefe des Stromes.«[31] Der Exkurs ist aus sich heraus verständlich, wird aber in der Tiefe des Pathos noch deutlicher, wenn man weiß, dass es eine Kontrastimitation einer berühmten Vergilstelle ist: In den *Georgica* beschreibt Vergil in einem Exkurs den so genannten korykischen Greis, einen alten Mann, der wie ein echter epikureischer Weiser glückselig seinen kleinen Garten bestellt.[32]

Ebenfalls eine Vergilimitation ist das Finale des ersten Buches: Wie Vergil beendet Fracastoro das erste Buch mit einer langen Klage über

31 Fracastoro: *Syphilis* 1,409-412.

32 Vergil: *Georgica* 4,125-148.

das Unglück Italiens. Bei Vergil ist es der Bürgerkrieg, der das Land entvölkert und verwüstet, bei Fracastoro ist es natürlich die Seuche, aber es sind auch die Kriegszüge der Franzosen nach Italien, die das Land heimsuchten. Wir erinnern uns, dass anlässlich der Eroberung Neapels 1494 durch Karl VIII., die auch Pontano (der Neapolitaner war) erwähnt[33], erstmals die ›Franzosenkrankheit‹ in Italien eingeschleppt wurde.

Das zweite Buch des Lehrgedichts ist der Therapie gewidmet:

Inhalt Buch II:

1-65	*Proömium*: Preis der Erfindungsgabe, Huldigung an Papst Leo X.		
66-269	*1. Hauptteil*: Konventionelle Therapie der Krankheit		
	66-80	Früherkennung	
	81-115	Sport (›Ausschwitzen‹)	
	116-164	Diätetik	
	165-190	Aderlass und radikales Abführen	
	191-249	Herstellung und Anwendung verschiedener Salben	
	250-269	Räucherkur (Risiken und Nebenwirkungen)	
270-458	*2. Hauptteil*: Quecksilbertherapie		
	270-280	Lob des Quecksilbers	
	281-423	Mythos vom Hirten Ilceus	
		281-300	Ilceus' Klage über seine Krankheit
		301-339	Ratschläge der Nymphe Callirhoe
		340-360	Opfer, Gang in die Unterwelt
		361-423	Lipare heilt Ilceus mit flüssigem Silber
	424-458	Kurze Beschreibung der Quecksilbertherapie	

In einem ersten Teil geht es um eher konservative Behandlungsmethoden wie Schwitzkuren, Diätetik, Aderlass und Abführen, Räucherkuren usw., auf die wir hier nicht näher eingehen können. Der zweite, auch literarisch interessantere Teil behandelt die Quecksilbertherapie. Er beginnt mit einem Lob des Quecksilbers (bemerkenswert ist immerhin, dass Fracastoro keine alchemistischen oder astrologischen Verbindungen zum Planeten Merkur zieht, sondern ausschließlich medizinisch-pharmakologisch argumentiert) und endet mit der Beschreibung der eigentlichen Anwendung: Herstellung einer Quecksilbersalbe, Einreiben des gesamten Körpers und Schwitzkur, das Ganze zehn Tage lang. Bei dem Gedanken an die fatalen Folgen der Behandlung mit giftigem Schwermetall gruselt es einen noch heute. Aber die medizinischen Details bilden gar nicht das Hauptinteresse Fracastoros an der Quecksilbertherapie. Etwa drei Viertel der Darstellung nimmt eine mythologische Digression ein,

33 Pontano: *De hortis Hesperidum* 1,329-332.

die Fracastoro nach dem Vorbild Vergils und auch seiner humanistischen Vorgänger Pontano und Vida einfügt: Der an der Krankheit leidende Hirte Ilceus (nicht von ungefähr klingt der erfundene Name an *ulcus*, »Geschwür«, an) klagt den Göttern sein Leid. Da erbarmt sich die Nymphe Callirhoe und gibt ihm den Ratschlag, nach entsprechenden Opferhandlungen die Unterwelt aufzusuchen; dort werde ihn die Nymphe Lipare heilen. Ilceus befolgt alle Ratschläge und wird tatsächlich durch dreimaliges Waschen in einem Fluss aus flüssigem Silber (*argentum vivum*, also Quecksilber) von der Seuche geheilt.

Solche mythologischen Einlagen waren, wie gesagt, im Lehrgedicht des frühen 16. Jahrhunderts besonders in Mode: Pontano erzählte den Mythos von der Entstehung des Orangenbaums aus dem toten Adonis und von Venus' Anlage einer Orangerie – die Orangen sind die berühmten goldenen Äpfel der Hesperiden, die schließlich Hercules von Nordafrika nach Italien brachte[34]; Vida erzählte den Mythos vom chinesischen (!) König Serius, der sich in die italische Flussnymphe Phaethousa verliebte, selbst zum Fluss wurde und seiner Geliebten als Brautgeschenk die Seidenraupen und die Kunst der Seidenherstellung mitbrachte[35] – beides frühe Beispiele für globalisierte Wirtschaftsbeziehungen. All das sind Variationen des vergilischen Mythos vom Imker Aristaeus, der seine Bienen verlor, zu den Göttern klagte und von der Nymphe Cyrene Weisungen erhielt, wie er ein neues Bienenvolk gewinnen könne.[36] Man sieht, dass Fracastoro Vergil am engsten von allen drei Dichtern folgte, indem er Ilceus mit Aristaeus, Callirhoe mit Cyrene und die Heilung im Quecksilberfluss mit der Prozedur der so genannten Bugonie parallelisierte.[37]

Nun hätte das Gedicht, das in dieser Form lange vor der *editio princeps* (Verona 1530) entstand, eigentlich in der vorliegenden Fassung veröffentlicht werden können. Es ist Pietro Bembo, dem Sekretär Papst Leos X., gewidmet, und enthält auch eine Huldigung an den Papst selbst, wurde also zwischen 1513 und 1521 verfasst. Auch waren zwei Bücher (anstelle der vergilischen vier Bücher *Georgica*) durchaus üblich, wie Pontanos und Vidas Lehrgedichte *De hortis Hesperidum* und *Bombyces* zeigen. Allerdings war in der Zwischenzeit eine neue Entwicklung eingetreten: Erstmals 1514 wurde von Francesco Oviedo y Valdez ein neues Syphilis-

34 Pontano: *De hortis Hesperidum* 1,55-124.

35 Vida: *Bombyces* 2,381-438.

36 Vergil: *Georgica* 4,315-558.

37 Eine ganz ähnliche Figurenkonstellation findet sich auch im Schelmenroman *Retrato de la Loçana andaluza* von Francisco Delicado/Delgado, der in erster Fassung 1524 entstand und 1530 anonym in Venedig gedruckt wurde: Die schöne Hure Lozana heilt den Autor von der Syphilis. S. Anm. 47.

heilmittel nach Europa gebracht: das Holz des indianischen Guajakbaumes.[38] Weiteren Kreisen bekannt wurde das Guajak, als Ulrich von Hutten, der in Italien studiert, dort mit verschiedenen Humanisten Bekanntschaft geschlossen und sich außerdem die Syphilis zugezogen hatte, sich einer Guajakkur unterzog und über die (freilich vorübergehenden) Erfolge eine enthusiastische Werbeschrift *De Guaiaci medicina et morbo Gallico* (Mainz 1519) veröffentlichte. In der Folge erkannten die Augsburger Fugger das merkantile Potenzial der Therapie, zogen einen schwunghaften Handel mit Guajakholz auf und verdienten damit ein Vermögen.[39] Als Fracastoro von diesem neuen Wundermittel hörte, entschloss er sich, den bereits vorhandenen zwei Büchern ein drittes hinzuzufügen, in dem er die Guajaktherapie beschrieb. Allerdings begnügte er sich auch jetzt nicht mit einer nüchternen Lehrdarstellung, sondern überbot noch den Ilceus-Mythos aus dem zweiten Buch, indem er das Wundermittel aus der Neuen Welt in eine breit angelegte Darstellung des Amerikathemas einbettete. Dieses dritte Buch ist das kulturhistorisch bedeutendste, nicht nur, weil Fracastoro hier den Namen ›Syphilis‹ erfand, sondern auch, weil er die Krankheit jetzt in einen globalen Zusammenhang einordnete; es soll uns abschließend genauer beschäftigen.

Der Aufbau des dritten Buches sieht wie folgt aus:

Inhalt Buch III:

1-29 *Proömium*: Themenangabe – Das neue Wundermittel

30-89 *Einleitung*: Beschreibung des Guajakbaumes und seiner Heilwirkung

90-404 *Hauptteil*: Mythos vom Ursprung der Krankheit und die Entdeckung des Heilmittels

- 90-150 Fahrt des Kolumbus und Landung auf der Insel Ophir
- 151-199 Frevel an den heiligen Vögeln des Sol; Weissagung eines Vogels über das künftige Geschick der Spanier und die Krankheit
- 200-257 Begegnung mit den Indianern, Freundschaftsbund und Gastmahl. Heilung von Kranken am Fest des Sonnengottes durch *Guiacum*
- 258-379 Exkurs: Der König der Eingeborenen erzählt den Mythos vom Hirten Syphilus

38 Vgl. Robert S. Munger: »Guaiacum, the Holy Wood from the New World«. In: *Journal of the History of Medicine* 4 (1949), 196-229.

39 Skeptisch gegenüber der ›Legende‹ vom Guajak-Handel der Fugger ist Claudia Stein: *Die Behandlung der Franzosenkrankheit in der Frühen Neuzeit am Beispiel Augsburg*. Stuttgart 2003 (= *Jahrbuch des Instituts für Geschichte der Medizin der Robert Bosch Stiftung, Beiheft* 19), 168-171.

380-404 Die Spanier erhalten das Rezept für *Guiacum* von den Indianern

405-419 *Schluss*: Lob des Guajakbaumes und Huldigung an Pietro Bembo

Lediglich die Einleitung des dritten Buches, kein ganzer Hauptteil, ist der Beschreibung des Guajakbaumes und der eigentlichen Therapie gewidmet, die in der äußerlichen und vor allem innerlichen Anwendung eines aus dem Guajakholz gewonnenen Sudes besteht. Der gesamte Rest des Buches, insgesamt mehr als 300 Verse, erzählt in epischer Breite und in Variation verschiedenster vergilischer Motive, die hier nicht im Einzelnen aufgezählt werden können, den Mythos vom Ursprung der Krankheit und der Entdeckung des Heilmittels. Die Erzählung beginnt mit der Fahrt des Kolumbus und der Landung auf der sagenhaften Insel Ophir (wohl Hispaniola). Dort begehen die Spanier einen schrecklichen Frevel, indem sie die heiligen Vögel des Sonnengottes (gemeint sind die Papageien) mit ihren Gewehren abschießen. Einige können sich retten, und der Oberpapagei lässt eine furchtbare Weissagung ertönen:[40]

Qui Solis violatis aves, sacrasque volantes,
Hesperii, nunc vos, quae magnus cantat Apollo,
accipite, et nostro vobis quae nunciat ore.
Vos quanquam ignari, longum quaesita, secundis
tandem parta Ophyrae tetigistis littora ventis.
Sed non ante novas dabitur summittere terras,
et longa populos in libertate quietos,
molirique urbes, ritusque ac sacra novare,
quam vos infandos pelagi terraeque labores
perpessi, diversa hominum post praelia, multi
mortua in externa tumuletis corpora terra.
Navibus amissis pauci patria arva petetis,
frustra alii socios quaeretis magna remensi
aequora: nec nostro deerunt Cyclopes in orbe.
Ipsa inter sese vestras discordia puppes
in rabiem ferrumque trahet: nec sera manet vos
illa dies, foedi ignoto quum corpora morbo
auxilium sylva miseri poscetis ab ista,
donec poeniteat scelerum. (3,174-192).

40 Literarischer Hintergrund ist die Weissagung der Harpyie Celaeno in Vergils *Aeneis*: Als die Aeneaden auf einer Strophadeninsel landen, töten sie dort die den Harpyien heiligen Weidetiere. Die Anführerin der Harpyien weissagt ihnen daraufhin weitere Kriege und Leiden; s. Vergil: *Aeneis* 3,210-262.

»Die ihr Gewalt angetan habt den Vögeln des Sonnengottes, seinen heiligen geflügelten Wesen, Männer aus Hesperien, hört nun, was der große Apollo verkündet und durch unseren Mund euch prophezeit: Ohne es zu wissen, habt ihr mit günstigem Wind endlich die lang gesuchte Küste von Ophir erreicht. Aber ihr werdet nicht eher neue Länder und Völker, die lange und ruhig in Freiheit lebten, unterwerfen, Städte erbauen, neue Riten und Opferhandlungen einführen, bis ihr, nach unsäglichen Mühen zu Lande und zu Wasser und nach Kämpfen gegen Menschen an verschiedenen Orten zahlreich in fremder Erde eure Toten bestattet habt. Nach dem Verlust von Schiffen werden wenige wieder die heimatliche Erde erreichen; andere, die das große Meer erneut durchmessen, werden vergeblich nach ihren Gefährten suchen. Auch werden in unserem Erdteil Menschenfresser nicht fehlen. Zwietracht untereinander wird eure Besatzungen in Raserei und Mord ziehen. Und bald wird der Tag kommen, da eure Körper von einer unbekannten Krankheit entstellt sind und ihr in eurem Unglück Hilfe in diesem Wald suchen werdet, bis ihr eure Verbrechen bereut.«[41]

Als Ursache der Krankheit wird also hier Frevel und Götterzorn angegeben. Was bedeutet das nach Abzug der epischen Einkleidung? Pointiert könnte man sagen: Fracastoro betrachtet die Krankheit letztlich als Strafe Gottes für die Eroberung Amerikas, die Zerstörung dieses ursprünglichen Paradieses. Die brutalen Eingriffe der Eroberer in die Natur, in die Tierwelt (sie schießen grundlos die Papageien ab) und nicht zuletzt in die Freiheit und geradezu epikureische Unbekümmertheit der Eingeborenen, denen sie das Christentum aufzwingen (Fracastoro spricht etwas euphemistisch und vorsichtig von »neuen Riten und Opferhandlungen«): All diese Frevel bleiben nicht ungerächt – eine bemerkenswerte, freilich nicht einmalige Einschätzung des historischen Geschehens durch einen zeitgenössischen Intellektuellen.[42]

Was die Syphilis betrifft, so verfestigt sich hier der Gedanke, dass die Krankheit, ohne dass ein konkreter Infektionsweg bekannt gewesen wäre, ein Import aus der Neuen Welt sei.[43] Dort war sie seit Längerem

41 Text und Übersetzung (leicht modifiziert) nach Wöhrle (wie Anm. 23), 80-83.

42 Die Indianer hatte bereits Amerigo Vespucci als Epikureer bezeichnet; vgl. Robert Wallisch: *Der* Mundus Novus *des Amerigo Vespucci (Text, Übersetzung und Kommentar).* Wien 2002 (= *Wiener Studien, Beiheft* 27), 20 u. Kommentar 73-76.

43 Dagegen versucht Francis Cairns: »Fracastoro's *Syphilis*, the Argonautic Tradition, and the Aetiology of Syphilis«. In: *Humanistica Lovaniensia* 43 (1994), 246-261, vor allem durch Parallelstellen aus Catulls *Carmen* 64, den positiven Aspekt der Columbusfahrt herauszustellen: Wie die Argonauten das Goldene Vlies aus

heimisch, wie Fracastoro im Weiteren ausführt. Als die Spanier den Eingeborenen begegnen, werden sie freundlich aufgenommen und nehmen als Gäste an einem Fest zu Ehren des Sonnengottes teil. Ein Bestandteil des Festes ist die rituelle Behandlung von Syphiliskranken, u. a. durch Berührung mit Opferblut und Guajakzweigen. Auf die Frage der Europäer, die ahnen, dass sie hier die ihnen prophezeite unbekannte Krankheit sehen, erzählt der König der Eingeborenen vom Ursprung dieser Krankheit: Ein Hirte namens Syphilus frevelte einst gegen den Sonnengott und wurde zur Strafe mit hässlichen Geschwüren geschlagen. Eine Nymphe weissagte ihm, den Gott durch Opfer zu versöhnen und von der Himmelsgöttin sowie der Erdgöttin Hilfe zu erbitten. Syphilus tat so, und daraufhin ließ Juno Samen vom Himmel fallen, die in der Erde zu einem Baum – es handelt sich natürlich um den Guajakbaum – heranwuchsen. Alljährlich wird seitdem dieses Fest gefeiert. Die Spanier erhalten von den Indianern das Rezept zur Herstellung der Guajakmedizin, und so kann nach ihrer Rückkehr die inzwischen auch in Europa grassierende Seuche behandelt werden. Die Krankheit wird nach dem Hirten Syphilus – ein Phantasiename wie etwa der vergilische Hirtenname Tityrus – benannt und heißt mit der weiblichen Endung *Syphilis*, ganz ähnlich wie Vida eine Nymphe *Scacchis* erfand, nach der das Schachspiel benannt ist. Etymologische Spekulationen über die Bedeutung des Namens *Syphilus* oder eben *Syphilis* (etwa ›Schweineliebhaber‹)[44] sind daher ganz verfehlt, ebenso wie die Vermutung historischer Allegorien, die zeitweise ins Kraut schossen. Zu den absurdesten Thesen gehört die, mit dem frevlerischen Hirten Syphilus habe Fracastoro eigentlich Martin Luther, mit der europaweit grassierenden Seuche die Reformation gemeint.[45] Wir aber wollen den armen Syphilus dort lassen, wo er hingehört: in die fiktive Konstruktion einer präkolumbianischen Kultur Amerikas, nicht in das Augustinerkloster von Erfurt oder nach Wittenberg.

Ich komme zu einem Fazit. Der Mensch und die Natur, der Mensch in der Natur, das sind die Themen des antiken Lehrgedichts seit den Anfängen mit Hesiod, und daher gehören auch der kranke Mensch und die kranke Natur ganz selbstverständlich dazu. Von Pflanzenkrankheiten wie Mehltau oder Getreiderost, die den Bauern ganz praktisch betreffen,

Kolchis, so hätten die Spanier die Wundermedizin aus Amerika mitgebracht. Aber es war ein Heilmittel gegen eine Krankheit, die man ohne den Kontakt mit Amerika gar nicht gehabt hätte.

44 Vgl. Leo Spitzer: »The Etymology of the Term ›Syphilis‹«. In: *Bulletin of the History of Medicine* 29 (1955), 269-273. Vgl. auch Eatough (wie Anm. 23), 25.

45 Vgl. Eatough (wie Anm. 23), 26.

über Tierkrankheiten wie Räude oder Schweinepest bis hin zu verschiedenen Erkrankungen des Menschen (meist oberflächlich sichtbare wie Dermatosen) werden Krankheiten immer wieder erwähnt. Prominent wird das Thema aber erst durch das Lehrgedicht des Lukrez, der die ›Pest von Athen‹ zum grausigen Finale seines Werkes erhob. Mit ihm kommt auch die Ursachenerklärung in die Welt, die bis in die Neuzeit in einer Verderbnis der Luft gesucht wurde. Indem Vergil seinen Vorgänger imitiert und damit nobilitiert, verfestigt sich das Seuchenthema und seine meteorologische Erklärung. Nur en passant sei bemerkt, dass das Auftreten der ›echten‹ Pest im 14. Jahrhundert[46] merkwürdigerweise nicht zu einem Aufblühen der Lehrdichtung führte, was aber wohl damit zu erklären ist, dass um diese Zeit niemand in der Lage war, ein Lehrgedicht im antiken Stil zu verfassen; erst zu Beginn des 16. Jahrhunderts gab das Auftreten der ›Franzosenkrankheit‹ Anlass zu humanistischer Dichtung über Krankheit. Nachdem bereits landwirtschaftliche und astronomische Lehrgedichte entstanden waren, war jetzt die Zeit reif für eine große arateisch-lukrezisch-vergilische Synthese: Ungewöhnliche Planetenkonstellationen verursachten Luftverderbnis und in der Folge eine spektakuläre Seuche, die in Bildern der ›Pest von Athen‹ beschrieben und mit weit ausgreifenden, bis in die Neue Welt reichenden mythologischen Einkleidungen versehen wurde. Gattungsbedingt traten die medizinischen Fragen in den Hintergrund: Lukrez war eher an den Ursachen, Vergil an den Folgen interessiert; die Symptome und der Krankheitsverlauf blieben demgegenüber marginal. Das beeinflusste auch einen Autor wie Fracastoro, der ja selbst Arzt war: Als ambitionierte Synthese der durch die literarische Tradition vorgeprägten Modelle bediente Fracastoros Lehrgedicht zugleich den kausalen und den teleologischen Aspekt des Themas, während der eigentlich deskriptive weitgehend zurücktrat. ›Krankheit dichten‹ verfolgte, jedenfalls für die hier vorgestellten Lehrgedichte in lateinischer Sprache,[47] also durchaus andere Ziele als ›Krankheit (zu be-)schreiben‹.

46 Vgl. dazu beispielsweise Klaus Bergdolt: *Der schwarze Tod in Europa. Die große Pest und das Ende des Mittelalters.* München 1994.

47 Auf eine sehr aufschlussreiche Parallele in der volkssprachlichen Literatur und eine ähnliche literarische Intention des Autors verweist der (mir erst nachträglich bekannt gewordene) Aufsatz von Mariacarla Gadebusch Bondio: »Die Muse der Krankheit. Francisco Delicado, die Syphilis und die heilende Lozana«. In: *Dialoge zwischen Wissenschaft, Kunst und Literatur in der Renaissance.* Hg. Klaus Bergdolt, Manfred Pfister. Wiesbaden 2011 (= *Wolfenbütteler Abhandlungen zur Renaissanceforschung,* 27), 135-160. S. Anm. 37.

Carsten Zelle

Fall und Fallerzählungen in Friedrich Hoffmanns *Medicina Consultatoria* (1721-1739)

Das Folgende steht im Kontext meiner Forschungen zur literarischen Anthropologie im 18. Jahrhundert, in deren Mittelpunkt zunächst eine Gruppe ›vernünftiger Ärzte‹ an der preußischen Reformuniversität Halle/Saale stand. Philosophisch ausgebildete Mediziner wie Johann Gottlob Krüger (1715-1759) oder Johann August Unzer (1727-1799) nehmen in Überwindung des Cartesianischen Substanzendualismus den ›ganzen Menschen‹ in den Blick und begründen damit in der ersten Hälfte des 18. Jahrhunderts eine medizinisch-philosophische Sichtweise, die auf die *Commercium*-Anthropologie der ›philosophischen Ärzte‹ der Spätaufklärung (z. B. Ernst Platner, Friedrich Schiller u. a.) hinführt.[1] Solche Aspekte einer Anthropologie bzw. empirischen Psychologie des ›ganzen Menschen‹ sind mittlerweile in meinen Überlegungen wieder zugunsten literaturwissenschaftlicher bzw. ›wissenspoetologischer‹ Fragen nach den diskursiven Darstellungsformen anthropologischen bzw. psychologischen Wissens, insbesondere in einem Fachprosagenre wie der Fallerzählung, z. B. der Krankengeschichte (*historia morbi*), zurückgetreten.[2] Gefragt wird also nach der zugrundeliegenden Epistemologie, den

1 Vgl. zuletzt Verf.: »Anthropologie: Literatur – Wissen – Wissenschaft. Aussichten einer ›literarischen Anthropologie‹ der Aufklärung«. In: *Epoche und Projekt. Perspektiven der Aufklärungsforschung*. Hg. Stefanie Stockhorst. Göttingen 2013 (= *Das achtzehnte Jahrhundert. Supplementa*, 14), 285-302. Zum Verhältnis Literatur/Medizin vgl. Verf.: »2. 6 Medizin«. In: *Literatur und Wissen. Ein interdisziplinäres Handbuch*. Hg. Roland Borgards, Harald Neumeyer, Nicolas Pethes, Yvonne Wübben. Stuttgart, Weimar 2013, 85-95. Die folgenden Ausführungen sind erstmals im Rahmen der trilateralen Tagungsreihe der Villa Vigoni »La refonte de l'homme«. Atelier I: »L'Empirisme médical« (9.-12. Mai 2011) vorgestellt worden. Gegenüber einem deutschen (in: Literatur der Frühen Neuzeit und ihre kulturellen Kontexte – eine Bochumer Ringvorlesung. Hg. Andreas Beck, Nicola Kaminski. Bern u. a. 2012, 209-228) und englischen (erscheint in: *Early Science and Medicine* 18 [2013], Themenheft: »Medical empiricism and philosophy of human nature XVIIe-XVIIIe c.«. Ed. Nunzio Allocca, Claire Crignon, Carsten Zelle) Vorabdruck ist diese Fassung erheblich überarbeitet und erweitert.

2 Vgl. Verf.: »›Die Geschichte bestehet in einer Erzählung‹. Poetik der medizinischen Fallerzählung bei Andreas Elias Büchner (1701-1769)«. In: *Zeitschrift für Germanistik* 19 (2009), H. 2 (Themenheft: *Fallgeschichten – Von der Dokumentation zur Fiktion*. Hg. Alexander Košenina), 301-316.

Gestaltungsformen und der wissensgenerierenden Leistung einer expositorischen Textsorte bzw. Fachprosagattung. Gegenüber den unterschiedlichen Terminologievorgaben, die sich in der Fachliteratur finden, spreche ich im Folgenden nicht von ›Fallgeschichten‹, ›Fallberichten‹, ›Fallbeschreibungen‹, ›Fallstudien‹ u. ä.[3], sondern von Fall*erzählungen*, um sowohl die historiographische Differenz von *Ereignis* und *Erzählung* zu markieren als auch die narratologische Unterscheidung von *histoire* und *récit* im Auge zu behalten.

›Wissenspoetik‹ bezeichnet dabei einen Forschungsansatz, der zunächst im Sinn einer ›Poetologie des Wissens‹ bzw. einer ›rhetoric of science‹ auf die diskursiven Darstellungsformen von Wissen bzw. Wissenschaft achtgibt, d. h. also z. B. untersucht, in welchen Textsorten Wissen auf welche Weise kommuniziert wird, ob und wenn ja, in welcher Form in wissenschaftlichen Texten erzählt wird, ob und wenn ja, welche Metaphern dabei benutzt werden und mit welchen rhetorischen Strategien Evidenzen erzeugt und Wahrheitseffekte produziert werden. Hier spielen also Fragen nach den Eigengesetzen expositorischer Textsorten, der Narratologie, der Metaphorologie und der Rhetorik eine große Rolle. Indem die ›Wissenspoetik‹ danach fragt, *wie* Wissen und eben auch ›wissenschaftliches Wissen‹ dargestellt wird, ist man mit der Beobachtung konfrontiert, daß ein sogenanntes Faktum eben nicht einfach ›gegeben‹ ist, sondern vielmehr – gemäß der lateinischen Etymologie – etwas ist, daß ›gemacht‹ wird. In ihrer starken Form ist ›Wissenspoetik‹ im Sinn der griechischen Etymologie (ποιεῖν = *poieín*: *machen*, *schaffen*) daher Wissens*poietik*, d. h. ein Ansatz, der verfolgt, wie u. a. wissenschaftliche Fakten gemacht werden.[4] Dabei hat vor allem der Berliner Literatur- und Kulturwissenschaftler Joseph Vogl, der wohl bekannteste Vertreter einer ›Poetologie des Wissens‹ im Anschluß an das Werk Michel Foucaults

3 Vgl. Stefan Willer: »Fallgeschichte«. In: *Literatur und Medizin. Ein Lexikon*. Hg. Bettina Jagow, Florian Steger. Göttingen, 2005, 231-235. Jetzt: Stefan Goldmann: »Kasus – Krankengeschichte – Novelle«. In: *»Fakta, und kein moralisches Geschwätz«. Zu den Fallgeschichten im* Magazin zur Erfahrungsseelenkunde *(1783-1793)*. Hg. Sheila Dickson, ders., Christof Wingertzahn. Göttingen 2011, 33-64, der darauf abzielt, die »Gattung der Krankengeschichte« als Forschungsgegenstand der Literaturwissenschaft zu etablieren, jedoch angesichts der historischen »Spielarten und Mischformen« gegenüber einer anachronistischen Vereinnahmung unter dem modernen Sammelbegriff der ›Fallgeschichte‹ skeptisch ist (44).

4 Vgl. Joseph Vogl: »Für eine Poetologie des Wissens«. In: *Die Literatur und die Wissenschaften 1770-1930*. Hg. Karl Richter, Jörg Schönert, Michael Titzmann. Stuttgart 1997, 107-127, hier: 115: »Die Entstehung der Tatsache selbst [wird] als *poiesis* gedacht [...].«

einerseits gegenüber der Kritik der analytischen Literaturwissenschaft einen »schwach determinierten Wissensbegriff« vertreten, der die »›Standardanalyse‹ des Wissens« als *true-justified belief* um Formen des Erfahrungswissens (*phronesis*) und der Sinneswahrnehmung (*aisthesis*) erweitert, um historische Verschiebungen in der ›Ordnung des Wissens‹ überhaupt erfassen zu können, andererseits das Augenmerk auf die produktive Leistung der Darstellungsmittel gelenkt, dergestalt »jede epistemische Sachlage [...] mit einer ästhetischen bzw. darstellungslogischen Entscheidung verknüpft« sei.[5] Mit der Frage nach der wissensgenerierenden Leistung einzelner Genre tritt das Dekonstruktionsinteresse an Gattungsgrenzen, das die literaturwissenschaftliche Gattungslehre lange gelähmt hat, wieder in den Hintergrund – gegenüber der dionysischen Lust am Einreißen, Mischen und Überschreiten von Gattungsgrenzen, die die Dekonstruktion forciert hatte, tritt mit der Wissenspoetik das Interesse an der apollinischen Leistung von Grenzziehungs- und Formungsprozessen wieder in den Vordergrund.

Gezielt wird darauf, die empirische Datengewinnung in der Medizin und Psychologie der Frühaufklärung durch die Verfahren von Experiment, Beobachtung und Selbstbeobachtung zu untersuchen und sie mit ihren diskursiven Darstellungsformen, namentlich mit dem *Casus*, d.h. der expositorischen Textsorte der Fallerzählung zu verbinden. Die Koppelung empirischer und diskursiver Anthropotechniken, d.h. Techniken, die den Menschen und das Wissen vom Menschen betreffen, führt zur Einsicht, wie ein bestimmter Habitus des Menschen um 1750 modelliert oder überhaupt erst hergestellt worden ist. Für eine solche Modellierung des Menschen habe ich den Begriff der ›Anthropoetik‹ vorgeschlagen: Anthropo*poiesis* bzw. kürzer: Anthro*poiesis* bezeichnet die kulturelle Erschaffung des Menschen, der »von Natur, aus [...] *künstlich*«[6], d.h. Produkt von Kunst (i.S. von *techné* bzw. *ars*) ist. Insofern es stimmt, daß die Bestimmung des Menschen seine Unbestimmbarkeit ist, muß er sich stets erneut erschaffen. Wer also Lust auf einen Neologismus hat, kann die Wissenschaft, die die kulturellen Regimes, das anthropologische Wissen und dessen Darstellungsformen, wodurch der Mensch sich stets neu

5 Joseph Vogl: »Poetologie des Wissens«. In: *Einführung in die Kulturwissenschaft.* Hg. Harun Maye, Leander Scholz. München 2011, 49-72, hier: 51 und 55.

6 Helmut Plessner: *Die Stufen des Organischen und der Mensch. Einleitung in die philosophische Anthropologie* [1928]. 3., unv. Aufl. Berlin, New York 1975 (= *Sammlung Göschen,* 2200), »Das Gesetz der natürlichen Künstlichkeit«, 309-321, hier: 310. Vgl. Joachim Fischer: *Philosophische Anthropologie. Eine Denkrichtung des 20. Jahrhunderts.* Freiburg i. Br., München 2008.

erzeugt, d. h. anthropoietisch tätig wird, verfolgt und systematisiert, Anthropo*i*etik nennen – oder einfach: Anthropoetik.[7]

Gegliedert sind die Überlegungen in drei Abschnitte: 1.) Medizinischer Empirio-Rationalismus bei Friedrich Hoffmann – hier steht das Verhältnis von *experientia* und *ratio*, wie es in der wechselseitigen Konstitution von Fall und Fallerzählungen zur Geltung kommt, im Zentrum. Textgrundlage ist Hoffmanns *Medicina Consultatoria*, eine 12bändige *Casus*-Sammlung, die im Zeitraum zwischen 1721 und 1739 publiziert wurde. 2.) Experiment, Beobachtung Selbstbeobachtung – hierin wird der von Hoffmann herausgestellte Begriff der *experientia*, d. h. der wissenschaftliche Erfahrungsbegriff der Frühaufklärung unter die Lupe genommen und drei verschiedene Verfahren empirischer Datengewinnung unterschieden. Quellengrundlage hierfür bieten die »Einleitung« zu Krügers *Experimental-Seele* von 1756 und das den medizinischen Versuchen gewidmete Methodenkapitel in Andreas Elias Büchners zweibändigem Lehrbuch *Der vernünftige Medicus* von 1765. 3.) Das ›Umschmieden‹ des Menschen – unter dieser Überschrift soll auf die Verschriftung des kranken Menschen zurückgekommen und die Folgen für die Anthropoetik der ›vernünftigen Ärzte‹ angedeutet werden. Textgrundlage hierfür bieten zwei Stücke aus Unzers Wochenschrift *Der Arzt* von 1759 bzw. 1762, in den Topiken, d. h. Dispositionsschemata für die Abfassung eines regelgerechten ›Krankenberichts‹ zum Abdruck gelangen.

1. Medizinischer Empirio-Rationalismus bei Friedrich Hoffmann

Ein kurzer Blick in die »Vorrede« zu Krügers *Physik*, d. h. den ersten Band seiner *Naturlehre* von 1740, zeigt, wie sich Paradigma-Wechsel in den Wissenschaften stets rhetorisch inszeniert haben, und zwar mit *turn*-Dramatik, Innovationspathos und tabula-rasa-Gestus. Das Unternehmen

7 Vgl. Verf.: »Klopstocks Reitkur – Zur Konkurrenz christlicher Lebensordnung und weltlicher Diät um 1750«. In: *Aufklärung und Religion – Neue Perspektiven*. Hg. Michael Hofmann, Carsten Zelle. Mitarbeit: Marina Mertens. Hannover 2010 (= *Bochumer Quellen und Forschungen zum 18. Jahrhundert*, 1), 65-84. – Erst nachträglich bemerke ich, daß der Begriff bereits zuvor anderenorts eingeführt worden ist, und zwar von einem altphilologisch-anthropologischen Arbeitszusammenhang um Claude Calame. Vgl. Francesco Remotti: »Thèses pour une perspective anthropopoétique«. In: *La Fabrication de l'humain dans les cultures et en anthropologie*. Ed. Claude Calame, Mondher Kilani. Lausanne 1999, 15-31; zuletzt: Claude Calame: *Prométhée généticien. Profits techniques et usages de métaphores*. Paris 2010.

seiner *Naturlehre* sucht Johann Gottlob Krüger (1715-1759) angesichts der Tatsache, daß sich die Anzahl solcher Schriften von Aristoteles bis auf gegenwärtige Zeit bis zum »Ueberfluß« vermehrt habe, mit einer besonderen rhetorischen Strategie zu legitimieren. Krüger, Professor für Philosophie und Medizin, pocht auf das Pathos der Innovation, d.h. auf das Neue, das seine *Naturlehre* von den vorangegangenen, veralteten Werken unterscheidet. Denn, schreibt Krüger, »seit etwa 50. Jahren hat die Naturlehre eine andere Gestalt bekommen.« Dramatisch inszeniert wird ein wissenschaftsgeschichtlicher Umbruch – ein ›empiriorationalistischer *turn*‹, der den unzähligen alten Büchern, die »blos aus leeren Wörtern und süssen Träumen bestehen«, das »Recht« abspricht, »Betrachtungen der Natur zu heissen«. Gegenüber dem alten Wissen, daß zu leerer Spekulation makuliert wird, mobilisiert Krüger in »dem gegenwärtigen Buche« die Überzeugungsmittel einer neuen Zeit: Vernunft und Erfahrung. »Man will«, heißt es bei Krüger in Explikation jener Methodenbegriffe, die der Naturlehre seit der Wende vom 17. ins 18. Jahrhundert eine neue Gestalt gegeben haben, »keinen physikalischen Lehrbegrif [!] mehr gelten lassen, der nicht auf Vernunft und Erfahrung, als die festesten Grundsäulen aller menschlichen Erkenntniß, gebauet ist. Man getrauet sich daher nichts zu behaupten, was man nicht durch richtige Vernunftschlüsse, oder sorgfältig angestellte Experimente und Observationen beweisen kann. Kurtz:«, faßt er zusammen, »man sucht Vernunft und Erfahrung in einer beständigen Uebereinstimmung zu erhalten.«[8]

Für ein solches empiriorationalistisches Wissenschaftssystem, das in diesen Ausführungen programmatisch zum Ausdruck kommt, konnte sich Krüger auf den Mediziner Friedrich Hoffmann (1660-1742), dessen Schüler Krüger war, und den Philosophen Christian Wolff (1679-1754), dessen Methode Krüger folgte, berufen. Beide Gelehrte wirkten in den ersten Jahrzehnten des 18. Jahrhunderts an der preußischen Universität Halle und bildeten gewissermaßen eine einflußreiche, empiriorationalistische Doppelspitze[9], die das neue naturwissenschaftliche Paradigma in

8 Johann Gottlob Krüger: *Naturlehre* […]. 5. Aufl. Halle 1771, Vorrede, unpag., br f. Vgl. Ders.: *Naturlehre Zweyter Theil, welcher die Physiologie in sich fasset* [1743]. 2., verm. u. verb. Aufl. Halle 1748, Vorrede, unpag., wo Krüger die beständige Übereinstimmung von Vernunft und Erfahrung mit der ›mathematischen Lehrart‹ verbindet und die »wahren Philosophen« daher mit Elefanten vergleicht, »welche niemals den andern Fuß fortsetzen, ehe der erstere recht feste stehet[.]«, (b6v f.).

9 Hoffmann »veranlasste« 1705/06 Wolffs Berufung von Leipzig nach Halle; Wolff wiederum »trat für Hoffmann in die Bresche«, indem er nach dessen (zeitweisem) Fortgang als ›Leibmedicus‹ nach Berlin (1709-1712) seine Lehrkompetenz um das bis dahin von Hoffmann gehaltene Experimentalkolleg erweiterte und dadurch

Mitteleuropa verbreitete. Zuvor hatten z. B. Thomas Sydenham (1624-1689), der die Erfahrung und die genaue Beschreibung der Krankheitsgeschichten gegen bloße philosophische Hypothesen ausspielte, oder Hermann Boerhaave (1668-1738), der Beobachtung, Schluß und Vergleich als Grundoperationen medizinischer Erkenntnis und ärztlicher Heilung herausgestellt hatte, vergleichbare Positionen vertreten.[10] Gerade auch Wolff, dem das Vorurteil anhaftet, Rationalist gewesen zu sein, teilt mit den Ärzten die empiriorationalistische Programmatik, wenn er sich in seinen Forschungen zur Naturlehre auf Beobachtungen und Versuche stützte, in seiner Erkenntnislehre gründliche Vernunft und sorgfältige Erfahrungen zu verbinden suchte und den Merksatz einschärfte, nichts anzunehmen, »als was wir durch untrügliche Erfahrungen bestetigen können«.[11] Nicht zuletzt auch die empirische Psychologie, die bei Wolff aus der Rahmung der Metaphysik auswandert und zu einer eigenständigen Wissenschaft avanciert, gewinnt »principia per experientiam«, und zwar durch Beobachtung und ggf. auch durch das Experiment.[12] Krüger schreibt es Wolffs mathematischer Methode zu, daß anstelle »dunckele[r] Begriffe und unbegründete[r] Meinungen [...] nunmehro Deutlichkeit und Gründlichkeit« herrschten, und begründet sein empirisches Vorgehen in der Psychologie mit Wolffs Bemerkung (aus der »Vorrede« zu Hertels *Anweisung zum Glaßschleifen*, 1716), »daß man die Seele viel besser würde kennen lernen, wenn man durch gute Vergröße-

verhinderte, »daß Stahl und dessen Schüler die hallesche Physiologie monopolisierten«. Günter Mühlpfordt: »Die organischen Naturwissenschaften in Wolffs empiriorationalistischer Enzyklopädistik«. In: *Il cannocchiale* (1989), H. 2/3, 77-106, hier: 79 und 80.

10 Thomas Sydenham: *Observationes medicae* [...]. London 1676, »Praefatio«; hier zit. nach einer deutschen Teilübersetzung von Thomas Sydenham: *Sämtliche Werke. Aus dem Lateinischen in einem Auszug.* Hg. H.[einrich] G.[ottlieb] Spiering. Leipzig, Altona 1795, »Einleitung«, 1-9; Hermann Boerhaave: *Aphorismi de cognoscendis et curandis morbis.* Lugduni Batavorum 1709, »Prolegomena«, 1-5; vgl. ders.: »Einleitung«. in: »Aphorismen über Erkenntnis und Heilung der Krankheiten«. In: *Medizinische Handbibliothek enthaltend deutsche Uebersetzungen aller in lateinischer Sprache abgefaßten Schriften der ausgezeichneten Aerzte aus dem siebzehnten und achtzehnten Jahrhundert [...]. Besorgt von einer Gesellschaft deutscher Aerzte.* Erster Band. Gotha 1828, 17-20.

11 Christian Wolff: »Vorrede«. In: Ders.: *Allerhand Nützliche Versuche, Dadurch Zu genauer Erkäntniß Der Natur und Kunst Der Weg gebähnet wird* [...]. *Erster Theil* [1. Aufl. 1721]. 4. Aufl. Halle 1745,)(7r.

12 Wolff: *Psychologia empirica* (1732, 21738), § 1; zit. nach: Fernando Vidal: *Les Sciences de l'âme XVIe-XVIIIe siècles.* Paris 2006, 107, Fn. 5: »[...] la psychologie empirique repose sur l'observation et même sur l'expérimentation.«

rungsgläser die wahre Beschaffenheit des Gehirns zu entdecken vermögend wäre.«[13]

Der berühmte Hallenser Arzt und Medizintheoretiker Hoffmann gilt zwar einerseits als Mechaniker, d. h. Vertreter eines mechanistischen Körpermodells im Gefolge Descartes, andererseits ist sein Augenmerk auf die Rolle der Affekte gerichtet, die im Zusammenhang eines neuerweckten Interesses an Vorsorgemedizin, Hygiene und Diätetik, d. h. einer umfassenden Lebensordnung und der mit ihr verbundenen *sex res non naturales*[14], ins Zentrum der Aufmerksamkeit rücken. Neben die Vorsorge tritt das Konzept der Selbstsorge, neben die Fremdbeobachtung des Patienten durch den Arzt tritt die Selbstbeobachtung, Selbsterkenntnis und Selbstverantwortung des Patienten, so daß es für Hoffmann darauf ankommt, daß »ein jeglicher / dem sein Leben und Gesundheit lieb ist / selbst sein eigner Artzt seyn«[15] müsse. An Boerhaave orientiert, begreift sich Hoffmann zwar als ein ›mechanischer Arzt‹, der den Körper als eine Maschine betrachtet, doch werden die in der Physiologie herausgestellten unmittelbaren Ursachen von Krankheit und Gesundheit, die die Mechanik des Körpers, vor allem den geregelten Blutkreislauf, betreffen, in der Diät durch entferntere Ursachen ergänzt, wodurch das Körper-Seele-Problem trotz aller Mechanik wieder ins Spiel kommt.[16]

Hoffmanns *Medicina consultatoria: worinnen unterschiedliche über einige schwehre Casus ausgearbeitete Consilia, auch Responsa Facultatis enthalten* erschien zwischen 1721 und 1739 in 12 Quartbänden und enthält insgesamt 610 Casus.[17] Jeder Band, bis auf den letzten, enthält jeweils eine theoretische *Vorrede*, die Grundsätze der Hoffmannschen Medizin festsetzt, und druckt im Anschluß daran jeweils 50 Casus in 5 Dekurien, d. h. Abteilungen zu je 10 Fällen aufgeteilt. Erschlossen wird jeder Band jeweils durch ein »conspectus casuum« bezeichnetes Inhaltsverzeichnis. Darüber hinaus enthalten die Bände 4 (1724, für Bde. 1-4), 6 (1728, für

13 Krüger: *Naturlehre* II, 188 und *Naturlehre* III.2 (wie Anm. 8), 516.

14 Heute würde man sagen: Umweltbedingungen von Gesundheit und Krankheit wie Licht und Luft, Essen und Trinken, Bewegung und Ruhe, Schlafen und Wachen, Stoffwechsel und Gemütsbewegungen.

15 Friedrich Hoffmann: »Vorrede«. In: Ders.: *Gründliche Anweisung Wie ein Mensch vor dem frühzeitigen Tod und allerhand Arten Kranckheiten durch ordentliche Lebens-Art sich verwahren könne.* Halle 1715, unpag., b3v.

16 Vgl. z. B. Friedrich Hoffmann: »IV. Untersuchung Von der Seele, daß sie eine Ursache sowohl der Gesundheit als auch vieler Kranckheiten sey«. In: Ders.: *Gründliche Anweisung* (wie Anm. 15), 204-263.

17 Bd. 10 (1733) enthält daneben einen Appendix, 320 ff., der eine »Decurie auserlesener Responsis« älterer Ärzte enthält.

Bde. 5 und 6), 10 (1733, für Bde. 7-10) und 12 (1739, für Bde. 11 und 12) kumulierende Fall- und umfassende Real-Register, die dem Benutzer gezieltes Nachschlagen bestimmter Sachen erlauben und ihn davon entheben, einen ganzen *Casus* durchlesen zu müssen.[18] Nach Einsicht in das Frankfurter und das Düsseldorfer Exemplar der *Medicina Consultatoria* muß es mindestens zwei inhaltlich grosso modo offenbar gleiche, aber in Typographie und Umbruch variierende Drucke gegeben haben.[19]

Zwei der elf Vorreden sind betitelt und handeln »Von dem vortreflichen Nutzen derer *Observationum* und *Consiliorum Medicorum*« (Bd. 1, 1721) bzw. »Von dem Nutzen guter *Observationum* und Schaden der falschen *Theorie in praxi medica*« (Bd. 3, 1723). Die Titel signalisieren, worum es Hoffmann geht. Er gründet die medizinische Epistemologie auf Vernunft und Erfahrung, normiert die Verschriftlichung der *observationes* in der Form der *historia morbi*, skizziert die Prinzipien seiner Krankheitslehre, die Grundsätze der Therapie und betont im Blick auf die von ihm besonders herausgestellte »*praeservation*«[20], d.h. Gesundheits*vorsorge*, die wichtige Rolle der diätetischen Mittel, vor allem den großen Nutzen der »*minerali*schen Wasser-Curen«.[21]

Gebetsmühlenhaft insistiert Hoffmann auf der Verbindung von »*experientia* und *ratio*« als dem Fundament einer ›vernünftigen‹ Arzneikunst. Die Observation und ihre Dokumentation in einer vollständigen *historia*

18 Zur Papiertechnologie des Index in Fallsammlungen vgl. Volker Hess, J. Andrew Mendelsohn: »Case and Series: Medical Knowledge and Paper Technologiy, 1600-1900«. In: *History of Science* 48 (2010), H. 3/4, 287-315.

19 Universität Frankfurt a. M. (Senckenbergisches Institut für Geschichte und Ethik der Medizin, Sign. Ges.med. 89 1721/1-1733/10; Bde. 11 und 12 fehlen); ULB Düsseldorf (Sign. Med. I 487, 12 Bde.). Das Düsseldorfer Exemplar ist leicht daran zu erkennen, daß es im Unterschied zum Frankfurter Exemplar anstelle von Virgeln Kommata setzt. Hier wird das Düsseldorfer Exemplar zugrundegelegt, dessen Digitalisat leicht greifbar ist. Kurztitel: MC Bd., Jahr, Seite oder Bogensign. Zu Hoffmanns *Medicina consultatoria* jetzt Jürgen Helm: »Beobachten, Sammeln, Verallgemeinern. Konzepte und Praktiken zur Herstellung medizinischen Wissens«. In: *Der ärztliche Fallbericht. Epistemische Grundlagen und textuelle Strukturen dargestellter Beobachtung.* Hg. Rudolf Behrens, Carsten Zelle. Wiesbaden 2012, 23-36, und ders.: »›observatio‹ und ›experientia‹ – Fallgeschichten in der Medizin des 18. Jahrhunderts«. In: *»Aus Gottes Wort und eigener Erfahrung gezeiget«. Erfahrung – Glauben, Erkennen und Handeln im Pietismus. Beiträge zum III. Internationalen Kongress für Pietismusforschung 2009.* 2 Bde. Hg. Christian Soboth, Udo Sträter. Halle 2012, Bd. I, 361-375.

20 MC 11, 1738,)(3r. »Erhaltung« und »Wiederbringung der Gesundheit« ist für Hoffmann »*finis* der *Medicin*«, MC 1, 1721,)()(v.

21 MC 10, 1733,)(4v.

morbi gelten ihm als ultimative Voraussetzungen medizinischen Fortschritts, an dem es bis dato gemangelt habe.[22] Die Praxis der Arzneikunst beruht für ihn auf zwei Fundamenten: »Das erste sind vollständige und mit allen Umständen beschriebene *Casus, Observationes* und *Morborum historiæ*, deren leider gar wenig vorhanden [...]. Das andere *Fundament* bestehet in einer *soliden Theorie* [...].«[23] Das »Haupt-*Fundament*« jedoch bilden »tüchtige *observationes*«. Hoffmann priorisiert innerhalb des empiriorationalistischen Wechselspiels die Induktion, insofern er die »*veritates intellectuales*« den »*veritates historicae*« nachordnet, den Fortschritt der Physik »eintzig und allein durch fleißige *observationes* und *experimenta*« zustande gebracht sieht und keinen Zweifel daran läßt, »daß in der *Medicin* die *experienz* allen [!] *raisonnement* vorgehe«.[24] Die medizinische Observation sei daher, heißt es in Zedlers *Universal-Lexikon* an entsprechender Stelle, von »dem berühmten *Friederich Hoffmann* billig vor eine Vorsteherin der gantzen Medicin angesehen« worden.[25]

Angesichts der heutigen Forschungen zu Formen und Funktionen medizinischer Fallberichte als eines epistemischen Genres der Frühneuzeit[26] verwundert es zunächst, Hoffmann unentwegt darüber schimpfen zu hören, daß es in der Medizin zu keinem »*progressus*« gekommen sei, sondern im Gegenteil Ungewißheit, Zweifel, diskrepante Meinungen, Dissens und Streit unter Ärzten herrsche. Die Ursache dafür sieht Hoffmann darin, »weil man sich weder zu den alten, noch zu den neuen Zeiten genugsam auf vollständige *historias morborum* geleget, die gewiß bey allen

22 MC 1, 1721,)()(r.

23 MC 4, 1724,):(2v.

24 MC 3, 1723,):(3r f. und):(4v.

25 *Grosses vollständiges Universal Lexicon aller Wissenschafften und Künste.* 64 Bde. und 4 Suppl.-Bde. Hg. Johann Heinrich Zedler. Halle, Leipzig 1732-1754, hier: Bd. 25 [1740], s. v. »*Observation (medicinische,) medicinische Anmerkung, medicinische Bemerckung*«, 283-287. Die Lemmatisierung zeigt, wie sinnliche Wahrnehmung und deren schriftliche Darstellung – metonymisch verschoben – synonym verstanden werden. Auch »Casus« (ebd., Bd. 5 [1733], 1392 f.) bezeichnet zugleich Ereignis und Erzählung, insofern neben der Erläuterung als »Zufall« die medizinische Bedeutung »als eine gantze Beschreibung und Historie einer Krankheit« notiert wird.

26 Michael Stolberg: »Formen und Funktionen medizinischer Fallberichte in der Frühen Neuzeit (1500-1800)«. In: *Fallstudien. Theorie – Geschichte – Methode.* Hg. Johannes Süßmann, Susanne Schulz, Gisela Engel. Berlin 2007, 81-95; Gianna Pomata: »Sharing Cases: The *Observationes* in Early Modern Medicine«. In: *Early Science and Medicine* 15 (2010), 193-236. Es ist signifikant für Pomata, daß morphologische Fragen der ›Fallgeschichte‹ gar nicht thematisiert werden.

Scribenten sehr spahrsam zu finden und zusammen zu suchen sind.«[27] In kaum einer Vorrede unterläßt es Hoffmann, den »Mangel tüchtiger und genugsamer *Observatio*nen« für den unzulänglichen, unvollkommenen Stand der »*cognitio medica rationalis*« verantwortlich zu machen.[28] Was begründet Hoffmanns Klage über die geringe Zahl ›accurater‹ Casus, wo doch die Forschungen der letzten Jahre den Aufstieg der Fallgeschichtssammlungen schon seit Ende des 16. Jahrhunderts herausgestellt haben[29] – Hoffmann also auf ein umfangreiches, mittlerweile gut bibliographiertes Textkorpus hätte zurückschauen können?

Der Historiker Michael Stolberg hat in einem mittlerweile kanonischen Aufsatz zum medizinischer Fallbericht in der Frühen Neuzeit die »überragende Rolle« der vielfältig gestalteten Textsorte, ihren epistemologischen Grundsatz, »sich stets auf *experientia* und *ratio* gleichermaßen« zu stützen, und die Frontstellung ihrer Verfasser gegen die weniger gelehrte Konkurrenz der »*empirici*«, die ihre scheinbar bewährten Arzneimittel ohne Abwägung des individuellen Falls verschrieben, herausgestellt.[30] Dabei verweist Stolberg zwar bibliographisch auf ein breit-

27 MC 1, 1721,)()()(3v. Vgl. MC 3, 1723,)(4r: »Es ist ja leider [aufgrund des Mangels an vollständigen und deutlichen *observationibus*; C. Z.] fast so weit gekommen, daß fast wie ein jeglicher Schul-*Rector* seine eigene *Logic*, ein *Superintendens* [!] einen *Catechismum*, also auch fast ieglicher berühmter *Professor* eine sonderliche *Theorie formir*en und schreiben will, da denn so vielerley *principia* und *hypotheses* vorkommen, daß die Jugend nicht weiß, wohin sie sich wenden soll.«

28 MC 5, 1726,)(3v.

29 z. B. Gianna Pomata: »Observation Rising: Birth of an Epistemic Genre, ca. 1500-1650«. In: *Histories of Scientific Observation.* Hg. Lorraine Daston, Elizabeth Lunbeck. Chicago 2011, 45-80. Hess, Mendelsohn: »Case and Series« (wie Anm, 18), betonen u. a., daß die frühneuzeitlichen Fallsammlungen, z. B. Fabrys *Centuriae* (1606-1646), »Commonplaces, *not cases*« enthalten hätten. Auch Fabian Krämer: »Faktoid und Fallgeschichte. Medizinische Fallgeschichten im Lichte frühneuzeitlicher Lese- und Aufzeichnungstechniken«. In: *Die Sachen der Aufklärung.* Hg. Frauke Berndt, Daniel Fulda. Hamburg 2012 (= *Studien zum 18. Jahrhundert*, 34), 524-536, zielt in diese Richtung, wenn er im Blick auf die gelehrten Praktiken den (älteren Typ) ›collector‹ vom (neueren Typ) ›auctor‹ unterscheidet und dafür ein anschauliches, Hoffmanns Vorbehalte antizipierendes Zitat aus Leibniz' »Bedencken Von Aufrichtung einer *Academie* oder *Societät* in Teutschland, zu Aufnehmen der Künste und Wissenschafften« (1671 [?]) heranzubringen weiß, der die Mediziner des *Collegium naturae*, der 1652 gegründeten Vorgängerinstitution der *Leopoldina*, dafür tadelt, daß sie »nur bereits habende Dinge aus andere Büchern *conscribillirt*, nicht aber neue aus eigner *experienz* entdecket« hätten (in: Gottfried Wilhelm Leibniz: *Sämtliche Schriften und Briefe*. IV. Reihe: *Politische Schriften*. Bd. 1: *1667-1676*. Darmstadt 1931 [Ndr. Berlin u. a. 1971], 543-552, hier: 548).

30 Stolberg (wie Anm. 26), 90, 91 und 92.

gestreutes frühneuzeitliches Textkorpus an Fallsammlungen, im Blick auf deren Programmatik rekurriert er jedoch bis in den Wortlaut hinein auf den empiriorationalistischen Ansatz Hoffmanns aus der ersten Hälfte des 18. Jahrhunderts. Die amerikanische Wissenschaftshistorikerin Gianna Pomata schlägt eine Periodisierung medizinischer Fachprosaformen vor: Sie beobachtet einen Wechsel von den *curationes* zu den *observationes* um 1600, der mit der Wende vom Galenismus zum Hippokratismus einhergehe, und einen einschneidenden Wandel der *observationes* in der zweiten Hälfte des 17. Jahrhunderts selbst, insofern der »report of rare cases to the description and classification of disease« transformiert werde. Die ›rare cases‹, die für die *observatio* des 17. Jahrhunderts typisch zu sein scheinen, ständen der älteren Tradition der *medical mirabilia* noch nahe.[31] Angesichts solcher aktuellen Befunde muß die These der Medizinhistorikerin Johanna Geyer-Kordesch, die in einer einschlägigen Pionierstudie seinerzeit u. a. im Blick auf Hoffmann eine »Wende zur ›modernen‹ Medizin des 18. Jahrhunderts« konstatiert hatte, die dazu beigetragen habe, »daß der casus zu neuer, fundamentaler Bedeutung« gekommen sei[32], modifiziert werden.

Nicht der *Casus* an sich gewinnt um 1700 neue Bedeutung, sondern vielmehr eine bestimmte Form seiner Modellierung, die sowohl die Art der Beobachtung als auch die Regeln ihrer diskursiven Darstellung betrifft. Dazu gehört übrigens auch, daß die *Casus*-Sammlung bei Hoffmann, der Thomasianischen Universitätsreform in Halle und dem Muster der deutschen Werke Christian Wolffs folgend, nicht in Latein, sondern in deutscher Sprache publiziert worden ist. Der gelehrte medizinische Diskurs verläßt den esoterischen Wissensraum der Fakultät und öffnet sich für eine nichtlateinisch sprechende Publizität.[33] Stilistisch schreibt Hoffmann einen ›galanten‹, lateinisch-deutschen Mischstil, der sich von der barocken Schwerfälligkeit, mit der sich z. B. sein Hallenser Fachkollege Michael Alberti (1682-1757) – ein etwas jüngerer Stahlianer – in der Öffentlichkeit äußert, angenehm abhebt. Der Stil seiner *Responsa* sei,

31 Pomata: »The *Observationes* in Early Modern Medicine« (wie Anm. 26), 216, 225 f. und 291 f.

32 Johanna Geyer Kordesch: »Medizinische Fallbeschreibungen und ihre Bedeutung in der Wissensreform des 17. und 18. Jahrhunderts«. In: *Medizin, Gesellschaft, Geschichte. Jahrbuch des Instituts für Geschichte der Medizin der Robert Bosch-Stiftung* 9 (1990), 7-19, hier: 15.

33 Daß Hoffmann auf Drängen auswärtiger Zuschriften und seines Verlegers die nachträgliche Übersetzung der *Medicina Consultatoria* »in die lateinische Sprache« ankündigt (MC 10, 1733,)(2r.), spricht für eine über den deutschen Sprachraum hinausgehende Resonanz seiner Fallsammlung.

bemerkt Hoffmann über sich selbst, »kurtz, deutlich und gründlich [...], ohne weitläufftige *allegata* und *rationes nihil concludentes*«.[34]

Medizinische Erfahrung wird von Hoffmann als eine aufmerksame und vollständige Beobachtung der Dinge und ihrer Veränderungen, die den menschlichen Körper betreffen, aufgefaßt. »Ich erklähre demnach die Erfahrung in der *Medicin* also, daß sie sey eine *attenta & completa observatio earum rerum & mutationum, quæ fiunt circa corpus humanum.*«[35] Auf die Definition der *experientia* folgt diejenige der medizinischen *ratio*: »Durch die *rationem* aber verstehe ich eine tüchtige *theoriam physicam & medicam*, welche wenn sie mit fleißiger Uberlegung [!] tieffer *meditation* und *soliden judicio ad observationes medicas applicir*et wird, so entstehen daraus viel gründliche Haupt-Sätze und Wahrheiten in dieser Wissenschafft.«[36] ›Aufmerksam‹ und ›vollständig‹ ist die Beobachtung dann, wenn sie den Normen folgt, die für ihre schriftliche Dokumentation von Hoffmann aufgestellt werden. Der empirische Vorgang wird also nach Maßgabe seiner Verschriftlichungsform schematisiert. Erfahrung und Vernunft, »die Geschicklichkeit zu *observier*en und zu schreiben«[37], sind in diesem epistemologischen Modell komplementär aufeinander bezogen. Einerseits führt nur die mit Urteilskraft (*judicium*) auf die Beobachtung applizierte Theorie zu medizinischem Wissen. Andererseits bildet »*experienz* [...], welche aus *observationibus* und *historiis morborum*, die mit allen [!] Fleiß, *accuratesse* und umständlich geschrieben, muß genommen werden«, den »Grundstein, darauf die wahre *theoria* und *praxis medica*« baut.[38] Theorie und Empirie sind bei Hoffmann wechselweise aufeinander bezogen. Mangelt es der Theorie an Erfahrung, verkommt sie zu reinen »speculationes« und öffnet der »*Charletaneria medica*« Tür und Tor.[39] Fehlt es der Beobachtung an theoretischer Reflexion, ist sie

34 MC 6, 1728,)(4v.

35 MC 1, 1721,)()(v.

36 MC 1, 1721,)()(v.

37 MC 3, 1723,):(2v. Bei Hoffmann ist also der doppelte Imperativ »*beobachtet*, schreibt!«, in den Johann Karl Wezel seinen Aufruf »Über die Erziehungsgeschichte« (1778/9) münden läßt, bereits theoretisch reflektiert. Vgl. Johann Karl Wezel: »Über die Erziehungsgeschichten«. In: *Pädagogische Unterhandlungen. Philanthropisches Journal für die Erzieher und das Publicum* 2 (1778/79), 21-43, hier: 43 (wieder abgedr. in: Ders.: *Gesamtausgabe in acht Bänden*. Bd. 7: *Schriften zur Pädagogik*. Hg. Cathrin Blöss. Heidelberg 2001, 429-441).

38 MC 2, 1721,)(2r.

39 MC 3, 1723,):(4v (ausgespielt werden hier die »*observationes*« von Hippokrates gegen die »*speculationes*« und »*raisonnements*« Galens) und MC 8, 1731,)(4v. Hier spielt Hoffmann hochdosierte, chemische Arzneimittel, namentlich nicht auf den

bloß »unvernünfftige[n] Empirie und Pfuscherey«.[40] Bloße, unreflektierte Empirie ist bei Hoffmann pejorativ belegt.

Empirische Datenerhebung und diskursive Fixierung, Beobachten bzw. Experimentieren und Aufschreiben sind für Hoffmann untrennbar verbunden und so komplementär aufeinander bezogen, daß sich das Folgeverhältnis umkehrt, insofern die Formen und Techniken diskursiver Fixierung die Aufmerksamkeit des Empirikers lenken. In Hoffmanns medizinischer Methodenlehre wird jener doppelte Imperativ eines »*beobachtet*, schreibt!«[41] grundgelegt, der im weiteren 18. Jahrhundert die Bemühungen der erfahrungswissenschaftlichen ›Naturkündigen‹ prägt.

Was die vorangehenden frühneuzeitlichen Fälle von den Casus der Frühaufklärung bei Hoffmann unterscheidet, sind »*accura*te und vollständige *observationes*«, die deutlich und verständlich, d. h. »wohl *elabori*ret ans Licht« gestellt werden.[42] Zudem deckt Hoffmann die ältere Praxis auf, daß in den *casualia collegia* fingierte *casus* vorgetragen worden seien, um »ausgedachte *hypothese*« zu stützen. Eine solche Lehrart tauge nichts.[43] Bei Hoffmann formieren Beobachten und Schreiben ein rekursives System einander stützender und sich verstärkender Operationen, in deren Zentrum eine umfangreiche Topik steht, die die *observatio* (und das Wortfeld um ›Casus‹) in der Doppeldeutigkeit, Ereignis und Erzählung gleichermaßen zu bezeichnen, determiniert. Die *observatio* bzw. *historia morbi* umfaßt »gewisse requisita«, die sich auf vier Dimensionen beziehen: Erstens auf die »gantze Natur« des Kranken (»*corporis aegrotanis naturam*«), zweitens auf die vollkommene *historia* (»*morbi originem, causas progressum, symptomata, eventum*«), drittens auf die Therapie und die verordneten Medikamente (»*curam, medicamentorum operationem, praeservationem*«) und viertens – endet die Krankheit trotz ärztlicher Kunst

Einzelfall hin abgestimmte Universalheilmittel (»*panaceas* und *universalia*«) gegen die Diätetik eines »vernünftigen *Medicum*« aus, der die individuellen Umstände seines Patienten berücksichtigt.

40 MC 4 (1724),):(3r. Vgl. MC 9 (1732),)(3r f., wo Ärzte dafür gelobt werden, daß sie »nicht *empirice*, sondern *methodice*« kurieren, weil sie zu »*observi*ren und [zu] *mediti*ren« gelernt hätten. Ein jeder »*Medicus*« wolle im Ruf stehen, »daß er nicht *empirice curir*e, sondern unter die *rationales* gehöre«. Dazu gehöre freilich »gesunder und ausgeübter Verstand« und Wissen um die »Ordnung der Natur«.

41 Wezel: »Über die Erziehungsgeschichten« (wie Anm. 37), 43.

42 MC 1, 1721,)()(2v, und MC 5, 1726,)(3r.

43 MC 5, 1726,)()()(2v. Vgl. MC 6, 1728,)(3v, wo Hoffmann dazu auffordert, »vollkommene *observationes*« in Buchform zu sammeln und dem »*publico*« zu kommunizieren. Solchen Sammlungen stellt Hoffmann Bücher entgegen, die »viele nichtswürdige, und von den *Auctoribus* leider *fingi*rte« Beobachtungen enthielten.

tödlich – auf den Sektionsbefund (»*sectionem defunctorum*«). Die Topik des »vollständige[n] und mit allen Umständen beschriebenen[n] *casus*«, die hier entwickelt und von späteren Ärzten in der Hoffmann-Nachfolge noch weiter ausdifferenziert wird, umfaßt knapp fünf Seiten.[44] Zwar ist zurecht herausgestellt worden, daß die *historia morbi* seit alters her als medizinische Textsorte verbreitet war (Hippokrates) und gerade auch im Zuge des Neohippokratismus des 17. Jahrhunderts programmatisch eingefordert worden ist. Doch machte Sydenham nur wenige, allgemeingehaltene Aussagen zur Krankheitsgeschichte, forderte allerdings auch, die »geringsten [...] Erscheinungen der Krankheiten deutlich und der Natur gemäß« wie ein getreuer Maler nachzuahmen.[45] Boerhaave unterteilte die *observatio* nur knapp in die »historiâ morbi« selbst, die »Aufzählung alles dessen, was nützt oder schadet«, und in den Autopsiebericht.[46] Eine ausführliche Topik der Krankengeschichte hingegen bietet erst Hoffmann, die sich bei Büchner schließlich zu einer vollständigen Poetik der Gattung ausweitet.[47]

Zwei Disziplinen der unteren Fakultät flankieren den Innovationsschub in der Arzneiwissenschaft, und zwar die Rhetorik, insofern sie paßgerechte Diskurskompetenz anbietet, und die neugegründete Ästhetik, insofern sie die Verbesserung der sinnlichen Erkenntnis und ihrer Darstellung proklamiert.

In der 1725 publizierten, überaus einflußreichen *Anweisung zur verbesserten Teutschen Oratorie* geht deren Verfasser z. B. alle »Aemter und Stände« durch, um jedem Berufszweig insbesondere den »grossen Nutzen« der Rednerausbildung anzupreisen. Für den Arzt sei die Rhetorik gleich doppelt nützlich, insofern ein Medicus, »[...] die Oratorie nicht nur brauchen [kann], wenn er dem Patienten die bittere Arzeneyen durch süsse Worte einschwatzet; sondern vornehmlich«, und das ist in unserem Kontext entscheidend, »wenn er von der Beschaffenheit der Kranckheit einen Bericht aufsetzen soll.«[48]

44 MC 1, 1721,)()(2v–)()(4v.

45 Sydenham: *Observationes medicae* (wie Anm. 10), 3.

46 Boerhaave: *Aphorismi* (wie Anm. 10), lat. 3, § 11; dtsch. ders.: »Aphorismen« (wie Anm. 10), 18, § 11. Vgl. Goldmann: »Kasus – Krankengeschichte – Novelle« (wie Anm. 3), der in der »Reihe von Anleitungen zum richtigen Schreiben einer Krankengeschichte« (38), in der Hoffmann fehlt, m. E. jedoch zu stark auf Kontinuität setzt.

47 Dazu ausführlich Verf.: »›Die Geschichte bestehet in einer Erzählung‹« (wie Anm. 2).

48 Friedrich Andreas Hallbauer: *Anweisung zur verbesserten Teutschen Oratorie nebst Vorrede von den Mängeln der Schul-Oratorie*. Jena 1725, 208.

Vor allem aber wird die von den Empiriorationalisten der Frühaufklärung geforderte Fähigkeiten, aufmerksam zu beobachten, das Beobachtete nach Maßgabe der Urteilskraft einzuordnen, zu verallgemeinern, bezeichnen und verschriftlichen zu können, in der neugegründeten Ästhetik systematisch trainiert. Die von Alexander Gottlieb Baumgarten (1714-1762) und Georg Friedrich Meier (1718-1777) im Rahmen der empirischen Psychologie entfaltete Ästhetik ist als »Wissenschaft der sinnlichen Erkenntnis und Darstellung«[49] verstanden u.a. darauf angelegt, die Sinne und ihre Aufmerksamkeit zu schärfen (§§ 534 ff.), die Urteilskraft (*iudicium*, §§ 606 ff.) zu bilden und das Bezeichnungsvermögen (*facultas characteristica*, §§ 619 ff.) zu perfektionieren. Die *artes sentiendi, attendi, diiudicandi* und *signandi* gehören für Baumgarten in den Bereich der empirischen, der kritischen bzw. der bezeichnenden Ästhetik[50], d.h. zu jenen Teilen der Ästhetik, die der Vervollkommnung der äußeren und inneren Sinne sowie der unteren Erkenntnisvermögen überhaupt gewidmet sein sollten. Hier sollten die Sinne durch Training geschärft und geschickter gemacht, die Aufmerksamkeit gelenkt, die Konzentration gestärkt, die Urteilskraft gebildet und die sprachliche bzw. schriftliche Darstellung gelehrt werden.[51] So verstanden ist die Ästhetik sehr präzise auf die von Hoffmann entfaltete empiriorationalistische Methodenlehre beziehbar.

Die ›Fälle‹ selbst sind relativ heterogen. ›Casus‹ bezeichnet zunächst die durchnumerierte Einheit eines Vorgangs, in dem ein *Casus* im Sinn eines sich ereigneten Geschehens auf ganz unterschiedliche Weise zur Darstellung gebracht werden kann. Da es sich bei einer Anzahl der von Hoffmann gesammelten *Casus* meist um Vorgänge handelt, in denen die Medizinische Fakultät als Gutachterinstanz in Rechtsfällen konsultiert wird, kann es sich um die Zusammenstellung mehr oder weniger unbearbeiteter Auszüge aus der Inquisitionsakte selbst handeln oder aber um eine bearbeitete, narrativ mehr oder weniger verdichtete und institutionell gerahmte Fallerzählungen. Der Bearbeitungsgrad dessen, was jeweils als ›Casus‹ präsentiert wird, variiert: »Casus I« in der 1. Dekurie

49 »Scientia sensitive cognoscendi et proponendi est AESTHETICA«. Alexander Gottlieb Baumgarten: *Metaphysica* [7. Auf. 1779]. In: Ders.: *Texte zur Grundlegung der Ästhetik*. Hg. Hans Rudolf Schweizer. Lateinisch-Deutsch. Hamburg 1983, § 533, 16 f.

50 Vgl. den Auszug aus Baumgartens »Philosophia Generalis § 147 I«, ebd., 73-78.

51 Lorraine Daton: *Eine kurze Geschichte der Aufmerksamkeit*. München 2000, beschränkt ihre Ausführungen auf »kognitive Leidenschaften wie Staunen und Neugier« (12) und läßt die präzise philosophische bzw. ästhetische Fassung der Aufmerksamkeit im Rahmen der Erfahrungspsychologie seit Wolff außer acht.

des 1. Teils z.B. stellt zunächst den Vorgang vor, in dem der *Casus* einer Arsenvergiftung eines gewissen Sempronius – in diesem Fall ist der Name fingiert, das muß aber nicht sein – vorgestellt wird, zu dem die Fakultät um ein »*Judicium* und Gutachten« ersucht wird. Dann erfolgt die Fallerzählung: »Ein Mann von 56. Jahren [...]« usw. hat von »seiner Tochter eine *chocolade* praesentiret« bekommen. Neun Stunden später war Sempronius tot. Da das vergiftete Opfer nicht seziert wurde, was beklagt wird, können im Anschluß daran nur die »Umstände« erwogen und daraus »der Vernunft und Erfahrung gemäße *conclusiones*« gemacht werden, dahingehend – so schließt das Gutachten –, daß Sempronius eher an dem in der Schokolade verabreichten Gift als aus anderen Gründen gestorben sei. Auch »Casus II«, der sich um einen Kindsmordfall dreht, ist aus den Gerichtsakten, u.a. eine »*relatione* medica« und »das *attestatum* Medici« (unter Angabe der jeweils herangezogenen Folioseiten) zu einem kohärenten Text aufbereitet, in dem auf eine kurze Fallschilderung eine ausführliche Diskussion der Todesursachen des Neugeborenen folgt. Ganz anders aufgebaut ist dagegen »Casus III«, der ebenfalls einen Kindsmord zum Gegenstand hat. Der *Casus* ist zweigeteilt und enthält zunächst ein namentlich gezeichnetes *Attestatum Medicorum & Chirurgi* bzw. *Relation* und im Anschluß daran das *Responsum* der Halleschen Fakultät, das eingangs aus der eingelieferten Gerichtsakte einen knappen Fallbericht destilliert und anschließend an diesen *Casus* genannten Textteil die Todesursachen diskutiert. »Casus IV« hingegen, in dem ein 20jähriger Mann angeklagt ist, in einem Anfall von Melancholie ein Kind erschlagen zu haben, verbindet ein kohärentes *Responsum* mit dem Abdruck eines Verhörprotokolls. »Casus V« in der 1. Dekurie des 8. Teils enthält 1.) die *species facti* einer Schlägerei, in deren Folge Infortunatus verstorben ist, 2.) das Protokoll der behandelnden Ärzte, 3.) einen Sektionsbericht und 4.) das *Responsum* der Fakultät, das nach einer Fallrekonstruktion die Todesursache diskutiert. Nur in einem der von mir ausgewählten Fälle handelt es sich bei dem *Casus* nicht um einen forensischen Vorgang. »Casus IV« der 5. Dekurie des 8. Teils enthält einen zweiteiligen Melancholie-Fall: Zunächst Anschreiben des behandelnden Arztes und *Historia morbi*, anschließend *Responsum cum Consilio*, worin die Krankengeschichte in den wesentlichen Punkten wiederholt und ein Therapieplan entwickelt wird, abschließend eine »Nachricht« über die erfolgte Besserung.

Kurz: 1.) *den* ›Casus‹ gibt es nicht, sondern es treten unter dieser Sammelbezeichnung ganz unterschiedliche Gestaltungsformen auf. Übrigens funktionieren die *Casus*, die Stahl abdruckt, wiederum ganz anders. 2.) die Fallerzählung selbst steht nie allein, sondern sie ist stets funktional eingebunden in einen bestimmten perspektivierten Vorgang, sei es die Relation gerichtlicherseits, sei es das *Responsum* medizinischerseits.

2. Experiment, Beobachtung Selbstbeobachtung

Rationalismus und Empirismus sind in der ersten Hälfte des 18. Jahrhunderts also keine konkurrierenden Erkenntnismodelle, vielmehr gehen Vernunft und Erfahrung epistemologische Verbindungen ein. Das von Kant geschürte Vorurteil, Wolff sei Dogmatiker und Rationalist gewesen, ist durch neuere Forschungen zugunsten der Einsicht zurechtgerückt worden, daß für Wolff die Erfahrung als der entscheidende Prüfstein seines philosophischen Systems galt. Wolff beruft sich auf das systematische Zusammenwirken von Erfahrung und Vernunft im Erkenntnisprozeß, insofern einerseits die Vernunft die Erfahrungen verknüpft und anderseits sich die Vernunftschlüsse an der Erfahrung bewähren müssen.[52] Es geht hier um die Korrelation zwischen apriorischem und aposteriorischem Weg der Erkenntnisgewinnung, bei der Induktion und Deduktion nicht zu trennen sind, sondern in einem wechselseitigen Bedingungsgefüge stehen, so daß die Erfahrung als Hilfe und Regulativ der Begriffsbildung, umgekehrt die Vernunft als Schlüssel empirischer Datengewinnung fungiert.[53] Begriffsbildung geschieht durch Apprehension, d. h. Zusammenfassung sinnlicher Wahrnehmungen, die durch äußere oder innere Sinne vermittelt worden sind. Empfunden werden entweder äußere Dinge mithilfe der fünf *sensus exteriores* (*tactus*, *visus*, *auditus*,

52 Hans Jürgen Engfer: *Empirismus versus Rationalismus. Kritik eines philosophischen Schemas*. Paderborn u. a. 1996, zu Wolff, 268-283, bes. 274 ff. Zur Rolle von Erfahrung bzw. Experiment in Wolffs Naturphilosophie vgl. Wolfgang Röd: In: Ders.: *Die Philosophie der Neuzeit*. »2: Von Newton bis Rousseau«. München 1984 (= *Geschichte der Philosophie*, 8), bes. 249 f. Daß Wolff »der Erfahrung eine ganz erhebliche Rolle innerhalb seiner Philosophie im engeren und seiner Wissenschaftskonzeption im weiteren Sinn eingeräumt« hat, betont Lothar Kreimendahl: »Empiristische Elemente im Denken Christian Wolffs«. In: *Christian Wolff und die europäische Aufklärung. Akten des 1. Internationalen Christian Wolff-Kongresses, Halle (Saale), 4.-8. April 2004*. Hg. Jürgen Stolzenberg, Oliver-Pierre Rudolph. Bd. I: *Plenums- und Abendvorträge*. Hildesheim, Zürich, New York 2007, 95-112, hier: 109.

53 Vgl. Ernst Cassirer: *Das Erkenntnisproblem in der Philosophie und Wissenschaft der neueren Zeit*. Zweiter Band. Bearb. Dagmar Vogel. Hamburg 1999 (= *Gesammelte Werke. Hamburger Ausgabe*, 3), 161 im Blick auf die Begründung einer Theorie des Erfahrungswissen in Tschirnhaus' *Medicina mentis* (1687, 21695), die Wolff nachhaltig prägen sollte.

olfactus, gustus) und ihrer technischen Erweiterungen oder innere Gemütsvorgänge durch *sensus interiores* und ihrer introspektiven Schärfungen.[54]

Die Taxonomie der Sinne führt zu einer Einteilung unterschiedlicher Modi empirischer Datengewinnung, wie exemplarisch an der Ausdifferenzierung des Erfahrungsbegriffs in der methodologischen »Einleitung« von Krügers 1756 publiziertem *Versuch einer Experimental-Seelenlehre* gezeigt werden kann.

Wie bei Hoffmann ist empirische Erkenntnisgewinnung auch bei Krüger eingebettet in den lutherischen Erkenntnispessimismus einer postlapsalischen Anthropologie. Hoffmann z. B. spricht vom »elende[n] und nach dem kläglichen Sünden-Fall an Seele, Leib, Verstand und Gemüthe gantz verdorbene[n] Mensch[en]«.[55] Der Sündenfall zerrüttet auch die menschliche Erkenntnisfähigkeit; seither, heißt es bei Krüger, sei dem Menschen das Gesetz auferlegt, »die Welt durch die Erfahrung kennen zu lernen.«[56] Die »Einschränkung unseres Verstandes« wird durch die »Erfahrung, die […] eine Erkenntnis [ist], die man durch die Sinne erhält«, kompensiert. Das Wechselspiel von Vernunft und Erfahrung, die bei den ›vernünftigen Ärzten‹ insgesamt als die »beyden Grundsäulen aller menschlichen Erkenntnis« angesehen werden[57], wird wie letztlich bei Hoffmann zugunsten der Empirie entschieden, insofern Krüger mit genealogischen Metaphern die Vernunft als »Tochter der Erfahrung«, die Erfahrung als »Mutter der Vernunft« bezeichnet und ansonsten den Vorrang des aposteriorischen vor dem apriorischen Weg der Erkenntnisgewinnung in verschiedenen literarischen Vergleichen illust-

54 Zur Einteilung des Sinns in ›sensus externus‹ und ›sensus internus‹ bzw. äußerliche und innerliche Sinne vgl. Zedler (wie Anm. 25) Bd. 1 [1732], s. v. »Aisthesis, oder Sensus«, 888; bzw. Johann Georg Walch: »Sinnen«. In: Ders.: *Philosophisches Lexicon*. Leipzig 1726, Bd. II, 2365-2373; sowie: Eckart Scheerer: »Sinne, die«. In: *Historisches Wörterbuch der Philosophie*. Hg. Joachim Ritter, Karlfried Gründer. 13 Bde., Bd. 9: Se-Sp. Darmstadt 1995, 824-869, bes. 838 ff., wo das ›weite Feld‹ der inneren Sinne bzw. ›sensus interiores‹ behandelt wird.

55 MC 1, 1721,)(2v.

56 Johann Gottlob Krüger: *Versuch einer Experimental-Seelenlehre*. Halle, Helmstädt 1756, 5.

57 Vgl. Andreas Elias Büchner: »2. Abschnitt. Von den Regeln, welche man bey denen medicinischen Versuchen zu beobachten hat, anbey von der Erfahrung, und dem Gebracht der Vernunft in der Arzneigelahrheit«. In: Ders.: *Der vernünftig rathende und glücklich curirende Medicus*. 2 Bde. Erfurt 1762/65, hier: Bd. II, 136 ff.: »Ein wahrer Arzte muß die Erfahrung mit der Vernunft, und diese mit jener verbinden«, 163.

riert, in denen sich über reinen Rationalismus lustig gemacht wird: »Sind also nicht diejenigen, welche mit gänzlicher Hindansetzung aller sinnlichen Begriffe bloß der Vernunft folgen wollen, denen Kindern ähnlich, welche zu fahren hoffen, wenn sie in einem unbespannten Wagen die Sprache des Fuhrmanns nachmachen.«[58] Anders als die zeitgleiche Ästhetik, die den Sinnen nur eine untere Erkenntnisfähigkeit zuspricht, gibt Krüger die Unterscheidung zwischen einer inferioren und einer superioren Gnoseologie auf, wenn er z. B. fragt: »Allein, was haben den die armen Sinne gethan, daß ihre Vorstellungen undeutlich seyn sollen. Zeigt doch einem Philosophen etwas durch ein gutes Vergrößerungsglas, und fragt ihn, ob er es sehe. O! ja, wird er antworten, ich sehe es recht deutlich.«[59]

Für eine empirische Psychologie bieten sich für Krüger zwei Wege der Datengewinnung an, »die Seele durch die Erfahrung kennen zu lernen, nemlich vermittels der innern und der äußern Sinne.«[60]

Während der Begriff der ›äußeren Sinne‹ auf der Hand liegt, ist es für das 18. Jahrhundert schwer zu fassen, was mit ›inneren Sinn‹ gemeint ist.[61] In der *Experimental-Seelenlehre* kommt Krüger nur kurz auf die ›in-

58 Ebd., 4. »Ohne dieselbe [= Erfahrung] ein Naturlehrer werden zu wollen, heißt zur Befriedigung seiner Neubegierde eine Reise mit verbundenen Augen unternehmen.«

59 Ebd., 70. Wie später für Kant jede Vorstellung, egal, ob sie nun sinnlicher oder intellektueller Herkunft sei, entweder deutlich oder undeutlich sein könne, verwirft auch Krüger die Wolffianisch-Baumgartensche Unterscheidung von unterer Sinnen- und oberer Verstandeserkenntnis: »Man bekömmt also klare Begriffe von den Merkmalen des Gesichts [wenn man sich im Spiegel anschaut; C. Z.], und wer klare Begriffe von den merkmalen einer Sache hat, dessen Begrif [!] ist deutlich.« (Ebd., 70) Vgl. Clemens Schwaiger: »Kants Apologie der Sinne. Die Erfindung der ›transzendentalen Ästhetik‹ im Kontext ihrer Zeit«. In: *Kants Grundlegung einer kritischen Metaphysik. Einführung in die ›Kritik der reinen Vernunft‹*. Hg. Norbert Fischer. Hamburg 2010, 51-64, bes. 55 f. Krüger nimmt hier also »Kants Kritik an der schulphilosophischen Definition der Sinnlichkeit als Verworrenheit« vorweg.

60 Krüger: *Experimental-Seelenlehre* (wie Anm. 56), 13.

61 Das Wortfeld ist relativ diffus und umfaßt den ›sensus communis‹ (Gemeinsinn), den ›moral sense‹ oder den ›sensus internus‹ sowie volkssprachliche Äquivalente wie ›innere Empfindung‹, ›sens intérieur‹ oder ›sens intime‹ bis hin zu Begriffen wie ›Selbstgefühl‹. Undeutlich ist, ob der Begriff im Plural (›sensus interiores‹) oder Singular (›sensus interior‹) zu gebrauchen ist. Abgrenzungen zu ›Selbstbeobachtung‹, ›innere Erfahrung‹, ›Introspektion‹ oder ›intuitive Selbstgewißheit‹ scheinen fließend. Vgl. Rudolf Behrens: »›Sens intérieur‹ und meditierende Theoriesuche. Jacob Heinrich Meisters *Lettres sur l'imagination* (1794/1799)«. In: *Prägnanter Moment. Studien zur deutschen Literatur der Aufklärung und Klassik*. Fs. f.

neren Sinne‹ zurück, insofern man sich »das, was in unserer Seele selbst befindlich ist«[62], vorstellen könne. Wie immer man sich diese Art von »epistemischer Selbstbeziehung«[63] auch zu denken hat, sie wird als Weg empirischer Datengewinnung nur kurz angesprochen und ungünstig bewertet. Die Philosophien haben den schweren Weg, durch den inneren Sinn die Seele kennenzulernen, zwar »rühmlich« betreten, doch hätten sie, wie ironisch kommentiert wird, »mehr dabey entdeckt [...], als man vielleicht zu entdecken vermögend ist.«[64] Kurz: Psychologischer Erkenntnisgewinn durch ›sensus interiores‹ steht unter Spekulationsverdacht. Das ist auch der Grund, warum der Modus der Selbstbeobachtung, der in der spätaufklärerischen Spielart der *Psychologia empirica*, d.h. der Erfahrungsseelenkunde bei Karl Philipp Moritz (1756-1793), eine so entscheidende Rolle spielen wird[65], bei Krüger übergangen wird. Dagegen spielt die aus der Seelenlehre »aus Uebereilung verbannete Physiognomie«[66] bei der methodologischen Ausfaltung der Observationen eine Rolle.

Der Königsweg der empirischen Psychologie führt über die ›äußeren Sinne‹. Hierbei werden zwei Operationsmodi unterschieden: »Wahrnehnung« und »Versuch« bzw. »*observationes et experimenta*«. Während zur Beobachtung nur »gesunde Sinne, Aufmerksamkeit und allenfalls ein Mittel erfordert [wird], die Sinnen zu schärffen«, ansonsten aber »in der Sache selber, oder in dem Gegenstande, welchen man erkennen will, [nichts] geändert wird«, verhält es sich beim Experiment anders. Beim Experimentieren werden die Sachen vielmehr in Umstände versetzt, »darein sie sonst nicht gekommen sein würden, und dadurch wir die Natur

Hans-Jürgen Schings. Hg. Peter-André Alt u.a. Würzburg 2002, 149-165. Meister hält »in einer Art Verschleifung« die terminologischen Distinktionen offen (155).

62 Krüger: *Experimental-Seelenlehre* (wie Anm. 56), 66. Krügers *Physiologie* (= *Naturlehre* II), 22. Cap.: »Von den innerlichen Sinnen«, 763-781, geht auf die »Materie [...], welche gewiß sehr vielen Schwierigkeiten unterworffen ist«, ein und thematisiert im wesentlichen die Einbildungskraft. Eine eigenständige Studie über diese Thematik ist Desiderat.

63 Manfred Frank: *Selbstgefühl*. Frankfurt a.M. 2002, pass. Franks Erkenntnisinteresse richtet sich auf die Romantik, geht auf die Aufklärung nicht ein und nennt nicht einmal jene Monographie, die seiner im 18. Jahrhundert vorangeht: Michael Ignaz Schmid: *Die Geschichte des Selbstgefühls*. Frankfurt, Leipzig 1772.

64 Krüger: *Experimental-Seelenlehre* (wie Anm. 56), 13f.

65 Vgl. Karl Philipp Moritz: »Aussichten zu einer Experimentalseelenlehre« [1782]. In: Ders.: *Werke*. Hg. Horst Günther. 3 Bde. Bd. 3: *Erfahrung, Sprache, Denken* [1981]. 2. Aufl. Frankfurt a.M. 1993, 85-99 und 759-761 [Varianten], bes. 92f.

66 Krüger: *Experimental-Seelenlehre* (wie Anm. 56), § 5, 14.

zwingen, uns das zu zeigen, was sie sich vorgesetzt hatte für unsern Augen zu verbergen.«[67] Als Instrument geschärfter Beobachtung gelten Krüger Mikroskop und Federwaage, als Mittel experimentaler Anordnung, Dinge in andere Umstände zu bringen, die Vakuumpumpe. »Wird man aber wohl«, fragt er zu Beginn des Kapitels seiner *Experimental-Seelenlehre*, das Beobachtung und Versuch zu unterscheiden lehren wird, »die Geister unter die Luftpumpe bringen, ihre Gestalten durch Vergrößerungsgläser erblicken, und ihre Kräfte abwägen können«?[68]

Ähnlich angelegt ist auch die Unterscheidung im Methodenkapitel von Andreas Elias Büchners *Vernünftigem Medicus*: »Wenn wir demnach in einer Sache etwas erfahren wollen, so lassen wir sie entweder in dem Zustande, darinnen sie sich befindet, oder wir versetzen sie in einen Zustand, darinnen sie vorher nicht war.«[69] Das erste ist eine »Erfahrung in dem engeren Verstande«, für die Büchner in diesem Kontext offenbar anders als Krüger, der von ›Wahrnehmung‹ bzw. ›observatio‹ spricht, ein spezifisches Wort fehlt. Das zweite nennt Büchner einen »Versuch«. »Ein Versuch ist also nichts anders, als eine Erfahrung, welche man erlangt, indem man ein gewisses Ding in einen Zustand setzet, in welchen es von sich selbst nicht gekommen wäre.« Zur Differenzierung zwischen einer »Erfahrung in dem engern Verstande«, d. h. der *observatio*, und dem Versuch bzw. dem »Experiment«, gibt Büchner zwei Beispiele: *Observatio* – will jemand erfahren, ob sein Herz schlage, brauche er nur die Hand auf die Brust legen, »da er sodann das Schlagen des Herzens empfinden wird.« Experiment – will man aber die Bewegung des Herzens, z. B. bei einem Hund, mit eigenen Augen sehen, »so muß er die Brust des Hundes eröfnen, und folglich denselben in einen Zustand versetzen, darinnen er vorher nicht war.« Analog dazu wird als »*medizinische[r] Versuch*«, z. B. im Rahmen der Medikation, der Fall gewertet, daß der Arzt seinem

67 Ebd., 15. Der Satzanfang enthält offenbar eine Korruptel. Es muß statt »Denn wie in dem Versuche nichts in der Sache selber]Denn wie in der Wahrnehmung nichts in der Sache selber« heißen. Ob es sich um einen Flüchtigkeitsfehler des Autors (oder des Setzers) handelt oder um einen Indikator, daß die begriffliche Unterscheidung von Wahrnehmung/Versuch bzw. Observation/Experiment um 1750 noch im Fluß ist, soll hier auf sich beruhen bleiben.

68 Als Emblem des Experiments im 18. Jahrhundert kann daher Joseph Wright of Derbys (1734-1797) Gemälde »An Experiment on a Bird in the Air Pump« (1769) gelten. Das Vakuumexperiment bildet auch das Zentrum des Frontispizes der *Encyclopédie*.

69 Büchner: *Der vernünftig rathende und glücklich curirende Medicus* (wie Anm. 57), Bd. II, 228.

Patienten »ein Arzneimittel eingiebt, um zu sehen, ob dieses demselben werde Hilfe verschaffen«.[70]

Ähnlich wie Krüger, der eine Kasuistik des psychologischen Experiments vorlegt, betrachtet Büchner medizinische Versuche unter einem »doppelten Gesichtspunct«, nämlich »medizinisch und moralisch«[71]. Schon früh werden die Sphären psychologischer und medizinischer Versuche ausdifferenziert, so daß die These, der ›Versuch‹ des 18. Jahrhunderts unterscheide sich grundlegend vom ›Experiment‹ des 19. Jahrhunderts[72], nicht überzeugt. Büchner diskutiert Versuche, die »moralisch böse«, aber »doch sonst medicinisch gut« sein können: »Wenn z. E. ein Mensch«, heißt es in Anspielung an die methodischen Serienexperimente mit Tieren bei Albrecht von Haller in Göttingen, »eine ganze Heerde von Thieren aufopfert, um dieses oder jenes, was er erfunden, durch unzählige Versuche zu bestätigen«.[73] Krüger diskutiert den psychologischen Menschenversuch, läßt aber dagegen die »Stimme der Menschlichkeit«[74] Einspruch erheben und spielt zwar Versuche mit Verbrechern und Tierexperimente durch, substituiert jedoch schließlich den durch einen Experimentator durchgeführten Versuch durch den Fallbericht, d. h. durch die schriftlich fixierte Beobachtung solcher Begebenheiten, in denen durch »Zufall«, z. B. durch Unfall, »die Seele durch eine ausserordentliche veränderung des Leibes in einen ausserordentlichen und ungewöhnlichen Zustand gerathen ist, daß man solche billig als Experimente, die mit der Seele angestellt worden sind, betrachten kann.«[75] Die *Experimental-Seelenlehre* erhält einen umfangreichen Anhang mit

70 Ebd. Vgl. den analog aufgebauten, sehr ausführlichen Artikel »Erfahrung« in der *Deutschen Encyclopädie* 8, 1783, 726-731. Der mit »(6)« signierte Artikel stammt laut Sigelliste (ebd., 15, 1790, Vorrede, unpag.: »Namen der Herrn Verfasser«) von Andreas Böhm (1720-1790), Professor der Philosophie und Mathematik an der Universität Gießen. Böhm hatte bei Wolff während dessen Marburger Exil-Zeit studiert.

71 Büchner: *Der vernünftig rathende und glücklich curirende Medicus* (wie Anm. 57), Bd. II, § 38, 231.

72 Vgl. Stefanie Buchenau: »Menschenversuche im 18. Jahrhundert – zwei komplementäre Studien [= Rezension von: Gregoire Chamayou: *Les corps vils*. Paris 2008, und: Nicolas Pethes: *Zöglinge der Natur*. Göttingen 2007]«. In: *Das achtzehnte Jahrhundert* 34 (2010), H. 2, 249-253, hier: 251.

73 Büchner: *Der vernünftig rathende und glücklich curirende Medicus* (wie Anm. 57), Bd. II, 231 f.

74 Krüger: *Experimental-Seelenlehre* (wie Anm. 56), 18.

75 Ebd., 20.

diversen Fallerzählungen, d.h. das Experiment wird durch eine *Casus*-Sammlung substituiert.[76]

3. Das ›Umschmieden‹ des Menschen – die Anthropoetik der ›vernünftigen Ärzte‹

Wir hatten gesehen, daß die *observatio* bei Hoffmann systematisch zweideutig war, und zwar gleichermaßen Ereignis und Erzählung, Beobachten und seine diskursive Fixierung bezeichnete, wodurch eine eigentümliche Umkehr hervortritt. Nicht die Beobachtung wird schriftlich fixiert, sondern die Regeln der Diskursivierung determinieren, was beobachtet wird. Das ›Faktum‹ ist eben nicht das Gegebene, sondern vielmehr das Gemachte. Für die *observatio* gilt dies auf drei Ebenen.

a) Durch Selektion berichtenswerter Ereignisse wird der ›Krankheitsverlauf‹ hervorgebracht. Wie jeder Historiograph steht auch der Krankheitserzähler vor dem Auswahlproblem, aus dem Wust der Ereignisse nur jene auszuwählen, die zum Krankheitszusammenhang gehören. Ein »aufmerksamer Arzt« muß auf »mancherley Nebendinge[n]« achten, »die vielen andern unerheblich scheinen möchten«, heißt es bei Büchner, der die von Hoffmann aufgestellte Topik einer ›tüchtigen‹ *historia morbi* in einer Anleitung »Von der ordentlichen Einrichtung und Aufzeichnung einer vollständigen Krankheits-Geschichte, und denen sämtlichen dazu erforderlichen Stücken« systematisch zu einer Fallerzählungspoetik ausweitet.[77] Zugleich muß der ›aufmerksame Arzt‹ jedoch »Weitläufigkeit« vermeiden, da es nicht nötig ist, »alle Kleinigkeiten beyzufügen, und ein völliges Tage-Register zu verfertigen«.[78] Die bloße Aneinanderreihung

76 Hierzu vgl. Verf.: »Experimentalseelenlehre und Erfahrungsseelenkunde. Zur Unterscheidung von Erfahrung, Beobachtung und Experiment bei Johann Gottlob Krüger und Karl Philipp Moritz«. In: Ders. (Hg.): *»Vernünftige Ärzte«. Hallesche Psychomediziner und die Anfänge der Anthropologie in der deutschsprachigen Frühaufklärung*. Tübingen 2001 (= *Hallesche Beiträge zur Europäischen Aufklärung*, 19), 173-185; vgl. Nicolas Pethes: *Zöglinge der Natur. Der literarische Menschenversuch des 18. Jahrhunderts*. Göttingen 2007, 143-151; vgl. Tanja van Hoorn: »Stellers Seebär. Ein Anhang zur *Experimental-Seelenlehre* (1756)«. In: *Kleine anthropologische Prosaformen der Goethezeit (1750-1830)*. Hg. Alexander Košenina, Carsten Zelle. In Verbindung mit Ute Pott. Hannover 2011 (= *Bochumer Quellen und Forschungen zum 18. Jahrhundert*, 4), 51-65.

77 Büchner: *Der vernünftig rathende und glücklich curirende Medicus* (wie Anm. 57), Bd. I, 33-92, hier: §5, 44.

78 Ebd., §18, 83.

von Ereignissen ist noch keine Krankengeschichte. Man muß also krankheitsbedeutende und krankheitsunbedeutende ›Kleinigkeiten‹ voneinander zu unterscheiden wissen. Nur was »einigermassen von Erheblichkeit ist«[79], soll mitgeteilt werden. Erzählt wird nur, was sich auf den jeweiligen Krankheitstyp, der durch einen bestimmten Verlauf gekennzeichnet ist, beziehen läßt. Eine jede Krankheit hat nach Büchner eine eigene »Gestalt« und »Ordnung«, d.h. sie entspricht einem »*typum*«.[80] Dieser Krankheitstyp ist das Kriterium, das einen einzelnen Umstand ggf. als ein Symptom sicht- und erzählbar werden läßt. Erst im Deutungsrahmen des Typus wird ein Umstand zum Symptom (oder auch nicht). Der beobachtende Arzt steht vor einem hermeneutischen Zirkel: Um ein bestimmtes Ereignis als Symptom deuten zu können, muß er den Krankheitstyp kennen; der Krankheitstypus ergibt sich jedoch erst aus der erzählerischen Verkettung jener Einzelereignisse, die als Symptome sichtbar, d.h. vom zufälligen Geschehen unterscheidbar geworden sind.

b) Durch die Topik der *historia morbi* wird der Blick des beobachtenden Arztes gelenkt und seine Aufmerksamkeit kanalisiert. Die von Hoffmann für eine ›tüchtige‹ *observatio* herausgestellten ›requisita‹ werden in der Folgezeit zu einem dichten topischen Netz verfeinert. Diese medizinischen Topoi gliedern jedoch nicht nur die Krankenerzählung im Sinn einer Dispositionsvorgabe, vielmehr dienen diese Suchformeln umgekehrt gerade auch der Verschriftlichung vorangehenden Patientenuntersuchung selbst als Mittel der Aufmerksamkeitslenkung. Der Körper bzw. die Körperfunktionen des Patienten sowie seine psychische und soziale Beschaffenheit werden mit einem Katalog von Suchfragen überzogen, die den ärztlichen Blick lenken und konditionieren.[81] Aufmerksamkeitslenkung bzw. *ars attenda*, d.h. die genaue empirische Bestandsaufnahme, und präzise Protokollierung des Befunds stehen in einem engen, wechselseitigen Konstitutionsverhältnis.

c) Durch die Praxis, mit der eigenen Fallerzählung brieflich um ein *consilium* nachzusuchen, wird der Patient zum aufmerksamen Erforscher seiner selbst trainiert, d.h. sein ›sensus interior‹ geschärft. Zwar war Introspektion bzw. Selbstbeobachtung durch ihre Affinität zum ›inneren Sinn‹ als Mittel empirischer Datenerhebung in Krügers *Experimental-Seelenlehre* an den Rand gedrängt worden, sie kehrt jedoch ironischer-

79 Ebd.

80 Ebd.

81 Vgl. das klassisch gewordene Werk von Michel Foucault: *Die Geburt der Klinik. Eine Archäologie des ärztlichen Blicks* [frz. 1963]. Frankfurt a.M. 1973.

weise infolge einer immer feiner gewebten Topik der *historia morbi* unerwartet im Rahmen der brieflichen Konsultation des Arztes durch seinen Patienten zurück.

Johann August Unzer, der im dänischen Altona eine gutgehende Praxis unterhält, berichtet in seiner Zeitschrift *Der Arzt* davon, daß viele Personen wegen ihrer besonderen Krankheiten mit ihm »correspondiren«, um sich seines »schriftlich zu ertheilenden Bedenkens und Raths zu bedienen«.[82] Da die eingesendeten Berichte jedoch meist zu »verworren, dunkel und unzulänglich« sind, ihn über die Krankheit ins Bild zu setzen, und weil es sich entweder bei Personen höheren Standes nicht schickt, über »solche Unachtsamkeit« Klage zu führen, oder bei großer Entfernung mancher Korrespondenz auch einfach nicht möglich ist, um weitere Erläuterungen zu bitten, schärft Unzer seinen Lesern geradezu eine Art von ärztlicher »Beichtformel«, d.h. ein »Formular« ein, nach dem der Patient seinen Krankenbericht abzufassen hat. Diese »medizinische[n] Inquisition«, wie Unzer sie ironisch bezeichnet, umfaßt einen Katalog von zunächst 16, später 20 Fragen.[83] Unzer verpflichtet jeden Kranken darauf, sich, »ehe er eines entfernten Arztes Rath einholet, [sich] um die Regeln zu bekümmern, wie ein Krankenbericht an einen Arzt ordentlich einzurichten sey, damit er in Stand gesetzt werde, seinen Rath und seine Bedenken gründlich abzufassen.«[84] Die Aussagekraft eines solchen Krankenberichts wird dabei von Unzer mit Verve gegen die »Charletanerey«[85] der Harnschau und andere Methoden der älteren medizinischen Semiotik ausgespielt. Im Rahmen dieser schriftlichen Konsultationspraxis wird der Patient also genötigt, nach Maßgabe der formularen Topik zum Beobachter seiner selbst zu werden. Er wird sich »durch eigene aufmerksame Beobachtung seiner Natur, seiner Lebensordnung und seiner Empfindungen beym ersten Ursprunge und beym Fortgange der Krankheit immer geschickte zu machen suchen, dem Arzte die Erläuterungen, die er bedarf, mitzutheilen.«[86] Es ist nicht die

82 Johann August Unzer: *Der Arzt. Eine medizinische Wochenschrift.* 12 Tle. Hamburg 1759-1764, hier: 7. Tl., 1762, 160. St., 61-64, hier: 62. Zu Unzers Zeitschrift vgl. Matthias Reiber: *Anatomie eines Bestsellers. Johann August Unzers Wochenschrift* Der Arzt *(1759-1764).* Göttingen 1999 (= *Das achtzehnte Jahrhundert. Supplementa*, 8)

83 Unzer: *Der Arzt* (wie Anm. 82) 1. Tl., 1759, 9. St., 129-144, bes. 135-137. Der Katalog von 1759 enthält 16 (ebd., 137 f.), derjenige von 1762 20 Fragen, vgl. *Der Arzt* 7. Tl., 1762, 160. St., 62-64.

84 Unzer: *Der Arzt* (wie Anm. 82) 7. Tl., 160. St., 62.

85 Unzer: *Der Arzt* (wie Anm. 82) 1. Tl., 9. St., 132.

86 Ebd., 139.

kirchliche Beichte, nicht der pietistische Erweckungsbericht und nicht das empfindsame Tagebuch, das die subjektiven Tiefen eines vorromantischen Selbst ausgräbt, es sind vielmehr diätetische Fragen wie diese: »11. Welche Gemütsbewegungen beherrschen ihn? und wie faßt er sich darinn?«[87], die die selbstreferentiellen Schleifen modernen Selbstgefühls hervorbringen.

87 Unzer: *Der Arzt* (wie Anm. 82) 7. Tl., 160. St., 63. Die zuletzt wieder vertretene These, daß »the personal observational narrative« die ›Erweckungsgeschichte‹ der religiösen Dissenter ›säkularisiere‹ (Johanna Geyer-Kordesch: »Spiritual Narrative and the *Magazin zur Erfahrungsseelenkunde*. Context and Controversy«. In: *»Fakta, und kein moralisches Geschwätz«* [wie Anm. 3], 213-246), ist für Moritz oder Lavater gewiß plausibel, schon Rousseau macht als Vorbild des Tagebuchs der »Erforschung [s]einer selbst« freilich ein anderes Modell geltend, und zwar das naturkundliche Protokoll: »Ich führe an mir ähnliche Messungen durch, wie sie Naturforscher verrichten, die täglich den Zustand der Luft beobachten.« (Jean-Jacques Rousseau: *Träumereien eines einsamen Spaziergängers* [frz., posthum 1782]. Hg. Jürgen von Stackelberg. Stuttgart 2003, 14 und 16). Dieser Spur sollte die weitere Forschung folgen.

Maximilian Bergengruen

Herkunft als Bedrohung

Verfolgungswahn und Vererbung in Ludwig Tiecks *Der blonde Eckbert*

In der Forschung ist immer wieder darauf hingewiesen worden, dass dem Leser in Ludwig Tiecks *Der blonde Eckbert* (ED 1797) verschiedene Lesarten angeboten werden, die auf den ersten Blick streng voneinander getrennt scheinen, sich aber bei näherem Hinsehen als indifferent erweisen.[1] In einem ersten Schritt soll in diesem Aufsatz eruiert werden, worin die verschiedenen Lesarten bestehen und wie sie miteinander verbunden sind (I), bevor eine besondere, nämlich die des (zeitgenössisch zu denkenden) Verfolgungswahns (II), herausgehoben und auf ihre hereditären (III) und kindheitsmemorialen Aspekte (IV) befragt wird; all dies unter besonderer Berücksichtigung der romantischen Allegorie (V), innerhalb deren die verschiedenen Lesarten angeboten werden.

I. Die ersten beiden Lesarten: Das Wunderbare und ›Das Leben ein Traum‹

Wie im Folgenden zu zeigen sein wird, bietet der *Blonde Eckbert* drei Lesarten an: erstens eine wunderbare, innerhalb deren alles Dargestellte, auch und besonders das Übernatürliche, so passiert ist, wie es beschrieben wurde, zweitens eine universale psychologische, innerhalb deren alles Dargestellte nur ein Fiebertraum eines Wahnsinnigen war – und drittens eine zweite, engere, psychologische Lesart, innerhalb deren davon ausgegangen wird, dass die Realität durch Eckbert in der Wahrnehmung imaginär überformt wird.

1 So z.B. Ulrike-Christine Sander: »Tiecks ›Der blonde Eckbert‹ – Alptraum der Indifferenz«. In: *Schiller-Jahrbuch* 48 (2004), 117-142, bes. 125-132; ähnlich auch Maria Tartar: »Unholy Alliances. Narrative Amiguity in Tieck's ›Der blonde Eckbert‹«. In: *Modern Language Notes* 102 (1987), 608-626. In diesem Aufsatz kann keinesfalls die gesamte Eckbert-Literatur erschöpfend behandelt werden. Einen Literaturüberblick bietet Achim Hölter: »Über Weichen geschickt und im Kreis gejagt. Wie Tiecks ›Blonder Eckbert‹ den modernen Leser kreiert«. In: *Die Prosa Tiecks*. Hg. Detlef Kremer. Bielefeld 2005, 69-94, hier: 69-82; 91-94 (Bibliographie).

Ich beginne die Untersuchung mit einer Skizze der wunderbaren Lesart des *Blonden Eckbert*, also einer Lektüreweise, die es darauf anlegt, alle Elemente der Handlung streng literal zu verstehen. Bewähren muss sich diese Lesart insbesondere an den märchenhaften und/oder übernatürlichen Momenten, die in Berthas Erzählung,[2] im Gespräch zwischen ihr und Walther und am Ende, d. h. bei Eckberts Wahnsinns-Ausbruch, zu finden sind.

Bertha beginnt den Bericht ihrer Jugenderlebnisse mit dem Hinweis darauf, dass man diesen für ein »Märchen« halten könnte, weil er »sonderbar […] klingen mag«;[3] wiewohl sie selbst um eine nicht-märchenhafte Sichtweise bittet (»nur haltet meine Erzählung für kein Märchen«; T 127). Märchenhafte Motive stellen in ihrer Erzählung die Alte selbst dar, weiterhin der Ort, an dem sich Bertha befindet (in der kompletten »Waldeinsamkeit«), und schließlich die Arbeit, die ihr aufgetragen wird (»ich mußte spinnen«; T 132 f.). Nicht nur märchenhaft, sondern auch wunderbar,[4] das heißt: nicht natürlich erklärbar, ist schließlich der Vogel, der »an jedem Tage ein Ei, in dem sich eine Perl oder ein Edelstein befand« (T 134), legt.[5]

2 Aus Platzgründen konzentriert sich dieser Aufsatz auf die Figur des Eckbert und kann daher das Verhältnis zu dessen Stiefschwester bzw. Frau Bertha sowie deren imaginäre Überformung der Wirklichkeit lediglich streifen. Diese Analyse soll in der gerade entstehenden monographischen Studie mit dem Titel *Der innere Feind. Verfolgungswahn und Vererbung bei Tieck und Hoffmann* nachgeholt werden.

3 Ich zitiere direkt im Haupttext unter der Sigle ›T‹ nach der Ausgabe Ludwig Tieck: *Schriften in zwölf Bänden*. Hg. Manfred Frank u. a. Frankfurt a. M. 1985-1995, Bd. VI.

4 Vgl. zum Verhältnis von Märchen und Wunderbarem Lutz Röhrich: *Märchen und Wirklichkeit*. 5. unveränd. Aufl. Hohengehren 2001, 62-65; Klaus Lindemann: »Vorwort«. In: *Wege zum Wunderbaren. Romantische Kunstmärchen und Erzählungen*. Hg. von dems. Paderborn u. a. 1997, 7.

5 Hierzu Stefanie Kreuzer: »Die unheimliche Verkehrung des Märchenhaften ins Fantastische. Ludwig Tiecks ›Wahninns-Märchen‹ ›Der blonde Eckbert‹«. In: *Der Deutschunterricht* 58 (2006), H. 3, 21-33. Heinz Schlaffer: »Roman und Märchen. Ein formtheoretischer Versuch über Tiecks ›Blonden Eckbert‹«. In: *Ludwig Tieck*. Hg. Wulf Segebrecht. Darmstadt 1976, 444-464, hier: 444-450, macht auf die Differenzen von Tiecks Märchen zum Volksmärchen aufmerksam, indem er die Romannähe unterstreicht. In eine ähnliche Richtung argumentiert auch Martin Swales: »Reading One's Life. An Analysis of Tieck's ›Der blonde Eckbert‹«. In: *German Life & Letters* 29 (1975 f.), 165-174, der vor allem auf die psychologischen Einschübe abhebt, und Otto K. Liedke: »Tiecks ›Der blonde Eckbert‹. Das Märchen von Verarmung und Untergang«. In: *German Quarterly* 44 (1971), 311-316, der den Handlungsverlauf als nicht dem Volksmärchen entsprechend ansieht. Andrea Fischbacher: »Freundschaft und Einsamkeit. Erzähltheoretische Überlegun-

Nicht natürlich erklärbar ist weiterhin die Tatsache, dass Walther den Namen des Hundes, »*Strohmian*«, kennt, der in Berthas Geschichte eine wichtige Rolle spielt, auf den sie sich aber selbst nicht mehr »besinnen« (T 140 f.) kann, den also weder sie noch Eckbert dem Freund haben nennen können.[6]

Märchenhaft ist schließlich das Treffen zwischen Eckbert und der Alten am Ende. Auch hier wird ein Element beschrieben, das sich nicht natürlich erklären lässt, nämlich die behauptete Verwandlung der Alten in Walther und Hugo: »Niemand als ich war dein Freund Walther, dein

gen zu Ludwig Tiecks ›Der blonde Eckbert‹«. In: *Ars et amicitia. Beiträge zum Thema Freundschaft in Geschichte, Kunst und Literatur. Festschrift für Martin Bircher.* Hg. Ferdinand van Ingen, Christian Juranek. Amsterdam 1998, 609-623, hier 611 f., glaubt schließlich in der historischen und persönlichen Individualisierung eine Differenz zum Volksmärchen zu sehen. Paul Wolfgang Wührl: *Das deutsche Kunstmärchen. Geschichte, Botschaft und Erzählstrukturen.* 3. Aufl. Hohengehren 2012, 237-243, sieht hingegen, durch die Alte, eine Nähe zum Frau-Holle-Märchen, während Ingrid Kreuzer: *Märchenform und individuelle Geschichte. Zu Text- und Handlungsstrukturen in Werken Ludwig Tiecks zwischen 1790 u. 1811.* Göttingen 1983, 180 f., ebenfalls in der Figur der Alten, eine Brücke zur magischen Ehe der Sagen und Volksmärchen geschlagen sieht. Zu den zentralen Merkmalen des Volksmärchens, in Verbindung und Abgrenzung zum Kunstmärchen allgemein, vgl. Stefanie Kreuzer: »›Märchenhafte Metatexte‹. Formen und Funktionen von Märchenelementen in der Literatur«. In: *Metaisierung in Literatur und anderen Medien. Theoretische Grundlagen, historische Perspektiven, Metagattungen, Funktionen.* Hg. Janine Hauthal u. a. Berlin 2007, 282-303, hier: 287 f., in Anlehnung an Maxi Lüthi: *Märchen.* Bearb. Heinz Rölleke. 10. Aufl. Stuttgart u. a. 2004, 5; 16-24; und Volker Klotz: *Das europäische Kunstmärchen. Fünfundzwanzig Kapitel seiner Geschichte von der Renaissance bis zur Moderne.* München 2002, 7-30.

6 Zur Namensgebung des Hundes, vgl., formal, Christian Dawidowski: »Anagramm und Selbstbezüglichkeit in Tiecks ›Blondem Eckbert‹«. In: *Euphorion* 102 (2008), S. 91-106; Detlef Kremer: »Einsamkeit und Schrecken. Psychosemiotische Aspekte von Tiecks *Phantasus*-Märchen«. In: Ders.: *Prosa Tiecks* (wie Anm. 1), S. 56-60, und, inhaltlich, Sandra Kluwe: »›Strohmian‹. Über den Namen des Hundes in Tiecks Märchen-Novelle ›Der blonde Eckbert‹«. In: *Wirkendes Wort* 54 (2004), 191-203. Verschiedentlich ist, meist aus einer psychoanalytischen Perspektive, darauf hingewiesen worden, dass das ›Vergessen‹ des Hundenamens bei Bertha eine Form von Verdrängung der Schuld darstellt, die Walther, sozusagen als richterliche Figur, mit der Nennung wieder vor Augen führt (so z. B. Liliane Weissberg: »Wiederholungen«. In: *Erinnern und Vergessen in der europäischen Romantik.* Hg. Günter Oesterle. Würzburg 2001. 177-192, hier 186; Tartar: »Unholy Alliances« [wie Anm. 1], 619). Mit Gerhard Neumann (»Kindheit und Erinnerung. Anfangsphantasien in drei romantischen Novellen«. In: *Jugend – ein romantisches Konzept?* Hg. Günter Oesterle, Alexander von Bohrmann. Würzburg 1997, 81-102) scheint mir jedoch v. a. die Frage wichtig, *warum* Walther den Namen kennt.

Hugo«. Durch den darüber hinaus vorgenommenen Rückbezug der Alten auf die Märchenerzählung Berthas (»Bringst du mir meinen Vogel? Meine Perlen? Meinen Hund?«; T 145), in der sie ja selbst vorkommt, wird diese nachträglich aus ihrer Binnenliterarizität befreit und auf das gleiche Realitätsniveau gehoben wie die Rahmengeschichte.

Wie oben schon gesagt, besteht die hier rekonstruierte wunderbare Lesart darin, all diese märchenhaften oder übernatürlichen Elemente literal zu lesen und mithin deren Existenz in keiner Weise zu bezweifeln oder zu allegorisieren. Zusammenfassend könnte man sagen: Derjenige Leser, der entsprechend Berthas Bitte alle märchenhaften Elemente für nicht märchenhaft nimmt, folgt der genannten wunderbaren Lesart.

Dieser wunderbaren, märchenhaften und/oder übernatürlichen Lesart wird nun eine zweite Lesart gegenübergestellt, die den gleichen Universalitätsanspruch hat wie sie – nur mit umgekehrten Vorzeichen. In ihr wird alles, was beschrieben wird, als nicht-real angesehen, genauer gesagt: als Delirium des Protagonisten.

Dass der Text eine solche Lesweise anbietet, deutet sich bereits an, wenn der Erzähler Eckberts Gefühl Ausdruck verleiht, dessen Leben sei »in manchen Augenblicken [...] wie ein seltsames Märchen« (T 143). Es ist offensichtlich, dass hier ein anderer Märchen-Begriff ins Spiel gebracht wird als der, welcher eben diskutiert wurde. Gemeint ist, dass es sich um etwas Nicht-Glaubhaftes handelt, eine Täuschung oder genauer: eine Derealisierung. Eckbert scheint es so, als blickte er auf seinen »Lebenslauf« zurück (T 143), doch dieser erweist sich plötzlich als Schein und Trug.

Dieses Gefühl der Derealisierung bezieht sich in diesem Augenblick noch nicht auf sein ganzes Leben, sondern nur auf »manche[] Augenblicke[]« (T 143), insbesondere auf die Zeit seit der Erzählung Berthas in Anwesenheit Walthers. Universalisiert wird dieses bisher partiale Gefühl am Ende: »er konnte sich nicht aus dem Rätsel heraus finden, ob er jetzt träume, oder ehemals von einem Weibe Bertha geträumt habe« (T 145). Bei dieser Formulierung handelt es sich um einen variantenreichen Rückgriff auf das die abendländische Philosophie und Literatur prägende Motiv des Lebens als Traum:[7] Nicht nur einige Abschnitte des Lebens,

7 Vgl. zur Diskursgeschichte des Topos vom ›Leben als Traum‹ (Pindar, Walther von der Vogelweide, Calderón, Gryphius, Descartes' Jean Paul, später auch Hofmannsthal) und seiner Nähe zum Topos vom ›Leben als Theater‹: Verf.: *Mystik der Nerven. Hugo von Hofmannsthals literarische Epistemologie des Nicht-mehr-Ich*. Freiburg i. Br. 2010, 149-151, sowie Verf.: »Genius malignus. Descartes, Augustinus und die frühneuzeitliche Dämonologie«. In: *Unsicheres Wissen. Skeptizismus und Wahrscheinlichkeit 1550-1850*. Hg. Carlos Spoerhase u. a. Berlin 2009, 87-108. Dies

also nicht nur die Zeit zwischen der Beendigung der Erzählung Berthas und dem Mord an Walther, wirken am Ende auf Eckbert traumhaft, sondern – wie es im Übrigen in der christlich-historischen Tradition auch vorgesehen ist – das ganze Leben.

Der vollständige Rückgriff auf das Motiv des Lebens als Traum wird durch die Subsumtion der Bertha-Episode unter den Derealisierungs-Verdacht in die Wege geleitet: Auch sein »Weib[] Bertha«, so die Vorstellung Eckberts, könnte nicht gelebt haben, ihre Geschichte also nie erzählt worden sein. Damit wird die größtmögliche Opposition zu der märchenhaften Lesart erzielt: Statt davon auszugehen, dass alles, auch und besonders das Wunderbare, so existiert, wie es beschrieben wurde, wird in dieser Lesart angenommen, dass nichts existiert – außer dem träumenden Ich, wohlgemerkt.

Man könnte nun argumentieren, dass der Rückgriff auf den Topos vom Leben als Traum übergipfelt würde durch einen leicht satirischen Rückgriff auf Fichtes Philosophie des Absoluten Ich. Ein solcher Rekurs ließe sich durch den wichtigsten Philosophen für die Romantik (nicht: romantischen Philosophen) plausibilisieren: Friedrich Heinrich Jacobi. Dieser hatte nämlich behauptet, dass Fichtes Philosophie, zumindest theoretisch, keinerlei Differenz zum Zustand, »*Wahn*-sinnig« oder »*im Traume*« von »*Sinnen*« zu sein, aufweise[8] – und beides gilt ja für Eckbert in besonderem Maße, der am Ende nicht nur sein Leben für einen Traum hält, sondern »*wahnsinnig*« wird, da es um seine »*Sinne* [...] geschehn« ist (T 145; Herv. MB).

Der Erzähler hat einer solchen Interpretation durch eine intern fokalisierte Bemerkung bereits vorgearbeitet: »Oft dachte« Eckbert, »daß er wahnsinnig sei, und sich nur selber durch seine Einbildung alles erschaffe« (T 144). Hier klingt die Fichte-Formulierung, dass die Außenwelt »nichts anderes, als – *alle diese Verhältnisse durch die Einbildungskraft* zusammengefasst«[9] ist, dezent durch. Der Rückgriff befände sich damit

als Präzisierung der Feststellung, dass der *Blonde Eckbert* von einer durch Traumhaftigkeit erzeugten Indifferenz geprägt sei (Sander: »Tiecks ›Der blonde Eckbert‹« [wie Anm. 1], 125-132).

8 Friedrich Heinrich Jacobi: »Brief an Fichte«. In: Ders.: *Werke. Gesamtausgabe.* 7 Bde. Hg. Klaus Hammacher. Hamburg u. a. 1998-2011, Bd. II/1, 209.

9 Johann Gottlieb Fichte: *Fichtes Werke.* Nachdruck der Ausgaben Berlin 1845/46 und Bonn 1834/35. 11 Bde. Hg. Immanuel Hermann Fichte. Berlin 1971, Bd. I, 443. Zur Psychologisierung des Absoluten Ich im ›Blonden Eckbert‹, wenn auch aus anderer Perspektive, vgl. auch Alexander Mathäs: »Self-Perfection – Narcissism – Paranoia. Ludwig Tieck's ›Der blonde Eckbert‹«. In: *Colloquia germanica* 34 (2001), 237-256.

auf der Höhe von Jean Paul, der den zum Fichtianer konvertierten Leibgeber in der *Clavis Fichtiana* sagen lässt, dass »die absolute Realität« nirgends anders zu suchen sei »als bei [...] sich, im reinen, unbedingt kausierenden Ich«.[10] Damit sind alle Elemente einer, für die Jenenser Romantik ja durchaus nicht untypischen, Fremd-Beschreibung der Theorie des Absoluten Ich gegeben.[11]

Unabhängig davon, ob man sich für die allgemeine ›Das Leben ein Traum‹-Variante oder die speziellere Fichte-Satire entscheidet, gilt im Rahmen dieser Lesart für Eckbert, um dessen »Sinne« es, wie gesagt, »geschehen« ist, dass er alles – die Existenz seiner Frau, die Existenz seiner ›Freunde‹ und die Existenz der Alten – im Rahmen eines wahnsinnigen Deliriums imaginiert und außer einem delirierend-absoluten Ich nichts vorhanden und nichts geschehen ist.

Beide bisher vorgestellten Lesarten, die wunderbare und die des universellen Traums/Wahnsinns, schließen sich, wie man abschließend festhalten muss, aus: Entweder ist alles so geschehen, wie es berichtet wurde, oder Eckberts absolut-wahnsinniges Ich hat alles deliriert. Festzuhalten bleibt jedoch, dass sich alle Elemente des Textes widerspruchslos in die eine *und* andere Richtung interpretieren lassen. Lediglich die Tatsache, dass es eine genauso widerspruchslose Alternative gibt, stört die Verabsolutierung der jeweiligen Lesart.

II. Die dritte Lesart der Erzählung: Verfolgungswahn

Bei näherem Hinsehen gibt es noch eine dritte Lesart, die sich zwischen der wunderbaren und der Traum/Wahnsinns-Lektüre einordnen lässt – und das ist die Vorstellung einer imaginären Überformung der wahrgenommenen Realität durch Eckbert. Diese dritte, oder zweite psychologische, Lesart schließt die wunderbar-märchenhafte ebenfalls aus; nur gibt es hier, wie zu zeigen sein wird, einzelne Elemente, die sich nicht widerstandslos in die eine *und* andere einfügen lassen.

10 Jean Paul: »Clavis Fichtiana seu Leibgeberiana«. In: Ders.: *Sämtliche Werke*. 10 Bde. Hg. Norbert Miller. Darmstadt 2000, Bd. III, 1011-1056, hier: 1033.

11 Vgl. zum Anschluss und zur Absetzung der Frühromantik von Fichte die grundlegenden Ausführungen in Manfred Frank: *Unendliche Annäherung. Die Anfänge der philosophischen Frühromantik.* Frankfurt a. M. 1998, 662-949.

Das mit der dritten Lesart angesprochene psychologische Konzept hat seine Heimat im Begriff des Verfolgungswahns.[12] Es handelt sich dabei um eine Krankheit, die in der zeitgenössischen Medizin und empirischen Psychologie diskutiert und ansatzweise kategorisiert wird, aber von ihrer Bestimmung her noch sehr unsicher ist und erst um 1850 ihre institutionelle Heimat im Konzept der Paranoia finden wird.[13]

Ludwig Tieck dürfte auf das Konzept des Verfolgungswahns in seiner Auseinandersetzung mit Karl Philipp Moritz gestoßen sein.[14] Diesem wurde eine diesbezügliche Fallgeschichte mündlich oder vielleicht sogar schriftlich von dem Aufklärer Christian Konrad Wilhelm von Dohm übermittelt (»ist mir von dem Kriegsrath *Dohm* gütigst mitgetheilt worden«). Auf Basis dieser Informationen berichtet Moritz zu Beginn des ersten Bands des *Magazins zur Erfahrungsseelenkunde* über den Fall eines gewissen Klug, der glaubte, »er habe gegen den König von Preussen, oder eigentlich gegen dessen Gesinnungen in Ansehung der Religion, ein Buch geschrieben«. Aus dieser Vorstellung entstand die Idee, »als sei dieser König deshalb höchst ungnädig auf ihn, und thue alles, ihn in seine Gewalt zu bekommen«. Daher fürchtete Klug überall und nirgends

12 Über die Psychopathologie Berthas und Eckberts ist in der Forschung bereits des Öftern gehandelt worden (Z. B. Victoria L. Rippere: »Ludwig Tieck's ›Der blonde Eckbert‹. A Psychological Reading«. In: *PMLA* 85 [1970], 473-486; Bernhard Greiner: ›Patho-Logie des Erzählens. Tiecks Entwurf der Dichtung im ›Blonden Eckbert‹«. In: *Der Deutschunterricht* 39 (1987), H. 1, 111-123; Mathäs: »Self-Perfection« [wie Anm. 9]; der Begriff der Paranoia fällt auch, freilich eher nebenbei, in: Manfred Mittermayer: »Der Zerfall des Ichs im romantischen Märchen. Zu Ludwig Tiecks ›Der blonde Eckbert‹«. In: *Literatur Geschichte des Ich*. Hg. Eduard Beutner. Würzburg 2000, 77-94, hier: 83). Soweit ich sehe, ist dies bisher ausschließlich aus einer ahistorischen psychoanalytischen Perspektive geschehen, welche, wie ich denke, die historische Struktur des Textes nicht erfassen kann. Hier soll nun der Versuch unternommen werden, die Krankheitsmuster streng nach dem historischen Wissensstand zu rekonstruieren.

13 Vgl. ab dieser Zeit Aubrey Lewis: »Paranoia and paranoid. A historical perspective«. In: *Psychological Medicine* 1 (1970), 2-12; Udo Loll: *Nicht-endogene Faktoren in endomorphen Psychosen. Anhang: Die Geschichte der Paranoia*. Hamburg 1988, 136 f.

14 Zum Verhältnis von Tieck und seinem ehemaligen ›Zwillingsbruder‹ Moritz und zur Kenntnis Tiecks von den Inhalten des *Magazins*, insbesondere was den Problemkreis der Melancholie anbetrifft (allerdings unter Nichtbeachtung des Verfolgungswahns), vgl. Ellen Oswald: *Figuren der Melancholie: Ludwig Tiecks ›William Lovell‹ im Kontext von Erfahrungsseelenkunde und Pädagogik*. Bern u. a. 1992, mit Bezug auf Ulrich Hubert: *Karl Philipp Moritz und die Anfänge der Romantik: Tieck, Wackenroder, Jean Paul, Friedrich und August Wilhelm Schlegel*. Frankfurt a. M. 1971.

eine »Nachstellung«. Selbst »Sein Freund«, so glaubte er, »sey bestochen, ihn zu verrathen, und seinen Feinden in die Hände zu liefern«.[15]

Bemerkenswert an diesem Fall ist vor allem die Verbindung von Realität und imaginärer Überformung. Moritz bzw. Dohm halten es für nicht ausgeschlossen, dass der Beginn des Verfolgungswahns ein reeller sein könne, im Falle Klugs: dass dieser tatsächlich eine Schrift gegen den preußischen König verfasst habe.[16] Wichtig ist allein, dass Klugs Vorstellung, er werde verfolgt, sei ihr Ursprung ein realer oder imaginärer, mehr und mehr absolut gesetzt wird, was dazu führt, dass der Patient »Veranlassung« sieht, »niemals wieder Gesellschaft zu suchen, sondern sich fest in seiner Stube einzuschließen«.[17]

Philipp Pinel und Johann Christian Reil, Letzterer im Übrigen in Bezug auf das Fallbeispiel von Moritz,[18] werden in diesem Zusammenhang wenig später – Tieck konnte dies für die zweite, im *Phantasus* abgedruckte, Fassung seiner Erzählung (1812) als Bestätigung sehen – für eine Einordnung des Verfolgungswahns in die Gruppe der »fixen Ideen« plädieren und damit von einer »*partiellen Verkehrtheit des Vorstellungsvermögens*« sprechen.[19] Der Verfolgungswahn zeichnet sich also gerade dadurch aus, dass er nicht vollständig Wahn ist, sondern dass wahnhafte Elemente die ansonsten funktionierende Wahrnehmung und Verständnistätigkeit überdecken bzw. dominieren.

Der oder die Verfolger können, müssen aber, entsprechend dem zeitgenössischen Wissen, nicht aus dem weltlichen Bereich (Justiz, Geheimpolizei, Militär etc.) stammen. Im *Magazin* wird in einer zweiten Fallgeschichte vom »Kaufmann D…s« berichtet, dessen Schicksal als

15 Karl Philipp Moritz: *Gnōthi sauton oder Magazin zur Erfahrungs-Seelenkunde als ein Lesebuch für Gelehrte und Ungelehrte.* 10 Bde. Nördlingen 1986 (= Reprint der Ausgabe 1783-1793), Bd. I, 8 f. Vor dem Hintergrund der literarischen Auseinandersetzung mit diesem Fall ist es vielleicht nicht ganz zufällig, dass der Verfolgungswahn Klugs mit der Niederschrift eines *Buchs* beginnt.

16 Moritz spricht sehr vorsichtig und zurückhaltend von einem »*Vorgeben*«, dass Klug den König in Bezug auf seine religiöse Einstellung gereizt haben könnte – und fügt in einer Fußnote hinzu: »Ob es geschehen sey, weiß ich nicht; denn es kann ja auch leere Einbildung gewesen seyn. Soviel mir bekannt ist, hat man nach seinem Tode weder Original noch Abschrift einer solchen Piece gefunden« (ebd., Bd. I, S. 12; Herv. MB).

17 Ebd., Bd. I, 9.

18 Johann Christian Reil: *Rhapsodieen über die Anwendung der psychischen Curmethode auf Geisteszerrüttungen.* Hg. Frank Löhrer. Aachen 2001 (= ND der Ausgabe Halle 1803), 335 f.

19 Ebd., 306 f.

»*parallel zu der Geschichte des Herrn Klug*« verstanden wird, da er auf dämonischem Wege erleidet, was Klug auf weltlichem erfährt. Der Kaufmann verschanzt sich nämlich nicht nur wie Letzterer in der Stube, sondern schützt seinen Leib zusätzlich mit »einige[n] eiserne[n] Ringe[n]«, weil er »keinen Augenblick Ruhe vor bösen Geistern habe, die ihn Tag und Nacht beunruhigten, ihm schon Lunge und Leber ausgerissen, und grosse Summen aus seiner Haut gelöset hätten, u.s.w.«.[20] Beispiele für diese Art von religiösem Verfolgungswahn findet man z. B. auch in den Ausführungen Thomas Arnolds über »Enthusiastische[n] Wahnsinn«.[21]

Für die zeitgenössische Psychologie ist, dies werden Pinel und Reil später bestätigen, die Einordnung des Verfolgungswahns vollkommen unstrittig. Zeitgenössisch wird, den Vorgaben aus der Spätantike folgend, zwischen »zwey Arten des Wahnsinns« unterschieden: »*Melancholie*« und »*Tollheit (Mania)*«.[22] Der Verfolgungswahn gehört eindeutig in die erste Gruppe, wie Moritz am Ende seiner bzw. Dohms Fallgeschichte festhält: »Man weiß, daß in der *Klugischen* Familie etwas tiefmelancholisches ist«.[23]

Dass auch Eckbert ein Melancholiker ist, daran lässt sein Erzähler keinerlei Zweifel: Er »war«, heißt es in der Erzählung, »heiter und aufgeräumt, nur wenn er allein war bemerkte man an ihm eine gewisse Verschlossenheit, eine stille zurückhaltende *Melancholie*« (T 126; Herv. MB). Diese zurückhaltende Melancholie wird sich durch die nachfolgenden Ereignisse, insbesondere durch die Erzählung seiner Frau, in eine manifeste Form steigern (»er war schon sonst immer *schwermütig* gewesen, weil ihn die seltsame Geschichte seiner Gattin beunruhigte [...]: aber jetzt war er ganz mit sich zerfallen«; T 142; Herv. MB) und im Zustand, »wahnsinnig« zu sein (T 146), enden.

Bemerkenswert ist nun, dass bei Eckbert und »sein[em] Weib«, wie in Moritz' bzw. Dohms Fallgeschichte, ein Rückzug in die »Einsamkeit« beschrieben wird (T 126),[24] der zwar noch nicht explizit aus dem Grunde

20 Moritz: *Magazin* (wie Anm. 15), Bd. I, 26 f.

21 Thomas Arnold: *Beobachtungen über die Natur, Arten, Ursachen und Verhütung des Wahnsinns oder der Tollheit.* Übers. Johann Christian Gottlieb Ackermann. 2 Bde. Leipzig 1784-1788, Bd. I, 228.

22 Ebd., Bd. I, 35. Vgl. hierzu Michel Foucault: *Wahnsinn und Gesellschaft. Eine Geschichte des Wahns im Zeitalter der Vernunft Wahnsinn und Gesellschaft.* 14. Aufl. Frankfurt a. M. 2001, 269-284.

23 Moritz: *Magazin* (wie Anm. 15), Bd. I, 11 (Fußnote) und 16.

24 Zu diesem zentralen Motiv vgl. Karlheinz Hasselbach: »Ludwig Tiecks ›Der blonde Eckbert‹. Ansichten zu seiner historischen Bewertung«. In: *Neophilologus* 71 (1987), 90-101, hier: 91-94.

der Schutzsuche vor verfolgenden Feinden stattfindet, aber doch in direkter Verbindung zur Melancholie steht, aus welcher der Verfolgungswahn, wie gesagt, resultiert.

Ich fahre fort, indem ich das Szenario des Verfolgungswahns im *Blonden Eckbert* rekonstruiere. Verfolgt wird Eckbert von vier Personen: Walther, Hugo, einem Bauern und der Alten. Beginnen wir mit Walther: Nach der Erzählung der Jugendgeschichte seiner Frau durch eben diese beginnt Eckbert unruhig zu werden. Ihn »gereut« jetzt »diese Vertraulichkeit! – Wird er [Walther] sie nicht mißbrauchen? Wird er sie nicht anderen mitteilen? Wird er nicht vielleicht, denn das ist die Natur des Menschen, eine unselige Habsucht nach unsern Edelgesteinen empfinden, und deswegen Plane anlegen und sich verstellen?« (T 140)

Was hier beschrieben wird, ist zu allererst nichts anderes als eine starke Form von Misstrauen. Daraus entsteht eine längere Grübelei: »Es fiel ihm ein, daß Walther nicht so herzlich von ihm Abschied genommen hatte, als es nach einer solchen Vertraulichkeit wohl natürlich gewesen wäre« (T 140). Ob Walther sich wirklich beim Abschied anders verhalten hat, lässt sich über die Erzählinstanz nicht klären. Ein vollkommen anderes Verhalten hat er sicherlich nicht an den Tag gelegt: Er »wünschte«, schreibt der Erzähler, Bertha »mit einem Handkusse eine gute Nacht, und sagte: Edle Frau, ich danke Euch, ich kann mir Euch recht vorstellen, mit dem seltsamen Vogel, und wie Ihr den kleinen *Strohmian* füttert« (T 140).

Halten wir vorderhand fest, dass sich Walther sehr galant und keinesfalls zurückgenommen verhält. Mit dem Handkuss tut er der adligen Form genüge, gleichzeitig versucht er auch diskursiv seine Anteilnahme auszudrücken: »ich kann mir Euch recht vorstellen«. Soweit kein Grund zum Misstrauen.

Gleichzeitig gibt er jedoch auch zu erkennen, dass er den Namen des Hundes, auf den Bertha sich nicht mehr besinnen kann, kennt. Auf dieses Element – den entscheidenden Einspruch gegenüber der psychologischen Lesart – werde ich später noch einmal zu sprechen kommen. Hier soll es mir aber nur auf Eckbert ankommen. Es ist nämlich nicht einfach auszumachen, ob Eckbert bewusst ist, dass Walther hier etwas mitteilt, das er als einfacher Zuhörer ohne Involvierung in das Geschehen nicht wissen kann.

Seine Frau sagt Eckbert nämlich erst wesentlich später, dass Walther den Namen des Hundes eigentlich nicht kennen dürfte (»lieber Mann, fing sie an, ich muß dir etwas entdecken, das mich fast um meinen Verstand gebracht hat«; T 141), aber ob Eckbert dies damals klar war und was er jetzt denkt, wird vom Erzähler verschwiegen: »Eckbert sah seine leidende Gattin mit einem tiefen Gefühle an, er schwieg und dachte bei sich nach, dann sagte er ihr einige tröstende Worte und verließ sie« (T 142).

Fest steht lediglich, dass Eckbert, wie oben ausgeführt, etwas anderes umtreibt, nämlich die Sorge um sein, durch die Heirat mit Bertha erworbenes, Geld und ein daraus resultierender Argwohn gegenüber Walther. Dass daraus ein psychisches Muster entsteht, das sich mehr und mehr über seine Wahrnehmung legt, bestätigt der Erzähler durch einen psychologisierenden Einschub: »Wenn die Seele erst einmal zum Argwohn gespannt ist, so trifft sie auch in allen Kleinigkeiten Bestätigungen an« (T 140 f.).

Da der Erzähler intern fokalisiert (»Eckbert konnte sein Betragen nicht begreifen«), das Funktionieren dieses von ihm beschriebenen psychischen Apparates jedoch zuvor infrage gestellt hat, ist es für den Leser nicht mehr möglich zu unterscheiden, ob es sich im Folgenden um Wahrnehmungen handelt, die auch von anderen bestätigt werden könnte, oder ob Eckbert hier bereits wahnhaft imaginiert. Hierzu gehört die Wiedergabe folgender ›Beobachtung‹ Eckberts: »Walther schien sich nicht viel darum [Berthas Krankheit] zu kümmern, und verließ auch den Ritter ziemlich gleichgültig« (T 141). Gleiches gilt für folgende intern fokalisierte Bemerkung des Erzählers: »Seit diesem Abend besuchte Walther nur selten die Burg seines Freundes, und wenn er auch kam, ging er nach einigen unbedeutenden Worten wieder weg« (T 141).

Was Walther auch immer in Wirklichkeit getan hat, fest steht, dass Eckbert, aus seiner Sicht, die ›Erfahrung‹ eines starken Entzugs von Liebe und Freundschaft gemacht hat. Um Missverständnissen vorzubeugen: Wir befinden uns zu diesem Zeitpunkt noch in der vor-pathologischen Phase des Verfolgungswahns. Der Erzähler deckt mit seinen Bemerkungen über die Verlust-Erfahrung ein psychisches Muster bei Eckbert auf, das für jeden Menschen, auch für den psychisch gesunden, gelten könnte – aber eben auch und besonders für einen Menschen, der auf der Kippe zum Ausbruch einer melancholischen Krankheit mit, zumindest partiellen, Wahnvorstellungen steht.

Die Situation kippt nun tatsächlich zu dem Zeitpunkt, da Eckbert nicht nur über den Rückzug des Freundes sinniert, sondern in ihm eine Bedrohung zu sehen beginnt: »Walther war seit vielen Jahren sein einziger Umgang gewesen, und doch war dieser Mensch jetzt der einzige in der Welt, dessen Dasein in drückte und peinigte« (T 142). Und um sich dieser Bedrohung zu entledigen, richtet nun Eckbert seine Aggression gegen ihn.

Die aus der Bedrohung resultierende Gegenmaßnahme – die Ermordung Walthers – ist einerseits mit dem, was im *Magazin* beschrieben wurde, analog (die Bedrohung durch einen Freund), geht aber in Bezug auf die eigentliche Tat, also den Mord, darüber hinaus. Dennoch bleibt sie an die imaginierte Bedrohungssituation zurückgebunden: »es schien ihm, als würde ihm froh und leicht sein, wenn nur dieses einzige Wesen aus seinem Wege gerückt werden könnte« (T 142). E.T.A. Hoffmann, doch das nur am Rande, wird später im Schmolling-Gutachten von einem Fall von Mord aus Verfolgungswahn an einem Freund berichten, dessen Täter das Gericht von aller Strafe »verschont[]«,[25] weil es davon ausgeht, dass er nicht zurechnungsfähig war.

Wie oben bereits erwähnt, gehört zum Verfolgungswahn – in der zeitgenössischen Bestimmung des Begriffs – noch ein weiteres Element neben der Bedrohung: nämlich deren Ubiquität. Das impliziert, dass es sich um *mehrere* Verfolger handelt, die sich aber zugleich auf *ein Prinzip* reduzieren lassen. Reil wird in diesem Zusammenhang von dem einen »innere[n] Feind« sprechen, der allen äußeren Erscheinungsformen zugrunde liegt.[26] Genau das ist nun der Fall, wenn Eckbert auf Hugo als Wiedergänger Walthers trifft.

Bei Hugo wiederholt sich nämlich alles, was Eckbert schon von Walther kennt. Das beginnt mit der Wiederaufnahme des beschriebenen Argwohns. Ein erstes Zeichen davon zeigt sich bereits bei der ›Beobachtung‹ Eckberts, dass sich die Freundschaft mit dem zweiten Ritter »so schnell []« (T 143) entwickelt. Von Anfang an kann also Eckbert des Gefühls nicht Herr werden, dass »ihn Hugo nur aus einem Irrtume liebe« (T 143).

Trotz oder vielleicht auch wegen des Glaubens, dass er der Freundschaft mit Hugo nicht würdig sein könne, verrät Eckbert ihm ebenfalls ein Geheimnis, dieses Mal nicht das seiner Frau, sondern das des Mordes.[27] Unmittelbar nach der Offenbarung setzt das gleiche Muster ein; d.h. Eckbert meint erste Anzeichen des Entzugs der freundschaftlichen Liebe Hugos wahrzunehmen: »kaum waren sie in den Saal getreten, als ihm beim Schein der vielen Lichter die Mienen seines Freundes nicht gefielen« (T 144).

Der Erzähler konterkariert, zumindest zu Beginn, den in Eckbert aufkeimenden Verdacht von Hugos Entfremdung, indem er dessen erste

25 E.T.A. Hoffmann: »Der Fall Schmolling«. In: Ders.: *Sämtliche Werke in sechs Bänden*. Hg. Wulf Segebrecht u.a. Frankfurt a.M. 1988ff., Bd. VI, 709.

26 Reil: *Rhapsodieen* (wie Anm. 18), 283.

27 Vgl. hierzu Manfred Frank in T 1260 mit Bezug auf Marianne Thalmann: *Das Märchen und die Moderne. Zum Begriff der Surrealität im Märchen der Romantik*. Stuttgart 1966, 43f., 56ff.

Reaktion als ganz und gar nicht verdachtsfördernd beschreibt: »Hugo war gerührt, und suchte ihn zu trösten« (T 143f.). Und auch hier kann sich der Erzähler einer psychologisch-diegetischen Bemerkung über den, die Wahrnehmung überformenden, psychischen Mechanismus Eckberts nicht enthalten: »Es schien aber seine Verdammnis zu sein, gerade in der Stunde des Vertrauens Argwohn zu schöpfen« (T 144).

Damit ist zum zweiten Mal der Verdacht, dass bei Eckbert die Wahrnehmung und die gesunde Verstandestätigkeit imaginär verändert sein könnten, in die Welt gesetzt. Dementsprechend muss der Leser, der die psychologische Bemerkung des Erzählers aufmerksam gelesen hat, ein Fragezeichen hinter die nächsten, intern fokalisierten, Beschreibungen von Eckberts Seelenzustand setzen, zumal sie mit einigen sprachlichen Disclaimern versehen sind: »Er *glaubte* ein hämisches Lächeln zu bemerken, *es fiel ihm auf*, daß er nur wenig mit ihm spreche, daß er mit den Anwesenden viel rede, und seiner gar nicht zu achten *scheine*« (T 144; Herv. MB).[28]

Auch bei Hugo wird aus der ›Erfahrung‹ des Liebesentzugs eine Bedrohung, dergestalt dass sich der Freund mit einem Mann unterhält, der ein »Gegner Eckberts« ist und »sich oft nach seinem Reichtum« (T 144) erkundigt hat. Damit erhärtet sich für Eckbert der Verdacht, dass das ausgeplauderte Geheimnis gegen ihn gewendet würde, nun sogar in beiden Varianten (das Geheimnis seiner Frau und das Geheimnis des Mordes).

Durch die Wiederholung der Walther-›Erfahrung‹ bei Hugo wird nun erstens eine Ubiquität in der Bedrohung und zweitens eine Reduzierung dieser Ubiquität auf ein Prinzip erreicht: »Indem er noch immer hinstarrte, sah er plötzlich Walthers Gesicht, alle seine Mienen, die ganze, ihm so wohl bekannte Gestalt, er sah noch immer hin und ward überzeugt, daß Niemand als *Walther* mit dem Alten spreche« (T 144). Damit ist die gesamte diskursive Breite der Diskussion über den Verfolgungswahn aufgerufen: eine, zumindest möglicherweise, reale Ursache, eine, in sich durchaus stimmige, Überspitzung in der Interpretation dieser Ursache, die Überführung in die Bedrohung und die Ubiquität dieser Bedrohung – und schließlich die Reduzierung dieser Ubiquität auf ein einziges Prinzip, das im Augenblick den Namen Walther trägt.

Diese Struktur ist nun etabliert und kann in der nächsten Begegnung, mit dem Bauern, wieder abgerufen werden. Auch hier könnte der erste Grund eine reale Wahrnehmung sein: Nicht unmöglich ist es, dass der Bauer eine unerwartete und vielleicht auch aggressive Geste vollzogen

28 Hierzu bereits Kreuzer: »Verkehrung« (wie Anm. 5), 29.

hat, doch die Tatsache, dass es in dieser Situation ebenfalls um Geld geht (»er wollte ihm zur Danksagung einige *Münzen* geben, der Bauer aber schlug sie aus«; T 145; Herv. MB), lässt erahnen, dass sich auch hier das beschriebene Muster über die Wahrnehmungen Eckberts gelegt hat.

Was es auch immer war, das der Bauer gemacht hat, es genügt, um das zweite zentrale Moment des Verfolgungswahns aufzurufen: die Ubiquität der Verfolgungssituation inklusive dessen inneren Zentrums. Zum zweiten Mal kann sich Eckbert nicht enthalten zu glauben, dass der vor ihm stehende Mensch »Niemand anders als Walther sei«. Wie bei Hugo begleitet der intern fokalisierende Erzähler seinen Protagonisten bei der ›Verifizierung‹ seiner Vermutung, also vom Glauben zur scheinbaren Gewissheit: Er »sah er sich noch einmal um, und *es war* Niemand anders als Walther« (T 145; Herv. MB).

In diesen Zusammenhang lässt sich nun die Schlussepisode, in der sich Eckberts partielle Wahnvorstellungen in den Zustand, wahnsinnig zu sein, steigern, nahtlos einfügen. Dass Eckbert hier in eine neue Phase seiner Krankheit eintritt, daran lässt der Erzähler keinen Zweifel: Nachdem der Protagonist der Erzählung das Lied gehört hat, von dem seine Frau erzählt hat (»Waldeinsamkeit«), »war es um das Bewußtsein, um die Sinne Eckberts geschehn«. Dieser Zustand endet schließlich darin, dass er, nachdem die Alte ihn über seine Kindheit unterrichtet hat, stirbt: »Eckbert lag wahnsinnig *und verscheidend* auf dem Boden« (T 145 f.; Herv. MB).

Der damit beschriebene Wahnsinn steht, wie der Text unmissverständlich deutlich macht, in direktem Verhältnis zu Eckberts melancholiebedingtem Verfolgungswahn. Denn auch bei der Alten greift der Erzähler das Muster der Bedrohung und Ubiquität auf. Die Bedrohung drückt sich in einer Form von Strafe bzw. einer schicksalshaften Verkündigung der Strafe aus: »das Unrecht bestraft sich selbst« (zu diesem Satz später mehr). Die Ubiquität in der Bedrohung wird durch die Einreihung der Alten in die Liste der Verfolger deutlich, oder genauer: durch ihre Selbstbezichtigung, der eine »innere Feind« zu sein, aus dem alle äußeren Feinde generiert werden: »Niemand als ich war dein Freund Walther, dein Hugo« (T 145).

Diese Entwicklung des Wahnsinns aus einer melancholischen Krankheit heraus ist vollkommen diskursgetreu. Aus »Furcht und *Schwermut*« kann sich nämlich nach zeitgenössischer Auffassung, wie bei Eckbert der Fall, ein »*delirium*« (»Irrereden«) entwickeln, das dann alle Elemente eines melancholischen Wahnsinns aufweist.[29] Wie hängen nun aber der

29 Arnold: *Beobachtungen* (wie Anm. 21), Bd. I, 35 ff.

Verfolgungswahn, die ihm zugrunde liegende melancholische Disposition und Eckberts wahnsinniger Endzustand, alles wie gesagt Elemente, deren Spur ganz ausdrücklich gelegt wurde, mit der Frage nach den in den Lesarten behaupteten Realitätsebenen des Textes zusammen?

Bei der Suche nach einer Antwort auf diese Frage muss man sich vergegenwärtigen, dass die hier skizierte zweite psychologische Lesart des Verfolgungswahns oder partiellen Wahnsinns nicht unwidersprochen bleibt. Es gibt zwei Elemente, die eine restfreie Reduzierung aller übernatürlicher Elemente auf Wahrnehmungstäuschungen, genauer: Überformung der Wahrnehmung durch psychische Muster im Rahmen des Verfolgungswahns, zu unterbinden scheinen: die Nennung des Hundenamens durch Walther und die Erscheinungen der Alten am Ende inklusive ihrer Kenntnis der Situation von Bertha und Eckbert.

Das letzte der beiden Elemente, das Treffen mit der Alten, ließe sich cum grano salis, zumindest für sich genommen, noch als reines oder weitgehendes Delirium verstehen. Man könnte so argumentieren: Entweder imaginiert Eckbert die Existenz der Alten von Anfang an wahnhaft oder trifft eine alte Frau, die er wahnhaft für die Alte erkennt. Dass es sich um Letzteres, also um eine imaginäre Überformung der Wahrnehmung, handeln könnte, dafür spricht die Bemerkung, dass er »*träumend* einen Hügel hinan« stieg (T 145; Herv. MB).

Die Tatsache, dass die Alte das Lied singt, das Eckbert aus der Erzählung seiner Frau kennt (»Waldeinsamkeit«; T 145), ließe sich noch, auch hier mit einer hermeneutischen Großzügigkeit, in eine forcierte psychologische Interpretation integrieren. Man müsste lediglich die Kausal- bzw. Zeitfolge (»*Jetzt* war es um das Bewußtsein [...] Eckberts geschehn«) als eine psychische Fehlleistung Eckberts, sozusagen als ein pathologisches Hysteron proteron, interpretieren, das der Erzähler in der internen Fokalisierung mitgeht. Es wäre dementsprechend nicht das Lied, das Eckbert das Bewusstsein verlieren lässt, sondern die Tatsache, dass Eckbert das Bewusstsein verloren hat und wahnsinnig wird, die ihn das Lied hören lässt. Alle weiteren Elemente, insbesondere die Erwähnung einer schicksalshaften Strafe, würden in die gleiche Richtung gehen.

Da die Alte hier keine Informationen gibt, die Eckbert nicht kennen kann, sondern lediglich Elemente aus Berthas Bericht und Eckberts ›Erfahrungen‹ wiederholt bzw. variiert (das Lied »Waldeinsamkeit«, die Erwähnung des »Vogel[s]«, der »Perlen« und des »Hund[es]« sowie die ›Verfolgungen‹ durch Walther und Hugo; T 145), ist es grundsätzlich nicht unmöglich, hier zu unterstellen, dass Eckbert die Existenz der Alten weitgehend oder vollständig wahnhaft imaginiert.

Da am Ende die partielle Verstandesstörung in eine vollständige umgeschlagen ist, sieht es so aus, als ob sich an dieser Stelle die zweite psychologische Lesart (Verfolgungswahn) mit der ersten (Wahnsinn eines Absoluten Ichs) träfe – mit allen Konsequenzen für die Logik der Realitätsebenen. Hier wie in der ›Leben als Traum‹- bzw. Wahnsinns-Lesart würde gelten, dass das Wunderbare vollständig psychologisch gedeutet werden kann (und vice versa).

Dies gilt jedoch, um wieder zur zweiten psychologischen Lesart (Verfolgungswahn) zurückzukehren, dezidiert nicht für den mittleren Teil der Erzählung, also für Berthas Bericht von den Erlebnissen ihrer Jugend. Hier gibt es, wie gesagt, ein Element, das sich nicht in die Psycho-Logik des Verfolgungswahns einbinden lässt. Denn wenn man lediglich von einer Überführung von realer Wahrnehmung ins Wahnhafte bei Eckbert ausgeht, bleibt die Frage unbeantwortet, wie der reale Walther den Namen des Hundes wissen kann. Eckbert kann seinem Freund, wie der psychologisierende Erzähler dem Leser nahelegt, sein gesamtes Bedrohungs- und Verfolgungspotenzial ›geliehen‹ haben. Den Hundenamen konnte er ihm jedoch nicht ›leihen‹, da sich Bertha ja auf ihn nicht »besinnen« und ihm, Eckbert, also auch nicht mitgeteilt haben konnte (T 141).

Und das wiederum hat Konsequenzen für die Schlussepisode. Denn es gibt ja tatsächlich eine ›Erklärung‹ wie Walther den Namen Strohmians kennen konnte, nämlich indem man die Aussage der Alten, »Niemand als ich war dein Freund Walther« (T 145), nicht psychologisch liest, sondern, im Sinne einer Lektüre des Wunderbaren, ernst nimmt.[30] Zieht man diesen Satz aber zur ›Erklärung‹ der vorherigen Ereignisse heran, kann man nach aristotelischer Logik nicht gleichzeitig davon ausgehen, dass die Schlussepisode, aus der er stammt, mehrheitlich oder vollständig wahnhaft imaginiert ist.

Vor allem aber bricht damit, zumindest vordergründig, die gesamte Verfolgungswahn-Lektüre zusammen: Es gibt, legt man die oben genannte Annahme zugrunde, nämlich keinen ›inneren Feind‹ mehr, der

30 Vgl. Gerald Opie: »An Indescribable Terror. Narrative Strategies in Tieck's ›Der blonde Eckbert‹«. In: *The Short Story. Structure and Statement.* Hg. William Hunter. Exeter 1996, 39-54, hier: 49. Tartar: »Unholy Alliances« (wie Anm. 1), 623, macht auf die Ähnlichkeit der Namen (Alte/Walther) aufmerksam, die sich wiederum auf die Ähnlichkeit der Namen von Bertha und Eckbert beziehen ließe. Mit den Alten/Walther (und dem alten Ritter bei Hugo) wäre damit, auch auf sprachlicher Ebene, so etwas wie eine Elterngeneration, mit Eck/bert/ha so etwas wie eine Kindergeneration bezeichnet.

von Eckbert auf die Wahrnehmung der äußeren Welt projiziert würde, sondern lediglich einen, freilich wunderbaren, äußeren Feind, d. h. die Alte, welche somit allein hinter dem ubiquitären Bedrohungs-Verfolgungsszenario steckt, das sich Eckbert im Laufe der Erzählung bietet.

Wie man es also dreht und wendet, es sieht so aus, als ob die Alte über die Nennung des Hundenamens durch Walther eine Psychologie-resistente Existenz bekommen würde, weil die Lesart des Verfolgungswahns (anders als die vom ›Leben als Traum‹), wegen ihres Anspruchs, das Wunderbare auszuschließen, zumindest in ihrer Totalität scheitert.

Diese Beobachtung würde sich mit der Theorie der fantastischen Literatur, wie sie von Tzvetan Todorov bestimmt wurde, decken. Bekanntlich behauptet Todorov, dass in der Fantastischen Literatur dem Leser zwei Lesarten, eine übernatürliche und eine natürliche, angeboten würden, die den Anspruch erheben, sich wechselseitig auszuschließen, dies aber faktisch nicht können. Die Folge dieses »ungelösten Streit[s]«[31] ist eine Art von Epoche, ein Urteilsaufschub beim Leser – und genau diese Unentscheidbarkeit in Bezug auf die Lesarten macht, nach Todorov, die Fantastische Literatur aus.[32]

Todorovs Theorie-Angebot scheint als Beschreibungsinstrument für den *Blonden Eckbert* sehr passend zu sein, hat aber einen entscheidenden Haken: Zwar ist es richtig, dass die Erzählung es darauf anlegt, das Paradox zweier sich ausschließender Lesarten zu evozieren, aber eine Urteilsenthaltung ist damit keineswegs intendiert.[33] Vielmehr geht es, wie ich im Folgenden zeigen möchte, um die Initiierung einer epistemischen

31 So Uwe Durst: *Theorie der phantastischen Literatur*. Tübingen, Basel 2001, 37, in Anschluss an Todorov.

32 Tzvetan Todorov: *Einführung in die phantastische Literatur*. Übers. Karin Kersten. München 1972, 25: »In einer Welt, die durchaus die unsre ist, die, die wir kennen, eine Welt ohne Teufel, Sylphiden und Vampire, geschieht ein Ereignis, das sich aus den Gesetzen eben dieser vertrauten Welt nicht erklären läßt. Der, der das Ereignis wahrnimmt, muß sich für eine der zwei möglichen Lösungen entscheiden: entweder handelt es sich um eine Sinnestäuschung, ein Produkt der Einbildungskraft, und die Gesetze der Welt bleiben, was sie sind, oder das Ereignis hat wirklich stattgefunden, ist integrierender Bestandteil der Realität [...]. Das Fantastische liegt im Moment dieser Ungewißheit; sobald man sich für die eine oder die andere Antwort entscheidet, verläßt man das Fantastische und tritt in ein benachbartes Genre ein, in das des Unheimlichen oder des Wunderbaren«.

33 Dies gegen Sander: »Tiecks ›Der blonde Eckbert‹« (wie Anm. 1), 132 f.; Tartar: »Unholy Alliances« (wie Anm. 1), 608-626, hier: 609 ff., die Todorovs Definition des Fantastischen kritiklos auf den ›Blonden Eckbert‹ anwenden.

Dynamik, die weniger ihren End-, denn ihren Ausgangspunkt in dem genannten Paradox nimmt.

Ein erster Hinweis dafür findet sich im theoretisierenden Vorlauf des *Eckbert* im *Phantasus*. In der ersten Abteilung, genauer: in einem, den *Blonden Eckbert* vorbereiten, Gespräch über Märchen wird nämlich nicht einer Unentscheidbarkeit, sondern vielmehr einer Vermittlung zwischen Wunderbarem und Alltäglichem das Wort geredet, die durch die Allegorie ins Werk gesetzt wird: »Es gibt eine Art, das gewöhnlichste Leben wie ein Märchen anzusehen, eben so kann man sich mit dem Wundervollsten, als wäre es das das Alltäglichste, vertraut machen. Man könnte sagen, alles, das Gewöhnlichste wie das Wunderbarste, Leichteste und Lustigste habe nur Wahrheit und ergreife uns nur darum, weil diese *Allegorie* im letzten Hintergrunde als Halt dem Ganzen dient« (T VI, 113; Herv. MB).

Die Allegorie arbeitet also kalkuliert mit dem Widerspruch zwischen Wunderbarem und Natürlichem, weil sie über diese Paradoxie den Horizont des Lesers für eine übergeordnete »Wahrheit« öffnet. Und diese Wahrheit besteht für die Romantik in nicht weniger als der Hinwendung zum Absoluten, das seinerseits nicht direkt erkenntnis- und darstellungsfähig ist. Da nämlich, wie es in Friedrich Schlegels philosophischen Vorlesungen zu lesen ist, das »Prinzip der relativen Undarstellbarkeit des Höchsten« nicht umgangen werden kann, ist die Literatur zu einer allegorischen Schreibweise gezwungen. Dementsprechend heißt es im *Gespräch über Poesie*: »Mit andern Worten: alle Schönheit ist Allegorie. Das Höchste kann man eben weil es unaussprechlich ist, nur allegorisch sagen«.[34]

Ein erster Hinweis auf eine solche Vermittlung der beiden Lesarten im Rahmen einer Allegorie des Absoluten lässt sich in der Beobachtung sehen, dass die Alte, verstanden als wunderbare oder märchenhafte Figur, die gleiche Arbeit leistet wie der psychische Mechanismus des Verfolgungswahns gemäß der zweiten psychologischen Lesart, nämlich Figuren sukzessive aus einer neutralen Realität in ein Bedrohungs- und Verfolgungsszenario zu überführen – inklusive ihrer Reduzierbarkeit auf ein zentrales Prinzip.

34 Friedrich Schlegel: *Kritische Ausgabe*. 35 Bde. Hg. Ernst Behler u.a. Paderborn u.a. 1958-2009, Bd. XII, 214; Bd. II, 324. Vgl. hierzu den Kommentar von Manfred Frank in T VI, 1250 (für Tieck) und seine grundlegenden Ausführungen dazu in: Ders.: »Allegorie, Witz, Fragment, Ironie. Friedrich Schlegel und die Idee des zerrissenen Selbst«. In: *Allegorie und Melancholie*. Hg. Willem van Reijen. Frankfurt a.M. 1992, 124-146.

Sinnfällig wird dies daran, dass die Alte, als märchenhafte Figur, die gleiche Formulierung verwendet wie der psychologisierende Erzähler bei Eckbert, wenn er den psychischen Mechanismus von dessen Verfolgungswahn benennen möchte. Eckbert ist bekanntlich davon überzeugt, »daß *Niemand als Walther* mit dem Alten spreche«, ja er glaubt bei seinen verschiedenen Verfolgern zu wissen: »es war *Niemand anders als Walther*« (T 144f.; Herv. MB).

Die Alte nun kann das damit angesprochene Prinzip des inneren Feindes, der allen äußeren Bedrohungen zugrunde liegt, mit der gleichen Formulierung in ihre märchenhafte Welt überführen, freilich indem sie sich selbst an Stelle des einen Feindes setzt: »*Niemand als* ich war dein Freund Walther, dein Hugo« (T 145; Herv. MB). Es scheint also, trotz des genannten Widerspruchs, eine Art von verborgener Verwandtschaft, ja Verbindung zwischen innerem und äußerem Feind zu geben – und mithin auch zwischen der, sich eigentlich ebenfalls ausschließenden, psychologischen und wunderbaren Lesweise. Genau diesem Hinweis soll im Folgenden nachgegangen werden.

III. Die hereditäre Untermauerung der Verfolgungswahn-Lektüre

Die weiteren Überlegungen setzen an der paradoxen Beobachtung an, dass die Alte, und zwar als wunderbare und Psychologie-resistente Figur, in ihrer Rede über die Verfehlungen von Eckberts »Vater« (T 146) implizit auf eine Theorie rekurriert, die als Untermauerung der Verfolgungswahn-Lektüre gelesen werden kann. Sie spricht nämlich nicht nur über eine Strafe, die Eckbert ereilt, sondern auch über dessen Familiengeschichte – und die wiederum hat außerordentlich viel mit seiner Melancholie und seinem Verfolgungswahn zu tun.

Um das zu verstehen, bedarf es eines erneuten Blicks in die Debatte über den Verfolgungswahn. Der spätere preußische Kriegsrat Karl Christoph Nencke, ein weiterer Autor bzw. Zulieferer des *Magazins*, der die zweite Parallelgeschichte zu der oben rekonstruierten (»als ein Pendant zur Geschichte des Herrn Klug«),[35] also die dritte Fallgeschichte zum Verfolgungswahn insgesamt, geliefert hat, ist bei seiner Lektüre der Originalgeschichte an Moritz' »Bemerkung, daß die ganze Familie des Herrn Klug tiefsinnig und nachdenkend gewesen« sei,[36] vielleicht auch

35 Moritz: *Magazin* (wie Anm. 15), Bd. I, 95.
36 Ebd., 91.

an dessen Theorie, dass die »Krankheiten der Seele [...] von den Eltern auf die Kinder fortgepflanzt« sein können,[37] hängengeblieben.

Und da auch in seiner Fallgeschichte eine mögliche Vererbung naheliegt, zieht besagter Nencke den, ihm ja von Moritz bzw. Dohm bereits nahegelegten, Schluss, dass man bei melancholischen Krankheiten wie dem Verfolgungswahn die Familiengeschichte, insbesondere die der Eltern, im Auge behalten müsse. Ja, Nencke geht so weit zu behaupten, dass die Beobachtung, die im *Magazin* geschildert wird, »die Lehre zu begründen« scheint, »daß uns gewisse Tugenden, gleich gewissen Lastern und Thorheiten *angebohren werden*. Vielleicht würde es auf die Erfahrungs-Seelenlehre ein großes Licht verbreiten, wenn man viele, gewisse Nachrichten von dem Seelen- und Leibeszustande des Vaters und der Mutter im Moment der Zeugung hätte«.[38]

Der Einfluss »von dem Seelen- und Leibeszustand des Vaters und der Mutter im Moment der Zeugung« auf das entstehende Embryo – Nencke ruft im Jahre 1783 nicht weniger als die epigenetische Zeugungslehre auf und rechnet sie auf die psychologische Ebene hoch, wie es nach ihm Joseph Mason Cox, er allerdings mit prominenterem Echo, tun wird. Bekanntlich wird sich später bei Cox die, freilich nur distanziert referierte, Theorie Erasmus Darwins finden lassen,[39] welche besagt, dass die »Gewohnheiten der Aeltern im Handeln und Empfinden dem neuen Embryo zur Zeit seiner Bildung mitgetheilt würden und dass sie dann die Seele in das künftige Leben begleiteten«.[40]

Doch bleiben wir bei Nencke: Bemerkenswert an seiner Theorie von dem Eingang bestimmter Einstellungen und Handlungen der Eltern zum Zeitpunkt der Zeugung in die Psyche des entstehenden Kindes sind zwei Punkte. Erstens wird erwogen, dass sich die Krankheit des Ver-

37 Karl Philipp Moritz: »Zu einem ohngefähren Entwurf in Rücksicht auf die Seelenkrankheitskunde, ebd., Bd. I, 31.

38 Ebd., Bd. I, 91; Herv. MB.

39 Vgl. zu Hoffmanns Auseinandersetzung mit diesen Theorien Verf.: »Das monströse Erbe (der Literatur). Ehebrecher, Verbrecher und Liebende in E. T. A. Hoffmanns ›Das Fräulein von Scuderi‹«. In: *Monster. Zur ästhetischen Verfasstheit eines Grenzbewohners*. Hg. Günter Oesterle, Roland Borgards, Christiane Holm. Würzburg 2010, 219-237; Verf.: »Der Weg allen Blutes. Vererbung in E. T. A. Hoffmanns ›Die Elixiere des Teufels‹«. In: *Einheit der Romantik? Zur Transformation frühromantischer Konzepte im 19. Jahrhundert*. Hg. Bernd Auerochs u. a. Tübingen 2009, 149-172.

40 Joseph Mason Cox: *Praktische Bemerkungen über Geisteszerrüttung. Mit Beilagen über die Ausstellung von Zeugnissen und Gutachten in Fällen von Wahnsinn*. Halle 1811, 17.

folgungswahns, gleichbleibend oder progressiv, aus einer melancholischen Disposition, die ja schon Moritz der Familie Klugs und damit den Eltern attestiert hatte (s. o.), entwickelt haben könnte.

Zweitens bringt Nencke mit den Vokabeln von den »Lastern und Thorheiten« auch eine moralische Dimension ins Spiel, die man so interpretieren kann, dass sich aus vererbten moralischen Dispositionen – Sünde bzw. Laster – melancholische Krankheiten wie die des Verfolgungswahns entwickeln können. Er hebt damit die zu seiner Zeit gängige Vorstellung von der Befriedigung von verwerflichen »Leidenschaften«, z. B. der »thierischen Neigung«, als »reelle Quelle des Wahnsinns«[41] auf ein intergeneratives Niveau: Aus der Sünde der Eltern kann psychische Krankheit der Kinder werden.

Genau diese letzte Variante wird nun in der Geschichte der Alten aufgegriffen, wenn sie sagt: »Und Bertha war deine Schwester. [...] Sie war die Tochter eines Ritters, die er bei einem Hirten erziehn ließ, die Tochter deines Vaters«. Eckbert ist angesichts dieser Eröffnung nicht vollständig erstaunt und ruft: »warum hab' ich diesen schrecklichen Gedanken immer geahndet?« Und auch darauf hat die Alte eine Antwort: »weil du in früher Jugend deinen Vater einst davon erzählen hörtest; er durfte seiner Frau wegen diese Tochter nicht bei sich erziehn lassen, denn sie war von einem andern Weibe« (T 146).

Eine bemerkenswerte Rekonstruktion der Familiengeschichte. Beginnen wir mit der groben Struktur: Eckbert und Bertha sind Halbgeschwister, haben also den gleichen Vater, nicht aber die gleiche Mutter. Ihr Vater hat Ehebruch begangen und dabei ein Kind, nämlich Bertha, gezeugt, vielleicht mit der Hirtin, welche diese aufzieht, vielleicht aber auch mit einer anderen Frau (die Tatsache, dass der Hirte gegenüber Bertha »ergrimmt« ist und sie »grausam« behandelt, macht die erste Variante wahrscheinlicher; T 128).

Vor dem Hintergrund der hereditären Spekulation der Zeit um die Genese des Verfolgungswahns ergibt sich daraus eine klare intergenerative Struktur im Sinne Nenckes: die Schuld des Vaters (der Ehebruch) schlägt sich nieder in einer Schuld der Kinder, d. h. im Inzest von Bertha und Eckbert und dem Mord an Walther, der aber – und das ist jetzt für das Thema des Bandes von zentraler Bedeutung – nicht mehr von einem Subjekt begangen wird, das Herr seiner Sinne und seines Verstandes ist, sondern von einem Menschen, der unter einer seine Willensfreiheit einschränkenden psychischen Krankheit leidet.

41 Arnold: *Beobachtungen* (wie Anm. 21), Bd. II, 228, 260.

Zum Übergang von der moralischen in die psychopathologische Ebene in der Vererbung gehört bei Eckbert, wie schon angedeutet, eine gewisse Geldgier. Auch diese Beschreibung ist durchaus diskursgetreu. Im 18. Jahrhundert geht man davon aus, dass eine »heftige Liebe für das Geld […], ohne auf seinen Nutzen […] zu sehen«, den Menschen mit einer übermäßigen »Angst und Sorge« belastet und so, also durch die »beständige[] Beschäftigung der Seele mit einem Gegenstand«, den »Wahnsinn erregen« kann.[42]

Demzufolge könnte man sagen, dass die Geldgier eine Art von Umschlagpunkt von der väterlichen Schuld in die melancholisch bedingten Wahnvorstellungen des Sohnes darstellt. Daraus erhellt, dass in der Erzählung, hereditär gesprochen, ein Sünde/Sünde-Modell mit einem Sünde/Psychopathologie-Modell verwoben wird. Aus der Schuld der Väter erwächst nicht nur eine Schuld der Söhne, vielmehr tragen diese die Schuld *vermehrt* im Bereich der Psychopathologie aus.

Im Rahmen dieses Modells kommt es weiterhin zu einer intergenerationellen Progression in Bezug auf die Schwere der Tat: Vergleicht man die Handlungen, die Vater und Sohn begangen haben, und lässt die Psychopathologie außen vor, dann ist aus einem, zumindest für einen *Mann* in dieser Zeit, vermehrt moralischen Vergehen, dem Ehebruch, ein sowohl moralisches wie strafrechtlich relevantes Vergehen geworden, der Inzest, aus dem sich wiederum bei Eckbert ein Kapitalverbrechen, der Mord, entwickelt.

Die Tatsache, dass bei Tieck über diese Progression des Vergehens nicht ohne Rückgriff auf Schuld und Bestrafung (»das Unrecht bestraft sich selbst«; T 145) nachgedacht wird, erklärt sich nicht allein durch die psychologische Variante der Epigenesis-Theorie,[43] sondern, allgemeiner, vor dem Hintergrund, dass im ausgehenden 18. Jahrhundert in der Psychologie zwar vermehrt über die Vererbung melancholischer Krankheiten, insbesondere des Verfolgungswahns, nachgedacht wird, es aber

42 Ebd., Bd. II, S. 263, 266.

43 Zur Vererbung in der Literatur des 19. Jahrhunderts sind in jüngster Zeit einige luzide Studien erschienen, die diesen bis jetzt unterbelichteten Bereich der Forschung aufgehellt haben (Sigrid Weigel: *Genea-Logik. Generation, Tradition und Evolution zwischen Kultur- und Naturwissenschaften.* München u.a. 2006; Ohad Parnes, Ulrike Vedder, Stefan Willer: *Das Konzept der Generation. Eine Wissenschafts- und Kulturgeschichte.* Frankfurt a.M. 2008, Ulrike Vedder: *Das Testament als literarisches Dispositiv. Kulturelle Praktiken des Erbes in der Literatur des 19. Jahrhunderts.* München 2011). Der hier traktierte Bereich einer psychischen Epigenesis-Theorie in der Romantik ist jedoch, soweit ich sehe, in diesen Studien ausgespart worden.

noch kein medizinisches Modell gibt, das diese Vererbung erklären könnte.[44]

Was lediglich existiert, ist ein theologisches Modell; und dieses bildet, interessanterweise bis zum Ende des 19. Jahrhunderts, die Grundlage psychiatrischer Vererbungsmodelle – und dementsprechend auch derjenigen literarischen Texte, die auf psychiatrischen Vererbungsmodellen fußen (als Beispiele seien Hoffmanns *Elixiere des Teufels* oder sogar noch T. Manns *Buddenbrooks* genannt).[45]

Die Rede ist von einer zentralen Passage des lutherischen Glaubens,[46] den Zehn Geboten in der Auslegung Luthers im Katechismus. In 2 Mo 20,3 ff. (bzw. 5 Mo 5,9 f.) heißt es: »Du solt kein andere Götter neben mir haben. [...] Bete sie nicht an vnd diene inen nicht, Denn ich, der *Herr* dein Gott, bin ein eiueriger Gott, Der da heimsucht der Veter missethat an den Kindern, bis in das dritte vnd vierde Glied, die mich hassen«.[47]

Zwar bezieht sich die Androhung Gottes, seinen Zorn bis ins dritte und vierte Geschlecht des Sünders auszuagieren, eigentlich nur auf denjenigen, der das erste der Zehn Gebote (in der lutherischen Zählung) gebrochen hat, nämlich auf die Forderung, keine anderen Götter neben dem einen zu haben. Sie gilt aber, wie Luther im *Großen Katechismus* ausführt, auch »auff alle gepot«,[48] die in dem Hauptgebot sozusagen in nuce schon enthalten sind. Der Zorn geht, entsprechend Luthers Interpretation, im Übrigen nur deswegen in die dritte oder vierte Generation, weil dann das Geschlecht »durch und durch ausgerottet« sein wird.[49]

Es ist offensichtlich, dass sich dieses Modell von der Vererbung des Gotteszorns in den nachfolgenden Geschlechtern in seiner Grundstruktur in mehrerer Hinsicht in der Familie Berthas und Eckberts wiederfindet: Wir haben auf der Vaterebene den Bruch des sechsten Gebots

44 Vgl. hierzu Verf.: »Der Weg allen Blutes« (wie Anm. 39).

45 Vgl. hierzu ebd.; Katrin Max: *Niedergangsdiagnostik. Zur Funktion von Krankheitsmotiven in »Buddenbrooks«*. Frankfurt a. M. 2008, 607 ff.; Verf.: »Die Ökonomie des Luxus. Zum Verhältnis von Betriebs- und Nervenkapital in Thomas Manns ›Buddenbrooks‹«. In: *Luxus. Zur Ambivalenz des Überflüssigen in der Moderne*. Hg. Verf., Christine Weder. Göttingen 2011, 235-256.

46 Vgl. hierzu auch Verf.: »Fluch der dritten und vierten Generation. Neurasthenie, Vererbung und göttlicher Zorn in Theodor Storms ›Der Schimmelreiter‹«. In: *Neurasthenie. Die Krankheit der Moderne und die moderne Literatur*. Hg. Verf., Klaus Müller-Wille, Caroline Pross. Freiburg i. Br. 2010, 73-102.

47 Martin Luther: Die Deutsche Bibel. In: Ders.: *Werke. Kritische Gesamtausgabe (Weimarer Ausgabe)*. 120 Bde. Weimar 1883 ff., Bd. III/8, 260.

48 Martin Luther: *Großer Katechismus*, ebd., Bd. I/30.1, 137.

49 Ebd.

(Ehebruch). Diese Sünde wird zwar nicht von Gott, aber von etwas, das die Figuren als »Schicksal[]« (T 141) interpretieren, mit dem Aussterben des Geschlechts, d.h. Eckberts und Berthas, die kinderlos das Zeitliche segnen, geahndet.

Die offensichtliche Ungerechtigkeit in diesem Modell, dass nämlich nicht der Vater, sondern die Kinder mit dem Tod für die Schuld ihrer Eltern gestraft werden, wird bei Tieck dadurch ›abgefedert‹, dass die Kinder die Schuld ihres Vaters noch einmal auf sich laden, ja diese sogar übertreffen und verstärken (vom Ehebruch zu Inzest und Mord; s.o.). Dies hat zur Folge, dass die Gewalt des Schicksals Bertha und Eckbert auf ihrer Generationsebene nicht vollständig zu Unrecht trifft.

Da die Kinder jedoch durch dieses schicksalshafte Modell ohne die Möglichkeit einer eigenen Entscheidung dem Tode überantwortet werden, wählen sie, und das gilt insbesondere für Eckbert, ihr ›Verbrechen‹ nicht freiwillig, sondern sozusagen gezwungenermaßen – und das heißt jenseits der Zurechnungsfähigkeit oder im Modus der Psychopathologie. In ihm wird unwillkürlich der Zwang zur Wiederholung der und zur Bestrafung für die Sünde des Vaters ausgelöst.

IV. Das Szenario der Eltern Oder das unmerkliche Band der Erinnerung

Im Hinblick auf die prominente Rolle, welche die Vererbungsthematik in der Diskussion über Verfolgungswahn spielt, und eingedenk der Zitation dieser Debatte im *Blonden Eckbert* lässt sich eine Antwort auf die Frage finden, warum der innere Verfolger bei Eckbert sein Geschlecht wechselt. Wir erinnern uns: Es waren erst Walther, dann Hugo, dann ein Bauer und schließlich, unvermuteterweise, die Alte, welche Eckbert verfolgten; alle erwiesen sich dabei als miteinander identisch, wobei erst Walther, dann der Alten die Sonderrolle zukam, diese Identität gestiftet zu haben.

Hat man sich einmal entschlossen, der hereditären Spur nachzugehen, bietet es sich an, die Hypothese zu überprüfen, ob mit den drei männlichen Verfolgern eine Vaterfigur, mit der weiblichen hingegen eine Mutterfigur transportiert wird.[50] Schließlich sind es diese beiden Men-

50 Den Vorschlag, die ›Alte‹ als Mutterfigur zu lesen, hat, freilich aus einer psychoanalytischen und mithin nicht-historischen Perspektive, Detlev Kremer: »Einsamkeit und Schrecken. Psychosemiotische Aspekte von Tiecks ›Phantasus‹-Märchen«. In: *Die Prosa Tiecks* (wie Anm. 1), 53-68, hier: 58-60, gemacht; vor ihm

schen, die nach der in der Erzählung aufgerufenen psychologischen Epigenesis-Theorie inklusive deren theologischem Vorläufermodell mit ihren Einstellungen und Verhaltensweisen die psychische Disposition Eckberts determiniert haben.

Es ist also, in einem ersten Schritt, zu überlegen, ob die drei verfolgenden Männer, Walther, Hugo und der Bauer, die ja wie gesagt in sich eine Form von Identität aufweisen, für Eckbert eine vielschichtige, im Kern aber ungeteilte Figuration des Vaters darstellen. Man könnte vermuten, dass diese drei Männer, ganz allgemein gesprochen, eine Art krankheitsinterner Selbstklärung darstellen, dergestalt dass die Krankheitsursache, die Verfehlung des Vaters, in den Verfolgerfiguren aufbewahrt, manifest gemacht und reflektiert wird.

Zu berücksichtigen wäre dabei freilich, dass diese männlichen Vaterfiguren, im Zusammenhang des Verfolgungswahns, Gewalt gegen Eckbert richten – und er, insbesondere bei Walther, Gewalt *gegen sie*. Das ist insofern erstaunlich, als Eckberts Vater seine Verfehlungen allein der Mutter angetan hat. Im Sprung von einer Generation auf die nächste hat also eine Umlenkung der Gewalt von der Frau auf den Mann stattgefunden.

Damit ist besagt, dass Eckbert in eine tragische Zwischenposition gerutscht ist: Einerseits ist er der Nachfolger seines Vaters und muss, ermöglicht durch die »erbliche Anlage seiner Krankheit«[51] dessen Taten wiederholen, um dessen Strafe auf sich zu ziehen, andererseits scheint er in einem massiven gewaltbelasteten Konflikt mit dem Menschen zu stehen, dessen Kontinuationsfigur er darstellt.

Worin könnte aber der damit angesprochene Konflikt zwischen Vater und Sohn bestehen? Da die Erzählung der biologischen bzw. psychischen Vorgeschichte[52] Eckberts nur wenige Worte widmet, muss man alle auf die Goldwaage legen. Ich zitiere den entscheidenden Passus noch einmal im Wortlaut: Die Alte erklärt Eckbert, warum dieser den »schrecklichen Gedanken«, dass er und Bertha Geschwister sein könnten, immer

hatte bereits Friedrich A. Kittler: »Der Dichter, die Mutter, das Kind. Zur romantischen Erfindung der Sexualität«. In: *Romantik in Deutschland. Ein interdisziplinäres Symposion*. Hg. Richard Brinkmann. Stuttgart 1978, 102-114, hier: 109, diese Lesart vorgeschlagen.

51 Johann Valentin Müller: *Entwurf der gerichtlichen Arzneywissenschaft. Nach juristischen und medicinischen Grundsätzen für Geistliche, Rechtsgelehrte und Aerzte*. 4 Bde. Frankfurt a. M. 1796-1801, Bd. II, 113.

52 Vgl. zum Terminus der Vorgeschichte den jüngst erschienen Aufsatzband *Die biologische Vorgeschichte des Menschen*. Hg. Verf., Roland Borgards, Johannes Lehmann. Freiburg i. Br. 2012.

»geahndet« hat: »Weil du in früher Jugend deinen Vater einst davon erzählen hörtest; er durfte seiner Frau wegen diese Tochter nicht bei sich erziehn lassen, denn sie war von einem andern Weibe« (T 146).

Die Formulierungen »durfte« und »seiner Frau wegen« lassen erahnen, dass es zwischen Eckberts Vater und Mutter zu massiven Auseinandersetzungen bezüglich des väterlichen Seitensprungs und seiner Folge gekommen ist. Eckberts Vater muss die Mutter gebeten haben, Bertha wie eine Tochter anzunehmen. Die Mutter hat dies offensichtlich abgelehnt, wahrscheinlich weil sie in Bertha die Manifestation der Untreue ihres Mannes gesehen hat und immer wieder gesehen hätte. – Und damit konnte sie sich anscheinend durchsetzen.

Bei einem dieser Streits, so lässt sich vermuten, war Eckbert Zeuge. Die Formulierung »davon erzählen *hörtest*« weist nicht darauf hin, dass der Vater mit seinem Sohn direkt über das Thema gesprochen hat. Vielmehr ist davon auszugehen, dass der Sohn ein Gespräch der Eltern, das nicht für seine Ohren bestimmt war, belauscht hat. Er ist also hinter das Geheimnis seines Vaters gekommen.

Nur wurde ja oben bereits ausgeführt, dass die Offenbarung des Geheimnisses auch im Szenario des Verfolgungswahn eine zentrale Rolle spielt, weil jede der großen Verfolgungssituationen durch die Offenlegung eines Geheimnisses eingeleitet wurde; bei Walther war es das Geheimnis seiner Frau, bei Hugo das Geheimnis des Mordes.[53] Ein erster Hinweis also auf eine Verbindung von biologischer Vorgeschichte und der psychischen Krankheit des Verfolgungswahns.

Wollte man diese Verbindung belastbar machen, müsste man zeigen können, dass es auch eine Ursprungssituation für Eckberts Verfolgungswahn-gestütztes Gefühl gibt, fremder Aggression ausgesetzt zu sein und zur Abwendung dieser Aggression selbst welche ausüben zu müssen. Man müsste also die Frage beantworten können, wie die Lausch-Situation in eine Aggression zwischen Vater und Sohn umschlagen konnte.

Dafür gibt es zwei Erklärungen; beide hat E.T.A. Hoffmann, ein begeisterter und vor allem produktiver Leser von Tiecks *Phantasus*-Märchen,[54] vorgeführt. Variante eins wird im *Fräulein von Scuderi* be-

53 Vgl. hier den Herausgeber Frank in T 1259 f.

54 Vgl. zu Hoffmanns Begeisterung gegenüber Tiecks Phantasus-Märchen und seiner produktiven Lektüre, d. h. Überführung von dessen Motiven und Strukturen in eigene Texten, Walter Jost: *Von Ludwig Tieck zu E. T. A. Hoffmann. Studien zur Entwicklungsgeschichte des romantischen Subjektivismus.* Darmstadt 1969 (= ND der Ausgabe Frankfurt 1921), 12 f., und, ihn bestätigend (am Beispiel von ›Liebeszauber‹ und ›Sandmann‹), Achim Küpper: »Aufbruch und Sturz des heilen

schrieben: Hier ist es die Schmach, von dem, der sozialen Welt bekannten, Ehebruch der Mutter mit einem spanischen »Cavalier«[55] erfahren zu haben, die Cardillac in die, auf einer Manie ohne Delirium basierende, Mordlust an allen nicht-ehelichen Liebhabern treibt.[56] Dies ließe sich reibungsfrei auf den jungen Eckbert als den Ursprung dieses Motivs rückübertragen, nur dass es sich in diesem Falle nicht um eine Manie ohne Delirium, sondern um Verfolgungswahn als Medium der Abarbeitung an der Schmach des Ehebruchs eines Elternteils handelt.

Variante zwei wird im *Sandmann* vorgeführt: Hier wird bekanntlich der junge Nathanael verbotenermaßen Zeuge einer Handlung seines Vaters, die sich aufgrund seiner unsicheren Erinnerung nicht eindeutig rekonstruieren lässt. Was er aber noch weiß, ist, dass er entdeckt und von einer Person »hart gestraft« wird, die eine deutliche Ähnlichkeit mit seinem Vater aufweist (»Er [der Vater] sah dem Coppelius ähnlich«).[57] Und auch Nathanael wird, zumindest in der psychologischen Lesart, vom Verfolgungswahn geplagt; und auch bei ihm sind die Verfolger, in dem oben genannten Sinne, vaterähnliche Figuren; und auch er verspürt das Bedürfnis, dieser Bedrohung mit Gewalt zu begegnen.[58] Das Sandmann-Szenario wäre also ebenfalls eine plausible Erklärung für das Ursprungsszenario im *Blonden Eckbert*: Dieser hätte in dieser Variante nicht nur das Streitgespräch seiner Eltern heimlich belauscht, sondern wäre dabei entdeckt und vom Vater gezüchtigt worden.

Für welche der beiden ›Interpretationen‹ Hoffmanns in Bezug auf den *Eckbert* man sich auch immer entscheidet – die reine Schmach oder die, hinzutretende, Bestrafung fürs Lauschen des elterlichen Streitgesprächs –, in beiden Fällen ist das Ergebnis der Geheimnis-Offenbarung eine plötzliche Wendung im Verhältnis zwischen Sohn und Vater: Aus einem liebevollen Miteinander erwächst ein emotionaler Bruch, der sich in einem Rückzug und, zumindest in der zweiten Variante, in einer Androhung bzw. Ausübung von Gewalt vonseiten des Vaters ausdrückt.

All diese Elemente werden im Verfolgungswahn wieder ausagiert: Die Offenbarung des Geheimnisses, in diesem Falle freilich seines eigenen,

Textes. Ludwig Tiecks ›Liebeszauber‹ und E.T.A. Hoffmanns ›Sandmann‹. Zwei ›Märchen aus der neuen Zeit‹«. In: *Hoffmann-Jahrbuch* 13 (2005), 7-28.

55 E.T.A. Hoffmann: *Werke* (wie Anm. 25), Bd. IV, 832.

56 Vgl. hierzu Verf.: »Das monströse Erbe« (wie Anm. 39).

57 E.T.A. Hoffmann: *Werke* (wie Anm. 25), Bd. III, 16f.

58 Vgl. hierzu Verf.: »Dämonomanie. Verfolgungswahn, Magnetismus und Vererbung in E.T.A. Hoffmanns ›Der Sandmann‹«. In: *Das Dämonische. Schicksale einer Kategorie der Zweideutigkeit*. Hg. Eva Geulen u.a. Erscheint München 2013.

wird von Eckbert mit der Begründung durchgeführt, die Stabilität des freundschaftlichen Verhältnisses mit der vaterähnlichen Figur testen zu wollen. »Mein Mann sagt, daß Ihr so edel denkt, daß es unrecht sei, euch etwas zu verhehlen« (T 127), bemerkt Bertha zu Beginn ihrer Erzählung. Gleiches gilt für Hugo, dem Eckbert das Geheimnis des Mordes anvertraut. Er fühlte, heißt es im Text, »wieder denselben Drang, sich ihm ganz mitzuteilen, damit er versichert sein könne, ob jener auch wahrhaft sein Freund sei« (T 143).

Trotz dieser Beteuerung, den Test ergebnisoffen zu lassen, kann Eckbert einen positiven Ausgang nicht zulassen, weil gemäß seiner frühkindlichen Erfahrung auf die Offenbarung des Geheimnisses der Entzug der väterlichen Liebe und eine, wenn man die zweite hoffmannsche Variante annimmt, Ausübung von Gewalt folgen *muss* (»Verdammnis« hatte das der Erzähler genannt; s. o.). Daher die – oben bereits rekonstruierte – Beschreibung des psychischen Mechanismus des Argwohns, innerhalb dessen sich, sozusagen apriori, die väterliche Figur entzieht und zur Bedrohung von Eckbert wird.

Was damit jedoch noch nicht abgedeckt ist, ist Eckberts Wunsch, sich dieser Bedrohung mit eigener, stärkerer, Gewalt zu entledigen. Man könnte das so erklären, dass aus der geschilderten Frontstellung gegenüber dem Vater notwendigerweise eine Nähe zur Mutter entstanden ist. Sie und Eckbert haben, jeder auf seine bzw. ihre Weise, eine Demütigung vom Vater erlitten. Und auch wenn diese Demütigungen unterschiedlicher Natur waren, so entstand daraus doch eine emotionale Koalition. Von der Mutter wissen wir bereits, dass ihr Mann Bertha nicht heimholen »*durfte*«, sie also durchaus mit harten Bandagen gekämpft hat. Würde man dies auf Eckbert übertragen, könnte man davon ausgehen, dass bei diesem die Wünsche, sich und die Mutter für die Demütigungen des Vaters zu rächen, miteinander verschmolzen sind.

Damit wäre dann auch der Grund für die oben genannte fatale Zwischenlage rekonstruiert: Einerseits ist Eckbert die Kontinuationsfigur des Vaters, der dessen Sünden (inkl. der Geheimnisoffenbarung) verstärkend wiederholt, andererseits ist er derjenige, der seinen Vater, in emotionaler Nähe zu seiner Mutter, wegen dessen Vergehen angreift. Eckbert agiert also den Konflikt seiner Eltern sozusagen von beiden Seiten vollständig aus.

Es ist offensichtlich, dass auch bei diesem psychischen Szenario, also bei dem Bezug von psychopathologischen Verhaltensweisen auf Kindheitsereignisse, der Psychologe Moritz eine zentrale Rolle spielt. Genauer gesagt arbeitet Tieck einen Satz aus, den Moritz in seinem Aufsatz »Erinnerungen aus den frühesten Jahren der Kindheit« im ersten Band des

Magazins niedergeschrieben hatte: »Sollten vielleicht gar die Kindheitsideen das feine unmerkliche Band seyn, welches unsern gegenwärtigen Zustand an den vergangenen knüpft, wenn anders dasjenige, was jetzt unser *Ich* ausmacht, schon einmal, in anderen Verhältnissen, da war«.[59]

Was »in anderen Verhältnissen« bei Eckbert bereits da war, ist die beschriebene gewaltgeladene Situation in seinem Elternhaus nach dem Fehltritt seines Vaters, die der junge Eckbert entweder nur belauscht hat oder in die er zusätzlich aufgrund einer körperlichen Züchtigung des Vaters selbst verwickelt war. Die damit verbundenen Vorstellungen sind dem erwachsenen Eckbert nicht mehr bewusst. Es handelt sich, wie Moritz schreibt, um »unmerkliche« Erinnerung oder, wie die Alte sagt, um ›Ahndungen‹. Diese unbewusst gewordenen »Kindheitsideen« überträgt Eckbert nun auf seinen »gegenwärtigen Zustand« und arbeitet sie an Walther, Hugo und dem Bauern, die er als Figurationen des Vaters ansieht, ab. Da die Kindheitsidee, sich bei seinem Vater für die Demütigung zu rächen (und damit seine Mutter zu verteidigen), in der Realität nicht auszuführen war, kann Eckbert diesen Kampf nun, freilich nur noch im Modus der Psychopathologie, gegen die von ihm so definierten Väterfiguren Hugo, Walther und Bauer ausfechten.

Hieraus erhellt, dass das Modell der Vererbung von melancholischen Krankheiten inklusive seiner theologischen Unterfütterung bei Tieck noch einmal durch eine Theorie der unbewussten Verarbeitung von kindlichen Erfahrungen verstärkt wird. Es handelt sich dabei nicht, wie man vielleicht denken könnte, um Konkurrenztheorien, sondern vielmehr um parallel gedachte, sich gegenseitig explizierende Prozesse: Vererbung und unbewusste Verarbeitung kindlicher Eindrücke werden, das macht bereits die gleiche Quelle (der erste Band von Moritz' *Magazin*) deutlich, als zwei ineinandergreifende Verfahren gekennzeichnet, zumal sie beide den gleichen Gegenstandbereich haben: das elterliche Fehlverhalten.

Und noch ein Grund legt eine Verschränkung der beiden Erklärungen nahe: Epistemisch gesehen liegt aus Sicht der Zeitgenossen das Gemeinsame von Vererbung und unbewusster Erinnerung darin, dass sie eine Art von Black Box für den Besitzer wie für den Betrachter darstellen: Weder der genaue Wortlaut der Erbinformationen noch der unbewussten Vorstellungen, die das Ich nach Moritz ausmachen, sind dem Bewusstsein Eckberts, dem Erzähler und mithin dem Leser zugänglich.

Da Eckbert aber nicht nur Rächer seiner Mutter, sondern, als biologischer und genealogischer Nachfolger seines Vaters, zugleich auch Täter

59 Moritz: *Magazin* (wie Anm. 15), Bd. I, 51.

ist, ereilt ihn die intendierte Rache schließlich selbst. Und da er schlecht selbst Rächer und Opfer in einer Person sein kann, muss es, im Rahmen des in den Wahnsinn übergehenden Verfolgungswahns, eine zweite Figur geben, welche, sei es anstelle der Mutter, sei es als deren, nun satisfaktionsfähige, Kontinuationsfigur, diese Rache an ihm ausübt. Und das ist die Alte.

Wie oben bereits ausgeführt, gibt sich die Alte als diejenige zu erkennen, die nicht nur ein innerer und/oder äußerer Feind von Eckbert ist, sondern die den Ursprung des Szenarios der ubiquitären Bedrohungssituation darstellt. Aus diesem Grund muss die Alte ihre Rache genauer gesagt nicht einmal selbst ausüben, sondern lediglich warten, bis sich die Gewalt Eckberts, der wie gesagt den Kampf seiner Eltern im Modus der Psychopathologie immer weiter ausficht, gegen seine eigene Person richtet.

Es ist keinesfalls Zufall, wenn die Alte am Ende der Erzählung sagt: »Siehe, das Unrecht bestraft sich selbst« (T 145). Es handelt sich hierbei um ein Spiel mit einer Theorie Augustinus', wie sie beispielweise in den *Retractationes* diskutiert wird. Kern dieser Theorie ist die Gleichsetzung von »peccatum« und »poena peccati«,[60] also von Sünde und Sündenstrafe. Diese Gleichsetzung nimmt Augustinus deswegen vor, weil in seinen Augen die Tatsünde eine Wiederholung der Erbsünde darstellt, deren Verbindungsglied die Konkupiszenz ist. In dieser Konkupiszenz wird, Augustinus zufolge, die Erbsünde durch die Tatsünde gestraft.[61]

Die Erbsünde der Konkupiszenz und die Tatsünde als Wiederholung und Bestrafung der Erbsünde in der Konkupiszenz – genau das ist auch das Szenario des *Blonden Eckbert*. Was auf Eckbert gekommen ist, ist eine vom Vater ererbte Sünde der Konkupiszenz: der Ehebruch. Durch diese Konkupiszenz, also die Kindszeugung, geht diese Ursünde auf seine Schwester und ihn über, welche die beiden, im Inzest, wiederholen und Eckbert, im Mord, verstärkt. Wiewohl er die Richtung der Gewalt gegen

60 Augustinus, rectract. 1,15,3; *Corpus Christianorum. Series Latina (CCSL)*. Turnhout 1953-2012, Bd. 57, 46.

61 Vgl. zum Verhältnis von Erbsünde und Konkupsizenz Leo Scheffzyk: *Urstand, Fall und Erbsünde. Von der Schrift bis Augustinus*. Freiburg i. Br. u. a. 1982 (= *Handbuch der Dogmengeschichte*. Hg. Michael Schmaus u. a. Freiburg i. Br. u. a. Bd. II), 219 ff., Thomas Kleffmann: *Die Erbsündenlehre in sprachtheologischem Horizont. Eine Interpretation Augustins, Luthers und Hamanns*. Tübingen 1994, 64-74, und zur Vorstellung von der (Tat-)Sünde als Bestrafung der (Erb-)Sünde im Kontext des Pelaginaismus-Streits Kurt Flasch: *Kampfplätze der Philosophie. Große Kontroversen von Augustin bis Voltaire*. 2. Aufl. Frankfurt a. M. 2009, 11-42, insbes. 27 ff.

den Vater als deren Verursacher wendet, zieht er zugleich die Strafe für diese Erbsünde auf sich, dergestalt, dass er nun für sie durch Ausführen einer neuen, der alten aber metonymisch verwandten, Sünde anstelle seines väterlichen Adams bestraft wird.[62]

V. Allegorie und Paradoxie

Bei alldem ist jedoch nicht zu vergessen, dass, wie oben ausgeführt, die Lesart des Verfolgungswahns im *Eckbert* keineswegs widerspruchsfrei ist. Die Alte, welche die hereditäre und memoriale Erklärung für Eckberts Verfolgungswahn liefert, darf es, zumindest in der beschriebenen Manifestationsform, in einer psychologischen Lesart eigentlich gar nicht geben, weil derjenige, der vom Verfolgungswahn befallen ist, definitionsgemäß gegen einen inneren Feind ankämpft, zu dem ihm die äußere Welt nur das reine Material bietet. Es handelt sich also um eine Lesart, welche vom Text als widersprüchlich markiert wird.

Damit ist nicht weniger gesagt, als dass sich zwei ausschließende Lesarten wechselseitig erklären und stützen; eine paradoxale Situation,[63] die eine Aufhebung der aristotelischen Logik des Tertium non datur, das sich bei Tieck im ›Entweder Oder‹ von natürlicher oder übernatürlicher Lesart ausdrückt, verlangt. Diese Aufhebung wird durch einen Text vorgebahnt, der für die Romantik eine zentrale Rolle spielt: Platons *Phaidros*.[64]

62 Hierzu andeutungsweise bereits Heinz Hillmann: *Bildlichkeit der deutschen Romantik.* Frankfurt a.M. 1971, 122.

63 An dieser Stelle kann nicht ausführlich auf die Rolle des Paradoxes in der frühromantischen Philosophie und Literatur eingegangen werden. Vgl. hierzu, am Beispiel von Novalis, Dietrich Mathy: »›Nichts ist dem Geist erreichbarer, als das Unendliche‹. Novalis: Paradoxie als Erkenntnis«. In: *Das Paradoxe. Literatur zwischen Logik und Rhetorik. Festschrift für Ralph-Rainer Wuthenow zum 70. Geburtstag.* Hg. Schippers-Hönicke u.a. Würzburg 1999, 26-34.

64 Vgl. zum Verhältnis der Romantik, insbesondere Friedrich Schlegels, zu Plato, Stefan Matuschek: »Die Macht des Gastmahls. Schlegels ›Gespräch über die Poesie‹ und Platons ›Symposion‹«. In: *Wo das philosophische Gespräch ganz in Dichtung übergeht. Platons Symposion und seine Wirkung in der Renaissance, Romantik und Moderne.* Hg. Ders. Heidelberg 2002, 81-96; Bärbel Frischmann: »Friedrich Schlegels Platonrezeption und das hermeneutische Paradigma«. In: *Athenäum* 11 (2001), 71-92; Peter D. Krause: »Friedrich Schlegel und Plato – Plato und Friedrich Schlegel«. In: *Germanisch Romanische Monatsschrift NF* 52 (2002), 343-363. Vgl. zur besonderen Rolle des *Phaidros* in der Goethezeit weiterhin Angus Nicholls: *Goethe's Concept of the Daemonic. After the Ancients.* Rochester 2006, 45-48.

In ihm behauptet Sokrates, dass es eine, auch sprachlich noch spürbare, Nähe zwischen Manie (μανία[]) und Mantik (μαντική[]) gäbe. Diese Verbindung zwischen Wahnsinn und Wahrsagen ist für Sokrates deswegen möglich, weil er glaubt, dass so etwas wie ein »göttlicher Wahnsinn« (μανία[] [...] ἐκ θεο?) existiert, der über das Funktionieren bzw. Nicht-Funktionieren menschlicher Verstandestätigkeit weit hinausgeht.[65]

Das Theorem eines göttlichen Wahnsinns ermöglicht es nun, die wahr-sagende Rede der Alten auf den Verfolgungswahn Eckberts zu beziehen, nämlich als eine Selbsterklärung des Wahnsinns aus seinem göttlichen oder absoluten Abgrund heraus. Darüber hinausgehend befähigt die *Phaidros*-Stelle den Leser, den gesamten *Blonden Eckbert* mit seiner Verweigerung gegenüber einer rein-psychologischen und einer rein-märchenhaften Lesart als eine auf das Absolute ausgerichtete Allegorie zu lesen.

Beide Lesweisen führen nämlich trotz oder weil sie sich ausschließen, auf das richtige Ziel hin, allerdings nicht (im doppelten Sinne des Wortes) absolut gesetzt. Der *Blonde Eckbert* erzählt, so die Konsequenz aus dem eben Gesagten, die Geschichte eines Menschen, der von Verfolgungswahn geplagt wird. Die übernatürlichen Elemente in der Erzählung machen jedoch deutlich, dass eine rein-psychologische Beschreibung seines Zustands zu kurz greift, ja dass man den Verfolgungswahn als solchen nicht versteht, wenn man seine übernatürliche, genauer: auf das Absolute ausgerichtete Dimension nicht berücksichtigt.

Und worin diese auf das Absolute ausgerichtete Dimension des Verfolgungswahns besteht, besagt eben jene Figur, welche die natürliche Lesart durchbricht, die Alte, dergestalt, dass sie davon spricht, dass und wie Eckbert durch Vererbung und die Erfahrung von Gewalt in seiner Jugend einen melancholischen Wahnsinn ausbildet. Nicht *Individual*-Psychologie steht also im Mittelpunkt der Erzählung, sondern die Abhängigkeit individueller psychischer Zustände von den individuellen psychischen Zuständen *anderer Menschen* (in diesem Falle: seiner Eltern) – und die Frage, wie sich diese Beeinflussung Bahn bricht.

Der heutige Leser mag sich angewöhnt haben, Vererbung und frühkindliche Prägung der Psyche für rein-natürliche Vorgänge zu halten. *Der blonde Eckbert* beharrt jedoch darauf, dass damit eine zentrale metaphysische Frage angesprochen wird, nämlich, mit Friedrich Schlegel ge-

65 Platon, Phaidr. 244a-d.

sprochen: »*Warum ist das Unendliche aus sich herausgegangen hat sich endlich gemacht?* – d. h. mit anderen Worten: *Warum sind Individua?*«[66]

Die Frage beinhaltet zuerst eine Feststellung, nämlich die neuplatonische Annahme einer emanativen Dynamik aus dem ungeteilten Einen hinaus bis in die individuelle Vervielfältigung. Darauf aufbauend wird nach dem Funktionieren dieses Prozesses der Individuierung gefragt. Und genau darauf hat der *Blonde Eckbert* eine Antwort. Er behauptet nämlich eine Ausrichtung des Individuellen, in diesem Falle: individueller Psychologie, auf das Absolute oder Unendliche. Im Übergang einer, direkten wie hereditären, wirkenden Kraft von einem Individuum zum anderen wird, so die Quintessenz der Erzählung, das diesen Übersprung garantierende Unendliche als Einheit im Mannigfaltigen annäherungsweise spürbar. So erklärt sich, warum Menschen eine disjunkte Individualität ausbilden – und dabei in Wort und Tat ihren, sie auf verschiedene Weise durch Gewalt beeinflussenden, Mitmenschen zugleich so ähnlich sind.

Im Gegensatz zu Schlegel und Novalis interessiert Tieck jedoch weniger der Blick zurück in das Unendliche, sondern andersherum: die Entfernung vom Unendlichen, geht es doch in seiner Erzählung weder um das Schöne noch das Gute noch das Wahre, sondern um den progressiven Zusammenhang von Sünde und Krankheit, mithin also um die größtmögliche Entfernung von einem göttlichen oder absoluten Urzustand.

Die Erzählung weist damit eindrücklich darauf hin, dass das Unendliche, nach neuplatonischer wie, davon abhängiger, romantischer Ansicht, nur in sich selbst rein ist und dass es die emanative Dynamik selbst ist, die, trotz ihres göttlichen Urgrunds, zum Bösen führt.[67] Einen kleinen Ausschnitt dieser Höllenfahrt des Alltagslebens führt der *Blonde Eckbert* seinen Lesern in eindringlicher Deutlichkeit vor.

66 Schlegel: *Kritische Ausgabe* (wie Anm. 34), Bd. XII, 39. Vgl. Manfred Frank: »Allegorie, Witz, Fragment« (wie Anm. 34), hier: 130-132.

67 Vgl. hierzu Christian Schäfer: *Unde Malum? Die Frage nach dem Woher des Bösen bei Plotin, Augustinus und Dionysius*. Würzburg 2002 und Verf.: *Nachfolge Christi/ Nachahmung der Natur. Himmlische und natürliche Magie bei Paracelsus, im Paracelsismus und in der Barockliteratur (Scheffler, Zesen, Grimmelshausen)*. Hamburg 2007, 76 ff.

Stefan Goldmann

Kasus und Konflikt

Zur Wechselbeziehung zwischen Krankengeschichte und Novelle mit einem Blick auf Johann Ludwig Caspers *Klinische Novellen* (1863). Ein Werkstattbericht

Ein Kasus bildet nicht selten den Ausgangspunkt des Erzählens und der Niederschrift. Als unerwarteter Vorfall, als unerhörtes Ereignis bricht er in die Lebenswelt ein und bringt diese vorübergehend durcheinander. Wenn die Würfel des spielenden Gottes fallen, dann erlebt der Mensch den Wurf als einen Glücks- oder Unglücksfall, d. h. der Kasus ist ein Schicksalsschlag.[1] Sturz und Fall haben sich tief in die Menschheits- und Alltagsgeschichte eingeschrieben: Der Abfall und Sturz der Engel ist eine notwendige Voraussetzung des Sündenfalls der ersten Menschen (lapsus hominis), der Sturz der Titanen und Phaetons Sturz aus dem Sonnenwagen sind die mythologischen Vorbilder des politischen und moralischen Falls, mithin der Wechselfälle des Lebens. Die freien Künste und Wissenschaften lehren, wie ein Fall zu beschreiben, einzuordnen, vorauszusagen und zu behandeln ist. Und in den literarischen Gattungen hat er seinen festen Platz: nicht nur in den einfachen Formen des Kasus und des Memorabile, sondern auch – um nur einige zu nennen – in der Tragödie und der Novelle, in der Autobiographie und der Krankengeschichte. In den Memorabilien werden seltene, denkwürdige Fälle beschrieben, in der Tragödie stehen Hybris und Fallhöhe des Helden in einem notwendigen Zusammenhang, die Novelle soll Ludwig Tieck zufolge einen Vorfall ins hellste Licht stellen, die Autobiographie verfügt über einen speziellen Topos der Glücks- und Unglücksfälle, und die Krankengeschichte ist die kunstgerechte Darstellung eines Krankheitsfalles. Alle diese Gattungen fixieren auf sehr unterschiedliche Weise das Walten des Schicksals, indem sie sich auf einen Kasus beziehen, den sie manchmal im Rückblick erforschen oder im literarischen Experiment erörtern.

1 Vgl. hierzu ausführlich Verf.: »Kasus – Krankengeschichte – Novelle«. In: *»Fakta, und kein moralisches Geschwätz«. Zu den Fallgeschichten im »Magazin zur Erfahrungsseelenkunde« (1783-1793).* Hg. Sheila Dickson, Stefan Goldmann, Christof Wingertszahn. Göttingen 2011, 33-64, bes. 48-51.

I. Wechselbeziehungen zwischen Krankengeschichte und Novelle

Im Zentrum der Novelle und der Krankengeschichte steht also ein Fall. Beide Gattungen treten im 19. Jahrhundert in eine intensive Wechselbeziehung ein.[2] Krankengeschichten bilden gelegentlich die Grundlage für Novellen. Das bekannteste Beispiel hierfür ist Georg Büchners *Lenz*-Novelle (1839; 1874), die auf der handschriftlich überlieferten Krankheits- und Behandlungsgeschichte des Sturm-und-Drang-Schriftstellers Michael Reinhold Lenz beruht, die der elsässische Landgeistliche Johann Friedrich Oberlin 1778 verfasst hatte. Auch Hermann Sudermanns Novelle *Der Wunsch* (1888) lehnt sich an einen Krankenbericht an, den ihm sein Studienfreund, der Arzt Alfred Vangehr, erzählt hatte.[3] Wenn Krankengeschichten die Grundlage für Novellen bilden, dann ist es nicht verwunderlich, dass Novellen gern wie Krankengeschichten gelesen werden. Unter Medizinern ist diese heuristische Praxis weit verbreitet: Der Psychiater Richard von Krafft-Ebing prägte 1890 aufgrund seiner Lektüre von Leopold von Sacher-Masochs Novellen *Die geschiedene Frau* (1870) und *Venus im Pelz* (1870) den psychopathologischen Begriff des Masochismus.[4] Schon der von Novellen und Kasus durchzogene Roman *Don Quixote* (1605/1615) von Miguel de Cervantes galt seit Thomas Sydenham bis hin zu Johann Lukas Schönlein und Wilhelm Griesinger als das unübertroffene Muster einer psychiatrischen Wahnsinnsstudie, die angehenden Medizinern zur Weiterbildung empfohlen wurde. Bekannt ist auch, dass Sigmund Freud Novellen wie *Die Richterin* (1885) von Conrad Ferdinand Meyer, *Gradiva* (1903) von Wilhelm Jensen und *Die Auferstandene* (1908) von Paul Lindau[5] kritisch wie Krankengeschichten gelesen und interpretiert hat. Freud, der sich wiederholt in z.T. paradox klingenden Sätzen zum Verhältnis von Krankengeschichte und Novelle geäußert hat, ist zugleich ein prominenter Zeuge dafür, dass Novellen und Novellenmotive die Grundlage für Krankengeschichten bilden können. Vorfälle, die beispielsweise Guy de Maupassant oder Edward Bellamy in ihren Novellen schildern, fand er in seinen Patienten- und

2 Vgl. hierzu ausführlich Verf.: »Sigmund Freud und Hermann Sudermann oder die wiedergefundene, wie eine Krankengeschichte zu lesende Novelle«. In: *Jahrbuch der Psychoanalyse* 58 (2009), 11-35.

3 Verf.: »Nachwort«. In: Hermann Sudermann: *Der Wunsch*. Hannover 2009, 157-164, bes. 162.

4 Richard von Krafft-Ebing: *Neue Forschungen auf dem Gebiet der Psychopathia sexualis. Eine medicinisch-psychologische Studie.* Stuttgart 1890, 2.

5 Verf.: »Nachwort«. In: Paul Lindau: *Der Andere*. Hannover 2013, 97-119, bes. 114 f.

Krankengeschichten wieder. So war er besonders erstaunt, als er feststellen musste, dass seine Krankengeschichte der »Elisabeth von R.« sich wie Sudermanns *Wunsch*-Novelle las und eine Reihe von schlagenden Parallelen aufwies. Schließlich ist er auch ein Kronzeuge für den zwischen Arzt und Dichter herrschenden Wettstreit hinsichtlich einer realistischen Darstellung psychischer Konflikte, die der Überdetermination seelischer Regungen und der Komplikation der Motive bis ins kleinste Detail gerecht werden müsse. Bei der novellistischen, überraschenden Aufdeckung weiblicher Homosexualität, wie sie etwa Alfred von Berger in seiner Novelle *Die Italienerin* (1904) effektvoll schildert, falle Freud zufolge vieles der Zensur des Dichters anheim, der vereinfacht, was der zergliedernde Arzt offenzulegen und in allen komplizierten Verzweigungen detailliert zu beschreiben habe.[6]

Schon hier können wir eine erste Heuristik des Beziehungsreichtums zwischen Novelle und Krankengeschichte aufstellen: So wie Krankengeschichten die Grundlage für Novellen liefern, können sich auch Krankengeschichten an Novellen orientieren. Es lassen sich Novellen wie Krankengeschichten lesen und Krankengeschichten wie Novellen.

Krankengeschichte und Novelle unterhalten ein Konkurrenzverhältnis. Dieses verdankt sich der Tatsache, dass sowohl philosophische Ärzte als auch Schriftsteller seit dem Ende des 18. Jahrhunderts an einer Anthropologie und einer neuen Psychologie arbeiten, die unwillkürliche, zwanghafte und unbewusste Handlungen und Vorstellungen zum tieferen Verständnis eines Menschenlebens mit einbeziehen. Wer unter den Ärzten und Schriftstellern dabei Ei oder Henne, wer Wegweiser oder Entdecker ist, fällt schwer zu entscheiden, zumal sich im weiteren Verlauf des 19. Jahrhunderts die Anregungsquellen ständig wandeln, wenn man an Carl Alexander Ferdinand Kluge und E. T. A. Hoffmann bzw. Leopold von Sacher-Masoch und Richard von Krafft-Ebing denkt. Dieses Konkurrenzverhältnis kann zwischen anthropologisch forschenden Freunden statthaben, wie es uns Ende des 18. Jahrhunderts im *Magazin zur Erfahrungsseelenkunde* schon in Umrissen begegnet, wo Friedrich Schillers Freunde Friedrich Wilhelm Hoven und Ludwig Albert Schubart einen »rasenden Magister« sowohl in medizinischer als auch in novellistischer Manier beschreiben.[7] Es kann aber auch innerhalb der Natur des Arztschriftstellers selbst angelegt sein, der gleichzeitig oder nachein-

6 Vgl. Verf.: »Arzt und Dichter im Wettstreit. Sigmund Freud, Alfred von Berger und die narrative Darstellung weiblicher Homosexualität«. In: *Luzifer-Amor* 24 (2011), 29-39.

7 Vgl. Verf.: »Kasus« (wie Anm. 1), 55-58.

ander über ein und denselben Fall eine Krankengeschichte und eine Novelle verfasst, oder nach der akademischen Einübung in die Topik der Krankengeschichte einen Berufs- und Gattungswechsel vornimmt, wie wir es in unterschiedlicher Ausprägung u. a. bei Georg Büchner, Anton Čechov, Arthur Schnitzler und Alfred Döblin studieren können.

Diese fruchtbare Wechselwirkung von Novelle und Krankengeschichte wurde im 19. Jahrhundert nicht nur kultiviert, sondern auch entschieden bekämpft. Wer novellistisch schreibt und eine Krankengeschichte an literarischen Vorbildern orientiert, steht jenseits der Wissenschaft. Freuds Krankengeschichten, die in den Augen mancher Verehrer und aller Gegner als Novellen gelesen werden, werden der bewussten Täuschung verdächtigt und ihr Autor als Lügner denunziert. Doch schon 1838 stieß eine »medizinische Novelle«, von Alexander Heinrich Peez in den *Jahrbüchern für Deutschlands Heilquellen und Seebäder* unter dem Titel *Ein Taranteltanz in Wiesbaden und seine Heilung* publiziert[8], auf Unmut und Widerstand: »So unterhaltend sich auch diese Novelle liest, so erregt sie doch gerechte Bedenken, ob die Einführung einer solchen poetischen Darstellungsweise in die medicinische Wissenschaft der lezteren frommen könne, indem es dabei unmöglich wird, zu bestimmen, wo die Grenzscheide zwischen Wahrheit und Dichtung zu suchen sey.«[9] Wenn man auch wenig später bedauert, dass Adalbert Friedrich Marcus und Johann Christian Reil die beiden letzten deutschen Ärzte waren, »die einen Styl hatten«, wird eine »poetisierende Psychologie« innerhalb einer Krankengeschichte oder eines gerichtsmedizinischen Gutachtens entschieden abgelehnt.[10] Gefordert werden exakte Kranken- und Krankheitsgeschichten[11] mit ihrer Topik – ihrer festen Gliederung in Anamnese, Status praesens, Diagnose, Therapie, Verlauf, Epikrise und, im Todesfall, Sektionsprotokoll.[12]

8 Alexander Heinrich Peez: »Einige interessante und seltene Heilungen durch die Mineralquellen zu Wiesbaden«. In: *Jahrbücher für Deutschlands Heilquellen und Seebäder* 2 (1837), 1-38, hier: 30-38.

9 *Literatur-Blatt auf das Jahr 1838.* Redigirt von Wolfgang Menzel, Nr. 39, 13. April 1838, 156.

10 Heinrich Neumann: *Die Theorie und Praxis der Blödsinnigkeitserklärung nach preußischem Gesetze. Ein Leitfaden für Aerzte und Juristen.* Erlangen 1860, 80 und 88.

11 Wilhelm Roser, Carl August Wunderlich: »Ueber die Mängel der heutigen deutschen Medicin und über die Nothwendigkeit einer entschieden wissenschaftlichen Richtung in derselben«. In: *Archiv für physiologische Heilkunde* 1 (1842), I-XXX, hier: XIX-XX.

12 Zu den Vorschriften, wie eine Krankengeschichte zu schreiben ist, vgl. Verf.: »Kasus« (wie Anm. 1), 37-39.

Wie die Krankengeschichte verfügt auch die Novelle über gattungspoetische Merkmale: Sie ist eine »sich ereignete unerhörte Begebenheit« (Goethe), sie stellt »einen großen oder kleinern Vorfall in's hellste Licht« (Tieck) und unterscheidet sich von allen anderen epischen Gattungen durch den ihr eigenen »sonderbaren auffallenden Wendepunkt« (Tieck). Friedrich Theodor Vischer zufolge schildert eine Novelle »ein Stück aus einem Menschenleben, das eine Spannung, eine Krise hat und uns durch eine Gemüths- und Schicksalswendung mit scharfem Accente zeigt, was Menschenleben überhaupt ist.« Paul Heyse hingegen verlangt, dass eine Novelle einen *einzelnen* »seelischen, geistigen oder sittlichen Conflict«, wie in der Isolierung eines naturwissenschaftlichen Experiments, vorführe und uns auf diese Weise »eine neue Seite der Menschennatur offenbare«.[13] Zu den Gattungsmerkmalen der Novelle zählen folglich die unerhörte Begebenheit, die sich zugleich als Neuigkeit ausgibt, der Wendepunkt, die Krisis und der Konflikt.

Wir verfügen somit über eine Reihe von gattungspoetischen Charakteren, anhand derer wir die Heuristik der vielfältigen Wechselbeziehungen zwischen Krankengeschichte und Novelle verfeinern können. So lassen sich Novellen nach anamnestischen, diagnostischen und therapeutischen Gesichtspunkten untersuchen und die novellistischen Merkmale in Krankengeschichten aufdecken. Bei fortwährender Beobachtung dieses Gattungsvergleichs würden wir die Variationsbreite, die Übergangs- und Übertragungsformen beider Gattungen kennen lernen. Wird beispielsweise im *Magazin zur Erfahrungsseelenkunde* eine Krankengeschichte durch kurzweilig zu lesende Briefe eines Angehörigen oder Berufskollegen eines Patienten unterbrochen[14], dann gilt es nicht nur Anknüpfungspunkte innerhalb der Novellistik der Romantik aufzusuchen, sondern zu allererst an den Gesichtspunkt der Anamnese zu erinnern, dem zufolge Nachrichten von Familienangehörigen und informierten Personen aus der Umgebung des Patienten vom Arzt einzuholen und innerhalb der Krankengeschichte und der forensischen Gutachten zu verwerten sind. Wenn nun umgekehrt in E.T.A. Hoffmanns Novelle *Der Magnetiseur* (1814/1819) ein juristisch Bevollmächtigter – in der Erstausgabe näherhin ein Justizkommissarius bzw. Justizrat namens Nikomedes – aus dem Nachlass des Malers Franz Bickert einen Aufsatz, Tagebucheintragungen

13 Alle Zitate nach *Novelle*. Hg. Josef Kunz. Darmstadt 1973 (= *Wege der Forschung*, 55), 34, 53, 63, 67 und 74.

14 Karl August Reinhardt: »Heilung eines Melancholischen«. In: *Magazin zur Erfahrungsseelenkunde* 9 (1792), 3. St., 115-125, hier: 121.

und Briefe zusammenstellt[15], um mittels dieser Polyphonie und Polyperspektivität den Leser in die Lage zu versetzen, sich ein Urteil über das Wesen und den Verlauf von Marias rätselhafter Krankheit selbständig zu bilden und die wahrscheinliche Ursache des Untergangs ihrer Familie zu erraten, dann scheint durch die kunstreiche romantische Reflexivität noch immer eine spezielle Gerichtspraxis hindurch, nämlich das im 19. Jahrhundert zunehmend differenzierter ausgestaltete forensische Gutachten als einer Spielart der Krankengeschichte, das Briefe und Tagebuchnotizen eines ›Inquisiten‹ sowie Aussagen aus dessen Verwandten- und Freundeskreis als Quellen und Belege der Argumentation mit heranzieht. Bei einem konsequent durchgeführten Gattungsvergleich würde – um ein anderes Beispiel zu nehmen – u.a. deutlich werden, dass der Krisenbegriff, wie er uns bei Friedrich Theodor Vischer begegnet, innerhalb der Medizin auf eine lange Geschichte schon zurückblicken konnte, bevor er von Karl Philipp Moritz auf die Seelenkrankheiten übertragen wurde[16], und der charakteristische Wendepunkt (Peripetie, Metabolé) nicht nur mit der Tragödie, sondern auch mit dem medizinischen Krisenbegriff bedeutungsgeschichtlich enge Verbindungen aufweist. Eine ähnlich überraschende Gemeinsamkeit zwischen Novelle und Krankengeschichte hatte Freud seinerzeit vor Augen, als er erstaunt feststellen musste, dass die Krankengeschichten, die er geschrieben hatte, wie Novellen zu lesen waren.[17] Indem Freud hinter der hysterischen Symptomatik seiner Patienten einen innerseelischen Konflikt aufdecken konnte, den er ins Zentrum seiner Krankengeschichten stellte, rückten diese Krankengeschichten zwangsläufig in die Nähe der Novelle, mithin jener literarischen Gattung, die für seelische Konfliktforschung zuständig ist, da sie Heyse zufolge »einen *einzelnen* Conflict« gleichsam in »der Isolirung des Experiments, wie die Naturforscher sagen«[18], zu schildern vermag.

Eine Untersuchung der Wechselbeziehung zwischen Krankengeschichte und Novelle steht vor dem Problem, ob es sich dabei um zufällige Gattungsparallelen und Überschneidungen oder um bewusste

15 Vgl. Barbara Bayer-Schur: »Ansichten von der Nachtseite der Romantik. Zur narrativen Funktion der Naturwissenschaften in E.T.A. Hoffmanns ›Der Magnetiseur‹«. In: *E.T.A. Hoffmann-Jahrbuch* 15 (2007), 50-76, hier: 55.

16 Siehe Verf.: »Kasus« (wie Anm. 1), 34.

17 Sigmund Freud, Josef Breuer: *Studien über Hysterie* [1895]. Frankfurt a.M. 1975, 131.

18 Paul Heyse und Hermann Kurz: »Einleitung«. In: *Deutscher Novellenschatz.* Bd. 1. München 1871, V-XXIV, hier: XVIII.

wechselseitige Anleihen handelt. Wer schematische Darstellungen liebt, könnte begleitend zu seiner Lektüre die aufgefundenen gattungspoetischen und -theoretischen Merkmale auf der Zeitachse eines Koordinatensystems markieren, so dass ihr erstes Auftauchen in einer Gattung, ihre Häufung in einer Epoche, der Zeitpunkt ihrer theoretischen Durchdringung und Gattungsübertragung sichtbar werden würde. Hinsichtlich der Funktion und Bedeutung des ›isolierten Konflikts‹ in der Krankengeschichte und in der Novelle könnten wir aufgrund unseres gegenwärtigen Kenntnisstandes vorläufig festhalten, dass er innerhalb des *Magazins zur Erfahrungsseelenkunde* weder als Wort noch als Theorem auftaucht, dann aber urplötzlich an prominenter Stelle in der Einleitung zu dem von Paul Heyse und Hermann Kurz herausgegeben *Deutschen Novellenschatz* (1871) als das Zentrum der Novelle erklärt wird, um schließlich 1895 in Freuds Krankengeschichten als eine ubiquitäre psychische Tatsache geschildert zu werden, die allen Seelenerkrankungen zugrunde liege. Offensichtlich stehen Freuds und Heyses Bemerkungen in einem Dialog bzw. markieren herausragende Eckpfeiler einer geistigen, Literatur und Medizin umfassenden Tradition, deren verschüttete Zwischenglieder von einer Archäologie der Wechselwirkung beider literarischen Gattungen aufzuspüren und zu rekonstruieren sind.

II. Johann Ludwig Caspers *Klinischen Novellen*

Die Aufdeckung eines möglichen Schauplatzes der Wechselwirtschaft von Medizin und Literatur, Krankengeschichte und Novelle verspricht sich derjenige, der sich über Bibliographien den *Klinischen Novellen* (1863) des Berliner Gerichtsmediziners Johann Ludwig Casper nähert. Verleitet durch den Titel, vermutet der Literaturwissenschaftler Novellen von Gefallenen und Gestürzten, die im besten Fall am Krankenbett (kliné) besucht oder im schlimmsten Fall auf dem Sektionstisch obduziert werden, wobei die an ihnen zu beobachtenden Symptome, Traumata und Todesflecken dem deutenden Arzt von unerhörten, schicksalhaften Begebenheiten erzählen. Caspers Vorwort ist es allerdings zu entnehmen, dass er keineswegs an literarische Novellen gedacht hatte. Ihm schwebte bei der Formulierung seines Buchtitels der juristische Begriff der Novelle im Sinne von Gesetzesergänzung oder Neufassung (Novellierung) eines Gesetzes vor, wie er in dem unter Kaiser Justinian kodifizierten *Corpus juris civilis* anzutreffen ist. An dieser juristischen Terminologie hatte sich schon der Hessen-Darmstädtische Leibarzt Michael Bernhard Valentin orientiert, als er in Ergänzung zu seinen

Pandectae medico-legales (1701), einem umfangreichen Werk zur Gerichtsmedizin, *Novellae medico-legales* (1711), folgen ließ, um schließlich beide Werke zusammen unter dem Gesamttitel *Corpus juris medico-legale* (1722) noch einmal herauszugeben.[19] In Anlehnung an Valentins Sprachgebrauch veröffentlichte Casper in Ergänzung zu seinem *Practischen Handbuch der gerichtlichen Medizin* (1857) elf klinische Novellen, zu deren Kasuistik er 339 selbst beobachtete und dokumentierte Fälle heranzieht.[20] Die ersten vier Novellen erörtern ›Biologisches‹, nämlich die »Lehre von der Nothzucht«, die »Lehre von der Päderastie«, die »Verletzungen und Misshandlungen ohne tödtlichen Ausgang« und die »gerichtliche Psychonosologie«. Fünf weitere Novellen beziehen sich auf ›Thanatologisches‹ und thematisieren die »gerichtliche[n] Obductionen im Allgemeinen«, »die Priorität der Todesart« und entwerfen eine breite Kasuistik »zum Vergiftungstode«, »Erstickungstode«, »Strangulationstode« und »Ertrinkungstode«. Die elfte Novelle schließlich bezieht sich auf die »Bio-Thanatologie der Neugebornen« (*KN*, v-xviii). Unter dem Fallmaterial findet sich eine Fülle von höchst seltsamen und rätselhaften Fällen, die Casper nicht aus bloßem Kuriositätsinteresse anführt, sondern um eine möglichst vollständige Kasuistik vorzulegen. Er berichtet von einem »ganz unerhörten, wahrhaft classischen Fall« von Selbstmord durch Strangulation in liegender Stellung (*KN*, 504-507), diskutiert den »merkwürdigen Fall« einer Säuglingsmisshandlung, der »auch psychologisch wegen der unerhörten Brutalität des Thäters« besonders interessant sei und anhand dessen er die Frage nach der medizinischen und forensischen unterschiedlichen Definition von schwerer, erheblicher und leichter Verletzung problematisiert (*KN*, 62-64). Die Darstellung eines weiteren »unerhörten Falls« leitet er mit der Frage ein: »War es ein Zufall, dass uns kurz nach der Anwesenheit (1862) der *Japanischen* Gesandtschaft, die ganz Berlin bis in die untersten Klassen in Bewegung setzte, *zwei* Fälle von Aufschlitzen des Bauchs vorkamen? Der Eine betraf ein todtgebornes neugebornes Kind, und was die Mutter veranlasst haben kann, der Leiche den Bauch zu schlitzen, bleibt ein Räthsel, um so mehr, als *vor*

19 Zu Michael Bernhard Valentin und der nicht hinreichend erläuterten Namensform Valentini (Genitiv von Valentinus) vgl. Ulrike Enke: »Gelehrtenleben im späten 17. Jahrhundert – eine Annäherung an den Gießener Medizinprofessor Michael Bernhard Valentini (1657-1729)«. In: *Medizinhistorisches Journal* 42, 2007, 299-329.

20 Johann Ludwig Casper: *Klinische Novellen zur gerichtlichen Medicin. Nach eignen Erfahrungen.* Berlin 1863, iv. Nachweise im Folgenden mit der Sigle *KN* und der Angabe der Seitenzahl in ( ) im Text.

den Japanesen dergleichen hier noch niemals vorgekommen ist! Der zweite Fall war dieser viehische, unerhörte *Mord.* Die Wittwe *Fuchs* wurde im Juli früh um 5 Uhr in einem Lustwäldchen bei Berlin mit gespreitzten Beinen, emporgeschlagenen Kleidern und aufgeschlitztem Bauch gefunden.« (*KN*, 343) Diese Fallbeispiele, die nicht selten vier Druckseiten überschreiten, auch wörtliche Rede enthalten und gelegentlich sogar ein Dichterzitat[21] anführen, sind natürlich keine Novellen im literaturwissenschaftlichen Sinn[22], doch enthalten sie novellistische Merkmale, so dass sie für unser Vorhaben, Gattungsübertragungen und Gattungsmischungen zwischen Medizin und Literatur nachzuspüren, durchaus geeignet scheinen. Geschrieben in sachlich prägnanter Sprache, enthüllen sie die Triebgeheimnisse der Großstadt und dokumentieren das Inferno leidenschaftlicher Familienkonflikte. Offenbar ist dem Verfasser nichts Menschliches fremd geblieben. Je tiefer man dem Mediziner in die Abgründe von Mord und Totschlag, autoaggressiven Impulsen und Perversionen, falschen Beschuldigungen und Querulantentum folgt, desto mehr wünscht man den hinter einer Autorenmaske verborgenen Menschen kennen zu lernen. Da Johann Ludwig Casper dem Literarhistoriker jenseits der Fontane-Philologie[23] kaum bekannt sein dürfte, sei ein biographischer Exkurs an dieser Stelle erlaubt.

a. Der Autor

Johann Ludwig Casper (1796-1864) war Professor für Gerichtsmedizin in Berlin und Leibarzt des Prinzen Carl von Preußen. Er veröffentlichte *Beiträge* und *Denkwürdigkeiten zur medicinischen Statistik und Staatsarzneikunde* (1825; 1835; 1846), gab eine *Wochenschrift für die gesammte Heilkunde* heraus (1833-1850) und begründete die *Vierteljahrsschrift für*

21 Anlässlich einer zu begutachtenden »Anschuldigung gegen einen Arzt wegen unzüchtiger Handlungen« zitiert Casper aus Goethes *Faust* (v 2035-36): »Ihr fasst sie um die schlanke Hüfte frei, / Zu sehn, ob fest geschnürt sie sei« (*KN*, 30).

22 Vgl. auch Dietrich von Engelhardt: *Medizin in der Literatur der Neuzeit. I. Darstellung und Deutung.* Stuttgart 1991, 128: die *Klinischen Novellen* stellen »kein Werk der Belletristik« dar.

23 In den 1850er Jahren bewohnte Fontanes Frau Emilie eine Mansardenwohnung in Caspers Haus in der Bellevuestraße 16. In seiner Besprechung der Uraufführung von Gerhart Hauptmanns *Vor Sonnenaufgang* kolportierte Fontane einen Satz von Casper – »Meine Mörder sahen alle aus wie junge Mädchen« –, um den Eindruck zu schildern, den der zaghafte Bühnenauftritt des jungen naturalistischen Autors hervorgerufen hatte (Otto Drude: *Fontane und sein Berlin. Personen, Häuser, Straßen.* Frankfurt a. M., Leipzig 1998, 114 f. und 150; vgl. hierzu auch Hans Blumenberg: *Die Verführbarkeit des Philosophen.* Frankfurt a. M. 2005, 51-55).

gerichtliche und öffentliche Medicin (1852-1864), in der er merkwürdige Fälle von Notzucht und Homosexualität, Brandstiftung, Erythrophobie und Simulation veröffentlichte. Sein klassisches Hauptwerk ist das zweibändige *Practische Handbuch der gerichtlichen Medizin* (1857/58), das zu seinen Lebzeiten in vier Auflagen gedruckt vorlag, in alle europäische Sprachen übersetzt wurde[24] und noch 1907 in der neunten bearbeiteten Auflage erschien. Es war ein Standardwerk von internationaler Reputation, das auf selbst durchgeführten Leichenöffnungen, eigenen Beobachtungen und Erfahrungen beruhte und das erstmals mit Abbildungen versehen war. Was damals den avancierten Stand der Gerichtsmedizin repräsentierte, ist heute ein kulturhistorisches Dokument von einzigartigem Wert. In der Wissenschaftsgeschichte ist Caspers Name verknüpft mit der inzwischen allerdings ad acta gelegten Regel, die besagt, dass Leichen, die eine Woche an der Luft, zwei Wochen im Wasser oder acht Wochen in der Erde gelegen haben, das selbe Fäulnisbild aufweisen. Innerhalb der Gender-Studies[25] gilt Casper als erster Mediziner, der sachlich und ausführlich über männliche Homosexualität berichtet habe. Bei dieser herausragenden Bedeutung ist es verwunderlich, dass über seine Sozialisations- und Bildungsgeschichte, seinen Freundes- und Wirkungskreis kaum etwas bekannt ist. Biographische Artikel beschränken sich darauf zu erwähnen, dass er in Berlin geboren wurde, eine Apothekerlehre absolvierte, daraufhin Medizin in Berlin (1816), Göttingen (1817) und Halle (1818) studierte und Reisen nach England und Frankreich zur wissenschaftlichen Orientierung unternahm, um nach seiner Berliner Habilitation für Pathologie und Staatsarzneikunde (1824) eine geradlinige Karriere zum obersten Gerichtsarzt in Preußen zu durchlaufen. Er war u.a. Direktor der Unterrichtsanstalt für Medicina forensis (1850) und Mitglied der Wissenschaftlichen Deputation für das Medizinalwesen im Ministerium. Erst wenn man die Briefliteratur und die z.T. ideologisch eingefärbte Erinnerungsliteratur heranzieht und auf die richtige Spur gekommen ist[26], gelangt man an eine wunderbar editierte klare

24 Nachweisen lassen sich Übersetzungen ins Italienische (1858-1859), Holländische (1860-1862), Englische (1861-1865), Französische (1862), Spanische (1872-1873), Russische (1872-1878), Polnische (1874-1876) und Ungarische (1878). Vgl. auch Annemarie Mittag: *Johann Ludwig Caspers Leben und Wirken (1796-1864)*. Diss. med. Dresden 1960, 207-209.

25 Vgl. Jens Dobler: »Der Fall Graf Cajus und Genossen«. In: *Invertito – Jahrbuch für die Geschichte der Homosexualitäten* 11 (2009), 76-90.

26 Vgl. u.a. Otto Braus: *Akademische Erinnerungen eines alten Arztes an Berlins klinische Größen*. Leipzig 1901, 115-118; Max Lenz: *Geschichte der königlichen Friedrich-Wilhelms-Universität zu Berlin*. Bd. 2.1. Halle 1910, 243-244; Paul Diepgen: *Ge-*

Quelle, aus der wir das Wesentliche und Überraschende schöpfen können: Johann Ludwig Casper ist der eingeheiratete Neffe von Rahel Varnhagen. Ihren *Familienbriefen* ist es zu entnehmen, dass er 1823 Fanny Robert, die Tochter des ältesten Bruders von Rahel Varnhagen geheiratet hatte.[27] Als Arzt stand er Rahel zur Seite, seine älteste Tochter Elise war Rahels und August Varnhagen von Enses ›Lieblingsenkeltochter‹. Wir erhalten Einblicke in das Familienleben und werden Zeuge, wie Rahel der kleinen Elise das Geheimnis entlockt, dass sie von ihrer Kinderfrau geschlagen werde, was den Vater damals wenig interessierte und die Mutter bloß mit einem hilf- und sprachlosen »Oh – Hum« kommentierte.[28] Wir erfahren weiter, dass Casper »Hauspoet«[29] der Familie Mendelssohn-Bartholdy war. Mit Abraham Mendelssohn reiste er 1820 nach Paris, verfasste für den jungen Felix Mendelssohn-Bartholdy mehrere Libretti[30] und wirkte bei den privaten musikalischen Aufführungen mit, die an den Geburtstagen von Abraham, Lea und Felix Mendelssohn stattfanden. Wir können festhalten: Casper bewegt sich in einem prominenten Kreis getaufter Berliner Juden. Selbst getauft[31], nimmt er aktiv an der Berliner Salonkultur teil. Gemeinsam mit seiner Frau ist er Mitglied der Berliner Singakademie von Karl Friedrich Zelter, der ihn Goethe gegenüber

schichte der Medizin. Bd. 2.1. Berlin 1959, 203-204; Mittag: *Caspers Leben und Wirken* (wie Anm. 24).

27 Rahel Levin Varnhagen: *Familienbriefe*. Hg. Renata Buzzo Màrgari Barovero. München 2009, 1463.

28 Ebd., 1401 f.

29 R. Larry Todd: *Felix Mendelssohn Bartholdy. Sein Leben, seine Musik*. Stuttgart 2008, 92. Vgl. auch Felix Mendelssohn Bartholdy: *Sämtliche Briefe. 1816 bis Juni 1830*. Hg. Juliette Appold, Regina Back. Bd. 1. Kassel, Basel, London, New York, Praha 2008.

30 *Die Soldatenliebschaft* (1820); *Die beiden Pädagogen* (1821); *Die wandernden Komödianten* (1822); *Die beiden Neffen oder der Onkel aus Boston* (1824).

31 Casper wurde wahrscheinlich am 14. April 1823 in der Friedrichswerderschen Kirchengemeinde getauft, etwa vierzehn Tage vor seiner Hochzeit (1. Mai 1823). Seine Taufzeugen waren der Geh. Secretair Eduard Liman und die Kaufleute Leonhard Liman und Carl Trummer (Auskunft des Evangelischen Landeskirchlichen Archivs in Berlin). Caspers Vater Caspar Jochim (1770-1803) verfügte über eine Konzession zum Baumwolldruck. Nach dem frühen Tod seines Vaters und seiner Mutter (1805) wuchs Casper in der verwandtschaftlich nahestehenden Familie Liman auf. Seine Schwester Minna heiratete 1817 den Bankier Leopold Liman. Erst nach der Geburt ihrer Kinder ließen sie sich 1824 taufen. Ihr Sohn Carl Liman wurde Caspers Nachfolger in der Gerichtsmedizin. (Jacob Jacobson: *Jüdische Trauungen in Berlin 1759-1813*. Berlin 1968, 373; vgl. aber auch Mittag: *Caspers Leben und Wirken*, wie Anm. 24, 1).

wiederholt empfiehlt.[32] Casper zählt also zu jener Gruppe akkulturierter Juden, die in verwandtschaftlicher Beziehung und lebendiger Tradition zu Moses Mendelssohn, Marcus Herz und Lazarus Bendavid stehen. Caspers akademischer Lehrer in der Staatsarzneikunde hingegen war Christoph Knape[33], ein Beiträger des *Magazins zur Erfahrungsseelenkunde*, an dessen Aufsatz Karl Philipp Moritz die Wunscherfüllungstheorie des Traumes erläuterte.[34] Und das ist die zweite Überraschung: Casper wurde im Geist der Berliner Erfahrungsseelenkunde sozialisiert[35], nicht nur durch seinen direkten Lehrer Knape, sondern auch durch Mendelssohn, Herz und Bendavid, die grundlegende theoretische Beiträge zum ›Seelenapparat‹ und paradigmatische Pathographien zur Assimilation und Akkulturation junger jüdischer Aufklärer im *Magazin zur Erfahrungsseelenkunde* publiziert hatten.[36] Vor diesem Hintergrund lassen sich Mutmaßungen anstellen, warum gerade ein getaufter Jude mit seiner un-

32 Karl Friedrich Zelter an Johann Wolfgang Goethe (1. März 1826): »Ein junger Medizinalrat Casper geht darauf aus, sich namkündig zu erweisen. Er ist ein berlinisch Kind, hat die Apothekerei bei unserm Medizinalassessor Schrader erlernt, 30 oder etliches drüber alt; gewandt, geschickt, rührig, leidlich und gelitten. Er und seine Frau sind früher meine Schüler in der Musik gewesen, nicht ohne Erfolg; auch einen hübschen Vers hat er sonst zu machen gewußt. Im Jahre 1818 fand ich ihn als Abiturienten in Göttingen, von wo er sich eine Schmarre mit gebracht hat. Er ist in Paris gewesen, spricht das Französische nicht ungelenk; klein, nicht fett, doch wohlgewachsen, aber er ist – getauft.« (Briefwechsel zwischen Goethe und Zelter. Hg. Max Hecker. Bd. 2. Frankfurt a. M. 1987, 455 f.).

33 Caspers Dissertation (*De phlegmatia alba dolente*. Halle 1819) war Christoph Knape gewidmet.

34 Siehe Christoph Knape: »Hat die Seele ein Vermögen, künftige Dinge vorher zu sehen?« In: *GNOTHI SAUTON oder Magazin zur Erfahrungsseelenkunde* 1 (1783), 1. St., 70-81; Karl Philipp Moritz: Revision der drei ersten Bände dieses Magazins, ebd., 4 (1786), 1. St., 1-56, hier: 13-17.

35 Casper besuchte 1805-1812 das Berlinische Gymnasium zum Grauen Kloster (Friedrich Zelle: *Klosteralbum des 19. Jahrhunderts. Verzeichnis der Lehrer und Schüler des Berlinischen Gymnasiums zum grauen Kloster 1804-1903*. Berlin 1904, 9), an dem Moritz in den 1780er Jahren unterrichtete und dessen Direktor bis 1803 Moritz' Freund und Mentor Friedrich Gedike war, ein weiterer mutmaßlicher Beiträger des *Magazins zur Erfahrungsseelenkunde* (3 [1785], 1. St., 56-74).

36 Siehe Verf.: »Erfahrungsseelenkunde und Haskala. Jüdische Autoren in dem psychologischen Magazin von Karl Philipp Moritz«. In: *Karl Philipp Moritz in Berlin 1789-1793*. Hg. Ute Tintemann, Christof Wingertszahn. Hannover 2005, 293-315; zur Universitätskarriere jüdischer Studenten und getaufter Professoren vgl. Adolf Kober: »Emancipation's Impact of the Education and Vocational Training of German Jewry«. In: *Jewish Social Studies* 16 (1954), 3-32 u. 151-176, zu Casper hier: 153.

aufgeregten sachlichen Beobachtung und Beschreibung devianten Verhaltens einen Quantensprung innerhalb der Gerichtsmedizin provozierte und – folgt man Fontanes assoziativem Hinweis auf Casper bei Gelegenheit der Berliner Uraufführung von Gerhart Hauptmanns Drama *Vor Sonnenaufgang* – zum klandestinen Ahnherrn des deutschen Naturalismus avancierte.

b. Ein Fall von Aidoiomanie

Wir haben weit vorgegriffen und den Autor vor seinem Werk behandelt, das uns zu diesem Exkurs voller Überraschungen motiviert hatte. In der ›klinischen Novelle zur gerichtlichen Psychonosologie‹ hebt Casper nun zwei »merkwürdige psychologische Criminal-Rechtsfälle« hervor, einen Fall von Kleptomanie (*KN*, 256-263) und einen Fall von Aidoiomanie, eine Art von Erotomanie, die er beide zu den »*causes célèbres*« (*KN*, 249) zählt. Wenden wir uns im Folgenden dem Fall von Aidoiomanie zu.[37]

Im März 1858 war Casper aufgefordert worden, ein forensisches Gutachten über die Frage zu erstellen, ob die 36-jährige Ulrike von Reinikendorf (pseudonym), die eineinhalb Jahre in einer privaten Irrenanstalt verbracht hatte, zur Zeit ihrer Internierung (Juni 1856) wahnsinnig war oder ob sie durch den behandelnden Arzt unrechtmäßig eingewiesen und festgehalten worden war, der, falls Letzteres zu erweisen wäre, eine langjährige Freiheitsstrafe zu erwarten hätte.[38] Es handelt sich um ein sehr gebildetes schlesisches Landfräulein, das sittsam und keusch, in den modernen Sprachen bewandert und von kritischem Verstand und poetischem Gemüt, Ende der 40er Jahre eine »radicale«, »unmotivirte Veränderung« (*KN*, 274 und 275) durchgemacht hatte und seitdem zu scharfem Disputieren und heftigen Zornanfälle gegenüber ihren standesbewussten Eltern neigte, denen sie vorwarf, dass ihnen »das Wappenschild in den Gedärmen« säße und sie »am heraldischen Bandwurm« (*KN*, 273) litten. In jener Zeit (Anfang 1847) war sie beim Schlittschuhlaufen auf dem Eis eingebrochen und von Julius, einem Bediensteten, gerettet worden, in den sie sich sogleich verliebte. Als er zum Militärdienst eingezogen wurde, wandte sie ihr Herz dessen jüngerem Bruder Albert zu, der ebenfalls bald zum Militär gehen musste. Daraufhin schenkte sie ihre Zu-

37 Zu dieser Krankengeschichte vgl. auch Michaela Ralser: *Das Subjekt der Normalität. Das Wissensarchiv der Psychiatrie: Kulturen der Krankheit um 1900*. München 2010, 64-68.

38 Die romanhafte Darstellung einer widerrechtlichen Internierung bietet Philipp Galen: *Der Irre von St. James. Aus dem Reisetagebuche eines Arztes*. Leipzig 1853.

neigung standesgemäß einem Lieutenant, der ihr Vertrauen, als sie sich nachts in Männerkleidern zu ihm geschlichen hatte, allerdings übel auszunutzen wusste (*KN*, 278 und 282). Darüber hinaus sagte man ihr nach, dass sie Zigarren rauchen und sich extravagant kleiden würde (*KN*, 276). Da gegenüber den strengen Eltern ihr aufsässiges Wesen sich nicht änderte und sie weiterhin über eine mögliche Ehe mit einem der beiden ehemaligen Bediensteten phantasierte, wurde als Erziehungs- und Korrekturmaßnahme beschlossen, sie erst zu einem verwandten General (September 1855), dann zu einem Pastor (März 1856) in Pflege zu geben. Da diese Maßnahmen jedoch nicht fruchteten, wurde sie auf Bitten der Eltern im Juni 1856 in eine private Irrenanstalt überwiesen, aus der sie Anfang November 1857 schließlich entwich.

Aufgrund der Akten, der Briefe und Tagebücher, die Casper ausdrücklich angefordert hatte, sowie der zusätzlichen Zeugnisse eines Regierungsmedizinalrates, eines Kreisarztes und eines Justizrates, versucht der Berliner Gerichtsmediziner die letzten zehn Jahre der Ulrike von Reinikendorf »psychologisch zu entwickeln und aufzuklären« (*KN*, 272), wobei er sowohl die körperliche als auch geistige Seite ihres entwicklungsgehemmten, spätadoleszenten Zustandes untersucht. Während Menstruationsstörungen, chronische Obstruktion und Appetitstörungen seiner Meinung nach eine Disposition zum Wahnsinn anzeigen, erweisen sich anhaltende Aufsässigkeit gegenüber den Eltern, unbändige Lesewut und der Wunsch, nach Amerika auszuwandern, als ernst zu nehmende Symptome der Verrücktheit. Aber das eigentlich beweisende, die Grenze der Normalität überschreitende Zeugnis des ausgebrochenen Wahnsinns bildet das ihm vorliegende Tagebuch der Ulrike von Reinikendorf. Zwar weiß Casper, dass es von einer »Meisterin der Verstellungskunst« (*KN*, 281 und 273) verfasst wurde, u.a. um es Freundinnen und Freunden vorzulesen. Auch bemerkt er, dass es eine Fülle von Zitaten aus der Bibel und den Werken von Paul Gerhard, Talleyrand und Heinrich Heine, aus Rousseaus *Julie ou la Nouvelle Héloïse* und der neuesten französischen und englischen Romanliteratur enthält (*KN*, 277 und 273). Doch ist er zugleich überzeugt, in ihren Tagebüchern, die »ein wirres, wüstes, unsinniges Durcheinander von gewöhnlichen Tagesereignissen, Versen, Expectorationen, Auszügen aus Romanen und unverständlichen Phrasen« (*KN*, 282) zeigen, ihre wahre Persönlichkeit offen und unverstellt zu sehen. »Hier«, so meint er, »blicken wir in die Werkstätte, in welcher das ›wilde Chaos, das grässliche Durcheinander‹ von Gedanken, Empfindungen und von wirklichen *Wahnvorstellungen* erzeugt wird.« (*KN*, 284) Um auch dem Laien Einblick in das Innere der Produktionsstätte des Wahns und der Halluzinationen zu gewähren, lässt er »in einigen Auszügen diese Tagebücher sprechen«

(*KN*, 282). Er beginnt mit einem besonders fremd anmutenden Eintrag vom 5. Februar 1845: »*Donald Caind Donald Dhu* [...]. Nun wer klopft an meine Thür? [...] *Nello! Nello!!*« (*KN*, 282) *Donald Caird* [!] ist ein verwegener, unangepasster Abenteurer und ausgelassener Schelm, den Walter Scott sehr humorvoll schildert[39], während Scotts auf dem Dudelsack begleitete Ballade *Pibroch of Donald Dhu* einen keltischen Kriegsherrn besingt, der seine Leute zu den Waffen ruft.[40] Mit Humor und literarischer Phantasie gestaltet die etwa 23 Jahre alte Ulrike von Reinikendorf eine spannungsvolle Erwartungssituation. Was auf den ersten Blick so fremdartig erscheint, entpuppt sich als ein an populärer Literatur angelehnter Tagtraum. Zwei Jahre später beklagt sie »den Abgang von *Julius* [der gerade zum Militärdienst eingezogen worden war; S.G.] und die ›plaisirs, transports, douces extases, momen[t]s délicieux, ravissements célestes, mes uniques amours, honneur (!!) et charme de ma vie‹« (*KN*, 283). Hier haben wir ein veritables Zitat aus Rousseaus *Nouvelle Héloïse*. Am Ende des 19. Briefes des dritten Buches heißt es: »Freuden, Entzücken, süße Wonnen, köstliche Augenblicke, himmlisches Ergötzen! Meine Liebe, meine einzige Liebe, Ehre und Zauber meines Lebens – lebe wohl auf ewig.«[41] Innerhalb des Briefromans bezeichnet diese Stelle einen Höhepunkt, die endgültige Trennung und bewusste Entsagung der beiden Liebenden. Mit einem Stück Weltliteratur überformt und steigert die Tagebuchautorin ihr eigenes aktuelles Erleben. Zugleich scheint sie aber auch mit den realen und literarischen Namen Julius und Julie ebenso zu spielen wie mit dem Wechsel von männlicher und weiblicher Perspektive, denn das Zitat stammt aus einem Brief von Julies ehemaligem Hauslehrer Saint-Preux. Einen Monat später kommentiert Ulrike von Reinikendorf den Ruf zu den Waffen, dem ihr platonisch geliebter Freund Julius folgt, mit dem berühmten geflügelten Wort des Dichters Heinrich Clauren: »Der König rief und Alle, Alle kamen.« (*KN*, 283)[42] Man sieht, »das ›wilde Chaos, das grässliche Durcheinander‹ von Gedanken, Empfindungen und wirklichen

39 Walter Scott: »Donald Caird's Come Again«. In: *The Poetical Works of Sir Walter Scott in Eight Volumes*. Bd. 8. Edinburgh, London 1822, 311-315; ders.: »Donald Caird ist wieder da«. In: *Gedichte* von *Ferdinand Freiligrath*. Stuttgart, Tübingen 1843, 383-385.

40 Walter Scott: »Pibroch of Donald Dhu«. In: *The Poetical Works* (wie Anm. 39), Bd. 8, 301-304; ders.: »Pibroch of Donald Dhu«. In: *Gedichte* von *Ferdinand Freiligrath* (wie Anm. 39), 379-380.

41 Jean-Jacques Rousseau: *Julie oder Die neue Héloïse. Briefe zweier Liebenden aus einer kleinen Stadt am Fuße der Alpen* [frz. 1761]. München 1978, 385.

42 Vgl. auch Georg Büchmann: *Geflügelte Worte. Der Zitatenschatz des deutschen Volkes*. Frankfurt a.M., Berlin 1986, 142.

Wahnvorstellungen« ist von Literatur systematisch durchtränkt. Was der Arzt als ein pathologisches Symptom auffasst, erscheint dem Literaturwissenschaftler als eine bewusst heraufbeschworene literarische Assoziation. Die Literatur dient der Tagebuchautorin als Spiegel, vor dem sie ihr aktuelles Erleben reflektiert und frisiert, Rollen erprobt und Gefühle steigert. »Wie?«, heißt es am 7. März 1845 an einer weiteren rätselhaften Stelle, »Du ziehst das Spanische dem Deutschen vor? *Yes Consuelo de mia Alma. Consuelo*; o Gott, wann hab' ich das? *Cunabre, Cynabre*« (*KN*, 282). Hier wird nichts weiter zitiert als das Grundbuch der Frauenemanzipation, George Sands sozialistischer Roman *Consuélo* (1843). Von George Sand wissen wir, dass sie Männerhosen trug, Zigarren rauchte und für die Rechte und Gefühle der Frau eintrat. Auch die Romanheldin Consuélo, eine ausgezeichnete Sängerin, reist wie ein Vagabund in Männerhosen[43] und lindert in einer psychotherapeutisch anmutenden Kur den Schmerz des an periodischem Somnambulismus und Zwangsvorstellungen leidenden Grafen Albert von Rudolstadt[44], der ihr gegenüber wiederholt den Satz äußert: »*Consuelo de mi alma*. Trost meiner Seele.«[45] »Cynabre« [!] hingegen heißt Graf Alberts treuer Hund.[46] Festhalten können wir, dass dieselben Klischees, mit denen George Sand konfrontiert wurde, auf ihre deutsche Leserin übertragen wurden.[47] Umgekehrt dürfen wir vermuten, dass Ulrike von Reinikendorf sich mit den heldenhaften literarischen Gestalten George Sands identifizierte, ein Begriff, den der Roman *Consuelo* mehrfach selbst thematisiert.[48] Unter der Maske literarischer Figuren beschreibt sie ihre eigenen Selbsterfahrungen und Sehnsüchte. Ihre »Lesewut« stürzt sich u. a. auf die französische emanzipatorische Romanliteratur, deren Inhalt bei den Eltern auf energischen Widerstand stößt und von verschiedenen Medizinern pathologisiert wird. »Liebe«, so heißt es, »sei ihre Religion« (*KN*, 275), denn sie überwindet die Konventionen der Ständegesellschaft. Deshalb, so scheint es, sucht sie sich mit einem Bediensteten zu verbinden. Da George Sand für Ulrike von Reinikendorf zu einer Leitfi-

43 George Sand: »Consuelo«. In: *Ausgewählte Romane*. Bd. 2. Berlin, Leipzig o. J. [um 1890], 375-376; vgl. parallel hierzu den Vorwurf des Arztes, Ulrike von Reinikendorf kleide sich wie eine »vagabondirende Schauspielerin« (*KN*, 279).

44 Sand: »Consuelo« (wie Anm. 43), 230-247; vgl. auch 197: »Aber zu welchem Zwecke soll man den Sinn der Reden eines Wahnsinnigen erforschen?«

45 Ebd., 179, 186, 383, 746.

46 Ebd., 193, 200, 228, 244, 747 u. ö.

47 Vgl. die grundlegende Studie von Kerstin Wiedemann: *Zwischen Irritation und Faszination. George Sand und ihre deutsche Leserschaft im 19. Jahrhundert*. Tübingen 2003, 124-135.

48 Sand: »Consuelo« (wie Anm. 43), 213, 301, 376, vgl. auch 231.

gur wurde, dürfen wir weiter vermuten, dass das seltsame, noch unaufgelöste »Nello! Nello!!« (*KN*, 282) aus Sands Roman *Die letzte Aldini* (1838) stammt und den von Mutter und Tochter gleichermaßen geliebten Gondoliere zitiert.[49] Auch in diesem Roman wird die nicht standesgemäße Ehe zwar erörtert, doch nicht vollzogen. Vor dem Hintergrund dieser literarhistorischen Rekonstruktion erscheint Ulrike von Reinikendorf als ein unerhörtes Beispiel eines gescheiterten Emanzipationsversuches, der nur im Lichte der Pathologie wahrgenommen wurde. Vielleicht erfährt man eines Tages ihren wahren Namen, wenn man Caspers Hinweis konsequent nachspürt, dass sie sich selbst gern mit dem Namen Douglas bezeichnet habe: »Die *Douglas*, sagt sie im Termin, führen ein blutendes Herz im Wappen!« (*KN*, 283). Sollte »Das Herz von Douglas«, über das Moritz Graf Strachwitz eine bekannte Ballade[50] verfasst hatte, hier weiter führen?

Wie dem auch sei: Die so genannten Symptome des Wahnsinns sind nichts als Lesefrüchte eines aufgeweckten jungen Landfräuleins, das in der provinziellen Enge Schlesiens mit seiner ausgebreiteten Bildung und seinem unstillbaren Lektürehunger ähnlich wie Freuds Wiener Patientinnen im familiären und gesellschaftlichen Leben unterfordert war. Da zudem eine Verheiratung – aus welchen Gründen auch immer – ausgeschlossen blieb, entwickelte sie ein starkes literarisch geprägtes Phantasieleben. Ihrer Sehnsucht nach Emanzipation, nach selbstbestimmter Liebe, nach Gleichberechtigung und Freiheit, wie sie sich mitunter in dem Wunsch aussprach, nach Amerika auszuwandern, wurde mit ärztlich verordneter Internierung begegnet. Casper beteiligte sich an der Pathologisierung ihres gescheiterten Emanzipationsversuches. Zwar wies er den Vorwurf der Aidoiomanie, dem Ulrike von Reinikendorf ausgesetzt war, entschieden zurück und polemisierte fachintern gegen die aus Frankreich stammenden psychiatrischen Begriffe wie Aidoiomanie (*KN*, 263-266) und Kleptomanie, die Charles-Chrétien-Henri Marc, Leibarzt des Bürgerkönigs Louis-Philippe und mit Casper seit 1830 persönlich bekannt[51], geprägt hatte.[52] Doch scheint Casper insbesondere nach 1848 eine stark konservative, systemkonforme Haltung eingenommen zu

49 George Sand: »La dernière Aldini«. In: *Œuvres*. Bd. 3. Brüssel 1842, 166: »Nello! Nello!!!« [!], sowie 205.

50 Moritz Graf Strachwitz: *Neue Gedichte*. Breslau 1848, 165-173.

51 Rahel: *Familienbriefe* (wie Anm. 27), 984.

52 Charles-Chrétien-Henri Marc (1771-1840), ein Neffe des oben erwähnten Bamberger ›Chefarztes‹ Adalbert Friedrich Marcus entstammte wie Casper einer jüdischen Familie. In seinem Handbuch über *Die Geisteskrankheiten in Beziehung zur Rechtspflege*. Bd. 2. Berlin 1844, 128-152 erörtert er das Krankheitsbild der Aidoiomanie, 170-218 das der Kleptomanie.

haben, die sich nach Ausweis der Tagebücher von Karl Varnhagen von Ense in mangelnder Empathie und einem energischen Rigorismus gegenüber den von ihm zu Begutachtenden äußerte.[53] Kein Wunder, dass Casper, der 1850/51 kurzzeitig mit Varnhagen in der Mauerstraße 36 unter einem Dach wohnte, diesen im Gegenzug für einen »tollen«, d. h. verrückten Republikaner hielt.

III. Weltauslegungsmodell ›Konflikt‹

Mit der Erschließung der *Klinischen Novellen* öffnet sich ein ungeahnt weites, unbebautes Feld der Wechselbeziehung von Medizin und Literatur. Im Hinblick auf das Wechselverhältnis von Novelle und Krankengeschichte ist festzuhalten, dass Casper in seinem Gutachten über Ulrike von Reinikendorfs Geistes- und Gemütszustand sowohl von den »unerhörten Begebnissen« (*KN*, 277) spricht, die seine Untersuchung veranlassten, als auch explizit den Wendepunkt einzugrenzen sucht, an dem sich »eine radicale Veränderung«, eine »Umstimmung ihres innersten Wesens« (*KN*, 274 und 275) ereignete. Ähnlich wie jener Justizrat in E. T. A. Hoffmanns Novelle *Der Magnetiseur* setzt Caspar ein motiviertes rechtsmedizinisches Gutachten aus Briefen, Tagebüchern und Akten zusammen. Was ihm fehlt, ist allerdings der Begriff eines seelischen Konflikts. Zwar können wir einen Konflikt zwischen den Eltern und der Tochter erschließen, der mitunter um die ihr verstellte Aussicht auf eine Eheschließung kreist, doch wird dies an keiner Stelle explizit formuliert. Weiten wir unsere Untersuchung auf alle in den *Klinischen Novellen* und im *Practischen Handbuch der gerichtlichen Medizin* veröffentlichten Fallbeispiele aus, dann stellen wir fest, dass manche von Casper untersuchten Querulanten und Vagabunden[54], Hysteriker und Alkoholiker[55] mit ihren Vorgesetzen und Untergebenen oder mit den Behörden in Konflikt gerieten, also äußere Konflikte provozierten und austrugen. Wir können

53 Siehe Varnhagens Tagebucheintragungen vom 23. April 1853 und 11. September 1855, zitiert nach Rahel: *Familienbriefe* (wie Anm. 27), 1443.

54 *KN*, 210: »Bald entstanden in solcher Stimmung Conflicte mit seinen Vorgesetzten und Untergebenen.« *KN*, 216: »Das Leben solcher Menschen wird bald ein ewiger Conflict mit den Polizei- und Gerichts-Behörden.«

55 Johann Ludwig Casper: *Practisches Handbuch der gerichtlichen Medicin.* Hg. Carl Liman. Bd. 1, 5. Aufl. Berlin 1871, 444: »Ueberall haben sie Conflicte, keine Anstalt ist ihnen recht.« Johann Ludwig Casper: *Handbuch der gerichtlichen Medicin.* Hg. Carl Liman. Bd.1. 8. Aufl. Berlin 1889, 645: »Um diese Zeit gerieth er in Conflicte […] mit dem neu eingetretenen Assessor.«

des Weiteren sagen, dass Caspers internationales Standardwerk zur gerichtlichen Medizin in keinem einzigen Fallbeispiel einen psychischen Konflikt erwähnt. Erst wenn wir die Bearbeitungen des *Handbuches* durch Caspers Neffen Carl Liman mit heranziehen, finden wir ab der fünften Auflage von 1871 im Kontext der verminderten Zurechnungsfähigkeit von Schwachsinnigen einen ersten Hinweis auf einen ›inneren Konflikt‹: Liman zufolge gibt es Schwachsinnige, »welche im gewöhnlichen Leben mitlaufen, ohne ihrer Umgebung gerade aufzufallen, bei Gelegenheit eines inneren Conflictes, eines Affectes, in der Leidenschaft, im Rausch, in Verwirrung versetzt, auch mit dem Gesetz in Conflict gerathen, oder bei denen nicht hinreichend entwickelte, weil entwicklungsunfähige, sittliche oder moralische Unterlagen den Antrieben keinen kräftigen Widerstand entgegenzusetzen vermögen, und denen aus diesem Grunde, sei es ›mildernde Umstände‹, sei es vollständige Straflosigkeit zu Gute kommen werden.«[56] In der achten Auflage von 1889 wird diese Auffassung wiederholt und leicht variiert: »Das ist nun eine recht häufige Beobachtung, dass Schwachsinnige […] gelegentlich eines Conflictes in ihrem Gemüth straucheln und auch mit dem Strafgesetz collidiren, weil die einem egoistischen Antriebe contrastirenden sittlichen Vorstellungen nicht so rechtzeitig eintreten, nicht dieselbe Zugkraft haben, wie bei einem Vollsinnigen.«[57] Beide Stellen fallen in den uns schon geläufigen Zeitrahmen zwischen Paul Heyse und Sigmund Freud, dem wir uns nun noch einmal näher zuwenden wollen.

Mit Paul Heyse rückte die experimentelle Darstellung eines »*einzelnen* Conflicts« ins Zentrum der Novelle. Davor sprach Friedrich Theodor Vischer davon, dass die Novelle einen »Kampf geistiger Richtungen, dunkle Erscheinungen des Seelenlebens« behandelt bzw., wie Ludwig Tieck sich ausdrückte, den »Zwiespalt des Lebens« schildert. Konflikt kommt von confligere, lat. zusammenstoßen, in Kampf geraten, und bedeutet dem *Duden-Fremdwörterbuch* (1982) zufolge Streit, Kampf, Zwiespalt und Widerstreit der Motive. Heyses Formulierung ist also eine Übersetzung von Kampf und Zwiespalt ins – Fachsprachliche. Bemerkenswert ist es jedenfalls, dass sich von nun an Heyses Prägung durchsetzt. Friedrich Spielhagen schreibt: »Die Novelle hat es mit fertigen Charakteren zu thun, die, durch eine besondere Verkettung der Umstände und Verhältnisse, in einen interessanten Konflikt gebracht werden, wodurch sie gezwungen sind, sich in ihrer allereigensten Natur zu offenbaren.« In einer zurückgezogenen Vorrede von 1881 formuliert Theodor Storm ent-

56 Casper: *Practisches Handbuch* (wie Anm. 55), 451.

57 Casper: *Handbuch der gerichtlichen Medicin* (wie Anm. 55), 793; vgl. auch 439.

sprechend: Die Novelle verlange »einen im Mittelpunkt stehenden Konflikt, von welchem aus das ganze sich organisiert«.[58] An all diese Äußerungen knüpft Freud in seiner Krankengeschichte der Elisabeth von R. an. Darin berichtet er, dass ihr heißer Wunsch, ihren Schwager zu heiraten, mit ihren moralischen Vorstellungen in Konflikt geraten war: »Über diesen Konflikt, welcher den Mittelpunkt der Krankengeschichte darstellt, gibt die Analyse ausführlich Auskunft.«[59] Einen deutlicheren Beweis für Freuds Übertragung des Konfliktbegriffes der Novelle in die Krankengeschichte wird man wohl schwerlich finden.

Wenn wir zwischen Heyse und Freud eine lückenlose Folge von Anknüpfungen bemerken, die zudem von der Literatur zur Medizin, von der Novelle zur Krankengeschichte führt, so gilt es nun, die Vorgeschichte des Konfliktbegriffs aufzuklären und weitere Wechselwirkungen zwischen den verschiedenen literarischen Gattungen vor Freud und Heyse eventuell aufzuspüren. Nach allgemeinem Dafürhalten wird der Konfliktbegriff von Johann Friedrich Herbart systematisch entwickelt.[60] In seiner *Psychologie als Wissenschaft* (1824/25) beschreibt er das Ich als einen Kampfplatz von Streitigkeiten[61], von konfligierenden Vorstellungsmassen, die einander hemmen oder sich verstärken, einander aufheben oder miteinander verschmelzen, aufsteigen oder sich gegenseitig unterdrücken.[62] Natürlich kann der Satz, dass der Krieg (pólemos) der Vater aller Dinge sei (Heraklit), auf eine lange Tradition zurückblicken. Doch dass der Streit im Inneren stattfindet und die nicht bewusstseinsfähige Bedingung des Selbstbewusstseins schafft, ist ein Gedanke des deutschen Idealismus um 1800. Für Schelling ist »*das Selbstbewußtseyn (das Ich)* [...] *ein Streit absolut entgegengesetzter Thätigkeiten*«.[63] In Anlehnung an Her-

58 *Novelle*. Hg. Kunz (wie Anm. 13), 69 und 72.

59 Freud, Breuer: *Studien über Hysterie* (wie Anm. 17), 134.

60 Harald Mey, Carl Friedrich Graumann: »Konflikt«. In: *Historisches Wörterbuch der Philosophie*. Hg. Joachim Ritter, Karlfried Gründer. Bd. 4. Basel 1976, Sp. 947-951.

61 Johann Friedrich Herbart: *Psychologie als Wissenschaft, neu gegründet auf Erfahrung, Metaphysik und Mathematik*. Bd.1. Königsberg 1824, 24: »Unser eigenes Ich ist der Kampfplatz für alle diese Streitigkeiten!«

62 Herbart: *Psychologie als Wissenschaft* (wie Anm. 61), Bd. 2, 1825, 16-22; vgl. auch Bd. 1: 166-167, 270, 320, 361 f.

63 Friedrich Wilhelm Joseph Schelling: »System des transcendentalen Idealismus (1800)«. In: Ders.: *Ausgewählte Werke. Schriften von 1799-1801*. Darmstadt 1982, 327-634, hier: 398. Zu untersuchen bleibt, inwieweit auch Schellings Rede vom »chemischen Conflikt« der Stoffe, wie sie in der zeitgenössischen Naturphilosophie, Arzneimittellehre und Elektrochemie immer wieder begegnet und ausgear-

barts Metaphorik spricht Arthur Schopenhauer hingegen von einem »*Konflikt der Motive*, [...] dessen Kampfplatz nun das ganze Gemüth und Bewußtseyn des Menschen ist. Er läßt nämlich die Motive wiederholt ihre Kraft gegen einander an seinem Willen versuchen, [...] bis zuletzt das entschieden stärkste Motiv die andern aus dem Felde schlägt und den Willen bestimmt; welcher Ausgang Entschluß heißt und als Resultat des Kampfes mit völliger *Nothwendigkeit* eintritt.«[64] Selbstbewusstsein, Ich-Identität und ›freier‹ Entschluss sind das Resultat eines im Unbewussten bleibenden »Widerstreits der Motive«[65] bzw. eines Konflikts von Vorstellungen. Herbart und Schopenhauer bereiten mithin den theoretischen Boden für Heyses Konfliktbegriff der Novelle.

Wie reagiert die Medizin auf Herbarts und Schopenhauers Vorstellung eines inneren Kampfplatzes, auf dem überwiegend unbewusst Konflikte ausgetragen werden? Beim stichprobeartigen Durchblättern verschiedener Lehrbücher und Referenzwerke der Psychiatrie und Psychologie von Karl Wilhelm Ideler, Peter Willers Jessen und Richard von Krafft-Ebing fällt auf, dass diese Autoren höchst selten von ›inneren Konflikten‹ sprechen. Sprachlich bevorzugen sie die Redewendung vom ›inneren Kampf‹ und vom ›inneren Zwiespalt‹[66], womit sie auf topische

beitet wurde, in Herbarts Konzeption einer Vorstellungsdynamik mit eingegangen ist (Schelling: »Erster Entwurf eines Systems der Naturphilosophie [1799]«. In: Ders.: *Ausgewählte Werke. Schriften von 1799-1801*. Darmstadt 1982, 1-268, hier: 258 und 265; Franz Joseph Schelver: *Elementarlehre der organischen Natur*. Theil 1. Göttingen 1800, 49; Christoff Heinrich Ernst Bischoff: *Die Lehre von den chemischen Heilmitteln oder Handbuch der Arzneimittellehre*. Bd. 1. Bonn 1825, 170).

64 Arthur Schopenhauer: »Preisschrift über die Freiheit des Willens [1840]«. In: Ders.: *Werke in zehn Bänden. Zürcher Ausgabe*. Bd. 6. Zürich 1977, 7-142, hier: 75.

65 Arthur Schopenhauer: *Die Welt als Wille und Vorstellung* II.1 [1844], ebd., Bd. 3, 1977, 256.

66 Karl Wilhelm Ideler: *Grundriss der Seelenheilkunde*. Bd. 2. Berlin 1838, 213: »Wir müssen diesen inneren Zwiespalt im Gemüth, den Kampf der unterdrückten Triebe gegen den vorherrschenden [...], besonders hervorheben.« Peter Willers Jessen: *Versuch einer wissenschaftlichen Begründung der Psychologie*. Berlin 1855, 353: »ein innerer Kampf der Vernunft und des Verstandes mit Sinnlichkeit und Leidenschaft.« 339: »Die schwersten und ernstesten Kämpfe entstehen aus der Macht der Affecte und Leidenschaften [...] und aus dem Bestreben der Vernunft, sie zu beherrschen und zu zügeln.« 385: »ein Kampf eines Gedankens mit einem anderen Gedanken«. Richard von Krafft-Ebing: *Die Sinnesdelirien. Ein Versuch ihrer physio-psychologischen Begründung und klinischen Darstellung*. Erlangen 1864, 36: »Interessant sind die Fälle, wo der Kampf und Zwiespalt im Bewusstsein sich in den Gehörshallucinationen ausspricht.« Ders.: *Lehrbuch der Psychiatrie auf klinischer Grundlage für praktische Ärzte und Studirende*. 5. Aufl. Stuttgart 1893, 32: »einen Kampf zwischen phantastischer und realer Vorstellungswelt«.

Formulierungen zurückgreifen, die Friedrich Theodor Vischer und Ludwig Tieck zur Definition der Novelle dienten. Allein, es gibt einzelne Autoren, die dem Konfliktbegriff – ob aus Variationsbedürfnis oder theoretischem Interesse sei dahingestellt – hier und da Eingang in die medizinische Literatur verschaffen. So berichtet Ideler aus der Krankengeschichte eines Wahnsinnigen: »Wir sehen hier eine Menge von Elementen des innern Widerstreits, ja einer zerstörenden Selbstentzweiung in seinem Gemüth zusammentreffen, welche schon seit einer Reihe von Jahren in ungehemmter Entwickelung bis zu einem solchen Grade von Ausbildung fortgeschritten waren, daß er aus ihrem Konflikte keine Rettung mehr finden konnte.«[67] Nun zählt Ideler zu jenen frühen Psychiatern, die die dichterische detailreiche Schilderung der Genese des Wahnsinns der medizinischen Darstellung für weit überlegen hielten.[68] Wilhelm Griesinger schränkt diese Wertschätzung schon erheblich ein: »*Einzelne* poetische Darstellungen Wahnsinniger sind in manchen, der Natur abgelauschten Zügen vortrefflich (Ophelia, Lear, vor allem Don Quixote); aber indem der Dichter fast durchaus diese Zustände mit Umgehung ihrer organischen Grundlagen, nur von ihrer geistigen Seite, als Resultate vorausgegangener sittlicher Conflicte auffassen, und nur das, was diesem Zwecke dient, hervorheben muss, wird seine Schilderung zum mindesten einseitig.«[69] All diese Stichproben bestätigen Freuds Befund, dass die Psychiatrie des 19. Jahrhunderts in der Darstellung innerer Konflikte[70] vor den Leistungen der Dichter nicht bestehen kann, denn

67 Karl Wilhelm Ideler: *Biographieen Geisteskranker in ihrer psychologischen Entwickelung dargestellt.* Berlin 1841, 31.

68 Vgl. Ideler: *Grundriss* (wie Anm. 66), Bd. 1, 1835, 222: »Die innersten Seelenregungen, wie sie in Eintracht zur freien Entwickelung kommen, oder in ursprünglichem Zwiespalt sich gegenseitig hemmen und zerstören; der Dichter weiss sie uns deutlich zu machen, und sie in ihren einzelnen Bildungsmomenten zu belauschen, so dass der psychologische Zusammenhang ihrer Entwickelungsstufen von ihrem Ursprunge bis zu ihrer thatkräftigen Reife sich uns offen vor Augen legt.«

69 Wilhelm Griesinger: *Die Pathologie und Therapie der psychischen Krankheiten für Ärzte und Studirende.* 2. Aufl. Berlin 1861, 10; vgl. auch 25.

70 Inwieweit die Erörterung des »tragischen Konflikts« derjenigen des »inneren Konflikts« vorangeht und parallel verläuft, kann hier nicht weiter verfolgt werden. Zum »tragischen Conflict« vgl. Friedrich Theodor Vischer: *Aesthetik oder Wissenschaft des Schönen.* Bd. 1. Reutlingen, Leipzig 1846, 312-321, sowie Bd. 3, 1857, 1419-1430. Zur *Antigone* als Mustertragödie »tragischer Kollision« vgl. Georg Wilhelm Friedrich Hegel: »Vorlesungen über die Ästhetik III«. In: Ders.: *Werke in zwanzig Bänden.* Hg. Karl Markus Michel. Bd. 15. Frankfurt a. M. 1976, 524, und ders.: »Vorlesungen über die Philosophie der Religion II«, ebd., Bd. 17 (1982), 133. Siehe auch Johann Peter Eckermann: *Gespräche mit Goethe in den letzten Jah-*

sie sucht im Gegensatz zum Dichter »den Grund des Wahnes nicht in einem psychischen Konflikt und erfasst die Symptome desselben nicht als Kompromissbildungen«.[71]

Erst Freud widmet seit den *Studien über Hysterie* (1895) dem psychischen Konflikt seiner Patienten, in Anlehnung an Heyses Novellentheorie[72], systematische Aufmerksamkeit. Er arbeitet nicht nur die Rolle des Konflikts und der Abwehr bei der psychoneurotischen Symptombildung heraus[73], sondern stellt auch typische Grundkonflikte zusammen. Die Erstellung einer Konflikttheorie fällt merkwürdigerweise in dieselbe Zeit, in der Georg Simmel innerhalb der Soziologie eine erste Typisierung von Konfliktfällen skizziert. Der Konflikt wird ihm »geradezu zur Schule, in der sich das Ich bildet«.[74] Während die Novellistik des 19. Jahrhunderts ein bislang kaum gehobenes anthropologisches Archiv von Konfliktsituationen aufbaute, werden diese seit Freud und Simmel

ren seines Lebens. Dritter Theil. Magdeburg 1848, 124 [28. März 1827] und Hans Marnette: »Zum Problem des literarischen Konflikts«. In: *Wissenschaftliche Zeitschrift der Pädagogischen Hochschule Potsdam* 9 (1965), 45-57, mit weiterführender Literatur.

71 Sigmund Freud: »Der Wahn und die Träume in W. Jensens *Gradiva* (1907)«. In: *Bildende Kunst und Literatur. Freud-Studienausgabe.* Hg. Alexander Mitscherlich, Angela Richards, James Strachey. Bd. 10. Frankfurt a. M. 1972, 51.

72 Freud schätzte Heyses *Meraner Novellen* (1864) (Sigmund Freud, Minna Bernays: *Briefwechsel 1882-1938.* Hg. Albrecht Hirschmüller. Tübingen 2005, 195). Heyse wiederum war eng befreundet mit Jakob und Michael Bernays, den beiden Onkeln von Freuds Ehefrau Martha Bernays (Jacob Bernays: *»Du, von dem ich lebe!« Briefe an Paul Heyse.* Hg. William Calder III, Timo Günther. Göttingen 2010; *Briefe von und an Michael Bernays.* Berlin 1907).

73 Sigmund Freud: »Über Deckerinnerungen«. In: *Gesammelte Werke.* Hg. Anna Freud. Bd. 1. Frankfurt a. M. 1977, 529-554, hier: 537: »Der hier erkannte Vorgang: *Konflikt, Verdrängung, Ersetzung unter Kompromißbildung* kehrt bei allen psychoneurotischen Symptomen wieder, er gibt den Schlüssel für das Verständnis der Symptombildung.«

74 Georg Simmel: *Einleitung in die Moralwissenschaft. Eine Kritik der ethischen Grundbegriffe* [1893]. Hg. Klaus Christian Köhnke. Bd. 2. Frankfurt a. M. 1991, 381. Zu Simmels wörtlicher Anknüpfung an Herbarts und Schopenhauers Begrifflichkeit vgl. den letzten *»Exkurs über die Analogie der individualpsychologischen und der soziologischen Verhältnisse«* in Georg Simmel: *Soziologie. Untersuchungen über die Formen der Vergesellschaftung.* Berlin 1908 [^{6}1983], 565-568, hier: 566. Zur eigentümlichen Wechselbeziehung zwischen Simmel und Freud vgl. Verf.: »Simmel und Freud. Randnotizen zur Psychologie des Geldes und des Traums«. In: *Traum, Logik, Geld. Freud, Husserl und Simmel zum Denken der Moderne.* Hg. Ulrike Kadi, Brigitta Keintzel, Helmuth Vetter. Tübingen 2001, 223-245.

von der Wissenschaft durchgearbeitet und systematisiert. Die von Tieck empfohlene und in der Novelle eingeübte »Casuistik«[75] ›des Zwiespalts des Lebens‹ spielt nicht nur in die Krankengeschichte hinein, sondern wird zu einem Weltauslegungsmodell[76], denn von nun an steckt hinter jedem Fall ein Konflikt.

Für die Medizin heißt das, dass auch die organische Erkrankung als Ausdruck, Vertretung, Kompromiss oder gar Vermeidung eines Konflikts aufgefasst werden kann, wie dies insbesondere Viktor von Weizsäcker, der Begründer der deutschen Psychosomatik, und sein Schüler Alexander Mitscherlich herausgearbeitet haben.[77] Von Weizsäcker ist überzeugt, dass der Dichter und »Novellist« in der Beschreibung und Auffassung von Krankheit und seelischer Krise dem Arzt oft vorausgeht.[78] Vor allem bei der Erörterung der Pathogenese organischer Erkrankungen erweist sich dem forschenden Arzt das tradierte Novellenschema von Ereignis, Wendung, Krise und Konflikt als äußerst fruchtbar und dem konkurrierenden Schema der Tragödie als überlegen.[79] Die tiefenhermeneutischen Fragen nach dem Hier und Jetzt[80], nach dem anatomischen Ort und dem biographischen Zeitpunkt des Ausbruchs einer Krankheit führen zur Aufdeckung des psychischen Konflikts,

75 *Novelle*. Hg. Kunz (wie Anm. 13), 54.

76 Schon Carl Gustav Carus, der die »novellistische« Schreibweise gegenüber der medizinischen zurückzudrängen suchte (Ders.: *Lebenserinnerungen und Denkwürdigkeiten* [1865]. Bd. 1. Weimar 1969, 229, sowie Jutta Müller-Tamm: *Kunst als Gipfel der Wissenschaft. Ästhetische und wissenschaftliche Weltaneignung bei Carl Gustav Carus*. Berlin, New York 1995, 106), übertrug die Poetik der Novelle, das unerhörte Ereignis, die unerwartete Wendung, Konflikt und Krise auf den Weltprozess (Ders.: *Psyche* [1846]. Hg. Ludwig Klages. Jena 1926, 152, 250, 224).

77 Siehe z. B. Viktor von Weizsäcker: *Fälle und Probleme. Anthropologische Vorlesungen in der medizinischen Klinik*. Stuttgart 1947, 46 und 110; Alexander Mitscherlich: *Krankheit als Konflikt. Studien zur psychosomatischen Medizin*. 2 Bde. Frankfurt a. M. 1966/67.

78 Weizsäcker: *Fälle und Probleme* (wie Anm. 77), 13 und 96.

79 Ders.: *Arzt und Kranker*. Stuttgart 1949, 193 und 54. Ders.: »Studien zur Pathogenese« [1935]. In: Ders.: *Gesammelte Schriften*. Hg. Peter Achilles, Dieter Janz, Martin Schrenk, Carl Friedrich von Weizsäcker. Bd. 6. Frankfurt a. M. 1986, 264; zum Formalismus einer Krankengeschichte: »Eine Situation ist gegeben, eine Tendenz kommt auf, eine Spannung steigt an, eine Krise spitzt sich zu, ein Einbruch der Krankheit erfolgt und mit ihr, nach ihr ist die Entscheidung da; eine neue Situation ist geschaffen und kommt zu einer Ruhe; Gewinne und Verluste sind jetzt zu übersehen. Das Ganze ist wie eine historische Einheit: Wendung, kritische Unterbrechung, Wandlung.« (Ebd.)

80 Ders.: *Fälle und Probleme* (wie Anm. 77), 40, 147 und 178.

der unheilvoll im Patienten herrscht. Um der Vielzahl menschlicher Konflikte Herr zu werden, arbeitet die ›Operationalisierte Psychodynamische Diagnostik‹ inzwischen an einer »Systematik seelischer Konfliktkonstellationen« und einer differenzierten »psychogenetischen Konflikttabelle«[81], der kein Mensch sich entziehen kann. Da ein konfliktfreies Leben nicht mehr zu haben ist, entpuppt sich das Leben eines jeden nach einem eingebrochenen ›Ereignis‹ immer wieder aufs Neue als ein typischer oder spezieller, durchsichtiger oder rätselhafter Fall eines Konflikts.

81 Siehe Roderich Hohage: *Analytisch orientierte Psychotherapie in der Praxis. Diagnostik, Behandlungsplanung, Kassenanträge*. Stuttgart 2000, 98; Ingo Jungclaussen: *Handbuch Psychotherapie-Antrag. Psychodynamisches Verstehen und effizientes Berichtschreiben in der tiefenpsychologisch fundierten Psychotherapie*. Stuttgart 2013, 206 f.

Rudolf Behrens und Marie Guthmüller

Krankes/gesundes Leben schreiben

Emile Zolas *Le docteur Pascal* im Umgang mit dem Hereditäts- und Lebenswissen des ausgehenden 19. Jahrhunderts

»Non scienziato ma artista, Zola descrive la vita servendosi di una teoria scientifica che gliela spiega. Se questa teoria venisse scartata da altra, i nostri posteri vedrebbero, nell'opera di Zola, una rappresentazione della vita quale la sentono i più colti dei nostri contemporanei.«[1]

1. Fragestellung und Ausgangsbefund: Positivismus und Leben

An welchen Parametern richtet sich in der zweiten Hälfte des 19. Jahrhunderrs in Frankreich das Schreiben über Erbkrankheiten und Degeneration aus? Welche Konzeptionen von krankem und gesundem Leben stehen im Hintergrund, welche Unbestimmtheiten und Inkongruenzen sind dabei im Spiel und welche darstellungsästhetischen Folgen hat es, wenn die Wissensgewinnungs- und Aufzeichnungsverfahren der Medizin zum Gegenstand eines literarischen Großprojekts werden?

Émile Zola hat die Vererbungslehre seiner Zeit in dem von 1871 bis 1893 erscheinenden Romanzyklus *Les Rougon-Macquart* bekanntlich nicht nur innerfiktional thematisch gemacht und die erzählte Familien- und Sozialgeschichte mit einer politisch-historischen Verfallsgeschichte des Zweiten Kaiserreichs in ein Analogieverhältnis gesetzt.[2] Er hat sich darüber hinaus dem Anspruch gestellt, zur Validierung ihrer Gesetzmäßigkeiten beizutragen, und er hat die Literatur dabei selbstbewusst zur

1 Italo Svevo: »Il libro di don Chisciotte di Edoardo Scarfoglio« (18. September 1884), in: *Teatro e saggi*. Hg. Federico Bertoni. Milano, Mondadori 2004, 102 (»Zola, der kein Wissenschaftler sondern Künstler ist, beschreibt das Leben mittels einer wissenschaftlichen Theorie, die ihm dieses erklärt. Wenn diese Theorie einmal durch eine andere ersetzt würde, könnten unsere Nachkommen in Zolas Werk eine Darstellung des Lebens erkennen, wie sie heute von den Gebildetsten unserer Zeitgenossen vertreten wird.« [Übers. M. G.])

2 Zur Relation zwischen historisch-soziologischer und medizinisch-biologischer Aussage des Zyklus sowie der Frage nach ihrer wechselseitiger Konvertierbarkeit vgl. neuerdings Niklas Bender: *Kampf der Paradigmen. Die Literatur zwischen Geschichte, Biologie und Medizin. Flaubert, Zola, Fontane*. Heidelberg 2009.

Variante und zum Komplement der Wissenschaft erklärt. In *Le docteur Pascal*, dem Roman, mit dem Zola 1893 seinen Zyklus abschließt, ist ein fiktiver Urheber jenes Wissens, der Arzt und Hereditätsforscher Pascal Rougon, als Protagonist einerseits Gegenstand der Erzählung und figuriert andererseits, wie es die Forschungsliteratur mit unterschiedlichem Nachdruck betont hat, als Alter Ego des Autors.[3] Pascal ist es, der innerfiktional den legendären pathographischen ›Stammbaum‹ der (eigenen) Familie erarbeitet, nach dem Zola die hereditären Linien der gesamten Erzählsequenz entwickelt hat und somit wie in einer ›mise en abyme‹ die wesentlichen Konstruktionselemente des Zyklus offenlegt.[4] Wir werden in der Folge in den Blick nehmen, wie das zeitgenössische Wissen über die Erblichkeit psychophysiologischer Pathologien und der damit verbundene Begriff des ›Lebens‹ in diesem Roman in Szene gesetzt werden. Insbesondere wird es dabei um die Perspektivierungen gehen, die der literarische Text dort leistet, wo sich Plausibilisierungsdefizite und Ambivalenzen dieses Wissensstandes andeuten.[5]

In Verlauf seines literarischen Großprojekts diskutiert Zola die Vererbungslehre zunächst mit Prosper Lucas und Bénédicte Augustin Morel, und dann zunehmend auch mit von Charles Darwin beeinflussten psychopathologischen Ansätzen wie denjenigen Valentin Magnans oder Cesare Lombrosos, mit ihnen begründet er entscheidende Kausalitäten der Degenerationsgeschichte der Rougon-Macquart. In engem Zusammenhang mit der Frage nach psychopathologischer Erblichkeit steht dabei die Frage nach ›dem Leben‹. Der Terminus durchzieht den gesamten Zyklus und wird in *Le docteur Pascal* zum zentralen Thema. Pascal Rougon verschreibt sich sowohl mit seiner Erblichkeitsforschung als auch

3 So lautet der Titel eines Kapitels in Henri Mitterands großer Biographie (*Zola. Tome II. L'Homme de Germinal.* Paris 2001, 1085): »Pascal Zola [1893]«. Vgl. auch die Argumentation bei Sven Kellner: Le Docteur Pascal *de Zola. Rétrospective des Rougon-Macquart, Livre de Documents, Roman à Thèse.* Lund 1980. Die Arbeit ist interessant für den Nachweis der von Zola benutzten Quellen und für die Auswertung seiner vorbereitenden Arbeiten.

4 Adeline Wrona: »*Le docteur Pascal*, conclusion théorique et conclusion romanesque des *Rougon-Macquart*«. In: *Récits de la pensée: Etudes sur le roman et l'essai.* Hg. Gilles Philippe. Paris 2000, 247-255.

5 Eine solche Frage mit Blick auf Zola vor dem Hintergrund der Foucaultschen Diskursarchäologie zum ersten Mal gestellt zu haben, ist das Verdienst der Arbeit von Ursula Link-Heer: »Über den Anteil der Fiktionalität an der Psychopathologie des 19. Jahrhunderts«. In: *LiLi. Zeitschrift für Literaturwissenschaft und Linguistik* 51/52 (1983), 280-302.

mit seinen physiologischen Experimenten dem Ziel »[d]étudier la vie«.[6] Seine ganze Forschertätigkeit steht im Dienste der Erforschung des Lebendigen. Dem Protagonisten sind, wie Zola es selbst geäußert hat, Züge des Physiologen Claude Bernard eingeschrieben,[7] dessen zentrales Anliegen es war, den Gegenstand der sich als eigenständige Disziplin begründenen Physiologie neu zu definieren. In seiner 1865 erschienenen *Introduction à la médecine expérimentale* wird der lebende Organismus als stabiles Wissensobjekt unter den methodischen Bedingungen der wissenschaftlichen Nachweisbarkeit physikalisch-chemischer Regularitäten konstituiert. In expliziter Abgrenzung zu vitalistischen Ansätzen, die eine kategoriale Unterscheidung der physiologischen Mechanismen bei ›lebendigen‹ Organismen und inerter Materie postulieren und entsprechende methodologische Differenzen einfordern, bindet Bernard seinen Gegenstand an die beliebige Reproduzierbarkeit empirisch gewonnener Daten. Seine *Introduction* wurzelt entsprechend grundlegend im Positivismus.

Zola modelliert nicht nur eine der wichtigsten Figuren seines Romanzyklus, also sein Alter Ego, nach Bernard, er schließt bekanntlich auch in methodischer Hinsicht an den Physiologen an, seine naturalistische Programmschrift *Introduction au roman expérimental* (1879) orientiert er wie eine Art »Zitat-Montage«[8] an dessen *Introduction*.[9] Wenn Zola seine eigene literarische Untersuchung der biologischen und sozialen Geschichte einer genetisch durch Alkoholismus und nervliche ›Läsionen‹ geschädigten Familie durchführt, dann legt er dieses ›Experiment‹ ausdrücklich als ein dem Bernardschen Traktat entlehntes Verfahren der

6 Emile Zola: *Le docteur Pascal*. In: Ders.: *Les Rougon-Macquart*. Paris 1967 (= *Editions de la Pléiade*, V), 917-1220, hier 944. Der Roman wird im laufenden Text unter Angabe der Seitenzahlen dieser Ausgabe als »DP« zitiert.

7 Vgl. dazu Garabed Eknoyan: »Emile Zola, Claude Bernard and *Le docteur Pascal*: Naturalism and Nineteenth-Century French Medicine«. In: *Excavatio: Emile Zola and Naturalism* 4-5 (1994), 51-58.

8 Michael Gamper: »Normalisierung/Denormalisierung, experimentell. Literarische Bevölkerungsregulierung bei Emile Zola«. In: *Literarische Experimentalkulturen. Poetologien des Experiments im 19. Jahrhundert*. Hg. Markus Krause, Nicolas Pethes. Würzburg 2005, 149-168, hier: 151.

9 Auf die Erläuterung der gesamten Programmatik muss hier verzichtet werden. Verwiesen wird dazu auf folgende neuere Forschungen: Elke Kaiser: *Wissen und Erzählen bei Zola*. Tübingen 1990; Isabelle Delamotte: *La médecine, le malade et le médecin dans l'œuvre d'Émile Zola*. Villeneuve d'Asq 1996; Sabine Küster: *Medizin im Roman. Untersuchungen zu* Les Rougon-Macquart *von Emile Zola*. Göttingen 2008; Hans Ulrich Gumbrecht: *Zola im historischen Kontext. Für eine neue Lektüre des Rougon-Macquart-Zyklus*. München 1978.

Kombination von ›observation‹ und ›expérimentation‹ an. In Analogie zur physiologischen Wissensgewinnung sollen es – im Rahmen eines fiktionalen Weltmodells – nur beobachtbare Fakten sowie durch wechselnde hereditäre und soziale Faktoren erzeugte Interventionen sein, die der erzählten Geschichte eine dem positivistischen Wissenschaftsverständnis analoge Experimentalqualität verleihen.[10]

Trotz Zolas Arbeit mit Bernards *Introduction* und trotz des dort in Abgrenzung von vitalistischen Ansätzen entwickelten Lebensbegriffs scheint in *Le docteur Pascal* aber immer wieder ein auf den ersten Blick ganz anderes – deutlich präsentes wenn auch in seiner Semantik unscharf ausgeprägtes – Konzept des Lebens auf. Obwohl es in den *Rougon-Macquart* anfangs noch nicht im Mittelpunkt steht, wird es bereits in der Vorbemerkung durch die Metapher von der »poussée« des Familienverbandes als etwas Triebhaftes angedeutet.[11] Pascal Rougon verschreibt sich eben nicht nur dem Ziel, das Leben »zu erforschen« (vgl. DP, 944). Durch erlebte und direkte Rede des Protagonisten ebenso wie durch die Erzählerkommentare erfährt der Leser in zahlreichen Episoden von der »croyance à la vie« (DP, 947) des Protagonisten, vom »triomphe final de la vie« (DP, 953), von einer »vie nouvelle« (DP, 1067), von »[l]a vie [...] souveraine« (DP, 1084) und schließlich davon, dass Pascal dahin kommt, »à tout accepter de la vie« (DP, 1164). Dieses Insistieren auf ›dem Leben‹ vollzieht sich im Text aus extra- wie aus intradiegetischer Sicht allerdings, ohne dass die dahinter stehende Begrifflichkeit in das leitende wissenschaftliche Konzept des Positivismus eingebettet würde. Vielmehr zeigt sich hier ein diffuser Vitalismus, der eine sinnlichkeitsorientierte Natur-

10 Vgl. dazu Gamper: »Normalisierung/Denormalisierung« (wie Anm. 8), 151 ff., sowie Irene Albers: »Der Photograph der Erscheinungen. Emile Zolas Experimentalroman«. In: *Ordnungen der Sichtbarkeit. Fotografie in Wissenschaft, Kunst und Technologie*. Hg. Peter Geimer. Frankfurt a. M. 2002, 211-251; zu den abbildtheoretischen Aporien, die sich aus dem Transfer des wissenschaftlichen Dispositivs in den literarischen Diskurs ergeben, siehe Pierre-Yves Bordil: »La science littéraire: Emile Zola sous le regard de Claude Bernard«. In: *Mythe et création*. Hg. Pierre Cazier, Lille 1994, 245-266.

11 Émile Zola: *Les Rougon-Macquart. Histoire naturelle et sociale d'une famille sous le Second Empire*. Paris 1960 (= *Éditions de la Pléiade*, I),3. In diesem Zusammenhang heißt es da: »Je tâcherai de trouver et de suivre, en résolvant la double question des tempéraments et des milieux, le fil qui conduit mathématiquement d'un homme à un autre homme. Et quand je tiendrai tous les fils, quand j'aurai entre les mains tout un groupe social, je ferai voir ce groupe à l'œuvre, comme acteur d'une époque historique, je le créerai agissant dans la complexité de ses efforts, j'analyserai à la fois la somme de volonté de chacun de ses membres et la poussée générale de l'ensemble.«

mystik des Lebendigen feiert und in der ›procréation‹, der fortpflanzenden Zeugung, einen geradezu energetisch wirkenden Naturfinalismus freilegt.

Auch in seiner Handlungsdynamik skizziert der gesamte Roman eine geradezu emphatische Wende zum ›Leben‹, wenn er den strengen Forscher Pascal, den fast 60-jährigen Enkel der hysterisch veranlagten Adelaïde Fouque aus Plassans, der ›Urmutter‹ der Familie, schließlich eine erotische Beziehung zu seiner jungen Nichte Clotilde eingehen lässt, die er als junges Mädchen in Obhut genommen hatte. Nachdem sie anfänglich aus einem religiösen Hintergrund heraus dessen Hereditätsforschungen zu hintertreiben versucht hatte, verfolgt sie nach einem erotisch aufgeladenen Handgemenge schließlich wohlwollend die Experimente ihres »maître«, weckt in ihm einen bislang verdeckten Willen zum Eros und zieht den Geliebten in eine Welt des sinnlichen Rauschs. Dieser endet erst, wenn – konvergierend mit dem wirtschaftlichen Niedergang des Haushalts – Tod und Leben koinzidieren: Pascal, der sich selbst zunächst für einen Fall von »innéité«[12], d.h. für unabhängig von den pathologischen Erbfaktoren der Familie hält, erkrankt an einer rapide sich verschlechternden Arteriosklerose der Herzkranzgefäße und stirbt – zwar im Bewusstsein der Stufen des eigenen agonalen Prozesses, aber ohne den Sohn, den Clotilde als sein »véritable œuvre« und Messias einer neuen Lebensdynamik gebären wird, kennen gelernt zu haben.

Der Roman lässt seine Handlung somit in einer befremdlich wirkenden Lebensemphase kulminieren, hinter der man nicht zu Unrecht einen starken Bezug zu Zolas Beziehung zu seiner Geliebten Jeanne Rozerot und den gemeinsamen Kindern gesehen hat.[13] Er ist deshalb als ›Abfall‹ von den naturalistischen Prinzipien, als »Götterdämmerung« des Positivismus[14] und als ästhetisch fragwürdiger Text des Übergangs zu den Zyklen *Les trois villes* und *Les quatre Évangiles* gewertet worden[15], von de-

12 Zola bezieht sich auf eine der von Prosper Lucas aufgestellten Hereditätskategorien, vgl. ders.: *Traité philosophique et physiologique de l'hérédité naturelle dans les états de santé et de maladie du système nerveux.* 2 Bde. 1847-1850, hier: Bd. 1.

13 Geradezu berüchtigt ist der Wortlaut der Widmung des 53-Jährigen an die Geliebte: »A ma bien-aimée Jeanne, – à ma Clotilde, qui m'a rendu mes trente ans, en me faisant le cadeau de ma Denise et de mon Jacques […]« (DP, 1573).

14 Marc Föcking: *Pathologia litteralis. Erzählte Wissenschaft und wissenschaftliches Erzählen im französischen 19. Jahrhundert.* Tübingen 2002 (= *Romanica Monacensia*, 63), 342.

15 So äußert sich Colette Becker (»*Le docteur Pascal*: Autofiction: l'impossible quête de l'équilibre«. In: *Excavatio: Emile Zola and Naturalism* 4-5 [1994], 59-65) in Bezug auf den Aspekt der autobiographischen Selbstmodellierung recht unmissver-

nen vor allem die Letztgenannten als Zeugnisse einer symbolistischen Mystik des fruchtbar Lebendigen gelten.[16] Rainer Warning hat (entgegen der Möglichkeit zur prononcierten ›Poetisierung‹ des Textes, so zuletzt vorgeschlagen durch Jean-Louis Cabanès[17]), gar von einer ästhetischen Unlesbarkeit gesprochen. Sie verdanke sich dem Umstand, dass Zola mit diesem Roman entgegen seiner eigenen epistemologischen Prämissen einer »wilde[n] Ontologie« zum Opfer falle und dabei in der Verkennung der mortalistischen Wurzeln des Vitalismus seine Legitimation verliere.[18] Auch wenn man das vitalistische Abdriften der Romanfigur, wie Gerhard Regn, durch den Nachweis agonaler Symboliken im Erzähldiskurs entschärft und Pascals Position somit klarer von der Zolas unterscheidet, bleibt als Ergebnis dieser Diagnosen, dass der Hereditätsforscher vom hellsichtigen Wissenschaftler zum pathologischen Fall mutiert und sich insofern als innerfiktionaler Träger des wissenschaftlichen Programms, unter dem er selbst als Romanfigur konstruiert wurde, disqualifiziert.[19]

Wir wollen ausgehend von diesem ästhetischen Befund epistemischer Diskrepanzen den Zugang zu dem Roman hier anders fokussieren. Nicht die Ablösung des naturalistisch-positivistischen Paradigmas und die Genese einer neuen, ästhetisch und ideologisch fragwürdigen, weil mythologisch überhöhten Lebensvision in den *Rougon-Macquart* sollen uns vorrangig interessieren. Leitend soll vielmehr die Frage sein, welche Implikationen sich durch die Darstellung dieses Transformationsprozesses für den positivistischen Lebensbegriffs selbst ergeben, den Zola von Bernard übernimmt. Unser Anliegen ist es nachzuzeichnen, wie durch ihre Verhandlung in Zolas Roman einige der impliziten Voranahmen

ständlich zur ästhetischen Qualität: »Le *docteur Pascal* n'est pas un des meilleurs livres de la série des *Rougon-Macquart.* On ne peut pas lire sans éprouver quelque agacement le récit que Zola fait de son aventure avec Jeanne Rozerot, si scandaleusement lisible qu'Amélie Laborde, la cousine d'Alexandrine, l'épouse légitime, ne voulait pas l'ouvrir […].«

16 Beispielhaft Friedrich Wolfzettel: »*Le docteur Pascal* und seine Bedeutung für den *Rougon-Macquart*-Zyklus Zolas«. In: *Die Neueren Sprachen* 21 (1972), 148-160.

17 Jean-Louis Cabanès: »*Le docteur Pascal*: roman éloquent, roman lyrique«. In: *Excavatio: Emile Zola and Naturalism* 20 (2005), 192-205.

18 Vgl. dazu Rainer Warning: *Kompensatorische Bilder einer ›wilden Ontologie‹: Zolas* Les Rougon-Macquart. In: Ders.: *Die Phantasie der Realisten*. München 1999, 240-268, hier bes. 264ff., sowie 268: »Mit dem *docteur Pascal* beginnt Zola ästhetisch unlesbar zu werden.«

19 Vgl. dazu Gerhard Regn: »La folie du don«. Die Ambiguisierung des Vitalismus in Zolas *Le docteur Pascal*«. In: *Romanistisches Jahrbuch* 43 (1992), 92-107.

und Legitimierungskontexte sichtbar werden, vor deren Hintergrund sich das zeitgenössische Hereditäts- und Lebenswissen bewegt. In der Folge werden wir zum einen zu zeigen versuchen, wie die Darstellung des psychopathologischen Hereditätswissens in *Le docteur Pascal* sichtbar werden lässt, dass die Grundkategorie, mit der es arbeitet (Degeneration als Abweichung von einem gesunden Normaltypus), letztlich substanziell anthropologisch-religiös fundiert ist. Zum anderen werden wir nachzeichnen, wie der Lebensbegriff Claude Bernards, an dem Zola sich zunächst zu orientieren scheint, im letzten Roman des Zyklus preisgibt, dass er selbst von Grundbestimmungen ausgeht, die sich für weitreichende vitalistische Konnotationen eignen. Dabei wird das der ›observation‹ zugehörige semantische Feld unterschiedlicher Modi des Sehens als diejenige Sinnschicht des Romans besonders fokussiert, über die sich der Übergang von einem positivistisch-physiologischen Lebensbegriff zu einem vitalistisch akzentuierten Begriff des Lebens vollzieht. Gezeigt werden soll also auch, wie der Roman das für ein positivistisches Wissenschaftsverständnis maßgebliche Dispositiv von Beobachtung und Experiment in seiner Wissen zugleich ermöglichenden und es auf bestimmte Kontexte beschränkenden Dimension ausfaltet.

2. Logiken der Heredität

Zola dokumentiert sich für seine Darstellung der Erblichkeit in den *Rougon-Macquart*, wie es von Henri Mitterand in der Pléiade-Ausgabe gut belegt ist, zunächst bei Prosper Lucas' *Traité philosophique et physiologique de l'hérédité naturelle dans les états de santé et de maladie du système nerveux* (1847-1850).[20] Die Abhandlung ist ein entscheidender Vorläufertext für Bénédicte Augustin Morels *Traité des dégénérescences physiques, intellectuelles et morales de l'espèce humaine et des causes qui produisent ces variétés* (1857), und in den ersten Romanen betrachtet Zola die genealogische Entwicklung seiner Figuren dann auch überwiegend unter der Optik der Degeneration. Später, etwa in *La bête humaine* (1890) und besonders dann in *Le docteur Pascal*, greift Zola bei seiner Gestaltung der Heredität zugleich auch auf von Charles Darwin beeinflusste Positionen wie die des Neurologen Jules Déjérine[21] und die des deutschen Biologen August

20 DP, 1567ff.; vgl. ebenso Henri Mitterand: »Préface«. In: Émile Zola: *Le docteur Pascal*. Hg. Henri Mitterand. Paris 1993, 7-48.

21 Jules Déjérine: *L'Hérédité dans les maladies du système nerveux*. Paris 1886.

Weismann zurück.[22] Lucas' und Morels Abhandlungen aber bleiben bis zum Abschluss der *Rougon-Macquart* wichtige Referenztexte für Zola.[23]

Morel definiert »dégénérescence« bekanntlich als »déviation maladive du type primitif«.[24] Er argumentiert, wie vor ihm Buffon und die meisten anderen Vertreter der ›histoire naturelle‹, bezüglich der Ausdifferenzierung der Menschen mit seiner »chute originelle«[25], mit seinem Sündenfall. Seit seiner Vertreibung aus dem Paradies kann der Mensch sich, so Morel, den äußeren Einflüssen der Welt, den geographischen Bedingungen, Klima und Nahrung[26] nicht mehr entziehen, sie prägen ihn, und diese Prägung wird vererbt, so dass die Menschen vom Typ des Ursprungsmenschen zwangsläufig immer weiter abweichen: »Placé dans ces conditions nouvelles [créée[s] à l'homme par le grand évènement de sa chute originelle], l'homme primitif en a subi toutes les conséquences, et ses descendants n'ont pu échapper ni à l'influence de l'hérédité, ni à celle de toutes les causes qui, en alternant leur santé, tendirent de plus en plus à les faire dévier du type primitif.«[27] Die Menschen diversifizieren sich, Nahrung und Klima bringen unterschiedliche Rassen hervor, wobei ein Teil der jeweiligen Nachkommen, so Morel, durch Anpassung gesund bleibt und die Einheit der Gattung fortsetzt, während beim anderen Teil, den Entarteten, die Belastungen der Anpassung, das geographische wie soziale Milieu, zu einem fortschreitenden Verfall führen. *Dass* die eine Form der Abweichung durch Anpassung von der anderen, also die ge-

22 August Weismann: *Aufsätze über Vererbung und verwandte biologische Fragen*. Jena 1892, die französische Übersetzung stammt aus dem gleichen Jahr: *Essais sur l'hérédité et la sélection naturelle*. Paris 1892.

23 Zur Konzepten der Erblichkeit von Wahnsinn in der zweiten Hälfte des 19. Jahrhunderts vgl. Jean-Christophe Coffin: *La transmission de la folie 1850-1914*. Paris 2003.

24 »L'idée la plus claire que nous puissions nous former de la dégénérescence de l'espèce humaine est de nous la représenter comme une *déviation maladive du type primitif*. Cette déviation enferme des éléments de transmissibilité dont la nature fait que celui qui en porte le germe devient progressivement incapable de remplir sa fonction dans l'humanité; le progrès intellectuel, déjà compromis dans sa personne, se trouve encore menacé dans ses descendants.« Augustin Morel: *Traité des dégénérescences physiques, intellectuelles et morales de l'espèce humaine et des causes qui produisent ces varieties*. Paris, London, New York 1857, 5.

25 Ebd., 4.

26 Buffon nennt für das Tierreich die Faktoren Klima, Nahrung und Züchtung, Morel, der Buffons Theorie zur Entstehung der Rassen hier ausführlich behandelt, ersetzt letzteren beim Menschen durch »moeurs, éducation, habitudes, civilisation«, Morel: *Traité* (wie Anm. 24) 9.

27 Ebd., 4.

sunde bzw. normale von der pathologischen, grundsätzlich unterschieden werden kann, ist für Morel keine Frage; *worin* sie sich aber unterscheidet, wird von ihm an keiner Stelle ausgeführt. So beschränkt sich Morel im Paragraphen mit dem eigentlich viel versprechenden Titel *De la différence à faire entre les modifications naturelles qui produisent les variétés et les modifications anormales et maladives qui créent les dégénérescences* darauf zu betonen, dass die Vielfalt der menschlichen Rassen auf eine natürliche Anpassung zurückgeht und nicht als krankhaft einzustufen ist.[28] Im Hintergrund dieser Argumentation steht weiterhin der Abgleich mit dem Ursprungsmenschen.

Die Psychopathologen, die in Anschluss an den *Traité des dégénérescences* mit der Degenerationstheorie arbeiten, etwa Valentin Magnan, sind ihrerseits bemüht, diese ihrer religiös-anthropologischen Vorstellungen und damit ihrer mythologischen Grundierung zu entkleiden – sie arbeiten dabei aber weiterhin selbst, ohne diese epistemologisch zu hinterfragen, mit der Vorstellung eines gesunden Idealtyps.[29] Die Degenerationstheorie illustriert somit anschaulich die viel diskutierte These Georges Canguilhems, derzufolge die Bestimmung des Pathologischen seit der Mitte des 19. Jahrhunderts nicht nur immer die Instaurierung einer Norm voraussetzt, sondern sich dabei, entgegen dem Selbstverständnis der das ausgehende wissenschaftliche 19. Jahrhundert entscheidend prägenden Bernardschen Physiologie, nicht auf die Bestimmung von Quantitäten beschränken kann, sondern notwendigerweise qualitativ sein muss.[30]

Eben diese Vermengung empirischer und religiös-moralischer, also qualitativer, Faktoren bei der wissenschaftlichen Erklärung von Erbkrankheiten in der zweiten Jahrhunderthälfte scheinen die *Rougon-Macquart* geradezu exemplarisch in Szene zu setzen. Bereits in *La fortune des Rougon* (1871) ist bei der Frage nach dem Ursprung der »tare héréditaire« der Familie nicht nur davon die Rede, dass die ›Urmutter‹ Adelaïde Fouque schon als junges Mädchen die typischen Symptome einer Hysterikerin zeigt, sondern zugleich auch von einem krankheitsauslösenden ›Sündenfall‹, der in ihrer außerehelichen Beziehung mit dem alkohol-

28 Vgl. ebd., 23-25.

29 In diese Richtung argumentiert auch Jean Borie: *Mythologies de l'hérédité au XIXe siècle*. Paris 1981, 17: »Une telle ambiguïté […] offre au profane ce mélange séduisant: une mythologie scientifique, la rationalisation proposée en même temps que les facilités de l'imaginaire.«

30 Georges Canguilhem: *Le normal et le pathologique*. Paris 1966 (mediz. Dissertation von 1943), dt.: *Das Normale und das Pathologische*. München 1974.

abhängigen Schmuggler Macquart besteht und der den pathologisch stärker belasteten Zweig der Familie hervorbringt. Durch den Zeitpunkt ihres Beginns, 1789, wird dieser Fehltritt Adelaïdes zudem mit dem Beginn der Französischen Revolution enggeführt – wodurch der gesamte Zyklus sich auch als Allegorie auf die Geschichte Frankreichs im 19. Jahrhundert lesen lässt. Die Erklärung der Ursprünge der Erbkrankheit jedenfalls schwankt hier zwischen einer empirisch-biologischen Bestimmung (die aber wenig explikativ ist, denn warum bereits die junge Adelaïde pathologische Symptome zeigt, erfahren wir nicht), und einer moralisch-religiösen Begründung (Adelaïdes uneheliche Beziehung mit einem Gesetzesbrecher).

Auch in *La bête humaine* von 1890 werden moralisch-religiöse und empirische Faktoren bei der Erklärung der pathologischen Disposition des Protagonisten verknüpft. So wird implizit nahegelegt, die »tare héréditaire« Jacques Lantiers müsse weiter zurückgehen als auf seine direkten Vorfahren. Er wird zwar als Sohn von Gervaise Macquart und Auguste Lantier als erblich belastet kenntlich gemacht, aber sowohl er selbst als auch der Erzähler insinuieren, die pathologische Genealogie reiche weiter zurück als auf seine hysterische Urgroßmutter Adelaïde Fouque und deren alkoholabhängigen Liebhaber Macquart. Entsprechend wird in einer Art »retour atavique«[31] mehrfach auf eine prähistorische, triebhafte Vergangenheit angespielt, auf einen Mordinstinkt früher Höhlenmenschen, der bei Jacques wieder zum Vorschein komme. Und dieser Mordinstinkt wird zugleich als Rachedurst an einer uralten Demütigung beschrieben, dem ersten Betrug der Höhlenfrau, womit wiederum Evas Sündenfall und ihre Verführung Adams konnotiert ist.[32] Durch dieses motivische Arrangement wird die naturhistorisch(-evolutionäre) Ursprungssaga des Menschen (als Höhlenmensch) also mit der religiös-mythologischen (dem Sündenfall) parallelisiert, ganz ähnlich wie in Morels Vorwort zum *Traité des dégénérescences.*[33]

31 Dazu Michel Gourévitsch: »La génétique de Zola, le retour atavique«. In: *Zola et les historiens*. Actes du Colloque tenu à la Bibliothèque Nationale de France. Paris 2003, 119-127.

32 So fragt sich Jacques: »Cela venait-il donc de si loin, du mal que les femmes avaient fait à sa race, de la rancune amassée de mâle en mâle, depuis la première tromperie au fond des cavernes ?« Emile Zola: *La bête humaine*. In: Ders.: *Les Rougon-Macquart*. Paris 1966 (= *Editions de la Pléiade*, IV), 995-1331, hier 1044. Auch hier fließen Figurenreflektion und Erzählerkommentar ununterscheidbar ineinander.

33 Zugleich wird dieses Arrangement mit Andeutungen zu einem (männlichen) atavistischen Trieb zum aggressiven Totschlag verknüpft, mit dem Cesare Lombroso

In *Le docteur Pascal* schließlich kommt es durch die explizite thematische Konfrontation von Wissenschaft und Religion zu semantischen Überlagerungen, die die Nähe dieser beiden in der zweiten Hälfte des Jahrhunderts zunehmend als antagonistisch betrachteten Weltzugänge sichtbar werden lassen und das Hereditätswissen auf seine religiös-anthropologischen, also qualitativen Begründungszusammenhänge hin befragbar machen. Aufschlussreich ist hier zunächst die im Roman verwendete Leitmetapher. Zola arbeitet im letzten Band der *Rougon-Macquart* immer wieder mit dem Begriff des ›arbre‹, und zwar sowohl im wissenschaftlichen Kontext des ›arbre généalogique‹, also des Stammbaums, auf dem die Genealogien und Krankheitsverläufe der Familie eingetragen werden, als auch im biblischen Kontext des ›arbre de la connaissance du bien et du mal‹, also des Baums der Erkenntnis im Paradies. Besonders signifikant ist dabei die Szene im fünften Kapitel, in der Pascal sich mit Clotilde über den Stammbaum beugt und seiner jungen Nichte anhand seiner Verzweigungen den Verlauf der Erbkrankheiten innerhalb der Familie erläutert. Die Szene folgt auf den Streit, den die beiden um die Legitimität der Erkenntnismodi Religion und positive Wissenschaft führen, und ist zunächst als Bekehrung der zu religiöser Schwärmerei neigenden Clotilde zur positiven Wissenschaft inszeniert.

Pascal scheint hier in besonderer Weise als Alter Ego des Autors Zola zu fungieren, etwa indem er an dessen programmatische Vorbemerkung von 1871 anknüpft oder indem er über den Verlauf der Lebensgeschichte einzelner Familienmitglieder mehr zu sagen weiß, als bisher im Zyklus

seine ›Anthropologie des Verbrechers‹ unterlegt hatte. Vgl. dazu Jean Borie: *Zola et les mythes ou de la nausée au salut.* Paris 1971, bes. 43 ff. Borie rekonstruiert die Grundlinien einer fast allen Romanen Zolas zugrunde liegenden, besonders aber *La bête humaine* bestimmenden Urhordenmythologie, die das menschliche Verhalten an dem atavistischen Spannungsfeld zwischen den Polen einer virilen Aggressivität und einer luxurierenden weiblichen Fruchtbarkeit ausrichtet. Ein möglicher Bezugspunkt dafür sind entsprechende, allerdings sehr allgemeine Bemerkungen Lombrosos zu der anthropologischen Grundlage eines Tötungstriebs, der sich – durch kulturelle Zähmungen im Einzelfall nicht hinreichend gebremst – in triebgesteuertem Mord durchsetzen kann. So lautet eine Stelle bei Lombroso: »Qu'en conclure? Sinon que les crimes les plus affreux, le plus barbares, ont un point de départ physiologique, atavistique, dans ces instincts animaux qui peuvent bien s'émousser pour un temps dans l'homme, grâce à l'éducation, au milieu, à la crainte du châtiment; mais qui renaissent tout-à-coup sous l'influence de certaines circonstances, comme la maladie, les météores, l'imitation, l'ivresse spermatique, fruit d'une trop longue continence.« (Cesare Lombroso: *L'homme criminel-né, fou moral, épileptique: étude anthropologique et médico-légale.* Paris 1887, 665). Vgl. dazu Borie: *Zola et les mythes*, 54 ff.

berichtet wurde. Passagenweise ist richtiggehend unklar, ob in Pascals emphatischer Hymne an die Wissenschaft der Stammbaum oder nicht vielmehr der Romanzyklus selbst gefeiert wird. Dadurch aber, dass die wissenschaftliche Belehrung Clotildes durch Pascal zugleich als gegenseitige sexuelle Initiation der beiden Protagonisten gestaltet ist, wird der positiv-empirische Charakter des vermittelten Hereditätswissens im gleichen Zug grundsätzlich in Frage gestellt.[34] So wird die »terrible leçon de vie« als Folge der körperlich-sexuellen Unterwerfung Clotildes im vorausgehenden Handgemenge präsentiert: »Elle s'approcha, elle l'aida, domptée, brisée par cette étreinte d'homme qui était comme entrée dans sa chair.«[35] Und durch die Metaphorik des Baums wird der Doppelsinn von intellektueller und sexueller Erkenntnis immer wieder ins Spiel gebracht.[36] Pascal spricht davon, Clotilde durch die schreckliche Lektion, die das Leben gibt, ›zu einer Frau machen‹ zu wollen: »Tu as vingt-cinq ans, tu dois savoir … Et puis, notre existence n'est plus possible, tu vis et tu me fais vivre dans un cauchemar, avec l'envolée de ton rêve. J'aime mieux que la réalité, si exécrable qu'elle soit, s'étale devant nous. Peut-être le coup qu'elle va te porter, fera-t-il de toi la femme que tu dois être … Nous allons reclasser ensemble ces dossiers, et les feuilleter, et les lire, une terrible leçon de vie!«[37] Während der Hereditätslehrstunde ›essen‹ Pascal und Clotilde also gemeinsam ›vom Baum der Erkenntnis‹, die seman-

34 Der positiv-empirische Charakter des Hereditätswissens gerät auch dadurch infrage, dass Pascal zunächst die wissenschaftlichen Gewissheiten eines »lückenlosen Stammbaum« feiert, die Erblichkeitslehre dann aber auch als »tastende Wissenschaft« bezeichnet und die Arbeit des Erblichkeitsforschers mit der Arbeit des Dichters vergleicht (die Hereditätsforschung wird hier als eine der beginnenden, hypothetischen Wissenschaften bezeichnet, bei denen der Forscher die Imagination walten lassen muss). Bezüglich des »Dichters im Wissenschaftler« finden sich hier Bezüge zur *Introduction au roman expérimental* und von dort zu Bernards *Introduction à la médecine expérimentale*. Vgl. dazu auch Marie Guthmüller: *Der Kampf um den Autor. Abgrenzungen und Interaktionen zwischen französischer Literaturkritik und Psychophysiologie 1858-1910*. Tübingen 2007, 167-173.

35 DP, 1033.

36 Den Namen »Baum der Erkenntnis von Gut und Böse« erhält der Baum in Gen 2,9 im Vorgriff auf das Versprechen, das die Schlange Adam und Eva macht: »Sobald ihr davon esst, gehen euch die Augen auf; ihr werdet wie Gott und erkennt Gut und Böse« (Gen 3,5). Den Menschen gehen, nachdem sie von den verbotenen Früchten gegessen haben, »die Augen auf«, doch sie sind nicht geworden wie Gott, sondern erkennen, »dass sie nackt« sind (Gen 3,7). Statt der versprochenen Gottgleichheit erkennen die Menschen mit ihrer Nacktheit und Sexualität auch ihre Sterblichkeit.

37 DP, 1004.

tischen Felder der Wissenschaft und Religion überlagern sich mit dem der Sexualität. Ebenso wie Pascal Clotilde zur Wissenschaft – und gleichzeitig zu ihrer Rolle als sich dem Mann körperlich wie intellektuell unterordnende Frau – bekehrt, wird er in dieser Szene selbst zum ›Leben‹ bekehrt: durch die Sexualisierung des alternden Arztes wird das Wissenschaftsideal im Fortgang des Romans allmählich durch einen unbestimmten, metaphysisch anmutenden Lebensbegriff ersetzt. Die ›Korrektur‹ der erblichen Anlagen wird, wie Pascal im Folgenden erkennen muss, unsinnig, denn das Leben selbst erscheint als übergeordnetes Prinzip, das sich durch Prokreation ebenso wie durch Krankheit und Tod selber heilt. Pascal und der Erzähler sprechen diesbezüglich über lange Passagen mit einer Stimme – und diese ist nicht mehr die, mit der Émile Zola im Vorwort zu den *Rougon Macquart* von 1871 spricht.[38] Als Alternative zum Glauben erscheint in *Le docteur Pascal* zum Ende also nicht mehr die (positive) Wissenschaft, sondern das ›Leben‹.

3. Das Leben sehen: Observation und Vitalismus oder Logiken des Lebens

Wie eingangs erwähnt, ist mit der ›Wende zu Clotilde‹ die Öffnung auf eine diffuse vitalistische Lebensauffassung hin verknüpft, die den Protagonisten, bildlich gesprochen, wie ein Strom ergreift und in die Dynamik eines Unergründlich-Biologischen hineinzieht. Diese Wende lässt ihn – auf der Ebene der erzählten ›histoire‹ – zunächst an einer neurasthenischen Krise erkranken und führt dazu, dass er in der Diagnose des eigenen Falls seinen objektiven medizinischen Beobachtungsstandpunkt zu verlieren fürchtet.[39] Nach seiner allmählichen Gesundung scheint Pascals Blick auf die ihn umgebende Welt – seine Wissenschaft und die persönliche Umgebung – durch das nun offensichtlich werdende Liebesverhältnis mit Clotilde ein anderer geworden. Der Erzähler modelliert den sich wandelnden und einstmals so disziplinenstrengen Vererbungs-

38 Die interne Fokalisierung auf den Arzt (indirekte Rede, Gedankenrede etc. Pascals) und die Nullfokalisierung (Kommentare des Erzählers) rücken eng zusammen: Der Erzähler selbst nimmt keinen Abstand zum Erleben des alternden Pascal mehr ein (vgl. Föcking: *Pathologia litteralis* [wie Anm. 14], Kap. 5: »Biologisierung der Medizin und Wechsel des Erzählmodell«).

39 »Il avait complètement perdu, pour lui-même, son diagnostic si délicat de médecin observateur; et, s'il continuait à raisonner, c'était pour tout confondre et tout pervertir, sous la dépression morale et physique où il se traînait.« (DP, 1033)

experten in eine Richtung, die ein vielfältig zu Konnotationen einladender Begriff des Lebens mit physiologischen Ursprüngen im 18. Jahrhundert, nietzeanischen Berührungspunkten und Anklängen an die spätere Bergsonsche Philosophie des ›élan vital‹ gegen die analytische Kärrnerarbeit der positiven Wissenschaften einschlagen wird. Wie sind aber die beiden Weisen, das Leben zu denken, im Roman miteinander verschränkt – und wie treten sie im Verlauf des Erzählens auseinander?

Die Entflechtung zeigt sich auf Anhieb an dem Umstand, dass der vitalistische Strang thematisch dominant wird und agonal auf die finale Koinzidenz von (Pascals) Tod und (durch Zeugung fortgesetztem) Leben hinsteuert, das positivistische Substrat dagegen in seiner Bedeutung zurücktritt, ohne allerdings in eine offene Opposition zu seinem Superstrat zu geraten. Ein Rahmen für diese Verzweigung ist bereits durch die ersten beiden Kapitel gesetzt. Der Leser wird hier, vor allem aus der Perspektive des auktorialen Erzählers, in die elementaren Lebensverhältnisse des Protagonisten eingewiesen. Dabei sind die räumlichen Dispositionen der ›Souleiade‹, dem Landhaus, in dem fast die gesamte Romanhandlung spielt, bezeichnend. Pascals Recherchen verteilen sich hier auf zwei Orte. In der ebenerdigen »salle« befindet sich ein großer Schrank, den Zolas vorbereitende Notizen als einen »armoire« aus dem vergangenen Jahrhundert ausweisen (DP, 1633) und in dem die dokumentarischen Schriftstücke gelagert sind. Hier finden sich die Papiere, in denen Pascal seine Beobachtungen notiert, in Dossiers überführt und ordnet, um gelegentlich in dieser »masse de papiers« eine besondere Notiz zu suchen. Wir werden als Leser zu Beginn des Romans so in das Archiv geleitet, in dem die kontrollierte Beobachtung in Schrift transformiert und für weitere Operationen der Wissensgenerierung aufbereitet wird.[40] An diesem Ort ist auch, als Synthese der in den Dossiers dokumentierten ›Fälle‹ aller Familienmitglieder, der genealogische Baum archiviert, der im fünften Kapitel dazu dient, Clothilde und damit auch dem Leser die Ergebnisse der bisherigen Hereditätsforschung Pascals zu erläutern, und der am Ende des Romans als einziges Zeugnis seiner Erkenntnisse ›überlebt‹.

40 »Sur cette planche élevée, toute une série d'énormes dossiers s'alignaient en bon ordre, classés méthodiquement. C'étaient des documents divers, feuilles manuscrites, pièces sur papier timbré, articles de journaux découpés, réunie dans des chemises de fort papier bleu, qui chacune portait un nom écrit en gros caractères. On sentait ces documents tenus à jour avec tendresse, repris dans cesse et remis soigneusement en place; car, de tout l'armoire, ce coin-là seul était en ordre.« (DP, 919)

Ein zweiter Ort des Wissens ist das Laboratorium, das sich im oberen Stockwerk, diametral gegenüber den Räumlichkeiten Clothildes, befindet. In diesem Teil seiner »chambre« – Pascals Mutter Félicité nennt sie die ›Teufelsküche‹ – hantiert Pascal mit Mikroskop, Mörsern und Stößeln, stellt aus zerstampftem Tierhirn und destilliertem Wasser die Substanzen für Injektionen zur Förderung geschwächter Nerven her und bereitet seine Experimente an Föten verstorbener Schwangerer nach, die er anlässlich einer Choleraepidemie hatte sezieren dürfen.[41] Hier entstehen seine Hypothesen zum Wechselspiel von Spermatozoiden und Ei bei der Befruchtung und zu vorembryonalen Zellverbindungen, sowie seine »hypothèse de l'avortement des cellules« (DP, 946).[42] Das dokumentarische und auf Regularitäten der Übertragung von Erbinformationen ausgerichtete Interesse verschiebt sich hier, denn das, was Pascal wirklich antreibt, ist das Wissen darum, was das ›Leben‹ ausmacht. »La vie«, so heißt es in diesem Zusammenhang in erlebter Rede Pascals, »[...] n'est qu'un mouvement, et l'hérédité étant le mouvement communiqué, les cellules, dans leur multiplication les unes des autres, se poussaient, se foulaient, se cassaient, en déployant chacune l'effort héréditaire; de sorte que si, pendant cette lutte, des cellules plus faibles succombaient, on voyait se produire, au résultat final, des troubles considérables, des organes totalement différents.« (Ebd.)

Worauf ist diese skizzenhaft formulierte Konzeption eines ›Kampfes der Zellen‹, bei dem pathogene und produktive Effekte ineinandergreifen und in dieser Interaktion ›das Leben‹ ausmachen‹, zurückzuführen? Sichtbar werden hier Aspekte des Lebensbegriffs von Claude Bernard, die zu seiner eigenen vehementen Polemik gegen vitalistische Positionen in einem Spannungsverhältnis stehen und in der Rezeption bisher nur selektiv wahrgenommen wurden.[43] Denn auch wenn Bernard sich programmatisch dagegen ausspricht, dass, wie es die vitalistische Tradition von Stahl und Bordeu bis Broussais behauptet,[44] die »force vitale« sich

41 Zum Vergleich dieser Experimentalpraxen mit den historischen Bedingungen vgl. Yves Malinas: *Zola et les hérédités imaginaires*. Paris 1985, 42 ff.

42 Vgl. ebd., 83 f.

43 Vgl. dazu Charles T. Wolfe: »From Substantival to Functional Vitalism and Beyond: Animas, Organisms and Attitudes«. In: *Eidos* 14 (2011), 212-235, sowie insbesondere Sebastian Normandin: »Claude Bernard and an Introduction of Experimental Medicine: ›Physical Vitalism‹, Dialectic, and Epistemology«. In: *Journal of the History of Medecine and Allied Sciences* 62 (2007), H. 4, 495-528.

44 Vgl. dazu Roselyne Rey: *Naissance et développement du vitalisme en France de la deuxième moitié du 18e siècle à la fin du Premier Empire*. Oxford 2000 (= *Studies on Voltaire and the Eighteenth Century*, 381).

»en opposition avec les forces physico-chimiques« befindet, dass »les corps bruts et les corps vivants« sich folglich radikal in ihrem ontologischen und organisatorischen Status unterscheiden und die lebendigen Organismen sich deshalb dem experimentalen Zugang entziehen[45] – mit der Frage, was ›das Leben‹ jenseits der beobachtbaren und im Experiment variierbaren physiko-chemischen Prozesse ausmacht, ist Bernard dennoch konfrontiert, und er tut sich mit einer Antwort schwer. So münden seine weitläufigen Erläuterungen zur Entität einer ›force vitale‹ und zum Ursprung des Lebens als dem Resultat des Kontakts organischer Elemente mit einem »milieu intérieur physiologique«[46] in eine abrupte Apotheose des Kreationsgedankens, wie sie auch Zola in *Le docteur Pascal* gestaltet: »la vie, c'est la création«.[47] Leben ist demnach nicht mehr und nicht weniger als physiologisch generierte Reproduktion des Organischen in der interaktiven Wechselbeziehung zwischen Zellen und ihrem physiologischen ›Milieu‹.[48] Ob ein organischer Zusammenhang lebendig ist oder nicht, hängt demnach nicht davon ab, ob eine ontologisch ›andere‹ physische Qualität einen Prozess initiiert oder nicht, sondern davon, ob in ihm die »idée directrice de cette évolution vitale« tätig ist, Zellen als kleinste organische Einheiten sich also in einem Bewegungsprozess gegenüber dem ›milieu physiologique intérier‹ befinden und so den Organisationszusammenhang des zellulären Gewebes verändern: »Dans tout germe vivant, il y a une idée créatrice qui se développe et se manifeste par l'organisation.«[49]

45 Claude Bernard: *Introduction à l'étude de la médecine expérimentale.* Paris 1966, 100.

46 Vgl. ebd., 119: »En un mot, les phénomènes vitaux ne sont que les résultats du contact des éléments organiques du corps avec le milieu intérieur physiologique; c'est la le pivot de toute la médecine expérimentale. En arrivant à connaître quelle sont, dans ce milieu intérieur, les conditions normales et anormales de manifestation de l'activité vitale des éléments organiques, le physiologiste et le médecin se rendront maîtres des phénomènes de la vie.«

47 Ebd., 142.

48 Vgl. auch die Ausführungen in den *Principes de médecine expérimentale*, die Léon Binet 1947 ediert hat (Paris 1987, 275): »J'ai défini la vie, la création. La vie, c'est la création des éléments organiques, du milieu intérieur et de l'organisme total. On dira peut-être: rien ne se crée, et cela est vrai au point de vue des corps simples en chimie, c'est-à-dire au point de vue de la matière, mais l'arrangement se crée et se communique.«

49 Ebd., 143. Vgl. dazu auch Sebastien Normandin: *Visions of Vitalism: Medecine, Philosophy and the Soul in Nineteenth Century France.* Diss. Montreal, McGill University 2005, 162ff. Die Frage nach dem ›versteckten‹ Vitalismus in Bernards Konzeption hat Georges Canguilhem im Kontext seiner Recherchen zur histo-

Die eben zitierte Anleihe bei Bernard funktioniert bei Zola wie ein Sprungbrett für sehr viel weiter reichende Hypothesen. So wird die Kreation konnotiert mit einer »lutte«, einem Kampf der ›Zellen‹ um ihre Vorherrschaft, sie eröffnet auf diese Weise einen darwinistischen Denkhorizont, der ›dem Leben‹ die Prozesshaftigkeit von Niedergang und Überleben (durch Übertragung von Funktion) einschreibt[50] und den Kampf der Zellen zum Urbild eines (Über-)Lebenskampfes der hereditär unterschiedlich geschädigten Familienmitglieder in der Generationenkette macht. *Le docteur Pascal* bewegt sich mit dieser Projektion der Bernardschen Zellen-Milieu-Theorie in großer Nähe zu zeitgenössischen Konzepten in der Embryologie und Zellforschung, so zu Laurent Chabry und zu Wilhelm Roux, der ähnliche Konzepte 1881 in seiner Schrift *Der Kampf der Theile im Organismus* formuliert.[51] Hier wie in Zolas Roman wird das metaphorische Potenzial aufgegriffen, das in Bernards Vorstellung einer zugleich lebensgenerierenden und agonalen Interaktion von Zellen und ›milieu‹ steckt und anschlussfähig gemacht wird für soziale Modelle des Überlebens und transgenerationeller Entwicklungen.

rischen Etablierung der kategorialen Differenz zwischen dem Normalen und dem Pathologischen – eine Differenz, die bekanntlich mit der Entdeckung der physiologischen Funktion des Blutzuckers von der kategorialen auf die graduelle und funktionale Ebene gehoben wird – dahingehend beantwortet, dass hier gewissermaßen ein dritter Weg zwischen klassischem Vitalismus und mechanischem Determinismus eingeschlagen wird: »Tatsächlich machte die Zelltheorie die Beziehung zwischen dem Ganzen und dem Teil, zwischen dem Zusammengesetzten und dem Einfachen in der Ordnung der Lebewesen ganz anders als ein mathematisches oder mechanisches Modell verständlich. Diese Theorie offenbarte einen morphologischen Strukturtyp, der von dem bis dahin als *Fabrik* oder *Maschine* bezeichneten ganz verschieden war. Man konnte nunmehr eine Methode des [sic] Analyse, Zerlegung oder Veränderung des Lebenden konzipieren, die mechanistische, physikalische oder chemische Mittel einsetzte und mit der man in die Ökonomie eines organischen Ganzen eingriff, ohne die organische Qualität dieses Ganzen zu beeinträchtigen.« (Georges Canguilhem: »Theorie und Technik des Experimentierens bei Claude Bernard«. In: Ders.: *Wissenschaftsgeschichte und Epistemologie. Gesammelte Aufsätze*. Hg. Wolf Lepenies. Frankfurt a. M. 1979, 75-88, hier: 82).

50 Siehe zu dieser Affinität zu Darwin auch die Ausführungen bei Föcking: *Pathologia litteralis* (wie Anm. 14), 281 ff.

51 Zu diesem Zusammenhang sei verwiesen auf François Duchesneau: »La structure normale et pathologique du vivant«. In: *Histoire de la pensée médicale en Occident. 3. Du romantisme à la science moderne*. Hg. Mirko D. Grmek. Paris 1999, 29-57, sowie: *Landmarks in Developmental Biology 1883-1924. Historical Essays from Roux's Archives*. Hg. Klaus Sander. Berlin, Heidelberg 1997.

Befragt man nun wieder die gesamte romaneske Inszenierung der von Bernard übernommenen Leitbegrifflichkeit von ›observation‹ und ›expérimentation‹ auf ihre metahistorische Bedeutung, dann wird auch klar, dass die im Roman genannten Räumlichkeiten der Souleiade ein (auch historisch) gestuftes Wissensgenerierungssystem abbilden, dessen erste Stufe auf die im 18. Jahrhundert die szientifische Methodik bestimmende ›observatio clinica‹ verweist. Das von Senebier[52] und anderen methodisch dominant gesetzte Prinzip der Beobachtung[53] ist mit Pinels wissenschaftspolitisch nachhaltiger Konzeption einer ›noséographie philosophique‹ von 1800 zur Vorstufe von Datenbanken zur Erforschung empirisch vorfindbarer Pathologien geworden. Seit Pinel gilt das unermüdliche Beobachten, Aufzeichnen und Archivieren von pathologischen Fällen als Arbeitsgrundstock jedes Arztes, aus dem sich, über ein Netzwerk von Veröffentlichungen, in der ständig wachsenden Summe dieser Archivalien ein nosologisches Tableau abzeichnen soll, das schließlich alle pathologischen Erscheinungen synthetisieren könnte.[54] Pascal folgt im Prinzip dieser Aufschreibetechnik, die sich im aktualisierten medizinischen Hereditätsdiskurs dann von der ›observation‹ des Einzelfalls zur statistischen Auswertung langfristiger Beobachtungen ausweitet.[55] Aber komplementär dazu bewegt er sich in seiner »chambre« auf einer historisch nachfolgenden Stufe, im Raum des experimental gewonnenen Wissens also. Hier folgt er der Bernardschen Maxime, der Forscher müsse »être lui-même distingué en *observateur* et en *expérimentateur*«.[56] Er interveniert in die natürlichen Prozesse hinein und benutzt Mikroskop und Mörser, um in protokollierten Versuchsreihen die physiologischen ›milieux‹ zu variieren. Das Verhältnis von ›observation‹ und ›expérimentation‹ ist dabei kein oppositives, sondern ein inkludierendes, denn das letztgenannte Verfahren ist ja, wie Bernard es sinngemäß formuliert, eine Observation zweiten Grades. Beobachtet wird das, was sich in Bezug auf

52 Jean Senebiers 1802 in der dritten Auflage erschienener *Essai sur l'art d'observer et de faire des expériences* kann als symptomatisch für die Zentralstellung der ›observation‹ in der Naturkunde des späten 18. Jahrhunderts gelten.

53 Vgl. dazu Christoph Hoffmann: *Unter Beobachtung. Naturforschung in der Zeit der Sinnesapparate*. Göttingen 2006, sowie zur Fortführung dieser Leitgröße nach 1800 Jonathan Crary: *Techniken des Betrachters. Sehen und Moderne im 19. Jahrhundert*. Dresden, Basel 1996.

54 Vgl. dazu auch die bekannten Ausführungen bei Michel Foucault: *Naissance de la clinique*. Paris 1963, 107 ff. (»Voir, savoir«).

55 Dazu Föcking: *Pathologia litteralis* (wie Anm. 14), 294 ff.

56 Bernard: *Introduction* (wie Anm. 45), 42.

die künstlich und willkürlich variierten Milieu-Bedingungen an einem bekannten Prozess verändert.[57]

Wenn man die Entfaltung der Räumlichkeiten des medizinischen Wissens in den ersten beiden Romankapiteln sowie die diesbezüglichen auktorialen Erklärungen und perspektivischen Kommentare der Figuren als Exposition eines epistemologischen Programms des Positivismus begreifen will, das im späteren Handlungsverlauf dann in Richtung eines vitalistischen Lebensbegriffs verschoben wird, dann gilt es zugleich festzuhalten, dass das erzählerische Incipit bereits Präfigurationen jener Verschiebung bereithält. Sie bewegen sich zum einen auf einer im auktorialen Beschreiben mitgeführten symbolistischen Ebene, die den Erzähldiskurs mit Motivpartikeln durchsetzt, deren Referenzen auf eine Semantik der Opposition von Tod und Leben, Zerstörung und Kreation ausgerichtet sind und die später im Roman breit ausgeschriebene Thematik latent halten. So nimmt im zweiten Kapitel die Beschreibung des verwilderten Gartens der Souleiade deshalb so viel Raum ein, weil er auf die Dialektik von Verfall und Lebenskontinuität in der ›Aire Saint-Mittre‹ verweist, die den ersten Roman des Zyklus, *La fortune des Rougon* (1871), eröffnet hatte.[58] Hier nun, bei der Beschreibung des Gartens der Souleiade, findet eine Quelle Erwähnung, aus der »coulait perpétuellement, même pendant les plus grandes sécheresses, un filet d'eau […].« (DP, 942) Und weiter heißt es : »depuis des siècles, ce mince filet d'eau, égal et continu, chantait sa même chanson pure […].«

Neben solchen symbolischen Hinweisen auf eine jenseits der beobachtbaren Phänomene fließenden Lebenskontinuität[59] ist es besonders das Motiv des Sehens, das von Beginn des Romans an die Brücke von der puren positivistischen ›observation‹ im engeren Sinne zur vitalistischen Vision schlägt. Die neuere Zola-Forschung hat zu Recht, nicht zuletzt in den Arbeiten von Irene Albers[60], die visuelle Medialität auf der Ebene der

57 Ebd., 45 ff.

58 Vgl. dazu die Ausdeutung dieses kapitalen Incipit des gesamten Zyklus bei Rainer Warning: *Heterotopien als Räume ästhetischer Erfahrung*. München 2009, 169 ff.

59 Auf die große Bedeutung der Isotopie des Fluiden in Zolas Lebensvorstellung verweist Henri Mitterand: »Fêlures du sens, clivage des formes: *Le Docteur Pascal* d'Émile Zola«. In: *Mélanges offerts à Jean Peytard*. Vol. I. Besançon 1993, 111-122, hier vor allem: 116 f.

60 *Sehen und Wissen. Das Photographische im Romanwerk Émile Zolas*. München 2002. Vgl. ebenfalls »Der Photograph der Erscheinungen. Émile Zolas Experimentalroman«. In: *Ordnungen der Sichtbarkeit. Fotographie in Wissenschaft, Kunst und Technologie*. Hg. Peter Geimer. Frankfurt a. M. 2002, 211-251.

naturalistischen Romankonzeption[61] wie auch auf der Ebene der figurenbezogenen Beschreibung des Romangeschehens[62] als ein entscheidendes Dispositiv herausgearbeitet. *Le docteur Pascal* hat in solchen Studien allerdings bisher keine besondere Aufmerksamkeit erlangt, obwohl das Sehen hier doppelt präsent ist. Einerseits figuriert es als szientifisch-positivistisches Medium in Pascals Wissensraum von ›observation‹ und ›expérimentation‹ und kann dort als Kernelement einer epistemisch dominanten Technik der Wissensgewinnung und als ›mise en abyme‹ der Poetik naturalistischer Schreibweise gelesen werden. Andererseits figuriert das Sehen aber auch, getragen durch die Figur der Clothilde, als ein Instrument der Verschiebung dieser Programmatik, das auf die Ebene des ›Lebens‹ ausgerichtet ist.

Ein Beispiel dafür ist die Passage der missratenen Blumenzeichnung zu Beginn des ersten Kapitels. Pascal ertappt hier Clothilde, wie diese, anstatt verschiedene Stockrosenarten, die er zum Zwecke seiner Hereditätsforschungen gekreuzt hatte, sauber abzuzeichnen, bunte Phantasieblumen ohne erkennbare Außenreferenz anfertigt. »Mais qu'est-ce que ça peut bien représenter, je te le demande?«, fragt Pascal entrüstet und erhält die Antwort: »Je n'en sais rien, c'est beau.« (DP, 920) Clothilde sieht hier an dem Repräsentationsmodus, den das an der Photographie geschulte Observieren impliziert, vorbei.[63] Bei einer späteren Gelegenheit, wenn Pascal Clotilde in einer schlaflosen Nacht im Garten aufspürt und fragt: »Qu'est-ce que tu fais là?«, erhält er zur Antwort: »Je regarde« (DP, 989), was dann von ihr als ein vages Suchen am unendlichen Firmament erläutert wird. Clotilde stellt das Setting von Beobachtung und Darstellung, über das die Evidenz des Wissens generiert wird, demnach schon zu Beginn des Romans in Frage, und zwar durch ein ins Sinnlich-Ästhetische und Imaginäre ausgreifendes Sehen. Aus Pascals Sicht ist dies hier noch einem religiösen Mystizismus geschuldet, den es in einer Schule des »tout

61 Hier immer noch maßgeblich: Gerhard Plumpe: *Der tote Blick. Zum Diskurs der Photographie in der Zeit des Realismus*. München 1990 sowie William J. Berg: *The Visual Novel. Émile Zola and the Art of his Times*. University Park, Pennsylvania 1992.

62 So vor allem bei Henri Mitterand: *Le regard et le signe. Poétique du roman réaliste et naturaliste*. Paris 1987, sowie ders.: »Le regard d'Emile Zola«. In: *Europe* 46 (1968), 468/69, 182-202.

63 Zur Affinität des Bernardschen Positivismus bei Zola zum Medium der Photographie vgl. auch Bernard Stiegler: »Emile Zola: photographie et physiologie«. In: *La photographie au pied de la lettre*. Hg. Jean Arrouye. Aix-en-Provence 2005, 41-53.

voir, tout savoir«[64] zu rektifizieren gilt – gleichwohl bleibt Clotildes Gegenfrage »Il y a autre chose, pourquoi ne veux-tu pas voir?« (DP, 922) ohne eine Antwort.

Clotildes transzendierendes Sehen kollidiert also zunächst mit Pascals Credo der Observation. Aber je mehr die beiden sich in ihre affektiv gespeiste, weltanschauliche Kontradiktorik verbeißen, desto mehr treffen sie sich in einem sinnlichen und eben vor allem: visuellen Erleben der rauschhaften Lebensdynamik. Das Auge wird zum Einfallstor, durch das hindurch sensitive Irritationen den unmittelbaren Zugang zum ›Erleben des Lebens‹ zu bereiten scheinen.[65] Vom Anblick des Körpers der jugendlichen Clotilde wird der alternde Arzt geradezu übermannt, und der bislang abstrakte Vitalismus, den er mit seinem Lebensbegriff transportiert, erhält eine rauschhafte Konkretion, die die Reibungsfläche mit dem positivistischen Weltbild noch vergrößert.

Diese Verschiebung des Sehens vom positivistisch observierenden zu einem geradezu phänomenologisch das Leben einfangenden Blick lässt sich an diversen Stellen aufzeigen. Schon im zweiten Kapitel deutet sich die Spannbreite des Sehkonzeptes an. In einem belehrenden Gespräch mit Clotilde, in dem Pascal das Loblied der (positivistisch fundierten) Wissenschaft gegen die zeitgenössischen skeptischen Positionen anstimmt[66], endet die Suada des Bekenntnisses zum Glauben an den »triomphe de la vie« mit der Aufforderung: »Mais le continuel miracle, mon enfant, c'est la vie … Ouvre donc les yeux, regarde!« (DP, 953) Während sie nun repliziert: »Je les ouvre, et je ne vois pas tout«, berichtet der Erzähler von Pascal: »Il l'écoutait en souriant, heureux de la voir s'animer.« In diesem irritierenden und glückverheißenden ›voir‹, das ja auf die zu zähmende Widerständigkeit Clotildes aus ist, deutet sich schon jene ›Vision‹ an, die in der Folge das objektivierende Sehen gleichsam überschießt und – durch den Katalysator des sexuellen Begehrens semantisch angereichert – in Bereiche eines kreatürlichen Er-Lebens vor-

64 Zur Bedeutung dieser bei Zola mehrfach variierten Formel siehe Albers: *Sehen und Wissen* (wie Anm. 60), 35 ff.

65 Insofern modelliert Zola vor allem Pascals Erleben der Welt in der »vie nouvelle« (DP, 1067) völlig in Übereinstimmung mit seinen medizinischen Gewährsleuten als unablässige Folge von ›Irritationen‹, wie sie Broussais als Reizungen des Nervensystems und damit als lebensgenerierende Dynamik postuliert hatte. Vgl. dazu Georges Canguilhem: *Le normal et le pathologique*. 3. Aufl. Paris 1975, 23 f.

66 So besonders prominent Ferdinand Brunetière in seinem berühmten Aufsatz »La faillite de la science«, der 1895 in der *Revue des deux mondes* erschien. Vgl. dazu Dirk Hoeges: *Literatur und Evolution. Studien zur französischen Literaturkritik im 19. Jahrhundert. Taine – Brunetière – Hennequin – Guyau.* Heidelberg 1980.

dringt, die sehr viel weiter gefasst sind als es Bernards Lebensbegriff trotz seines Zugeständnisses an den Kreationsbegriff zulassen würde.

Clotilde mag in diesem Zweikampf noch den Willen zu einem observierenden Sehen bekunden, etwa wenn sie nach der ›Hereditätslektion‹ des fünften Kapitels, die Arme um die nackte Brust gelegt, in einer Aufwallung von »pudeur« zugesteht: »Maître, maître, laisse-moi … Je verrai …« (DP, 1025). De facto konvergiert ihr sich ankündigendes Einlenken – nicht in ein positivistisches Wissenssystem, wie es hier noch scheint, sondern in die dahinter sich verbergende männliche Prokreationsphantasie – mit Pascals zunehmend aggressiv begehrendem Sehen. Hatte Clotilde schon im Handgemenge des vierten Kapitels, als Pascal sie in halbnacktem Zustand beim Versuch der Entwendung der Schrank-Papiere ertappte, mit dem Ausruf »Tue-moi donc […] tue-moi, ou je déchire tout« die auslöschende männliche Aggression als Preis für die Erhaltung der Papiere gefordert und damit die »étreinte d'homme qui était comme entrée en sa chair« provoziert, so löst sie in Pascal jene Vision aus, die sie in seinen Augen zu einer biblischen Abisaig macht[67] und dabei ihrem ›David‹ die abrahamitische »longévité de l'homme« sowie dessen »force créatrice« (DP, 1049) ermöglicht. Bei dieser Verschiebung der Funktion des Sehens hin zur Halluzination ist es nur konsequent, wenn Pascal, überwältigt von den Phantasmen des Sexus und verängstigt durch die mögliche Heirat Clotildes mit dem jungen Arzt Ramond, in nächtlichen Träumen die atavistische Urszene, wie sie Zola verschiedentlich, vor allem in *La bête humaine*, aufgerufen hatte[68], als eine Folge von sich zunehmend schärfer konturierenden Bildern erlebt: »Des images s'étaient précisées, il l'avait vue aux bras d'un autre, faisant à un autre le don de son corps vierge, et une jalousie atroce le torturait.« (DP, 1053)

Wenn wir hier das Sehen als eine zentrale Scharnierstelle der Differenz in den Wissenschafts- und Weltsichten des Romans ausweisen – eine Scharnierstelle, die metonymische Sinnverschiebungen unter dem Term des ›voir‹ erlaubt –, dann ist dies auch vor folgendem Hintergrund zu bewerten: Im Roman *L'œuvre* von 1886 hatte Zola einen Verwandten Pascals, Claude Lantier, zum Protagonisten gemacht, der als fast genialer, aber an seinem kreativen Versagen dann zerbrechender Maler an einer Läsion der Augennerven leidet. Dies ermöglicht ihm zwar fiktionsintern

67 »Il la voyait toujours là, en esclave heureuse de s'anéantir en lui, attentive à son moindre désir« (DP, 1048).

68 Siehe dazu Anm. 34.

die ›Erfindung‹ der impressionistischen Malweise[69], aber er vermag die von ihm eingefangenen Impressionen schließlich nicht mehr überzeugend in eine künstlerische Gestalt, die dieses ›Sehen‹ von konventionellen Formen der Wahrnehmung absetzt, aber eben auch auf diese rückführbar und somit kommunizierbar macht, umzuformen. Deshalb, und dies ist eine nicht unbedeutende Parallele zu unserem Roman, ist Lantier ›schutzlos‹ den visuellen Re-Impressionen der weiblichen Nacktheit ausgesetzt und verzehrt sich trotz seiner Nähe zu künstlerischer Genialität[70] in der neurotischen Obsession, die Blöße des Geschlechts malend zur Darstellung zu bringen.[71]

Die physiologische Grundlage dieser eigentümlichen Pathologie liegt in den Zola wohlbekannten zeitgenössischen Sehtheorien, die von Hypolite Taine bis Hermann von Helmholtz in variierenden physiologisch-neurologischen Konzeptionen das Sehen vom Wahrnehmen trennen. Demnach operieren, vereinfacht formuliert, die neuronalen Systeme, die den physikalischen Registrationsvorgang bis zur Retina bewerkstelligen, getrennt von dem nachlaufenden, konstruktivistisch zu nennenden neuronalen System, das aus den optischen Impressionen eine bedeutungsfähige Gestalt, das eigentliche ›Sehen‹ also, herstellt. Ist diese Interaktion gestört, z. B. durch eine hereditäre Degeneration, die im Falle Lantiers in einer »fêlure« des Sehnervs besteht, können im Gehirn latent gehaltene Erinnerungsbilder aktualisiert werden, sich an die Stelle der Wahrnehmungen setzen oder diese verzerren.[72]

69 Deswegen wird er kurzschlüssig von Cézanne als perfide Entstellung seiner selbst durch den Freund Zola gewertet, vgl. dazu Kelly Basilio: »Naturalisme zolien et impressionisme: le rôle de la métonymie«. In: *Cahiers naturalistes* 66 (1992) [Zola en images], 83-90; Patrick Brady: »Chaos and Revolution in Art and Literature: Zola's *L'œuvre*«. In: *Nineteenth-Century French Studies* 20 (1988), 114-122; ders.: L'œuvre *de Emile Zola, roman sur les arts. Manifeste, autobiographie, roman à clef.* Genève 1967; Lilian R. Furst: »Zola's Art Criticism«. In: *French Nineteenth-Century Painting and Literature* (1972), 164-181; Joy Newton: »Emile Zola impressioniste«. In: *Cahiers naturalistes* 33/34 (1967), 39-52.

70 Colette Becker: »›Le génie est une névrose‹: Zola et la maladie«. In: *L'écriture de la maladie dans les correspondances.* Hg. Marie-France David-de Palacio. Brest 2004, 137-148.

71 Vgl. Rudolf Behrens: »Der kranke Blick. Impressionistisches Sehen und pathologische Wahrnehmung in Zolas Roman *L'œuvre*«. In: *Umlernen. Festschrift für Käthe Meyer-Drawe.* Hg. Norbert Ricken u.a. München 2009, 217-229. Darin auch weiterführende Literatur.

72 Einschlägig für diese Thematik mit wissenschaftshistorisch und ästhetikgeschichtlich weitreichenden Folgen ist das Kapitel 6.1. bei Albers: *Sehen und Wissen* (wie Anm. 64), 259-300. Bezüglich der Konsequenzen für das zeitgenössische

Man wird an der Figur des Docteur Pascal keine solche Schädigung der Augennerven diagnostizieren können, auch wenn es Passagen im Roman gibt, die die Möglichkeit einer Pathologisierung seines Blicks andeuten, so z. B. wenn Pascals Blick auf den Familienstammbaum in der Krise getrübt ist, er die genealogischen Zusammenhänge nicht mehr erkennen kann und der Stammbaum sich zu verselbständigen scheint.[73] Gleichwohl erlaubt die Narration, die in Pascal vonstattengehende Verschiebung des Sehens mit der Verschiebung seiner wissenschaftlichen Orientierung zusammenzuschließen; Pascal wird zunächst als Wissenschaftler vorgestellt, der das komplexe Setting des Herstellens von Wissen durch Darstellen des Beobachteten und experimental Gesicherten geradezu durchdekliniert. Seine Nähe zu einem emphatischen Lebensbegriff, der in seiner semantischen Offenheit eine Kontamination dieses Wissenschaftsbegriffs auslösen könnte, scheint zwar bereits auf, wird aber nicht handlungsführend. Die Spannung wird erst dann in eine sprengende Differenz überführt, wenn die Gegenperspektive Clotildes die Sicht des Nicht-Wissenschaftlers, der (transgressiven) Frau[74] – und deshalb für Zola selbst: die Sicht des Lebens überhaupt[75] – eine radikale Erweiterung des engen Sehkonzepts einführt.

Interesse an der analytischen Durchdringung sowohl des künstlerischen Genies als auch des pathologischen Gehirns vgl. Guthmüller: *Der Kampf um den Autor* (wie Anm. 34). Dass das Zolasche Konzept der »fêlure« nicht einfach eine im Prinzip kontingente physiologische Läsion ist, sondern wie eine Art Großmetapher gleichzeitig die grundsätzliche hereditäre Verderbnis als anthropologischen Grundmakel bedeutet und insofern sowohl auf die atavistische wie auf die religiöse Vorstellung des unvermeidlichen Urschuld durch Ab-Fall verweist, ist hervorgehoben worden bei Gilles Deleuze: »Zola et la fêlure«. In: Ders.: *Logique du sens.* Paris 1969, 373-386.

73 »S'il devait devenir fou, pourquoi l'Arbre ne lui disait-il pas nettement, ce qui l'aurait calmé, car il croyait ne souffrir que de l'incertitude ? Mais les larmes lui brouillaient la vue, et il regardait toujours, il s'anéantissait dans ce besoin de savoir, où sa raison finissait par chanceler.« (DP, 1034 f.)

74 Siehe dazu Laura Spagnoli: »*Le docteur Pascal*'s cure: creation as procreation and the treatment of difference in the *Rougon-Macquart*«. In: *Excavatio: Emile Zola and Naturalism* 16 (2002), 1-2, 77-89. Spagnoli sieht in Clothilde eine Frau, die von Zola zu einer Selbstvernichtung disponiert wird und so die männliche Prokreationsphantasie ermöglicht. Zum Moment des Transgressiven vgl. Janet L. Beizer: »Remembering and repeating the Rougon-Macquart: Clotilde's Story«. In: *L'Esprit Createur* 25 (1985), H. 4, 51-58.

75 Die vitalistisch und gelegentlich geradezu animalistisch ausgerichtete Funktionalisierung der Frau betrifft fast das gesamte Werk Zolas. Zu den unterschiedlichen Instrumentalisierungen im Zeichen der Sexualität vgl. Chantal Bertrand Jennings: *L'Eros et la femme chez Zola. De la chute au paradis retrouvé.* Paris 1977.

Sind die sich daraus für die weitere Handlung des Romans ergebenden Konsequenzen für den Protagonisten als krankhaft zu bewerten? Wird »[d]er Arzt, zuvor gesundes Subjekt, [...] zum kranken Objekt der Beobachtung«?[76] Ist der mit dem begehrenden Blick verknüpfte Vitalismus auf eine außer Kontrolle geratene Sinnlichkeit zurückzuführen, die geradezu in dionysische Dimensionen vorstößt, wie es die harsche Kritik an den ästhetischen Qualitäten des Romans suggeriert, oder ist er vielmehr die Folge eines ambivalent erzählten pathologischen Prozesses? Wäre dann Pascal, der scheinbar aufgrund einer »innéité« von den hereditären Abnormitäten verschont geblieben ist, entgegen der durch ihn selbst betriebenen (Auto-)Suggestion einer vita nova mit Clotilde das Opfer einer nervlichen Zerrüttung? Muss dies gar bedeuten, dass ein faustischer Pascal[77] sich in den Traum unbegrenzt intensiven Lebens gestürzt hatte und nun den eigenen Tod durch Infarkt in die agonale Dynamik seines Lebens gerade noch einzurechnen in der Lage ist?

4. Fazit

Wir wollen diese Fragen in unseren Abschlussüberlegungen schon deshalb nicht behandeln, weil sie, wie eingangs angesprochen, mehr auf eine in der Forschung schon breit kommentierte Ablösung des positivistisch-naturalistischen Rahmens als auf die hier intendierte Beleuchtung vitalistischer Spuren im positivistischen Lebensbegriff selbst abzielen. Vor dem Hintergrund unserer Untersuchungen lassen sich solche Pathologisierungen der Figur als Zeichen der Abtrünnigkeit vom wissenschaftlich validen Positivismus zumindest mit einem Fragezeichen versehen. Schließlich stellt die Handlung des Romans schon vor der Wende zu Clotilde und zu einem vitalistischen Lebensbegriff, aber auch mit ihr, die Parameter, mit denen Normalität als Konstruktion von pathologischer Abweichung abgegrenzt wird, generell zur Disposition. Die hereditäre Degeneration wird schon im Rahmen des Positivismus als anthropologisch-religiöse Setzung kenntlich und der positivistische Ansatz der Lebenswissenschaft bei Bernard gibt in seiner literarischen Gestaltung zu erkennen, dass er auf der Basis von Hypothesen über den ›Kampf der Zellen‹ im Gewebe des ›milieu physiologique intérieur‹ seinen eigentlichen Gegenstand, das Leben, als permanente ›création‹, supponiert.

76 Föcking: *Pathologia litteralis* (wie Anm. 14), 341.

77 So David Baguley: »Du naturalisme au mythe. L'alchimie du *Docteur Pascal*«. In: *Les Cahiers naturalistes* 20 (1974), 141-163.

Pascals Wende zum Leben muss sich deshalb nicht mehr als ›Abfall‹ von der positivistischen Wissenschaft oder als ›Flucht‹ in eine diffuse Wunschwelt ambivalenter Dialektiken von Eros und Thanatos darstellen. Die zunehmende Zentralstellung des Prokreationsgedankens (zu dem Clotilde als empfangende Frau allerdings – das ist der deutlich misogyne Preis der Konstruktion – lediglich ein Mittel zur Vollendung einer regelrechten »biodicée« darstellt),[78] muss man ebenfalls nicht zwingend als Emanation eines dekadentistisch peinlichen Fortpflanzungsdrangs und als Anzeichen der Zugehörigkeit des Textes zu ästhetizistischen Entgrenzungen virilen Eros-Willens deuten. Vor dem Hintergrund unserer Analysen wird vielmehr deutlich, dass sie weniger auf die Transgression als auf die radikale Fortführung eines bestimmten Wissenschaftsprogramms verweisen könnte.

Der Roman, mit dem Zola seinen *Rougon-Macquart*-Zyklus abschließt, inkorporiert, so ließe sich abbreviaturhaft schlussfolgern, ebenso die grundlegenden epistemischen Methodiken, unter denen der gesamte Zyklus angetreten ist, also Observation und Experiment, wie auch entscheidende Aspekte des zeitgenössischen Hereditäts- und Lebenswissen. Durch seine narrativen und rhetorischen Strategien ebenso wie durch die Fokussierung auf die Frage des Sehens lässt *Le Docteur Pascal* aber zugleich einige der für dieses Wissens entscheidenden, in seinem Inneren aber unreflektierten Begründungszusammenhänge sichtbar werden: zum einen das vitalistische Element des positivistischen Lebensbegriffs und zum anderen die sowohl im Degenerationsdiskurs als auch in der Bernardschen Physiologie qualitativ und ästhetisch vollzogene normative Konstruktion des Pathologischen.

78 Axel Preiss: »Pascal, ou la biodicée médicale», in: *Les Cahiers naturalistes* 57 (1983), 116-131. So auch Spagnoli: »*Le Docteur Pascal*'s cure« (wie Anm. 74), 85: »Clothilde calls for her own annihilation, stating her wish to ›disappear‹ in oder to be reborn in another form […].«

Nicolas Pethes

Fall, Fälle, Zerfall

Zur medizinischen Schreibweise in Thomas Bernhards Romanen *Frost* und *Verstörung* (mit einem Exkurs zu Adalbert Stifters *Die Mappe meines Urgroßvaters*)

I. Krankheit als Inhalt oder Form? Medizinische Praxis und literarische Schreibweise

»Die Wissenschaft von den Krankheiten ist die poetischste aller Wissenschaften.«[1] Diese Behauptung des Malers Strauch in Thomas Bernhards Roman *Frost* aus dem Jahr 1963 liest sich wie ein Motto für die in den vergangenen Jahren intensiv geführte Diskussion über die wechselseitigen Beziehungen zwischen Medizin und Literatur. Es geht dabei längst nicht mehr um eine Motivgeschichte von Krankheitsbeschreibungen in fiktionalen Texten. Die ›poetische‹ Dimension der Medizin wird vielmehr in ihrer Koevolution mit literarischen Ästhetiken im Rahmen eines gemeinsamen kulturhistorischen Kontexts gesehen.[2] Vor dessen Hintergrund wurden unter Schlagworten wie ›Narrative Medicine‹ bzw. ›Poetologie des Wissens‹ rhetorische Strategien medizinischer Texte analysiert[3]

1 Thomas Bernhard: »Frost« [1963]. In: *Werke.* Hg. Martin Huber, Wendelin Schmidt-Dengler. Bd. I. Frankfurt a. M. 2003, 326. Zitate aus dieser Ausgabe werden im folgenden mit der Sigle F und der Seitenzahl direkt im Text nachgewiesen.

2 Vgl. die Forschungsüberblicke von George S. Rousseau: »Literature and Medicine: The State of the Field«. In: *ISIS* 72 (1981), 406-424, Walter Erhart: »Medizin – Sozialgeschichte – Literatur«. In: *Internationales Archiv für Sozialgeschichte der deutschen Literatur* 29 (2004), 118-128, und Carsten Zelle: »Medizin«. In: *Literatur und Wissen. Ein interdisziplinäres Handbuch.* Hg. Roland Borgards u. a. Stuttgart 2013, 85-95.

3 *Literature and Medicine* 11 (1992), Nr. 2: Special Issue »The Art of the Case History«. Hg. Joanne T. Banks, Anne H. Hawkins; Julia Epstein: *Altered Conditions. Disease, Medicine, and Storytelling.* New York, London 1995; Rita Charon: *Narrative Medicine: Honoring the Stories of Illness.* New York 2006; sowie exemplarisch Wolfgang Schäffner: *Die Ordnung des Wahns. Zur Poetologie psychiatrischen Wissens bei Alfred Döblin.* München 1995; Albrecht Koschorke: *Körperströme Schriftverkehr. Mediologie des 18. Jahrhunderts.* München 1999; Roland Borgards: *Poetik des Schmerzes. Physiologie und Literatur von Brockes bis Büchner.* München 2007.

– und diese Analysen zuletzt konsequent auf die materielle Dimension konkreter Schreibverfahren ausgeweitet.[4]

Ein solcher Fokus auf die diversen Schreibweisen von Krankheit ist aber nicht nur von wissenschaftshistorischem Interesse bzw. auf Fragen nach der Poetik medizinischer Texte beschränkt. Wie der vorliegende Beitrag zu zeigen versucht, ist umgekehrt auch nach dem Stellenwert medizinischer Aufzeichnungstechniken für die Schreibweise literarischer Texte zu fragen – und zwar unabhängig davon, ob diese Aufzeichnungstechniken bereits selbst rhetorisch oder poetisch vorstrukturiert sind. Im folgenden wird vielmehr davon ausgegangen, daß eine Schnittmenge zwischen dem medizinischen und dem literarischen ›Schreiben‹ von Krankheit existiert, die sich gerade daraus ergibt, daß auch solche medizinischen Praktiken ihren literarischen Niederschlag finden können, die auf den ersten Blick gar nicht kompatibel mit Erwartungen an einen ›poetischen‹ Text erscheinen.[5]

Gesucht wird mithin nach einer medizinischen Praxis, die zugleich Form literarischen Erzählens sein kann, und Grundlage dieser Suche ist das weitere Bedeutungsspektrum des Begriffs der medizinischen ›Praxis‹, das neben der mehr oder weniger institutionalisierten Erforschung von Krankheiten bzw. Pflege von Kranken auch ein spezifisches Verfahren der schriftlichen Dokumentation der zugehörigen Beobachtungen und Therapieverläufe umfaßt, wie es sich in unterschiedlicher Ausformung in frühneuzeitlichen Ärztetagebüchern, Fallsammlungen der empirischen Physiologie der Aufklärung oder Krankenakten der modernen Klinik nachweisen läßt.[6] Diese mediale Dimension der Medizin generiert nicht

4 Bruno Latour: »Visualisation and Cognition: *Drawing Things Together*«. In: *Knowledge and Society: Studies in the Sociology of Culture Past and Present* 6 (1986), 1-40; Hans-Jörg Rheinberger: »Zettelwirtschaft«. In: *Kulturtechnik Schreiben. Grundlagentexte.* Hg. Sandro Zanetti. Frankfurt a.M. 2012, 441-454; Christoph Hoffmann: »Schreiben als Verfahren der Forschung«. In: *Experiment und Literatur. Themen, Methoden, Theorien.* Hg. Michael Gamper. Göttingen 2010, 181-207; Yvonne Wübben: *Verrückte Sprache – Psychiater und Dichter in der Anstalt des 19. Jahrhunderts.* Konstanz 2012.

5 Siehe dazu auch Yvonne Wübben: »Ein Fall für die Psychiatrie? Büchners Lenz im Kontext psychiatrischer Aufzeichnungsformen«. In: *Georg-Büchner-Jahrbuch* 2013 (im Druck).

6 Vgl. David Shephard: »The Casebook, the Daybook, and the Diary as Sources in Medical Historiography«. In: *Canadian Bulletin of Medical History* 17 (2000), 245-255; Gianna Pomata: »Sharing Cases. The Observationes in Early Modern Medicine«. In: *Early Science and Medicine* 15 (2010), 193-236; Volker Hess, Sophie Ledebur: »Taking and Keeping. A note on the emergence and function of hospital patient records«. In: *Journal of the Society of Archivists* 32 (2011), 21-33.

nur ein dokumentarisches, archivarisches und bürokratisches Aufschreibesystem der Medizin, sondern, wie zu zeigen sein wird, auch eine literarische Form des Schreibens von Krankheit.[7]

Dieser Zusammenhang wird hier exemplarisch anhand zweier früher Romane von Thomas Bernhard entfaltet werden – und das nicht nur, weil Bernhards Werk nahezu ausnahmslos von der Thematisierung psychischer und körperlicher Krankheiten geprägt und im Kontext der zeitgenössischen Kritik an medizinischen Einrichtungen, insbesondere der Psychiatrie, zu lesen ist.[8] Interessant ist vor allem, daß diese Thematisierung zwar mitunter anhand expliziter Diagnosen erfolgt – der Epilepsie in *Amras* (1964), dem Lungenleiden in den autobiographischen Texten seit *Der Atem* (1978) sowie diversen Referenzen auf Geisteskrankheiten von *Gehen* (1971) bis *Wittgensteins Neffe* (1981). Meist aber bleibt der Begriff der »Krankheit« unbestimmt, dient einer allgemeinen Zustandsbeschreibung von Individuen oder ganzen Landstrichen bzw. lediglich allgemeinen Pauschalsymptomen von »Menschen-« oder »Todeskrankheiten« (F 216, 234).

Das gilt etwa für die Selbstdiagnose des Malers Strauchs in *Frost*: »Ich habe mich aber damit abgefunden, daß alles an mir krank ist. Von Krankheit erfaßt ist. Die Krankheit, die ich habe, ist ja, wie ich glaube, nicht ansteckend. Ich hatte, schon als ich sie entdeckte, das Gefühl, daß sie unheilbar ist.« (F 90) In Bernhards zweitem Roman, der 1967 erschienenen *Verstörung*, gibt der Fürst von Saurau auf vergleichbare Weise zu Protokoll: »Ich habe ständig Fieber, Doktor, aber es ist ein solches Fieber, das der Fiebermesser nicht anzeigt.«[9] In der Bernhard-Forschung wird

7 Die nachstehenden Überlegungen schließen insofern an Friedrich A. Kittlers (*Aufschreibesysteme. 1800/1900* [1985]. 3., vollst. überarb. Neuaufl. München 1995, bes. 310 ff.) Argument an, im ›Aufschreibesystem 1900‹ folge die literarische Produktion der Protokollförmigkeit realaufzeichnender Medien, bezieht es aber nicht auf die Frage der Repräsentation bzw. sprachmaterielle Poetiken der klassischen Moderne, sondern auf den Bezug zwischen Aufzeichnungs- bzw. Archivierungstechniken und der formalen Struktur literarischer Erzähltexte *vor* und *nach* 1900.

8 Vgl. Monika Kohlhage: *Das Phänomen der Krankheit im Werk Thomas Bernhards.* Herzogenrath 1987; Manfred Jurgensen: »Krankheit und Tod bei Thomas Bernhard«. In: *»Was wir aufschreiben ist der Tod«.* Hg. Karin Hempel-Soos. Bonn 1998, 69-91; Renate Langer: »Bilder aus dem beschädigten Leben. Krankheit bei Thomas Bernhard«. In: *Thomas Bernhard. Die Zurichtung des Menschen.* Hg. Alexander Honold, Markus Joch. Würzburg 1999, 175-185.

9 Thomas Bernhard: »Verstörung« [1967]. In: *Werke.* Hg. Martin Huber, Wendelin Schmidt-Dengler. Bd. II. Frankfurt a. M. 2003, 197. Zitate aus dieser Ausgabe werden im folgenden mit der Sigle V und der Seitenzahl direkt im Text nachgewiesen. Vgl. auch hier pauschale Urteile wie »Sich endlich durchsetzende Todeskrankheiten *überall.*« (V 202)

diese Generalisierung von Krankheitszuständen mitunter als metaphorische Überhöhung einer medizinischen Semantik im Dienste der allgemeinen Kultur-, Gesellschafts- und Staatskritik in Bernhards Texten gelesen, und Protagonisten wie Strauch und Saurau, deren Monologe den Großteil der jeweiligen Romantexte ausmachen, wären dann allegorische Figurationen dieser Gesellschaftskrankheit.[10]

Legt die Tatsache, daß Krankheit bei Bernhard so oft unterdeterminiert und also verallgemeinerbar ist, aber nicht nahe, daß ihre Funktion gerade nicht auf einer solchen inhaltlichen Ebene zu suchen ist? Auch für einen solchen Perspektivwechsel gibt es durchaus Ansätze, wenn etwa der Einfluß von Bernhards Lungenleiden auf den ›atemlosen‹ Rhythmus seiner Syntax und also eine formale Dimension des Krankheitsmotivs registriert wird.[11] Gerade *Frost* und *Verstörung* erweisen sich bei genauerer Betrachtung aber in der Gesamtanlage der jeweiligen Erzählungen auf strukturelle Aspekte der Medizin gestützt: So sind die jeweiligen Erzählfiguren der Romane als Medizinstudent bzw. Sohn eines Landarztes ständig mit Krankheiten konfrontiert und die Romantexte in der Folge hinsichtlich ihrer narrativen Struktur durchweg als Abfolge von Krankenbeobachtungen strukturiert.[12]

Frost besteht aus 27 Tagebucheinträgen des erzählenden Famulanten, der von einem Chirurgen, dem Assistenten Strauch, beauftragt wird »eine präzise Beobachtung seines Bruders, nichts weiter. Beschreibung seiner Verhaltensweisen, seines Tagesablaufs« (F 12) durchzuführen und darüber brieflich zu berichten. Über die Hintergründe dieses Auftrags bzw. »Versuch[s]« (ebd.) wird ebensowenig bekannt, wie über die Krankheit des malenden Bruders – wodurch die Struktur des Berichts (von »Erster« bis »Siebenundzwanzigster Tag«) bzw. der Briefe (»*Erster*« bis

10 So Kohlhage: *Das Phänomen der Krankheit* (wie Anm. 8), 119; vgl. Josef Donnenberg: »Gehirnfähigkeit und Unfähigkeit der Natur. Zu Sprache, Struktur und Thematik von Thomas Bernhards *Verstörung*«. In: *Thomas Bernhard (und Österreich): Studien zur Werk und Wirkung 1970-1989*. Hg. Josef Donnenberg. Stuttgart 1997, 25-56; und Hermann Helms-Derfert: *Die Last der Geschichte. Interpretationen zur Prosa von Thomas Bernhard.* Köln u. a. 1997.

11 So etwa Elfriede Jelinek in ihrem Nachruf »Der Einzige, und wir, sein Eigentum« [1989]. In: *Von einer Katastrophe in die andere. 13 Gespräche mit Thomas Bernhard.* Hg. Sepp Dreissinger. Weitra 1992, 159-165.

12 Eine umfassende Analyse der narrativen Anlage und Symboldimension der beiden Romane (sowie der hier nur *en passant* gestreiften *Korrektur* von 1975) hat Andreas Gößling: *Thomas Bernhards frühe Prosakunst.* Berlin 1987, vorgelegt. Vgl. zum »Stationendrama« der Krankenbesuche außerdem Helms-Derfert: *Die Last der Geschichte* (wie Anm. 10), 41.

»*Sechster Brief*«), in denen der Famulant dem Assistenten abschließend Bericht erstattet, um so erratischer wirkt.

Während *Frost* auf diese Weise aus der mehrtägigen Beobachtung eines Falls besteht, dokumentiert *Verstörung* eine Serie von Arztbesuchen an einem einzelnen Tag. Der Roman zielt dabei von Beginn an auf die schiere Quantität einer landärztlichen Tätigkeit, die wiederum tagebuchförmig – allerdings mit einer an Büchners Krankengeschichte *Lenz* erinnernden unbestimmten Datierung – einsetzt: »Am 26. fuhr mein Vater schon um zwei Uhr früh zu einem Lehrer nach Salla, den er sterbend angetroffen und als Toten gleich wieder in Richtung Hüllberg verlassen hat, um dort ein Kind zu behandeln, das im Frühjahr in einen mit siedendem Wasser angefüllten Schweinebottich gefallen und jetzt schon wieder wochenlang, aus dem Spital entlassen, zu Hause bei seinen Eltern war.« (V 7) Von dort wird der Vater nach Gradenberg gerufen, wo eine Gastwirtsfrau erschlagen aufgefunden wurde. »Auf der Fahrt nach Gradenberg zurück zählte mein Vater die an diesem Tag zu besuchenden Kranken auf, er nannte die Namen Saurau, Ebenhöh, Fochler, Krainer.« (V 18) Ähnlich listenförmig verfährt der übrige Bericht,[13] bis Vater und Sohn beim Fürsten Saurau anlangen. Dieser Besuch wird nun, wie angedeutet und ähnlich zur Beobachtung des Malers Strauch in *Frost*, ausführlich dokumentiert, und zwar nahezu ausschließlich durch Wiedergabe eines Monologs des ›Patienten‹. *Verstörung* schließt mit der Heimfahrt von der Saurauschen Burg Hochgobernitz: »Über Landschach fuhren wir rasch nach Hause. ›Undankbare Fälle‹, sagte mein Vater« – der aber dennoch, »es war elf Uhr, noch einen Fleischhauer in Krennhof aufsuchen mußte« (V 202).

Diese serielle und redundante Erzählanlage von *Verstörung* hat die Rezeption des Romans von Beginn an irritiert. Marcel Reich-Ranicki sprach in seiner Rezension in der *Zeit* 1967 von einer »spröden [...] Diktion« und einer »betont referierenden, oft protokollhaften Sprache« und resümierte: »So bewährt sich in mehreren der im ersten Teil aneinandergereihten Miniaturen erneut Bernhards epische Kunst, aber nur in jenen, in denen er sich mit der Darstellung der sinnlich wahrnehmbaren Welt begnügt und dabei der nüchtern registrierenden Beobachtung vertraut.

13 »An Blochs Haus vorbei fuhren wir gegen Hauenstein, zu einem mehr oder weniger verrückten Industriellen, dessen Namen ich vergessen habe. Von Abraham kürzten wir den Weg über Geistthal ab.« (V 44, vgl. die weiteren Patientenlisten V 53 und V 54). Vgl. zur Mediengeschichte dieser Erzählform Jack Goody: »Woraus besteht eine Liste?« [1977]. In: *Schreiben als Kulturtechnik. Grundlagentexte.* Hg. Sandro Zanetti. Frankfurt a. M. 2012, 338-396.

Wo er nach seelischen Ursachen der beschriebenen Verbrechen und Krankheitsfälle zu forschen versucht, wartet er mit Motiven auf, die in der Regel oberflächlich und schablonenhaft anmuten und zeigen, daß die Psychologie offenbar seine Leidenschaft, doch nicht unbedingt seine starke Seite ist.«[14]

Entsprechend hatte die Kritik auch im Fall von *Frost* früh den Bezug der Struktur des Romans zu Strauchs »*Krankheit der Auflösung*« (F 322) festgehalten, die der Famulant in seinem dritten Brief diagnostiziert: So, wie über den Maler Strauch ausgesagt wird »An Erzählen dachte er nicht« (F 79), sei auch Bernhards Text als ganzer eine »Zerfallsprosa«, die immer fragmentierter wirke, je umfassender der Maler sein Weltbild entfalte.[15] Tatsächlich aber ist auch *Frost* als Serie von Krankenbeobachtungen strukturiert, und zwar durch die tagebuchförmige Kapitel- sowie die abschließende Brieffolge, aber auch durch eingeschobene Fallgeschichten wie *Die Geschichte mit dem toten Holzzieher* (F 240-242), *Die Geschichte mit dem Landstreicher* (F 249-255) oder *Das Viehdiebsgesindel* (F 289-296) sowie deren listenförmige Rekapitulation im letzten Tagebucheintrag (F 332). Als eine solche Aneinanderreihung von Tagebucheinträgen und Fallgeschichten ›zerfällt‹ der Text tatsächlich in eine Serie von Einzelbeobachtungen, zugleich bilden diese Fragmentarisierung und Serialisierung aber gerade seine Struktur als medizinisches Tagebuch, das ebenfalls auf solche Einzelfallbeobachtungen gestützt ist. Dieser Zusammenhang klingt auch im Text selbst an, wenn der Famulant angesichts seiner Beobachtung des Malers Strauch festhält: »es fühlt sich, was da greifbar ist, an wie ein in sich selber grenzenlos menschenfeindliches selbstbewußtes *Zerfallsprodukt*. Alles wird sogleich partikulär.« (F 319)

Diese Partikularität einerseits, Serialität andererseits sind die beiden entscheidenden formalen Merkmale, durch die Krankheit zum strukturierenden Element von Bernhards Romanpoetik und diese Poetik wiederum zum Anschauungsbeispiel für ein literarisches Schreiben von Krankheit wird. Sie werden im folgenden in zwei Schritten zu entfalten sein: Zunächst mit Blick auf das konkrete materielle Aufschreibesystem der Medizin, das derartige Serien von Einzelfallbeobachtungen generiert; zum anderen hinsichtlich der Frage, auf welche Weise ein derartiges Aufschreibesystem in seiner literarischen Anverwandlung Krankheit weniger

14 Marcel Reich-Ranicki: »Konfessionen eines Besessenen. Thomas Bernhards neuer Roman ›Verstörung‹« [28. April 1967]. Zitiert nach: *Thomas Bernhard Werkgeschichte.* Hg. Jens Dittmer. Frankfurt a. M. 1990, 85-86, hier: 86.

15 Wolfgang Maier: »Die Abstraktion vor ihrem Hintergrund gesehen«. In: *Über Thomas Bernhard.* Hg. Anneliese Botond. Frankfurt a. M. 1970, 11-23, hier: 14.

im Sinne einer Repräsentation konkreter Symptome *beschreibt* als vielmehr tatsächlich *schreibt*, also mit dem Text selbst zusammen- und zerfallen läßt.

II. Praxisjournale und Fallserien als medizinische Aufschreibesysteme: Bernhard und Stifter

Die erste Hypothese meiner Überlegungen lautet nach dem Voranstehenden, daß Bernhards *Frost* und *Verstörung* eher durch die serielle Form des jeweiligen Erzählverfahrens als durch konkrete Krankheitsbilder Bezug auf medizinisches Wissen nehmen. Demzufolge ist es auch weniger ein ästhetischer Mangel, daß beide Romane so nüchtern und protokollförmig angelegt sind, wie die frühe Bernhard-Kritik dies beklagt hatte. In ihrer Erzählanlage setzen *Frost* und *Verstörung* vielmehr diejenige Serialisierung des Partikulären um, die die medizinische Praxis seit drei Jahrhunderten prägt: Medizinische Beobachtungen sind seit der Frühen Neuzeit Bestandteil alltäglicher Routinen, und jede Krankengeschichte ist Element einer Serie weiterer Falldarstellungen – sei es in Form eines Praxisjournals, in welchen Ärzte seit dem 17. Jahrhundert ihre *observationes* festhalten, sei es in Form der Kompendien, in denen sie gesammelt zusammengefaßt werden, sei es in Form der Akten, die Patienten schematisch dokumentieren: Die empirische Ausrichtung der Medizin, so hat Michel Foucault bereits in *Die Geburt der Klinik* argumentiert, führt zu unüberschaubaren Mengen von Einzelbeobachtungen und damit zum Problem der Verwaltung endloser Serien von Fällen. Diese Serialität ist stets als Kehrseite derjenigen Individualitätsemphase zu beachten, die um 1800 ebenfalls im Rekurs auf Einzelfälle auch in der fiktionalen Literatur artikuliert wird.[16]

Auf den ersten Blick also scheint die Konjunktur von Fallgeschichten im 18. und 19. Jahrhundert das literarische Programm der Individualität und die Geschichte des Subjekts zu stützen – und das um so mehr, insofern literarische Texte in Gestalt medizinischer (wie auch juristischer) Fälle von spektakulären Normabweichungen erzählen können, die – man

16 Vgl. Michel Foucault: *Die Geburt der Klinik. Eine Archäologie des ärztlichen Blicks* [frz. 1963]. Frankfurt a.M. 1969, 112-117; sowie Volker Hess, Andrew Mendelssohn: »Case and series: Medical knowledge and paper technologies, 1600-1900«. In: *History of Science* 48 (2010), 287-314; und Gianna Pomata: »Observation Rising. Birth of an epistemic genre, 1500-1650«. In: *Histories of scientific observation*. Hg. Lorraine Daston, Elizabeth Lunbeck. Chicago 2011, 45-80.

denke an die Entstehung der Kriminalliteratur im 18. Jahrhundert[17] – dem Unterhaltungsanspruch an Literatur Genüge tun. Wie aber verhält sich dieses Interesse am Spektakulären zu der tatsächlichen Praxis fallbasierter Wissenschaften, die das Individuum zwar als einzigartigen Fall beobachten, protokollieren und registrieren, es gerade durch diese Techniken aber zugleich immer auch schon statistisch erfassen und also normalisieren?[18]

Diese Frage ist für eine wissensgeschichtliche Einordnung von Bernhards Romanen von entscheidender Bedeutung, verweist zugleich aber auch auf einen bislang erst wenig beachteten literaturhistorischen Kontext seiner auf tagebuchförmigen Protokollen medizinischer Beobachtungen gestützten Erzählform. Wissensgeschichtlich reicht diese Aufzeichnungstechnik, die Bernhard in *Frost* explizit und in *Verstörung* implizit als Textstruktur wählt, bis ins 17. Jahrhundert zurück: Wie aktuelle Forschungen zur ›Ärztlichen Praxis‹ zeigen konnten, ist die bei Bernhard aufgerufene Kopplung von Landarztpraxis und Praxisjournalen tatsächlich eine zentrale Basis der modernen Medizingeschichte.[19] Diese Basis ist nicht nur hinsichtlich der aufgeführten Krankheitsbilder oder aufgrund von Bezügen zur diätetischen Tagebuchkultur des 18. Jahrhunderts von Interesse, sondern vor allem mit Blick auf die Materialität von Schreibpraktiken und die Quantität der aus ihnen resultierenden Papierarchiven seit der Frühen Neuzeit: »The stockpiling of notes was part of a larger cultural phenomenon of collecting and accumulating in early modern Europe that generated not only textual compilations and manuscripts in print but also collections of natural and artificial objects, from plants and minerals to medals, paintings, and ›curiosities‹.«[20]

17 Vgl. z.B. Alexander Košenina: »›Tiefere Blicke in das Menschenherz‹: Schiller und Pitaval«. In: *Germanisch-Romanische Monatsschrift* NF 55 (2005), 383-395.

18 Michel Foucault: *Überwachen und Strafen. Die Geburt des Gefängnisses* [frz. 1975]. Frankfurt a.M. 1976, 246. Vgl. auch *Spektakel der Normalisierung*. Hg. Christina Bartz, Marcus Krause. München 2007.

19 Vgl. Ärztliche Praxis (17.-19. Jahrhundert). Projektbeschreibung <http://www.medizingeschichte.uni-wuerzburg.de/aerztliche_praxis/index.html> [22.04.2013] sowie Martin Dinges: »Forschungen zu Arztpraxen (1500-1900)«. In: *Gesnerus* 65 (2008), 249-269. Ich habe Volker Hess (Charité Berlin) für entscheidende Hinweise auf diese Forschungszusammenhänge zu danken.

20 Ann Blair: *Too much to know. Managing scholarly information in the early modern age*. New Haven 2010, 64. Vgl. Anke te Heesen: »The notebook: a paper-technology«. In: *Making Things Public: Atmospheres of Democracy*. Hg. Bruno Latour, Peter Weibel. Cambridge MA 2005, 582-589.

Die Praxis einer schriftlichen Sammlung von Kuriositäten ist im 18. Jahrhundert aber schon längst der Alltäglichkeit der Notate gewichen. Aus Landarztpraxen des 18. und 19. Jahrhundert sind tausende handschriftlicher Seiten überliefert, und Grundlagenschriften der empirischen Medizin wie z. B. Johann Georg Zimmermanns *Von der Erfahrung in der Arzneykunst* von 1763 verstehen das Führen eines Ärztetagebuchs als Grundlage jeder ärztlichen Praxis: »Bey dem ersten Schritte, den ich als Arzt in die Welt that, hielt ich ein Journal über meine Patienten; nach dem ersten Besuche schrieb ich auf was ich gegenwärtig gesehen, was mir der Kranke von seinen vorhergegangen Krankheiten und allen mit denselben verbundenen Umständen erzählet, und was ich selbst an allen eigenes bemerket hatte. [...] Nach dem zweyten Besuche beschrieb ich die fernere Umstände der Krankheit [...]. Auf diese Weise setzte ich meine tägliche Arbeit fort.«[21]

Eine derartige Betonung alltäglicher Routinen mag für die medizinische Praxis sinnvoll sein, ihre Übertragung auf literarische Erzählverfahren geht aber unmittelbar mit demjenigen Problem einher, das Kritiker wie Reich-Ranicki an Bernhards frühen Texten beobachten zu können meinten: Als Literatur sind alltägliche Routinen ›spröde‹ – ein Urteil, das insofern prekär ist, als Literatur, folgt man dem Vorschlag zur ihrer Codierung bei Plumpe und Werber, unterhalten soll, und also im Modus der Langeweile in letzter Konsequenz keine Literatur ist.[22] Dennoch erschließt sich gerade über diese Beurteilung der Bernhardschen Ärztetagebuchprosa ihr literaturhistorischer Kontext, der neben dem wissensgeschichtlichen zu beachten ist, zugleich aber in einem unmittelbaren Zusammenhangt mit ihm steht. Denn der Vorwurf der Langeweile hat in der deutschsprachigen Literaturkritik eine lange Tradition, und besonders notorisch sind Friedrich Hebbels Invektiven gegen die »aufs breite

21 Johann Georg Zimmermann: *Von der Erfahrung in der Arzneykunst* [zuerst: 2 Bde., 1763/64). Zweite Auflage Zürich 1786, 160. Zimmermanns Praxisjournal ist ebenso überliefert wie dasjenige seines Lehrers Albrecht von Haller: Vgl. Urs Boschung: »›Von . . . dem ersten Schritte, den ich als Arzt in die Welt that ...‹: Die Anfänge von Johann Georg Zimmermanns ärztlicher Praxis, Bern 1752-1754«. In: *Johann Georg Zimmermann, königlich großbritannischer Leibarzt (1728-1795)*. Hg. Hans-Peter Schramm. Wiesbaden 1998, 31-48; ders.: »Albrecht Haller's Patient Records (Berne 1731-1736)«. In: *Gesnerus* 53 (1996), 1-14.

22 Gerhard Plumpe, Niels Werber: »Literatur ist codierbar. Aspekte einer systemtheoretischen Literaturwissenschaft«. In: *Literaturwissenschaft und Systemtheorie. Positionen, Kontroversen, Perspektiven.* Hg. Siegfried J. Schmidt. Opladen 1993, 9-43.

und Breiteste angelegte Beschreibungsnatur« im Werk von Thomas Bernhards österreichischem Landsmann Adalbert Stifter.[23]

Tatsächlich ist Stifter auch für Thomas Bernhard eine beständige Referenz – von *Frost* (F 184) bis *Alte Meister* von 1985, wo der hier an Strauchs bzw. Sauraus Position des monologisierenden Geistesmenschen rückende Musikkritiker Reger ganz im Sinne Hebbels befindet: »Stifters Prosa, die als prägnant und präzise und klar bekannt ist, ist in Wirklichkeit verschwommen, hilf- und verantwortungslos und von einer kleinbürgerlichen Sentimentalität und kleinbürgerlichen Unbeholfenheit, daß es einem beim Lesen etwa des *Witiko* oder der *Mappe meines Urgroßvaters* den Magen umdreht. Gerade diese *Mappe meines Urgroßvaters* ist schon in den ersten Zeilen ein stümperhafter Versuch, eine leichtfertig in die Länge gezogene, sentimentale, fade Prosa voll innerer und äußerer Fehler als ein Kunstwerk auszugeben, das doch nichts ist als ein kleinbürgerliches Linzer Machwerk.«[24]

Diese scheinbare Zurückweisung von Stifters Poetik im allgemeinen und der *Mappe meines Urgroßvaters* im besonderen ist im vorliegenden Zusammenhang instruktiv, weil beide sich bei genauerer Betrachtung als unmittelbare Prätexte für Bernhards Schreibweise in den Romanen *Frost* und *Verstörung* und somit als zentrale Referenz für eine literarische Poetik medizinischer Fallserien erweisen: Auch bei Stifter ist der titelgebende Urgroßvater ein Landarzt, der um 1730 in Böhmen praktiziert und aus dieser Zeit ein ledernes »Handschriftbuch« hinterläßt, auf das sein Urenkel auf dem Dachboden des Elternhauses stößt und aus dem er einige Krankengeschichten auswählt und ediert, die dann die einzelnen Kapitel von Stifters Erzählung bilden: »Ich verbrachte fast die ganze Nacht mit Durchsuchen der Papiere, und packte das Erhebliche in eine Mappe, um es nach Wien mitzunehmen. Dort in den langen Winterabenden […] saß sich vor dem Lederbuche und studierte es, während meine Gattinn neben mir strickte; gar seltsame rothe Titel: ›der sanftmüthige Obrist‹ – ›die Geschichte der zween Bettler‹ – ›Tagebuch eines Gespenstes‹ – ›die tolle Gräfinn‹ etc. … kurz es kam mir der Gedanke, samt und sonders gewisse Aufsätze des Lederbuchs drucken zu lassen, nachdem ich sie vorher übersetzt und unserer Zeit verständlich gemacht hätte […].«[25]

23 Friedrich Hebbel: »Der Nachsommer«. In: Ders.: *Werke.* Hg. Gerhard Fricke. Bd. 3, München 1965, 122.

24 Thomas Bernhard: »Alte Meister. Komödie« [1985]. In: *Werke* (wie Anm. 1), VIII. Frankfurt a. M. 2008, 47 f.

25 Adalbert Stifter: »Die Mappe meines Urgroßvaters« [1841/42]. In: *Werke und Briefe. Historisch-kritische Gesamtausgabe.* Hg. Alfred Doppler, Wolfgang Früh-

Durch diese Herausgeberfiktion besteht der nachfolgende Text von Stifters *Mappe* selbst aus Auszügen des urgroßväterlichen Ärztetagebuchs – und seine Erstpublikation, die 1841 und 1842 in zwanzig Lieferungen in der *Wiener Zeitschrift für Kunst, Literatur, Theater und Mode* erfolgt und immerhin zwei der angekündigten Kapitel – *Der sanftmüthige Obrist* und *Die zween Bettler* – enthält, setzt dessen Serialität in einem zeitgenössischen periodischen Medium um und unterstreicht die Offenheit dieser Serie durch die beiden fehlenden Kapitel, die als Geschichten über Gespenster und Wahnsinnige aber womöglich auch eher dem Register des Spektakulären als der Alltäglichkeit eines Journals zugehören.

Der Titel des Lederbuchs spielt in der Erstfassung noch auf beide Register an: »Memorabilia und seltene casus aus dem Leben und praxi M. Dr. Augustini Fundatoris«[26], und *Die Mappe meines Urgroßvaters* ist in der Folge entsprechend wie eine Sammlung mehr oder weniger spektakulärer Fallgeschichten strukturiert: die Karriere des Obristen als Trinker und Spieler, die gescheiterte Dichterlaufbahn des Bettlers Eustachius und die Liebeskrankheit des »Doctors«, also des Urgroßvaters Augustinus, im Kapitel *Das Scheibenschießen von Pirling*. Daß es aber auch bei Stifter weniger um die jeweiligen Krankheitsbilder als um die Aufzeich-

wald. Bd. 1.9: *Studien. Journalfassungen*. Hg. Uwe Dittmann. Stuttgart u. a. 1997, 9-102, hier: 14. Vgl. ohne Berücksichtigung der *Mappe* Alfred Doppler: »Wechselseitige Erhellungen. Adalbert Stifter – Thomas Bernhard«. In: *Adalbert Stifter-Studien. Schriftenreihe des Adalbert Stifter-Instituts* 40 (2002), 212-221. Zu Hochgobernitz als »Äquivalenzburg« der zum Kontext der *Mappe* gehörenden Erzählung *Narrenburg* vgl. Marcus Hahn: Geschichte und Epigonen. ›19. Jahrhundert‹/›Postmoderne‹, Stifter/Bernhard. Freiburg 2003, 433. Ebenso offensichtlich von der *Mappe* beeinflußt ist bei genauerer Betrachtung Bernhards Roman *Korrektur* von 1975, dessen zwei Teile – »Die höllersche Dachkammer« und »Sichten und Ordnen« exakt der Topik in Stifters Text entsprechen, dessen Entstehungsgeschichte einer beständigen Revision des Manuskripts überdies in der Geste der Korrektur benannt ist.

26 Stifter hat die Betitelung *casus* in allen späteren Textfassungen zugunsten des eher auf eine moralische Lebensführung gemünzten *calcaria* (von lat. *calcar*: Sporn, Ansporn) gestrichen, ebenso wie den kaum verhohlenen autobiographischen Hinweis des Verfassernamens »Fundator«, der auf die ›Stiftung‹ einer Tradition verweist: Vgl. hierzu wie zu Aspekten des folgenden Ulrike Landfester: »Der Autor als Stifter oder *Die Mappe meines Urgroßvaters*«. In: *Stifter-Studien*. Hg. Walter Hettche, Johannes John, Sibylle von Steinsdorff. Tübingen 2000, 101-124; Cornelia Blasberg: »›Wer bin ich bisher gewesen‹. Identität als Problem in Adalbert Stifters *Die Mappe meines Urgroßvaters*«. In: *Ordnung – Raum – Ritual: Adalbert Stifters artifizieller Realismus*. Hg. Sabine Becker, Katharina Grätz. Heidelberg 2007, 101-124.

nungstechnik geht, belegt die Tatsache, daß nicht nur die Rahmenerzählung der *Mappe* von »Schriften und lauter Schriften von oben bis unten« berichtet, unter denen sich auch die »Memorabilia und seltene casus« finden, sondern alle Kapitel von immer weiteren Schriftsammlungen durchzogen sind: Bereits der Urgroßvater erbt von Eustachius und vom Obristen »Packete« bzw. »Päcke« von Schriften, und deren Quantität prägt die »tollsten Geschichten« und »unverständlichsten Krankengeschichten«, auf die der Erzähler stößt, durch die Materialität ihrer Schreibpraxis: »In einem solchen Buche aber ist das Blättern nicht so leicht, wie in einem sauber gedruckten, zumal der Doctor oft eine sehr höllische Handschrift führt [...]. Allein ich blätterte wacker fort, d. h. ich kroch von Blatt zu Blatt, und bohrte bald diese, bald jene Zeile an und buchstabirte mich in einige ihrer Nachfolger über.«[27]

Diese ausufernde Schreib- und Lektürepraxis wird im Text auf ein Gelöbnis des Obristen und in der Folge auch des Urgroßvaters zurückgeführt, zu therapeutischen Zwecken Tagebuch zu führen. Die Stifter-Forschung hat die *Mappe meines Urgroßvaters* daher meist im Kontext pietistischer Tagebuchpraktiken gelesen und den Zusammenhang zwischen diaristischer Schreibpraktik und diätetischer Lebensführung unterstrichen.[28] Diese Lesart ist aber nur möglich, wenn man die Hinweise des Erzählers auf die »tollsten Geschichten« und »unverständlichsten Krankengeschichten« ignoriert, in die der Erzähler beim Durchblättern und Buchstabieren des Lederbuchs »gerieth«. Beide gehören nicht ins pietistische Tagebuch, sondern entweder in Kompilationen ›merkwürdiger‹ Fälle, wie sie in der Frühen Neuzeit gesammelt publiziert wurden,[29] oder aber ins ärztliche Praxisjournal, das zu Stifters Zeit immer noch die Basis für außerhalb der Klinik praktizierende Ärzte bildete: So erlebte Zimmermanns Grundlegungsschrift 1831 eine weitere Neuauflage, die dem Verlagsvorwort zufolge ausdrücklich aufgrund der »vielfältigen Nachfragen« und also eines anhaltenden und aktuellen Interesses an dieser Schrift veranstaltet wurde;[30] und auch andere zeitgenössische

27 Stifter: *Mappe* (wie Anm. 25), 25 (»Packete«), 49 (»Päcke«) sowie 86.

28 Vgl. Friedbert Aspetsberger: »Die Aufschreibung des Lebens. Zu Stifters ›Mappe‹«. In: *Vierteljahresschrift des Adalbert-Stifter-Instituts des Landes Oberösterreich* 27 (1978), 11-38; Horst Turk: »Die Schrift als Ordnungsform des Erlebens. Diskursanalytische Überlegungen zu Adalbert *Stifter*«. In: *Diskurstheorien und Literaturwissenschaft*. Hg. Jürgen Fohrmann, Harro Müller. Frankfurt a. M. 1988, 400-417.

29 Vgl. Christian Meierhofer: *Alles neu unter der Sonne. Das Sammelschrifttum der Frühen Neuzeit und die Entstehung der Nachricht*. Würzburg 2010.

30 Johann Georg Ritter von Zimmermann: *Von der Erfahrung in der Arzneykunst* [zuerst: 2 Bde. 1763/64]. Dritte Aufl. Zürich 1831, 1. Für den Hinweis auf den Aktualitätsbezug des Vorworts dieser Neuauflage danke ich Carsten Zelle.

Lehrbücher der praktischen Medizin wie etwa Christoph Wilhelm Hufelands *Enchiridon medicum* von 1836 empfehlen die »Führung eines guten Kranken-Journals«.[31]

Dieser Kontext einer dokumentarischen Schreibpraxis, die ärztliche Fallbeobachtung in Serie produziert, hat offensichtlich nichts mehr mit einer pietistischen Selbstprüfung und Lebensführung und deren enger Relation zur Literatur des 18. Jahrhunderts zu tun (für die Zimmermann selbst allerdings in Gestalt seines vierbändigen Werks *Über die Einsamkeit* von 1784/85 durchaus auch steht). Der Bezug auf das medizinische Aufschreibesystem erlaubt es stattdessen, Stifters *Mappe* als einen Text des bürgerlichen Realismus des 19. Jahrhunderts zu lesen, der eine frühneuzeitliche Wissenstechnik *transformiert* und *speichert*.[32]

Wie zu sehen war, ist diese Wissenstechnik aber auch das Erzählverfahren Bernhards, dessen Texte ebenfalls auf unabschließbare Schreibpraktiken und überbordende Papiermassen rekurrieren – z. B. das »Fabulierbuch« des Malers Strauch (F 156, 327) oder die »Notizen« der Müllerfamilie in *Verstörung*: »Es existierten eine Unmenge Notizen [...]. (›Wir machen uns *alle gern* Notizen!‹)« (V 66). Damit ist aber weder eine geistes- oder medizingeschichtliche Kontinuität von der Frühen Neuzeit über den Realismus bis zur Moderne gemeint – gerade Bernhards antipsychiatrischer Gestus verweist darauf, daß die Protokollförmigkeit von *Frost* und *Verstörung* im Kontext von Praktiken der Psychiatrie des 20. Jahrhunderts zu sehen ist. Die Betonung der materiellen Dimension dieser Praktiken – also das konkrete Hantieren mit Schriften – in allen genannten Texten erlaubt es aber, anstelle von Kontinuitäten *Konstellationen* in den Blick zu nehmen, also Bezüge zwischen Schreibpraktiken von Ärztetagebüchern und literarischen Texten, die ohne ursächliche Einwirkungen oder nachweisbare Rezeptionen auf der Ebene der Materialität feststellbar sind – so z. B. zwischen den Anweisungen bei Zimmermann oder Hufeland und der letzten Fassung von Stifters *Mappe* von 1867, in der es heißt: »Ich hatte schon vor längerer Zeit ein großes Buch angelegt, in welches ich täglich einschrieb, was meine Kranken betraf und wie sie sich änderten.«[33]

31 Christoph Wilhelm Hufeland: *Enchiridion medicum oder Anleitung zur medizinischen Praxis.* 3. Aufl. Berlin 1837, 895. Ich verdanke diesen Hinweis einmal mehr Volker Hess (Charité Berlin).

32 Dies im Sinne von Wolf Lepenies: »Transformation and Storage of Scientific Traditions in Literature«. In: *Literature and History.* Hg. Leonard Schulze, Walter Wetzels. Lanham, London 1983, 37-63.

33 Adalbert Stifter: »Die Mappe meines Urgroßvaters« [1867]. In: *Werke und Briefe.*

Eine solche Konstellation zwischen medizinischen und literarischen Praxisjournalen schlägt sich aber auch in der narrativen Struktur von Stifters Texten nieder: Die Praxis der empirischen Medizin, Tag für Tag Patienten zu behandeln und in ein überbordendes Archiv schriftlich dokumentierter Fälle zu verwandeln, ist nicht nur ein Motiv der *Mappe*, sondern auch ihre Form. Das läßt sich zum einen anhand der lebenslangen Bearbeitungen und Erweiterungen des Manuskripts durch Stifter nachvollziehen, die in denselben Papierpaketen münden, von denen der Text handelt. Zum anderen nähert sich Stifters Darstellungsweise immer weiter einem protokollierenden und seriellen Stil an – bis sie in der letzten Fassung der *Mappe* tatsächlich nichts weiter als eine Liste der tagtäglichen Krankenbesuche des Urgroßvaters dokumentiert, die allesamt mit der Formel »Dann fuhr ich zu« beginnen und mit den Worten schließt: »Und so wie dieser Tag vergangen war, vergingen seine Nachfolger. Ich fuhr zu allen meinen Kranken, und vergaß keinen einzigen an irgend einem Tage.«

Diese Passage ist ein eklatantes Beispiel für Stifters repetitives Erzählverfahren, wie es sich auch im *Witiko* oder *Der fromme Spruch* findet.[34] Es ist aber weniger einem langweiligen Spätstil geschuldet als der konkreten Listenförmigkeit medizinischer Praxisjournale, die in der empirischen Medizin auf dieselbe Weise diskursiviert werden wie in einem literarischen Erzähltext. Denn auch Zimmermann hatte geschlossen: »Auf diese Weise setzte ich meine tägliche Arbeit fort«, und diese methodische Verpflichtung der empirischen Medizin auf redundante Alltäglichkeit wird bei Stifter zur Poetik seriellen Erzählens.

Zugleich erweist sich Stifters *Mappe* aber auch hierin als Hypotext für Bernhards *Frost* und *Verstörung*, die ebenfalls von fahrenden Landärzten und ihrer tagtäglichen Praxis handeln bzw. in ihrer Erzählform geprägt sind.[35] Und auch für Bernhard ist es wenig hilfreich, diese »Runde der an

HKGA (wie Anm. 25), Bd. 6.2: *4. Fassung. Lesetext*. Hg. Herwig Gottwald, Adolf Haslinger. Stuttgart u.a. 2004, 197, das folgende Zitat ebd., 179.

34 Vgl. Alfred Doppler: »Witiko, der Wald und die Waldleute. Das Stilprinzip der Wiederholung in Adalbert Stifters ›Witiko‹«. In: *Adalbert Stifter 2000 – »Grenzüberschreitungen«*. Linz 2004, 39-46.

35 Einen Stifterbezug mag man auch in dem ständigen Rekurs von Bernhards *Verstörung* auf den Begriff ›Studien‹ sehen, der bei Stifter bekanntlich Sammeltitel für die Buchfassungen seiner Erzählungen ist, in deren dritten Band die üblicherweise gelesen und kommentierte zweite Fassung der *Mappe* enthalten ist: »›Studienhalber‹ nehme er mich mit, sagte mein Vater, immer wieder sagte er ›studienhalber‹.« (V 82) »Wir probieren immer alle möglichen Krankheiten an den andern aus, wir töten ununterbrochen andere zu Studienzwecken.« (V 154). »Ich träume

sich indifferenten Tage« bzw. das ihnen zugehörige Schreibverfahren eines »radikale[n] Indifferentismus«[36] auf die Innerlichkeits- und Identitätssemantik der Tagebuchtradition des 18. Jahrhunderts oder eine dem autonomen Literaturbegriff der Moderne vermeintlich zuwiderlaufende Ästhetik der Redundanz zu beziehen. Die Langeweile ist einer seriellen Schreibpraxis verpflichtet, die die Texte beobachten und die daher weniger ein ästhetisches Defizit als eine literarische Wissenstechnik ist: »Ihr Herr Bruder nimmt mich vollkommen in Anspruch, und es bleibt mir allein [...] die Nacht, meine Notizen zu machen, wie vorgesehen, das Atmosphärische seiner Innen- und Außenwelt niederzuschreiben, [...] dem Perspektivischen der immer doppelten Anschauung dieses Falles auch nur einigermaßen zufriedenstellend gerecht zu werden, mich mit Ihrem Herrn Bruder sozusagen auf [...] dokumentarischer Grundlage auseinanderzusetzen.« (F 315 f.)

III. Der kranke Text: Das Schreiben der Krankheit und das Überborden der Patho-Graphie

Wenn Bernhards Romane auf die beschriebene Weise von einer medizinischen Schreibpraxis strukturiert sind, betrifft das nicht nur die Poetik seiner Texte, sondern auch das Verständnis von Krankheit, das sie artikulieren. In einem zweiten Schritt soll daher gezeigt werden, daß der bislang beschriebene Einfluß der Medizin auf die Struktur eines literarischen Textes auch umgekehrt gilt, wenn nämlich die Schreibweise der Romane das Bild der Krankheit prägt.

Einen Anhaltspunkt dafür liefern *Frost* und *Verstörung*, insofern sie insbesondere hinsichtlich der beiden zentralen Fälle, Strauch und Sau-

von meinen erstaunlichen Studien, die ich alle aufgegeben habe, denn ich studiere ja nicht mehr.« (V 190) »Aber eine solche Studie schreibe ich nicht mehr, obwohl ich lange Zeit Lust gehabt habe, eine Studie, die diesen Vorgang beschreibt, im Kopf gehabt habe. Ich habe keine Studie mehr im Kopf.« (V 192) »Wenn ich allein über mein Zimmer eine Schrift verfassen würde, denke ich, eine Studie mit dem einfachen Titel *Mein Zimmer?*, in die ich die ganze Welt hineinzwänge, weil ich die ganze Welt in mein Zimmer hineinzwänge, ich zwänge die ganze Welt in mein Zimmer und in meine Studie hinein. Nein, keine Studie [...].« (V 198) Zu schreibende bzw. zu vernichtende Studien dominieren auch Bernhards Romane *Kalkwerk* (1970) und *Korrektur* (1975).

36 So W. G. Sebald: »Bis an den Rand der Natur. Versuch über Stifter« [1985]. In: Ders.: *Die Beschreibung des Unglücks. Zur österreichischen Literatur von Stifter bis Handke.* Frankfurt a. M. 1994, 15-37, hier: 22, 24.

rau, an keiner Stelle konkrete Symptome benennen oder kenntlich machen. Das liegt natürlich in erster Linie daran, daß in beiden Texten der Diskurs der beobachtenden Erzähler nahezu vollständig überlagert wird von den Monologen der beiden Kranken. An die Stelle einer diagnostischen Distanz tritt damit das (durch die durchgängige indirekte Rede markierte) Protokoll eines pathologischen Diskurses – und damit eine Textform, die dem 20. Jahrhundert durch Psychiatrie und Psychoanalyse nur zu vertraut ist. Um deren analytische Perspektive geht es bei Bernhard aber offensichtlich auch nicht, insofern die Erzählerfiguren immer wieder betonen, daß sich der Redestrom in beiden Fällen dem Verstehen entzieht: »Was ist das für eine Sprache, die Sprache Strauchs? Was fange ich mit seinen Gedankenfetzen an? Was mir zuerst zerrissen, zusammenhanglos schien, hat seine ›wirklich ungeheuren Zusammenhänge‹; das Ganze ist eine alles erschreckende Worttransfusion in die Welt, in die Menschen hinein [...]. *Wie* aufschreiben? *Was* für Notizen? Bis wohin denn Schematisches, systematisch?« (F 145)

Schon vorab hatte der Famulant diese Fragen abschlägig beantwortet: »Kein Aufgeschriebenes stimmt.« (F 137) Krankheit könne nur erfaßt werden, wenn der Patient »hemmungslos seine Krankengeschichte aus sich herausredet« (F 315) – bis zu dem Punkt, an dem sie selbst zu dieser Rede wird und also Person, Krankheit und Text zusammenfallen: »Wortfetzen und verschobene Satzgefüge war er dann nur noch« (F 227), stellt der Famulant fest, und Strauch präzisiert: »›Mein Gehirn ist in Satz gegangen‹« (F 323).[37]

Entsprechend führt auch in *Verstörung* die Saurausche Selbstdiagnose »einer geradezu lebenslähmenden Wahrnehmungsunfähigkeit, Registrierungsunfähigkeit, Aufnahmeunfähigkeit« (V 124) zu einem Ineinanderfallen von Krankheit und Text: Die benannten Symptome entsprechen exakt dem Problem des Beobachtens, Protokollierens und Verstehens einer Krankheit. Und auch Sauraus Bezug einer Hochwasserkatastrophe bzw. des mit ihr einhergehenden Wortfelds von »*Verwesung*«, »*Verfaulprozeß*« oder »*Diluvismus*« auf die »noch viel größeren Verwüstungen *in seinem Kopf*« (V 111) spiegelt sich in der Struktur des Textes wieder, insofern dessen Beobachtungen, Definitionen und Argumente ebenfalls

37 Hartmut Reinhardt: »Das kranke Subjekt. Überlegungen zur monologischen Reduktion bei Thomas Bernhard«. In: *Germanisch-romanische Monatsschrift* NF 26 (1976), 334-356, hier: 345: »Was hier gelingt, ist eine Selbstdarstellung des Wahnsinns als extreme Möglichkeit ausbleibender Selbstvermittlung, daher eine Erschütterung von Subjektivität, die recht bedacht, noch ›verstörender‹ wirken muß als die Anhäufung von Krankheitsfällen im ersten Teil des Romans.«

leerlaufen und jenseits des sprachlichen Entwurfs auf keine Außenwelt mehr rekurrieren.[38]

Sowohl im Fall Saurau als auch im Fall Strauch ist mit anderen Worten der jeweilige Monolog selbst Erscheinungsform der Krankheit, und beide *schreiben* ihre Krankheit eher als daß die jeweiligen Beobachtungsberichte der Erzählerfiguren sie *beschreiben* würden. Passagenweise verflechten sich dabei Selbstaussage der Patienten, ärztliche Diagnose und Beobachtungsprotokoll auf unauflösliche Weise, so etwa in *Verstörung*, wenn es heißt: »Während seine Familie, ›diese ununterbrochen infame Geistesamputation‹ (Saurau), die hier unter seinem Namen in Hochgobernitz herrscht und ihr ›alltägliches Leben‹ als eine ›von Hunderten und Tausenden von bestürzenden *Geisteskleptomanien* und mit der rettungslosen Hilflosigkeit, für die sie erzeugt ist, in erster Linie in ihre Körper und in zweiter Linie in ihre Köpfe aus den größten Entfernungen in sich hineininhaliert‹, sei er, Saurau, mitten unter ihnen, in ihrer ›katastrophalen Gesellschaft‹, von diesen Geräuschen (›Innerirdische Eruptionen?‹ [Vater]) betroffen. Getöse beherrsche ihn. Sein Gehirn (›Einbruch von Wasser in seit Urzeit Ausgetrocknetes‹? [Saurau]), qualvoll als für die ganze Menschheit mißbrauchte Membran, in der diese Geräusche (›Eine Verwandlung dessen, was ist, in ein anderes, das sein wird?‹ [Saurau]) immer gewesen sind, empfindend, *höre* er diese Geräusche nicht nur, er *sehe* und *fühle* sie auch in seinem Kopf. Sein Gehirn müsse diese Geräusche (›Risse, die sich vergrößern, ein idealer Zersetzungsprozeß der Natur!‹ [Saurau]), ›aushalten‹. Beinahe alle Sätze, in die er auf einmal hemmungslos seine Qual injiziert, beendet er mit ›für die ganze Menschheit‹.« (V 110)

›Krankheit schreiben‹ heißt hier, den Diskurs selbst als pathologische Struktur zu betrachten, in den Leiden formal ›injiziert‹ werden, und sich entsprechend keiner der möglichen Fremd- und Selbstdiagnosen anzuschließen, sondern den »Zersetzungsprozeß« selbst zum Sprechen zu bringen – und das heißt, die Struktur des Textes an die Grenzen derjenigen »*Darstellungsmöglichkeiten*« (V 198) zu treiben, von denen Saurau selbst spricht. An dieser Grenze wird die Krankheit selbst Text – das aber weniger in einem stimmigen oder lesbaren Sinne, sondern als medialkonkrete Patho-Graphie: »Sie können sich vorstellen, wie das ist, wenn man sich selbst aufschlägt wie ein Buch und lauter Druckfehler darin entdecken muß« (F 36), heißt es in *Frost*, und analog dazu in *Verstörung*:

38 Von einem »›Diluviumszerfall des Einzelnen‹« ist auch in *Frost* die Rede (F 318, 320). Vgl. Gößling: *Thomas Bernhards frühe Prosakunst* (wie Anm. 12), 49-72, zum »diluvischen Code« in *Verstörung* ebd., 230-234.

»Unsere Krankheiten zerstören unser Leben systematisch, wie eine immer mangelhafter werdende Orthographie sich selbst zerstört.« (V 182) In beiden Formulierungen besteht Krankheit nicht mehr in einem körperlichen Symptom, sondern in einem fehlerhaften Text, und es ist insofern konsequent, wenn sie sich als solcher allen Lektüre- und Verstehensversuchen entzieht – sei es das systematische »medizinische Denken« des Chirurgen Strauch, sei es das Bemühen des Famulanten, zu »irgendeine[r] Erkenntnis« vorzudringen (F 319). Die Rede des Malers Strauch ist selbst dasjenige partikuläre »*Zerfallsprodukt*«, von dem eingangs bereits die Rede war; insofern aber der zweite Teil des *Frost*-Romans selbst größtenteils aus einer Wiedergabe dieser Rede besteht, ist er als Protokoll des Falls Strauch nicht nur die Dokumentation von dessen Krankheit, sondern als Romantext selbst Vollzug dieses Zerfalls.

Weil dergestalt aber bei Bernhard der Text selbst Symptom der Krankheit ist, können aus den Fallbeobachtungen Strauch und Saurau weder medizinische Erkenntnisse abgeleitet noch eine poetologische Struktur gewonnen werden. *Verstörung* und *Frost* führen auf radikale Weise vor, daß Einzelfallbeobachtungen sowohl als Genre der empirischen Medizin als auch als Erzählform literarischer Subjektgeschichten »partikulär« sind und bleiben: Der Fall ist nicht länger exemplarischer Ausgangspunkt für einen induktiven Schluß auf allgemeine Gesetze, und er fügt sich ebensowenig in ein narratives Schema. Als isoliertes Element einer Serie bzw. Liste ist er zugleich der Zer-Fall jeder »Verständlichmachung« (F 319).[39]

An deren Stelle tritt bei Stifter wie bei Bernhard der materielle Prozeß des Schreibens, der in *Verstörung* in Fortführung der Druckfehler- und Orthographie-Metaphorik selbst die eigentliche Krankheit ist: »In dieses Notizbuch habe ich allerdings Bemerkenswertes hineingeschrieben. *Unterstrichenes!* Meine Krankheit ist es, Wichtiges zu unterstreichen, in diesem Notizbuch ist fast nur Unterstrichenes, und alle diese unterstrichenen Sätze fangen mit der Zerstörung dieser Sätze an …« (V 203). Der Roman endet mit einer Fortsetzung dieser autodestruktiven Schreibpathologie, die auf den letzten Seiten konsequent vom pathologischen Diskurs des Fürsten Saurau überlagert wird. Zwar will der Erzähler den Fürsten beschreiben, dieser schreibt sich aber umgehend in diesen

39 Vgl. hierzu auch die Vertauschung von Subjekt und Objekt der Beobachtung in *Frost* (F 176 und 298 f.) sowie die Reflexion des Erzählers in *Verstörung*: »Sofort brachte ich auch den Türken mit vielen Menschen in Beziehung […], wie es immer meine unglückliche Art ist, niemals nur einen, nämlich *den* Menschen zu sehen, den ich anschaue, sondern alle, mit denen er möglicherweise zusammenhängt. Das erschwert mir die Menschenbetrachtung immer.« (V 62)

Schreibversuch ein: »Ich konnte nicht einschlafen und fing zu schreiben an: Der Fürst sagte, schrieb ich, ›ein Sohn studiert seinen Vater und studiert nur noch, wie er seinen Vater vernichten wird.‹« (V 206)

So wird das Ende des Romans, an dem eigentlich die Rahmenerzählung des Beginns geschlossen und der Fürst in die Reihe der vorangehenden Krankenbesuche eingeordnet werden soll, überwuchert von dessen Rede. Und auch *Frost*, in dem dieser Abschluß durch einen kurzen rahmenden Absatz und den Hinweis auf eine den Maler Strauch betreffende Vermißtenanzeige gelingt, endet mit einer vergleichbaren Schreibszene: »›Ich stehe oft auf‹, sagte der Maler, ›mitten in der Nacht, Sie wissen ja, ich schlafe nicht. [...] Ich setze mich vorsichtig am Tisch nieder und fange an, mir Notizen zu machen, Notizen, über alles, was mich beschäftigt. Aber ich komme nicht weiter, nach dem dritten oder vierten Wort muß ich aufhören ...‹« (F 335). Das ist die Szene eines Schreibens von Krankheit, bei dem sich letztere in der Geste des Abbrechens – und also nicht mehr Weiterschreibens – selbst schreibt. Diese Geste des Abbrechens überlagert bei Thomas Bernhard die ›Beschreibung‹ konkreter Krankengeschichten und Diagnosen und setzt an ihre Stelle den performativen Vollzug einer kranken Rede, die bis in die Schreibpraxis der beobachtenden und protokollierenden Erzähler hineinwirkt und diese ihrerseits überschreibt. Ein solcher Distanzverlust, ein solches Überborden geschriebener und schreibender Krankheit gegenüber jedem resümierenden Wissens- und Verstehensversuch etabliert die materielle und serielle Aufzeichnungstechnik der modernen empirischen Medizin als genuin literarische Schreibweise von Krankheit.

Die Autorinnen und Autoren

RUDOLF BEHRENS, geb. 1951, seit 1989 Professor für Romanische Philologie, insbesondere französische Literatur, an der Ruhr-Universität Bochum. Forschungsschwerpunkte: Literarische Anthropologie, Aufklärungsepoche, Theorien des Imaginären, Medizin und Literatur, Kulturelle Raumkonzepte. Letzte Buchpublikationen in Auswahl: *Der ärztliche Fallbericht. Epistemische Grundlagen und textuelle Strukturen dargestellter Beobachtung.* Wiesbaden 2012 (hg., mit Carsten Zelle); *Räume des Subjekts um 1800. Die Selbstverortung des Individuums zwischen Spätaufklärung und Romantik.* Wiesbaden 2010 (hg., mit Jörn Steigerwald); *Moralistik. Explorationen und Perspektiven.* München 2010 (hg., mit Maria Moog-Grünewald); *Inquietudini. Gestalt, Funktion und Darstellung eines Affektmusters in der italienischen Literatur.* Heidelberg 2010 (hg., mit Rainer Stillers); *Orientierungen im Raum. Darstellung räumlichen Sinns in der italienischen Literatur von Dante bis zur Postmoderne.* Heidelberg 2008 (hg., mit Rainer Stillers); *Les Pensées de Pascal. Croisements d'anthropologie – Pascals* Pensées *im Geflecht der Anthropologie.* Heidelberg 2005 (hg., mit Andreas Gipper, Viviane Mellinghoff-Bourgerie).

MAXIMILIAN BERGENGRUEN, Dr. phil., geb. 1971, ist Professor für Neuere Deutsche Literatur am Département d'allemand der Universität Genf. Forschungsschwerpunkte: Literatur und Wissen sowie Literatur und Recht von der Frühen Neuzeit bis in die Moderne, Literaturtheorie. Ausgewählte Publikationen: *Mystik der Nerven.* Freiburg i. Br. 2010; *Nachfolge Christi/Nachahmung der Natur.* Hamburg 2007; *Schöne Seelen, groteske Körper.* Hamburg 2003; *Die biologische Vorgeschichte des Menschen.* Freiburg i. Br. 2012 (hg., mit Johannes Lehmann, Roland Borgards); *Neurasthenie.* Freiburg i. Br. 2010 (hg., mit Caroline Pross, Klaus Müller-Wille). Mitherausgeber der Reihe *Litterae* (Freiburg i. Br.) und des *Hofmannsthal-Jahrbuchs,* Mitglied des Vorstands der Grimmelshausen-Gesellschaft. E-mail-Adresse: Maximilian.Bergengruen@unige.ch.

REINHOLD F. GLEI, Dr. phil., geb. 1959, ist Professor für Klassische Philologie, insbes. Lateinische Philologie der klassischen Epoche und der Spätantike sowie des Humanismus, am Seminar für Klassische Philologie der Ruhr-Universität Bochum. Forschungsschwerpunkte: Neulatein, Literarische Rezeptionsformen (Parodie, Cento, Übersetzung), Logik und Mathematik, Islam und Christentum im Mittelalter und in der Frühen Neuzeit. Ausgewählte Publikationen: *Die Batrachomyomachie.* Frankfurt a. M. 1984; *Der Vater der Dinge. Interpretationen zur politischen, literarischen und kulturellen Dimension des Krieges bei Vergil.* Trier 1991; *Ciceros verlorene Götterlehre: Das vierte Buch De natura deorum.* Trier 2008; Marco Girolamo Vida: *Christias. Einleitung, Text und Übersetzung, Kommentar. 2 Bde.* Trier 2013 (hg., mit Eva von Contzen, Wolfgang Polleichtner, Michael Schulze Roberg); *Boethius Christianus? Transformationen der Consolatio Philosophiae in Mittelalter und Früher Neuzeit.* Berlin 2012 (hg., mit Nicola Kaminski, Franz Lebsanft). Herausgeber der Zeitschrift *Medievalia et Humanistica.* E-Mail-Adresse: reinhold.glei@rub.de.

Stefan Goldmann, Dr. phil., geb. 1957, ist apl. Professor für Neuere Deutsche Literatur am Institut für Germanistik der Universität Potsdam und Mitarbeiter der »Karl-Philipp-Moritz-Ausgabe« an der Berlin-Brandenburgischen Akademie der Wissenschaften. Forschungsschwerpunkte: Toposforschung, Geschichte der Krankengeschichte, Moritz- und Freud-Philologie. Ausgewählte Publikationen: *Christoph Wilhelm Hufeland im Goethekreis.* Stuttgart 1993; *Via regia zum Unbewussten. Freud und die Traumforschung im 19. Jahrhundert.* Gießen 2003; zuletzt: *»Fakta, und kein moralisches Geschwätz«. Zu den Fallgeschichten im ›Magazin zur Erfahrungsseelenkunde‹ (1783-1793).* Göttingen 2011 (hg. mit Sheila Dickson, Christof Wingertszahn); Paul Lindau: *Der Andere.* Hannover 2013 (Hg.).

Marie Guthmüller, Dr. phil, geb. 1973, ist wissenschaftliche Mitarbeiterin für Französische und Italienische Literatur am Romanischen Seminar der Ruhr-Universität Bochum. Sie arbeitet z.Zt. auf einer DFG finanzierten eigenen Stelle zu Traum und Traumwissen in der Literatur der italienischen Moderne. Weitere Forschungsschwerpunkte: französische und italienische Literatur des 18. bis 21. Jahrhunderts, Literature & Sciences, Geschichte der ›sciences de l'âme‹, französische Literaturkritik im 19. Jahrhundert, autobiographisches Schreiben, frankophone Literatur aus dem Kongo/belgische Kolonialliteratur. Ausgewählte Publikationen: *Der Kampf um den Autor. Abgrenzungen und Interaktionen zwischen französischer Literaturkritik und Psychophysiologie 1858-1910.* Tübingen 2007; *Schwindend schreiben. Briefe und Tagebücher schwindsüchtiger Frauen im Frankreich des 19. Jahrhunderts.* Köln 2011 (mit Susanne Goumegou, Annika Nickenig); *Ästhetik von unten. Empirie und ästhetisches Wissen.* Tübingen 2006 (hg., mit Wolfgang Klein); *Traumwissen und Traumpoetik. Onirische Schreibweisen von der literarischen Moderne bis zur Gegenwart.* Würzburg 2011 (hg., mit Susanne Goumegou); *Svevo e le scienze: vita/tempo.* Dossier für *Aghios: quaderni di studi sveviani* 6, 2013 (hg., mit Esther Schomacher). E-mail-Adresse: marie.guthmueller@rub.de.

Christoph Hoffmann, Dr. phil., geb. 1963, ist Professor für Wissenschaftsforschung an der Universität Luzern. Zu seinen Forschungsschwerpunkten gehören Schriftformen des Forschens, Experimente mit Tieren, ›Datenarbeit‹ in den Naturwissenschaften sowie die Forschungspraxis der Geistes- und Sozialwissenschaften. Ausgewählte Publikationen: »Knowledge in the Making. Writing and Drawing as Research Techniques«. In: *Science in Context* 26, 2013, H. 2 (hg., mit Barbara Wittmann); »Literatur-Auszüge«. Gottfried Benn als Referent der *Berliner Klinischen Wochenschrift.* In: *Zeitschrift für Germanistik* N.F., 20, 2010, 636-648 (zus. mit Lidia Westermann); Hg.: *Daten sichern. Schreiben und Zeichnen als Verfahren der Aufzeichnung.* Zürich, Berlin 2008 (= *Wissen im Entwurf,* 1). E-Mail-Adresse: christoph.hoffmann@unilu.ch.

Georg Juckel, Dr. med., geb. 1961, ist Professor für Psychiatrie (Ordinariat) der Ruhr-Universität Bochum und Ärztlicher Direktor des LWL-Universitätsklinikums. Forschungsschwerpunkte: Früherkennung und Frühbehandlung schizophrener und affektiver Erkrankungen, neurobiologische Mechanismen des Frühverlaufs, theoretische Aspekt der Psychiatrie. Veröffentlichung von über 300 Original- und Überblicksartikeln. Wichtige Buchpublikationen: *Serotonin und akustisch evozierte Potentiale: Auf der Suche nach einem verlässlichen Indikator für das zentrale 5-HT-System.* Darmstadt 2005; (zus. mit Marc Edel): *Neurobiologie und Psychotherapie: Integration und praktische Anwendung bei psychischen Störungen.* Stuttgart 2013; (zus. mit Günter Lempa, Eilsabeth Troje): *Psychodynamische Therapie von Patienten im schizophrenen Prodromalzustand.* Göttingen 2005; (zus. mit Martin Brüne, Hans-Jörg Assion): *Schizophrenie-Therapie in der Praxis.* Bremen 2008; (zus. mit Andreas Bechdolf): *Psychoedukation bei Personen mit erhöhtem Psychoserisiko.* Stuttgart 2006. In zahlreichen Editiorial Boards nationaler und internationaler Zeitschriften, derzeit Vorsitzender der *Deutschen Gesellschaft für bipolare Störungen.* E-Mail-Adresse: Georg.Juckel@rub.de.

Stephan Kammer, Studium der Germanistik, Neueren allgemeinen Geschichte und Soziologie an der Universität Basel (Promotion im Jahr 2000). 2001-2007 Wissenschaftlicher Mitarbeiter am Institut für deutsche Sprache und Literatur II der Goethe-Universität Frankfurt a.M. 2008-2010 Visiting Fellow am Max-Planck-Institut für Wissenschaftsgeschichte (Berlin). 2011 Habilitation in Neuerer deutscher Literaturwissenschaft an der Goethe-Universität Frankfurt a.M. Seit 2008 Vertretungs- und Gastprofessuren an der Heinrich-Heine-Universität Düsseldorf, der LMU München und der Universität Wien. Forschungsschwerpunkte: Literatur- und Wissensgeschichte des Schreibens, Literaturtheorie und Medialität der Literatur, (deutsche) Literatur des 18. bis 21. Jahrhunderts.

Sophie Ledebur, Dr. phil., ist wissenschaftliche Mitarbeiterin am DFG-Projekt »Kulturen des Wahnsinns. Schwellenphänomene der urbanen Moderne (1870-1930)«. Zuvor war sie Fellow am Doktoratskolleg »Naturwissenschaften im historischen Kontext« an der Universität Wien und hatte ein Writing-up-Fellowship am Max-Planck-Institut für Wissenschaftsgeschichte. Thema ihrer Dissertation war *Das Wissen der Anstaltspsychiatrie in der Moderne. Zur Geschichte der Heil- und Pflegeanstalten Am Steinhof.* Rezente Veröffentlichungen: »L'espace de la policlinique psychiatrique. De la mise à découvert des signes cliniques«. In: *Cultures & Conflits* (erscheint 2013); »Zur Epistemologie einer Ausschlussdiagnose. Unwissen, Diskurs und Untersuchungstechniken bei Simulation psychischer Erkrankungen«. In: Martina Wernli (Hg.): *Wissen und Nichtwissen. Dynamiken in der Psychiatrie um 1900.* Bielefeld 2012, 17-50; (zus. mit Volker Hess): »Psychiatrie in der Stadt. Die Poliklinik als urbaner Schwellenraum«. In: Volker Hess, Heinz-Peter Schmiedebach (Hg.): *Kulturen des Wahnsinns. Schwellenräume einer urbanen Moderne.* Wien, Köln, Weimar 2012, 19-55; »Schreiben und Beschreiben. Zur epistemischen Funktion von psychiatrischen Krankenakten, ihrer Archivierung und deren Übersetzung in Fallgeschichten«. In: *Berichte zur Wissenschaftsgeschichte* 34 (2011), 102-124; (zus. mit Volker Hess): »Taking and Keeping. A note on the emergence and function of hospital patient records«. In: *Journal of the Society of Archivists* 32 (2011) 21-32.

Andreas Mayer, PD Dr. phil., geb. 1970, ist Heisenberg-Stipendiat am Institut für Geschichtswissenschaft der Universität Bremen. Forschungsschwerpunkte: Kultur- und Wissenschaftsgeschichte (19.-21. Jahrhundert), Geschichte und Anthropologie der modernen Humanwissenschaften. Ausgewählte Publikationen: *Mikroskopie der*

Psyche. Die Anfänge der Psychoanalyse im Hypnose-Labor. Göttingen 2002; *Träume nach Freud. »Die Traumdeutung« und die Geschichte der psychoanalytischen Bewegung.* Wien 2002, ³2012 (zus. mit Lydia Marinelli); *Kunstmaschinen. Spielräume des Sehens zwischen Wissenschaft und Ästhetik.* Frankfurt a. M. 2005 (hg., mit Alexandre Métraux); *Wissenschaft vom Gehen. Die Erforschung der Bewegung im 19. Jahrhundert.* Frankfurt a. M. 2013.

Nicolas Pethes, Dr. phil., ist Professor für Neugermanistik am Germanistischen Institut der Ruhr-Universität Bochum. Forschungsschwerpunkte: Literatur und Gedächtnistheorie, Literatur und Medien, Wissensgeschichte der Literatur. Ausgewählte Publikationen: *Zöglinge der Natur. Der literarische Menschenversuch des 18. Jahrhunderts.* Göttingen 2007; *Kulturwissenschaftliche Gedächtnistheorien – zur Einführung.* Hamburg 2008; *Kulturgeschichte des Menschenversuchs im 20. Jahrhundert.* Frankfurt a. M. 2009 (hg., mit Birgit Griesecke, Marcus Krause, Katja Sabisch); Hg.: *Ausnahmezustand der Literatur. Neue Lektüren zu Heinrich von Kleist.* Göttingen 2011; *Literatur und Wissen. Ein interdisziplinäres Handbuch.* Stuttgart 2013 (hg., mit Roland Borgards, Harald Neumeyer, Yvonne Wübben).

Gianna Pomata, Ph.D., Professorin am Institute of the History of Medicine, The Johns Hopkins University, Baltimore. Forschungsschwerpunkte: Sozial- und Kulturgeschichte des frühneuzeitlichen Europas unter besonderer Berücksichtigung der Medizingeschichte, Geschichte der wissenschaftlichen Beobachtung, Gattung des medizinischen Fallberichts, Aufstieg des Empirismus u. a. Ausgewählte Publikationen: *Contracting a Cure: Patients, Healers, and the Law in Early Modern Bologna [zuerst ital. 1994].* Baltimore, London 1998; *The Faces of Nature in Enlightenment Europe.* Berlin 2003 (hg., mit Lorraine Daston); *I monasteri femminili come centri di cultura fra Rinascimento e Barocco.* Rom 2005 (zus. Gabriella Zarri); *Historia: Empiricism and Erudition in Early Modern Europe.* Cambridge, MA 2005 (zus. mit Nancy G. Siraisi). E-Mail-Adresse: gpomata1@jhmi.edu.

Cornelia Ortlieb, Dr. phil., ist Professorin für Allgemeine und Vergleichende Literaturwissenschaft am Institut für Allgemeine und Vergleichende Literaturwissenschaft der LMU München. Forschungsschwerpunkte: Europäische Literatur des 18.-21. Jahrhunderts, Kulturgeschichte des Wissens, Theorie des Materials und der Materialität in den Künsten. Ausgewählte Publikationen: »Schöpfen und schreiben. Weimarer Papierarbeiten«. In: *Weimarer Klassik: Kultur des Sinnlichen.* Katalog zur Ausstellung. Weimar 2012, 76-85; »Jean Pauls Punktiermanier«. In: *Welten schaffen. Zeichnen und Schreiben als Verfahren der Konstruktion.* Hg. Jutta Voorhoeve. Zürich, Berlin: 2011, 77-96, *Friedrich Heinrich Jacobi und die Philosophie als Schreibart.* München 2010; *Verbergen – Überschreiben – Zerreißen. Formen der Büchererzerstörung in Literatur, Kunst und Religion.* Berlin 2007 (hg., mit Mona Körte). E-mail-Adresse: ortlieb@lrz.uni-muenchen.de.

Maike Rotzoll, Dr. med., Fachärztin für Psychiatrie und Medizinhistorikerin. 1991-2001 Tätigkeit als wissenschaftliche Mitarbeiterin der Psychiatrischen Klinik Heidelberg, Fachärztin für Psychiatrie seit 1998. 2002-2005 Mitarbeit im DFG-Forschungsprojekt »Zur wissenschaftlichen Erschließung und Auswertung des Krankenaktenbestandes der NS-›Euthanasie‹-Aktion T4«. Seit 2005 wissenschaftliche Mitarbeiterin im Institut für Geschichte der Medizin Heidelberg. Ausgewählte Publikationen: *Pierleone da Spoleto. Vita e opere di un medico del Rinascimento.* Firenze 2000; *Todesursache: Euthanasie. Verdeckte Morde in der NS-Zeit.* Heidelberg 2002, ²2012 (hg., mit Bettina Brandt-Claussen, Thomas Röske); *»Das Vergessen der Vernichtung ist Teil der Vernichtung selbst«. Lebensgeschichten von Opfern der nationalsozialistischen ›Euthanasie‹.* Göttingen 2007, ²2008 (zus. mit Gerrit Hohendorf, Petra Fuchs, Paul Richter, Wolfgang U. Eckart, Christoph Mundt); *Die nationalsozialistische ›Euthanasie‹-Aktion T4 und ihre Opfer. Geschichte und ethische Konsequenzen für die Gegenwart.* Paderborn 2010; *Nie geschehen. Schreiben über die Pest. Texte aus einem medizinhistorischen Lehrexperiment.* Freiburg i. Br. 2011 (hg., mit Marion Hulverscheidt). E-Mail-Adresse: maike.rotzoll@histmed.uni-heidelberg.de.

Armin Schäfer, Dr. phil., ist Professor für Neuere deutsche Literaturwissenschaft und Geschichte der Medienkulturen, Institut für Neuere deutsche und Europäische Literatur, FernUniversität in Hagen. Forschungsschwerpunkte: Lyrik, Barockliteratur, Literatur und Psychiatrie, akustische Medien. Ausgewählte Publikationen: *Die Intensität der Form. Stefan Georges Lyrik.* Köln, Wien, Weimar 2005; *Das Melodram. Ein Medienbastard.* Berlin 2013 (hg., mit Bettine und Daniel Eschkoetter); *Kulturtechniken des Barock. Zehn Versuche.* Berlin 2013 (zus. mit Tonias Nanz). E-Mail-Adresse: armin.schaefer@fernuni-hagen.de.

Hubert Thüring, Dr. phil. habil., Germanist und Italianist, ist Dozent für Neuere Deutsche Literaturwissenschaft am Deutschen Seminar der Universität Basel. Aktuelle Projekte: Rettung und Erlösung. Politisches und religiöses Heil in der Moderne; Nietzsche-Edition, Textgenese und Schreibprozess; Blick nach Süden. Deutschsprachige Italienliteratur seit 1861 mit Schwerpunkt Schweiz. Aktuelle Publikationen: *Schreiben und Streichen. Zu einem Moment produktiver Negativität.* Göttingen 2011 (hg., mit Lucas Marco Gisi, Irmgard M. Wirtz); *Das neue Leben. Studien zu Literatur und Biopolitik 1750–1938.* München 2012.

Yvonne Wübben, Dr. phil. Dr. med., ist Juniorprofessorin für Literatur und anthropologisches Wissen in der Mercator-Forschergruppe ›Räume anthropologischen Wissens‹ an der Ruhr-Universität Bochum. Forschungsschwerpunkte: Ästhetik und Wissensgeschichte vom 18.–20. Jahrhundert, Literatur und Medizin mit Schwerpunkt Psychiatrie, Geschichte der Anthropologie, literarisch-medizinische Schreibverfahren. Ausgewählte Publikationen: *Verrückte Sprache. Psychiater und Dichter in der Anstalt des 19. Jahrhunderts.* Konstanz 2012; *Gespenster und Gelehrte. Die ästhetische Lehrprosa G. F. Meiers (1718-1777).* Tübingen 2007; *Literatur und Wissen. Ein interdisziplinäres Handbuch.* Stuttgart, Weimar 2013 (hg., mit Roland Borgards, Harald Neumeyer, Nicolas Pethes); *Einfache Prosaformen der Moderne.* Bielefeld 2009 (= *Mitteilungen des Deutschen Germanistenverbandes* Heft 2/2009) (hg., mit Thomas Borgstedt); *Phantome im Labor. Die Verbreitung der Reflexe in Hirnforschung, Kunst und Technik.* Weinheim 2009 (= *Berichte zur Wissenschaftsgeschichte* Bd. 32. 1, 2009) (hg., mit Margarete Vöhringer). E-Mail-Adresse: yvonne.wuebben@rub.de

Carsten Zelle, Dr. phil., geb. 1953, ist Professor für Neuere Deutsche Literatur, insbes. Literaturtheorie und Rhetorik, am Germanistischen Institut der Ruhr-Universität Bochum. Forschungsschwerpunkte: Literatur, Ästhetik, Anthropologie und Antikenrezeption seit dem 17. Jahrhundert sowie Germanistik- und Komparatistikgeschichte. Ausgewählte Publikationen: *»Angenehmes Grauen«*. Hamburg 1987; *Die Doppelte Ästhetik der Moderne.* Stuttgart, Weimar 1995; zuletzt: *Kleine anthropologische Prosaformen der Goethezeit (1750-1830).* Hannover 2011 (hg., mit Alexander Košenina); *Der ärztliche Fallbericht.* Wiesbaden 2012 (hg., mit Rudolf Behrens); *Europa in der Schweiz – Grenzüberschreitender Kulturaustausch im 18. Jahrhundert.* Göttingen 2013 (hg., mit Anett Lütteken, Heidi Eisenhut). Geschäftsführer der Zeitschrift *Das achtzehnte Jahrhundert* (Göttingen). E-Mail-Adresse: carsten.zelle@rub.de.

Register[1]

1 Ausschließlich in Anmerkungen genannte Namen sind nicht erfasst.